名老中医临床用药心得丛书

徐宜厚／著

林志秀／协编

徐宜厚皮肤病用药心得十讲

（第二版）

中国健康传媒集团

中国医药科技出版社

内 容 提 要

本书由我国著名中医皮肤科专家徐宜厚教授通过长期、大量的文献阅读、总结归纳、实践验证撰写而成。书中引古今医药文献,结合近代名家用药经验,可谓弥足珍贵。药性分述部分,将历代名家关于中药的论述,择其精妙者录入;临床应用部分,总结古今皮肤病验方,极具临床参考价值。本书对中医、西医皮肤科工作者和中医爱好者,有较大的启发、帮助和参考作用。

图书在版编目(CIP)数据

徐宜厚皮肤病用药心得十讲/徐宜厚著 . — 2 版 . — 北京:中国医药科技出版社,2020.8

(名老中医临床用药心得丛书)

ISBN 978-7-5214-1892-7

Ⅰ . ①徐… Ⅱ . ①徐… Ⅲ . ①皮肤病—中药学—临床药学—经验—中国—现代 Ⅳ . ① R287.6

中国版本图书馆 CIP 数据核字(2020)第 103029 号

美术编辑 陈君杞
版式设计 也 在

出版 **中国健康传媒集团** | 中国医药科技出版社
地址 北京市海淀区文慧园北路甲 22 号
邮编 100082
电话 发行:010-62227427 邮购:010-62236938
网址 www.cmstp.com
规格 710×1000mm $\frac{1}{16}$
印张 23
字数 440 千字
初版 2012 年 12 月第 1 版
版次 2020 年 8 月第 2 版
印次 2020 年 8 月第 1 次印刷
印刷 三河市百盛印装有限公司
经销 全国各地新华书店
书号 ISBN 978-7-5214-1892-7
定价 **59.00 元**

获取新书信息、投稿、为图书纠错,请扫码联系我们。

再版前言

《徐宜厚皮肤病用药心得十讲》面世，承蒙海内外同仁的厚爱，多次重印。五年以来，我时常在翻阅时，发现书中有言欲未尽及欠缺之处。我身体尚健，尚能亲笔修订和校误，所以出版修订本，以补之前未能尽意之处。

此次修订，书中除保留一如既往的中医特色外，新添 36 味中药，配对用药增加 11 组，弥补先前不足之处。与此同时，对某些中药古今的不同看法与用法，遵循李时珍所说"药用部位不同而功效各异"的教诲予以厘正。

其一：地黄《纲目》分三条列出：干地黄滋阴；鲜生地凉血；唐代以后，始见熟地黄益肾填精。其二：朴硝《纲目》言朴硝能化 72 种石；芒硝涤肠中宿垢；马牙硝用于口舌生疮；玄明粉治热厥气痛，少年气壮者，量予服之。其三：枳实、枳壳，魏、晋以前枳实、枳壳气味功用俱同。然王好古倡枳壳主高，治胸膈皮毛之病；枳实主下，治心腹脾胃之病，大同小异，习用至今。但对《本经》之言"主大风在皮肤中如麻豆苦痒"，一句未能深究，《药性论》《开宝本草》《外台秘要》均宗此说。我在临床中对荨麻疹、皮肤瘙痒、播散性神经性皮炎等瘙痒性疾病均用之，颇多效验。对其机制，笔者建议读者查阅《神农本草经读》一书，参阅张隐庵一说自能明白。

本书中，对某些今人少用或者不用的特殊药材，亦作了一些扼要介绍。如鱼鳔胶，陈士铎赞云：鱼鳔胶专补精益阴，更能生子；又如，象皮今人只知生肌长肉，然不知其定狂止呕如神；对砒石、硝石之类古人提供的经验值得今人借鉴。我认为一个临床医生必须善用、敢用、知用这些罕见的药物，方能进一步提高中医的疗效，造福于全人类。

此外，新增部分药物皆易得、价廉、效卓。如马齿苋广泛用于皮肤科、外科、儿科、妇科和内科等。可惜今人用之不多。萱草花能开胸宽膈，我常配伍合欢花，二花同用，确能令人心平气和，无有忧郁。松叶生毛发，治冻疮、湿疮、疥癣诸疾，亦获良效。总之，我希望通过这种推陈显新的思路，让各位同仁和热爱中医药的读者，在书架上多一本实用而接地气的参考书。

我自揣谫陋，但仍本着传承与发扬中医药不改初心的秉性，尽管对诸多药性的钩深索隐之处，难以明白坦易，诚惶诚恐，书中若有不当之处，敬祈同仁赐教。

徐宜厚　八旬老翁拙笔

2020 年 4 月 26 日

罗　序

2010年6月，武汉徐宜厚教授到英国探望在曼彻斯特大学工作的儿子。我在伦敦华埠宴请他们一家，彼此交谈，甚为融洽。

2011年和2012年4月，徐教授两次应香港中文大学中医学院院长梁荣能教授的邀请，赴港讲学。在林志秀博士的安排下我们又一次见面了。席间，徐教授告知，将在中国医药科技出版社出版《徐宜厚皮肤病用药心得十讲》。我读到原稿，深感本书有三大特色。

特色一，冲破俗套　重新组合

在以往的中药学书籍中，多数是将主治、功效及按语分别叙之。本书则从文献性和实践性出发，对中药命名的原意予以解析；药性的论述，采用重新组合的方式，综合归纳其要点，并对相互配伍及其注意事项也有诠释，使之重点突出，更加贴合实践。

特色二，精读细研　用心良苦

书中许多章节，体现了徐教授对本草学精读细研，用心良苦的学风。如：具有特殊解毒功效的药物，告知解毒药凡有"消""醒""化""解""压""杀""主"等字样，既说明解毒的功效，又强调解毒力度的强弱，必须留意。又如：历代医家称之"三宝"的牛黄、麝香、冰片，书中引用李东垣之说：牛黄入肝治筋，麝香入脾治肉，冰片入肾治骨。层次清楚，便于掌握。再如：书中非常关注某些药物对某种病症的特效性，紫草凉血圣药，连翘疮家要药，三七止血神药，羚羊角托表透疹妙药等。此外，根据皮肤损害的独特性，胪载配对用药58对，组合用药14对。花类药、藤类药专章论述，自出机杼，理明而效著。总之，丰富的内容，不仅为读者提供了多方向的挑选性，而且为后学者展示了广阔的思考空间。

特色三，博览群书　采撷精华

我粗略统计本书引用本草学名著达40多部，涉及近代内科名医：施今墨、蒲辅周、岳美中等；外科名医：顾伯华、文琢之、凌云鹏等；妇科名医：刘奉五、罗元恺、黄绳武；儿科名医董廷瑶；耳鼻喉科名医：耿鉴庭、干祖望等。同时还引用了新近出版的两大丛书：《中国百年百名中医临床家丛书》《中国现代百名中医临床家丛书》以及国医大师朱良春、张镜人、班秀文、颜正华等名家专著，各家专长用药经验融汇于书中。其用意是告诫后学重视跨学科学习，这对于提高中医皮肤科的学术水平与临床效果，将会发挥巨大的推动作用。

　　我坚信该书的出版，将与杏林橘井媲美争光。我虽年事已高，仍乐爱笔而为之序云。

世界中医药学会联合会名誉副主席

英国中医药学会名誉会长

罗鼎辉

2012 年 04 月 18 日于香港

前　言

　　古人谓：用药如用兵，用医如用将。善用兵者，徒有车之功，善用药者，姜有桂之效。尽管药有四性五味，寒热温凉，升降浮沉诸多属性。然而，一定之药，无一定之治，入脏入腑，或补或攻，其气味与性，不可不仔细体察。由此引出同一种药物，可能出现各不相同的诠释，从而凸现出各科用药的某些特色。适逢中国医药科技出版社筹谋出版一套"用药心得十讲"丛书，范志霞编辑盛情邀请我撰写皮肤病用药心得，我欣然同意。我在家人的支持与帮助下，从2009年3月始，历时年余完稿。我在撰写的过程中，十分重视以下三个方面的内容。

　　文献性　书中点评的每味中药，对其原始的出处，性味记载的异同，各地名称的差异，均有详尽的陈述。一则便于了解药物随着时间的变迁而增多与丰富，二则满足我国广阔地域医药界同仁的需求，进而有一个完整的全貌认识。

　　实用性　一位好的临床医家，必须是一位通晓药物的高手。明代医药学家李时珍就是这个方面的杰出代表。为此，我在书中集中反映有四。一是在学习古今文献的基础上，在配对药物一节中，依据皮肤损害与举证，提出了38对，联合用药11组。二是对部分常用药物进行了详尽的解释，并列出与之相关的内容，如桑白皮中附有桑叶、桑寄生、桑椹子、桑枝，鹿茸附有鹿角、鹿角胶、鹿鞭、鹿筋、鹿角霜、鹿胎、鹿尾，槐花附有槐实、槐皮、槐叶、槐根皮、槐胶，陈皮附有橘核、橘红、橘叶、橘络。三是对药物的效应，既提出了有益于防治疾病的一面，又十分重视某些毒副作用的表述。四是非常关注某些药物对于某种病症的特效性，如紫草是凉血圣药，连翘乃疮家要药，三七为止血补药，延胡索专治一身上下诸痛，胆南星为风痰壅盛要药，威灵仙为治痛风要药，天麻为治风之神药，夏枯草是瘰疬鼠瘘要药，水蛭乃逐瘀血之良药，羚羊角是托表透疹之妙药，桃仁乃血瘀血闭之专药，菟丝饼为治梦遗之神药等。

　　广泛性　大约在15年前，我撰写"皮肤病用药述要"一文，发表在《湖北中医杂志》上，受到广泛关注。然后将其收录在《徐宜厚皮肤病临床经验辑要》（中国医药科技出版社 1998 年 10 月），近十余年来，我先后拜读了《中国百年百名中医临床家丛书》和《中国现代百名中医临床家丛书》，从中我不仅学习到全国各地名老中医的学术要素与精髓，而且为我的临床实践起到了指点迷津的作用，让我感到自己对皮肤病的用药经验有言而未尽之慨，因此又撰写了"皮肤病用药述要补白"一文，刊入《徐宜厚皮科传心录》（人民卫生出版社 2009 年 9 月）。这次在撰写本书的过程中，我在原稿的基础上进一步将药物系统化，因此，许多章节都重新撰写，如花类药，点评中有 16 味，附录有药效与适应范围 44 种，又如藤类药，点评有 7 味，附录药效与适应范围 26 味。其他新添内容如，经络用药、皮肤损害用药、配对用药以及动物药和美容中药等。其目的就是让读者能够获得更多更广泛的信息量，同时也是我用药心得的第三次总结。

2010 年，在海南三亚市会议期间，我与香港中文大学中医学院林志秀博士谈到上述内容，他不仅极力赞许，而且表示愿意参与部分工作，使之全书的修订更趋完善。

不过，我们深知书中所言，定然存在偏颇之论，或者错讹之点，敬请海内外同仁斧正，我将诚挚谢意。

徐宜厚（武汉）

林志秀（香港）

2012 年 2 月 18 日

目录

叁　第三讲
皮肤损害用药心得

肆　第四讲
经络用药心得

伍　第五讲
花类药用药心得

陆　第六讲
藤类药用药心得

柒　第七讲
动物类药用药心得

捌　第八讲
美容中药用药心得

玖

第九讲
外治中药用药心得

拾

第十讲
配对与组合用药心得

壹

第 一 讲

审证求因
用药心得

《医学源流论》说："凡人所苦，谓之病。所以致此病者，谓之因。"致病的因素，概括为六淫侵袭、感受毒邪、饮食不节、房劳损伤、七情郁结、各种伤害等。然而从皮肤科的角度而论，对审证求因必须牢记高锦庭所说的第一要义："外疡之发也，不外乎阴阳、寒热、表里、虚实、气血、标本，与内证异流而同源者也。"（《疡科临证心得集》）

一、审证求因用药总则

我从医近50年的临床实践中，深感外疡用药既有与内证相同的一面，更有别于内证又颇具特色的另一面。众所周知，皮肤病的致病因素主要有六淫损伤、饮食不节、情志郁结等方面，精细地审查，这些因素往往是辨证准确的先导，又能为立法遣药提供可靠的依据，分别叙述如下。

（一）六淫治病用药心得

在自然界中由于时令气候的变化而出现风、寒、暑、湿、燥、火六气，太过不及均能侵害人体而发生疾病。六气各异，变化无穷，按其属性，寒、湿、燥属阴，风、暑、火属阳。六淫致病又随人之体质变化而生病各异，有从虚化，有从实化，有从寒化，有从热化等，这些变化常与人之形的厚薄、气的盛衰、脏的寒热密切相关，所以《医学真传》说："五脏充足，六腑调和，经脉强盛，虽有所伤，亦不为病。若脏腑经络原有不足，又不知持重调摄，而放纵无常，焉得无病？脏气不足，病在脏，腑气不足，病在腑，经脉不足，病在经脉，阴血虚而不为阳气之守，则阳病，阳气虚而不为阴血之使，则阴病。"总之，六淫致病既要考虑正虚，又要分析其属性以及地域的差别，这样才能做到正本清源，审证求因，不断提高辨证的水平。

1. 风淫用药心得

（1）风淫分类　风分外风和内风，前者指六淫之首的风邪，后者言肝血不足的内风，两者概念不可混淆。

①外风。经云："风为百病之长。"这是由于风能全兼五气，如兼寒则曰风寒，兼暑则曰暑风，兼湿则曰风湿，兼燥则曰风燥，兼火则曰风火。还因为风能鼓荡此五气而伤人，所以称之为百病之长，其余五气，则不能互相全兼。古人又谓：风属阳邪，善变而数动，变者即动，是言风无定体，表现在千事万物均具一太极，静属阴，动属阳，先贤以燥、湿二气为纲，但其皆从风气化出。因为燥、湿为先天之体，变水、火的是后天之用，但这四者未动之时属阴，既动即是风，而属阳。比如：燥动曰燥风，湿动曰湿气，热动曰热风，寒动曰寒风，湿热动曰暑风。由此推论，大凡发无定处，倏起倏灭，变化无常的风，风性善动，游走不定的赤白游风，病变在头面部位的疮疡等，均系风邪所致。

②内风。肝主风、藏血。若营血不足，血不养肝或柔筋；或者毒热伤阴；或者水不涵木，均致肝风内生，表现为风胜化的白屑风；虚风内旋的红斑狼疮脑病；肝血不足的爪甲病；肝阴亏损的老年性瘙痒病等。

（2）风淫致病的特点　《内经》说："风为百病之长，善行而数变。"风为阳邪，风胜则燥。其皮损分布常为播散性，发病迅速，消失亦快，易与其他因素合并侵犯人体而致病，故有"风为六淫之首"的说法。致病特点如下。

①瘙痒：风为阳邪性烈，易伤阴血津液，表现为皮肤干燥发痒，脱屑。

②播散：皮损常呈播散、游走不定的倾向。

③脱屑：风性燥烈，易耗阴血，皮肤失其濡养，呈糠秕状鳞屑。

④病位：偏于上部居多。

⑤常见病种：风瘖瘟、痒风、白屑风。

（3）祛风中药分类　凡具有宣畅卫阳，开合有度，营卫调和，肺复宣肃，机体重新恢复到"阴平阳秘"的中药，按性味与功能分为辛温与辛凉两大类。

①辛温类：麻黄、桂枝、香薷、荆芥、防风、羌活、辛夷、白芷、藁本、苍耳子、生姜、细辛、葱白。

②辛凉类：薄荷、桑叶、菊花、蝉蜕、牛蒡子、蔓荆子、葛根、柴胡、升麻、浮萍、木贼草、淡豆豉等。

▷**验案举例**

急性荨麻疹　王某，女性，21 岁。2003 年 7 月 8 日初诊。近 1 周来，感觉咽喉不适，继而在颈项和四肢发现大小不等的风疹块，自觉瘙痒。检查：躯干四肢可见大小不等的红色风团，部分融合成片，状如地图，视之咽弓充血明显，扁桃体红肿，自觉刺痒不适，脉浮数，舌质红，苔少。证属风热外邪，袭于肺卫。诊断为急性荨麻疹。治宜疏风清热，宣肺祛邪。方用银翘散加减：银花、连翘、炒牛蒡子、玄参各10g，桔梗、炒丹皮、防风、荆芥、竹叶、甘草各 6g，生地 12g，芦根 15g。

二诊：3 天后复诊，风团和痒感明显减轻，但其咽弓仍然充血，守上方加金莲花、鸭跖草各 8g。5 天后，来门诊告知，风团和痒感及咽喉不适均除而愈。

方药分析　古人谓：风邪上犯，首先犯肺。方中用银花、连翘辛凉透表、清热解毒。牛蒡子、荆芥、防风、桔梗既疏散风热，又宣透表邪；芦根、竹叶清热生津，治在保肺；玄参滋阴降火，治在益肾；生地凉血以退血热，血热清而斑疹消；甘草调和诸药，共奏清热解毒，宣肺祛邪的功效。

点评　《经》云：风为百病之长。在六淫之中，唯有风邪能兼五气，常见有风寒、暑风、风湿、风燥、风火等。在皮肤科领域中凡见病位在上，皮损泛发、脱屑和瘙痒，均与风邪关系密切。因而对风邪药物的使用，既要本着辛甘发散为阳的宗旨；又要牢记一见风邪，率用发散致痉的遗训，必须遵循《医原记略》所说："业医者，亟宜猛省。必查风之来源也。"

2. 寒淫用药心得

寒为阴邪，易伤阳气，但寒邪致病，未有不由于阳虚，这样就有外寒病在经脉，内寒病在脏腑之分。

（1）**寒淫分类**　①外寒。外寒侵入经络，血流痞涩，症见紫斑，如冻疮；阳气不达，血行不畅，症见肢端发绀觉冷，如肢端动脉痉挛症；寒性收引，致使血脉瘀凝，症见色泽褐黯，自觉剧痛，如脱疽等。

②内寒。阳虚生内寒。阳气不达四肢肤腠，致使手足冷，或者紫绀冰凉，寒凝络痹，气血循行受阻，瘀滞不通，表现为皮肤痹硬肿胀，乃至溃烂，如硬皮病、成人硬肿病等。

（2）**寒淫致病特点**　寒证分内寒与外寒。外寒主要指气候严寒，侵入人体使之血凝气滞而发生多种疾病；内寒多数由于脾肾阳虚，寒邪乘虚而入。外寒与内寒有时不能截然分开，合并致病也是很常见的。致病特点如下。

①肢体清冷：寒性收引，易伤阳气，而寒凝血瘀，症见肢体冰冷、青紫或筋脉拘挛，收缩疼痛。

②水液清稀：体内水液包括大便稀薄，小便清长，痰液清淡，脓水清稀，疱液清亮等，总之，这些水液均呈澄澈清冷的外观。

③肿块坚实：凡在皮内膜外，扪及质地坚硬，表面光滑的各种肿块，多数是寒凝血瘀的结果。

④常见病种：冻疮。

（3）**祛寒药分类**　寒者热之，温者，温其中也，说明寒病要用热药，在具体应用中，应区别是实寒还是虚寒。

实寒类：干姜（炮姜、煨姜）、吴茱萸、蜀椒、小茴香、丁香、艾叶、肉豆蔻、荜澄茄、高良姜等。

虚寒类：附子、肉桂、乌头、草乌、鹿茸、仙茅、淫羊藿、杜仲、续断、补骨脂、益智仁、蛤蚧、巴戟天、肉苁蓉等。这类药多为辛热偏燥，容易伤津耗液，热证或孕妇均应慎用。

▷**验案举例**

多形红斑性冻疮　徐某，女性，22 岁，2005 年元月 8 日初诊。据述，近来气温骤降，双手冰冷红肿，遇热则痒。检查：双手背、手指可见形如蚕豆大小的斑丘疹，边缘略肿，中央凹陷，状如猫眼。触之局部红肿，压之退色，遇热则痛痒相兼。脉沉细无力，舌质淡红，苔少。辨证：脾肾阳虚，寒淫骤袭，致使气滞血瘀。诊断：多形红斑性冻疮。治法：益气温阳，通络散寒。处方：桂枝加当归汤加减。当归、黄芪、党参、白术、茯苓皮各 10g，桂枝、干姜、甘草各 6g，活血藤、鸡血藤、丹参、银花各 15g，细辛 3g。水煎 2 次，兑入一起，饭后 30 分钟，温服。每次 200ml。再煎药渣一次，取药汁浸泡患处，每晚 1 次。每次 15 分钟。

二诊：1 周后复诊，手部肿胀和痛痒明显减轻，上方加姜黄 6g。内服、外用同上。10 天后复查，手部损害基本消除，改用十全大补丸，每日 3 次，每次 6g，温开水送下。

方药分析　冻疮发生的人群，据我观察，以脾肾阳虚者居多，方用四君子汤益气健脾，当归养血汤益气补血，旨在固其本，桂枝、细辛、干姜温中，散脾肾之阴寒，鸡血藤、活血藤、丹参活血化瘀，疏经通络，银花既能芳香扶脾，又能清热解毒。二诊加引经药姜黄，增强药效的发挥，在临床症状得到控制后，用十全大补丸增强体质，防止寒邪再袭。

点评　冻疮的治疗，扶脾温阳是其重点，然后随方加入通经络、散阴寒之品，内服外用同时并用，在大多数情况下，可获良效。应当注意一点，干姜、细辛、桂枝其分量宜轻不宜重，否则将有伤阴耗血之弊。

3. 暑淫用药心得

暑为夏令主气，乃火热之气所化，故为阳邪。诚如《医学心悟》所说："不思暑字以日为首，正言热气之袭人耳！夏日烈烈，为太阳之亢气，人触之则生暑病。"就皮肤病而言，夏天是其发病率最高的季节，如暑热熏蒸，头面颈项赤肿，则成暑疖；盛夏肌腠玄府开，感受暑热而生热疮；暑为热邪，热胜肉腐，易于结毒，化为疖肿；夏热之气，损伤肤表，则发日晒疮；暑湿互蒸，蕴结肌腠不解而生天疱疮、痱毒等。

（1）暑淫致病特点　①耗气伤津：常有汗出过多，口渴，心慌，气短乏力等气耗津伤的现象。

②暑常挟湿：表现为头重如裹，身重胸闷，食欲减退，泄泻等。

③常见病种：黄水疮（脓疱疮）、痱子、暑热疮（夏季皮炎）。

（2）涤暑药举要　石膏、滑石、香薷、茯苓、白术、寒水石、泽泻、姜、木瓜、黄芪、厚朴、赤茯苓、扁豆、陈皮、人参、莲子肉、乌梅、竹叶、麦冬、粳米、姜半夏、神曲、葛根、苍术、五味子、枳实（壳）、生地等。

▷验案举例

夏季皮炎　阎某，女性，32岁。1998年7月6日初诊。两年来，入夏之时，始觉皮肤焮红，甚则连接成片，自觉灼热刺痒。检查：四肢伸侧可见皮肤焮红，压之退色，痒如针刺。伴有口干喜饮，心烦意乱，脉洪大，舌质红，苔少。证属暑热外邪，袭于肤腠。诊断：夏季皮炎。治法：清暑益气，散风止痒。处方：白虎加人参汤加减。生石膏、南北沙参、绿豆衣各15g，寒水石、山药、生甘草、白扁豆、防风各10g，荆芥炭、知母、竹叶各6g，灯心草3扎。药煎2次，兑入一起，分3次温服。每次200ml；药渣再煎一次，取药汁放冷，置于冰箱冷冻10~15分钟，取出外涂患处，每日3次。

二诊：5天后复诊，皮肤焮红和痒感有所减轻，但皱褶区域红斑消退较慢，守上方加紫草、赤茯苓各12g，在皱褶区，外敷清凉粉（六一散10g，冰片0.5g），1周后内证和皮肤刺痒均除而愈。嘱其常食绿豆粥作为食疗以巩固之。

方药分析　夏季皮炎系由暑邪外袭肤腠，是自外而入的常见皮肤病，本案以白虎加人参汤为基本方，其含义有二：一是甘寒去热，苦寒降火；二是甘寒益气，生津护液。防风、荆芥祛邪从肤腠而出，竹叶、灯心导热下行，绿豆、扁豆前者清热解毒治在肺，后者扶脾化湿治在胃。二诊时，肤红未退，表明血热未清，加紫草、赤茯苓，重在凉血退斑。总之，全方暑热之邪得以清涤，元气、津液得以护固，泻火而土不伤，乃操完全之术者也。

点评　暑淫为病，在内科有动静之分，就皮肤病而言，多系暑热伤形，兼湿，兼风居多。本案以白虎汤加南北沙参等味，意在补中实卫，以去其邪。既清其内，又解其外，故而肤疾豁然而愈。

4. 湿淫用药心得

《叶选医衡》说："湿者，天地间阴阳蒸润之气也。所感之由，或因雾露之侵；或因阴雨所客；或因汗出沾衣，为风所阂（音扼）；或因涉水行泥，为寒所郁；或因引饮过多；或以卑湿之地，有伤皮肉筋骨；或感头面四肢，尤多患于脚腰者，盖伤湿则下先受之也，更喜侵于脾胃者，以其同气相感也。"这段文字简明扼要地指出了湿分内、外及病位和脏腑的关系，可谓言湿之纲领。

（1）湿淫分类　①外湿。外湿伤人，除与季节有关外，还与生活、工作、环境有关，如在水中作业，水湿浸渍所致的水渍疮，涉足桑田，雨后湿蒸所致的粪毒块等。

②内湿。饮食不节，过食鱼腥海鲜、膏粱厚味、茶酒五辛之品，皆能损伤脾胃，影响运化而湿热内生；或由多食甜腻、生冷水果，伤害脾阳，化生寒湿，故而湿邪常与风、寒、热邪兼挟为病。如湿热郁阻肌腠，则发为下肢流火；湿热下注，阻于胫肢，则患生臁疮，湿热稽留于皮内膜外，则发为瓜藤缠；湿化水气，熏蒸于面，则患旋耳疮、羊胡疮等；寒湿互结，阻于肌腠，旁窜手掌则发窝疮，下注于下肢则发湿臁疮等。

（2）湿淫致病特点　综观上述，说明外湿起病与气候、环境有关；内湿之证，多数与脾脏的阴阳盛衰有关。

①泛发性：湿邪从上到下无所不犯，如发生在下颏为"燕窝疮"；发生在耳郭为"旋耳疮"；发生在膝、肘窝为"四弯风"；发生在阴囊为"绣球风"；发生在小儿为"胎癥疮"等。

②复杂性：湿为重浊之邪，性黏腻，致病后常是病程迁延，或者愈后又易复发。

③病位：多数偏于下部。

④常见病种：湿疹等。

（3）除湿药分类　鉴于湿淫致病的顽固性与复杂性，治疗湿淫的药物概分为四大类。

①健脾化湿类：如白术、山药、莲子、炒扁豆、芡实、泽泻、陈皮等。

②清热利湿类：如泽泻、车前子、猪苓、竹叶、通草、龙胆草、萆薢、赤茯苓、滑石、赤小豆、黄柏、白茅根等。

③祛风燥湿类：如苍术、枳壳、陈皮、赤石脂、厚朴、地肤子、苍耳子、蚕砂、苦参、王不留行等。

④滋阴除湿类：如生地、玄参、制首乌、当归、炒丹皮、白鲜皮、南北沙参、百合、薏仁米。

▷**验案举例**

钱币状湿疹　严某，男性，35岁。2005年11月7日初诊。据述，近2年来，双下肢可见斑丘疹，自觉痒重，搔之则有轻微滋液外渗，检查：双下肢中段可见形如钱币大小的斑丘疹，略有肿胀，轻微渗出。抓痕明显，痒感呈阵发性，遇热痒重。脉象濡细，舌质淡红微胖，苔薄白。辨证：脾虚运化力弱，寒湿之邪蕴结肤腠。诊断：钱币状湿疹。治宜扶脾化湿，散寒止痒。处方：五苓散加减。炒白术、猪苓、赤石脂、炒薏仁各12g，泽泻、茯苓、丹参、地肤子、山药、蚕砂、川牛膝各10g，官桂、青皮各6g。外用地虎膏（炒地榆、虎杖等份，研细末，过筛100目。按25%的浓度用凡士林配制而成。）外涂，一日2次。

二诊：7天后复诊，皮肤肿胀和渗出减轻，但其肤色仍暗红。守上方加紫草12g，外用同上。2周后复查，湿疹损害基本平复，遗留色沉。嘱服三妙丸，一日2次，一次6g，温开水送下。

方药分析　本案以脾虚运化无力，致使寒湿二邪留滞于肤腠。用五苓散为主方，取其温阳化气，利水渗湿。在此基础上酌加利湿、燥湿、化瘀、引经四方面的药物，共奏脾健湿化，寒除瘀去之效。

点评　从方药分析中说明本案用药有四条清晰的思路，一是健脾，如白术、山药、茯苓、薏仁；二是利湿，如泽泻、猪苓、茯苓、地肤子；三是燥湿，如赤石脂、蚕砂；四是温阳散寒，活血化瘀，如官桂、丹参、青皮、川牛膝等。这种辨证用药的思路，还适用于慢性丹毒、癣菌疹、下肢静脉曲张综合征等。

5. 燥淫用药心得

《医源》说："天地之气，阴阳之气也，阴阳之气，燥湿之气也。……故燥湿为先天之本，水火为后天之用，水火则燥湿所变，而燥湿又因寒热而化也。……寒燥化为燥热，返其本也；寒湿化为湿热，因乎变也。人能体察燥、湿二气之因寒、因热所由生，而以之为纲。再察其化热、未化热之变，与夫燥郁则不能行水，而又夹湿，湿郁则不能布精，而又化燥之理，而以之为目。"正因为这样，古人称燥湿为百病提纲，今人细玩其中奥趣，自能提高对疑难性皮肤病的诊疗水平。

（1）燥淫分类　①外燥。燥令行于深秋，燥胜则干，干则肤腠干裂而成皲裂疮，或者皮肤干燥而瘙痒。

②内燥。多由精血下夺而成，然有上下内外病所之不同，如燥于上，则咽鼻干焦；燥于下，则便溺团结；燥于内，则精血枯涸；燥于外，则皮肤皲揭。此外，风

燥，由肝血不能荣筋，故筋急爪裂；火燥，由脾多伏火，故唇揭便秘；血燥，由心血失散，故头多白屑，发脱须落；虚燥，由肾阴虚涸，故小便数，咽干喉肿等。

（2）**燥淫致病特点** ①毛发焦枯：阴血耗损，症见毛发萎黄、焦枯。

②大量脱屑：皮肤干燥，小片脱屑如糠秕，大片脱屑似落叶。

③皲裂：阴液耗伤，兼之寒邪易发生皲裂等。

④常见病种：手足皲裂等。

（3）**润燥药举要** 芦根、天冬、麦冬、花粉、西洋参、枸杞子、五味子、干地黄、百合、玄参、制首乌、白芍、当归、山茱萸、瓜蒌仁、火麻仁、郁李仁、阿胶、杏仁、枣仁、柏子仁、南北沙参、玉竹、石斛、冬瓜仁、白茅根等。

▷**验案举例**

老年性皮肤瘙痒病 黄某，男性，76 岁。2004 年 12 月 21 日初诊。自述皮肤瘙痒达月余，曾口服过抗组织胺类药物。获得暂时性效果，但头晕，整日精神萎靡不振。检查：胸前背后及双下肢胫前皮肤干燥，糠秕状鳞屑，落之又生，抓痕明显。痒感入夜更重甚则影响睡眠。脉细弱，舌质红，苔少。辨证：肺、肾阴津不足，难以敷布肤腠。诊断：老年性皮肤瘙痒病。治法：滋阴润燥，安神止痒。处方：滋阴养荣汤加减。生熟地、枣仁、柏子仁、炒白芍、天麦冬、制首乌各 10g，当归、黄芩、秦艽各 6g，百合、山药、钩藤各 12g（后下）。

二诊：1 周后复诊，自觉皮肤瘙痒有所减轻，夜能入睡。守上方加肉苁蓉 10g。

三诊：10 天后复诊，痒感基本控制，皮肤干燥也略有改善。守上方之意，拟用丸药方缓缓图之。南北沙参、生熟地、制首乌各 100g，炒白芍、当归、天麦冬、山药、百合、枣仁、柏子仁、肉苁蓉、山茱萸、钩藤各 80g，防风、秦艽、炒丹皮、五味子各 50g。研细末，炼蜜为丸，如梧桐子大。一日 3 次，1 次 6g，温开水送下。2个月后复诊，皮肤瘙痒消除，精神振奋而愈。

方药分析 老年人之燥，始于下焦阴分亏损居多，故而方药以甘柔为主，案中以地、芍、归和百合等药，取其养血润燥；同时加入滋阴润肺诸药，如南北沙参、天麦冬等治在保肺生津；山药、山茱萸、肉苁蓉、制首乌填补精血，治在脾肾两脏。秦艽、防风祛散外来风邪，钩藤息内脏风邪，风邪去，则痒止。在祛风止痒之中，酌加安神之品，如枣仁、柏子仁等，止痒效果更加明显。

点评 燥病的论治，在《杂病源流犀烛》一书中，有一段原则性论述："燥在外，症见皮肤皲裂而瘙痒，宜养血泽肤，方用生血润肤饮；燥在中，症见大便风秘燥结，宜调理中焦，方用镇风润气丸；燥在上，症见咽鼻干焦，宜必清上部，方用清凉饮；燥在下，症见肠胃枯燥，大便秘结，宜清燥润肠，方用当归承气汤。"沈氏之言，对我论治皮肤病有三点启示：一是治燥最宜甘柔，大忌苦涩；二是治燥既要滋填精血，又要佐以辛通之味，病邪在表，可佐风药，病邪在腑，拟用缓通为之要务；三是从药物归纳而言，甘寒清补类有干地黄、麦冬、西洋参、甜梨肉、生白蜜；柔养肝肾类有人参、生地、阿胶、麦冬、炙甘草、大枣、人乳、牛乳等。

6. 火淫用药心得

火与热同源，火为热之甚，热为火之渐，热甚则化火化毒。在临床上，火之为病，有自本经而发，有由它经侵客，或有数经合病。具体言之：因于风者，为风火；因于湿者，为湿火；因于痰者，为痰火；阳亢者，为实火；劳伤者，为虚火；血虚者，为燥火；遏抑者，为郁火；酒色受伤者，为邪火；疮疡蕴结，为毒火。

（1）火淫分类　①外火：火热之邪常与它邪结合而致病，如风热化为火毒，则发抱头火丹；湿热下注，化火化毒，则发流火；暑热化火化毒，则成痱毒、疖丹。

②内火：心火上炎可致口疮，心肝之火则发缠腰火丹，脾胃之火上炽则发热疮；肺胃火蒸常致肺风粉刺、酒齄；水少火盛，本色外露则面起鼾黑斑。

（2）火淫致病的特点　温、热、火三者同类，只是在程度上有所区别，古人素有"热乃温之渐，火乃热之极"的说法。热毒、火毒皆是化脓性皮肤病的主要致病原因，故《医宗金鉴·外科心法要诀》说："痈疽原是火毒生。"

①皮肤焮红：皮肤焮赤，扪之有灼热感。

②发病危急：病情危笃，变化多端，且易传化。

③疼痛明显：热胜肉腐，故而疼痛颇重。

④逼血妄行：多见于各种血溢于肤的急性出血的证候群。

⑤常见病种：抱头火丹（颜面丹毒）、疖、紫斑病（过敏性紫癜）等。

（3）解毒药的分类　鉴于火热之毒既有病程的新久，又有皮肤表现不一的特点，常见用药分四类。

①凉血解毒：生地、赤芍、丹皮、紫草、红花、白茅根、凌霄花。

②清热解毒：蒲公英、野菊花、银花、黄芩、黄连、焦山栀、牛黄、板蓝根、升麻、知母、连翘。

③清营解毒：玄参、莲子心、竹叶卷心、连翘心、生地、麦冬、琥珀、炒丹皮、赤芍、生石膏、寒水石、银花、绿豆衣。

④增液解毒：玄参、生地、麦冬、沙参、石斛、花粉、鳖甲、赤芍、银花、连翘、琥珀、生甘草、玳瑁、羚羊角、水牛角。

▷**验案举例**

抱头火丹　李某，女性，31岁。2004年5月3日初诊。3天前，始感前额右侧连及眼睑皮肤焮红肿胀。检查：右侧前额及眼睑区域皮肤焮红肿胀，状如丹涂。压之退色，扪之灼热，视之咽喉红肿，体温38.5℃，伴有头痛、呕恶、胸闷不适，大便燥结，3日一行。脉滑数，舌质红，苔少。辨证：邪热郁于血分，外感风邪，风热相搏，骤发抱头火丹。诊断：面部丹毒。治法：清热解毒，凉血退斑。处方：普济消毒饮加减。银花炭12g，赤芍、连翘、板蓝根、焦山栀、玄参、紫草各10g，荆芥、防风、炒牛蒡子、黄芩、薄荷（后下）各9g，大黄、炒枳实各4.5g。

　　二诊：翌日复诊，寒热已解，大便畅行，局部红肿略有消退，步上方去荆芥、薄荷、大黄、枳实，加丹皮6g，白茅根15g。

　　三诊：按方治疗5天后，胸膈畅快，食欲增进，患处焮红肿胀基本消退，仅感局部皮肤微痒和轻微脱屑。改用养阴凉血，疏风止痒。处方：杭菊花、桑叶、百合、玄参各10g，炒丹皮、蝉衣、焦山栀、甘草各6g，生地、天麦冬各12g，绿豆衣15g。连服5剂而愈。

　　方药分析　风热之邪，外搏肤腠，遂致眼睑皮肤红肿，方用黄芩、山栀清泻上焦热毒；牛蒡子、薄荷、荆芥、防风、连翘疏散风热；银花、玄参、板蓝根清热解毒；丹皮、紫草、赤芍凉血退斑；枳实、大黄通腑泻火。共奏热毒退而红肿消的效果。

　　点评　本案来势凶，病情重。方用清热解毒，凉血解毒为主，佐以疏风清热与釜底抽薪，使之毒热得清，风热得宣而愈。

（二）七情致病用药心得

　　喜、怒、忧、思、悲、恐、惊称为七情，是人在日常生活环境中对客观事物所产生的正常精神意识活动。但长期的精神刺激，或受到剧烈的精神创伤，则影响脏腑功能，成为内伤致病的主要因素。

　　临床所见，情志为病，多由恚怒伤肝，忧思伤脾，以及五志过极，郁结于内，日积月累，气血经络凝滞而成，如斑秃、银屑病（白疕）、神经性皮炎（摄领疮）等。在治疗中，一定要遵循"七情之伤，虽分五脏，而必归本于心"的原则，处处兼顾心而施治，方得要领。

　　然而，从皮肤病的角度而言，比较集中在痰与瘀两大类。

1.痰浊用药心得

　　（1）痰浊致病特点　痰是血气津液不清，熏蒸结聚而成。剖析成因主要有五：一是饮食所化，又感六邪，则脾、肺、胃升降失度，致使饮食输化不清而生；二是多食甘腻，肥腥茶酒而生；三是脾胃阳虚，湿浊凝滞而生；四是因郁而气火不舒蒸变而生；五是肾虚水泛为痰。痰之为病，颇为广泛，这是因为痰随气升降，无处不到，或在脏腑，或在经络。对此，张景岳曾有一句名言："痰为诸病之源，怪病皆由痰而成也。"在皮肤科领域，偏重于讨论痰在皮里膜外所致的结节、囊肿以及肥厚性瘢痕。在具体治疗中，朱丹溪对此提出了原则性的建议："痰在皮里膜外，则遍体游行，肿而色白，滞而不痛，宜导达疏理。痰因火走，则体多小块，色红痛甚，游走无处，宜解毒清火为主。"朱氏之言虽不可概括全貌，但给我们指明了立法用药的方向，前者肤色濡白，治宜疏导散结；后者肤色焮痛，治宜清火解毒。结合皮肤科的临床实践，凡见肿块呈泛发倾向，既可见于躯干，又可见于四肢，但以下肢居多，皮肤损害在皮里膜外，可摸到大小不等的结节硬块或囊肿，肤色濡白或焮红，触之肿块或者推之可动，或者推之不动，或硬或软。

鉴于痰之为病众多，在具体应用中，应当掌握某些祛痰药物的特殊功效，综合有关文献，整理如下，仅供参考。浙贝母润肺，治虚寒之痰；川贝母除风火之痰；杏仁行寒痰；白附子祛风痰；瓜蒌仁涤结痰；阿胶除虚痰；硝石除痰毒；半夏除湿痰；旋覆花推之痰气；款冬花治血痰；苍术去宿痰成囊；远志能豁痰开窍；蛤粉除痰热；熟地能补肾虚水泛为痰；大黄下肺胃顽痰；枳实能散积痰；僵蚕能解逆结之痰；白芥子能豁胁下寒结之痰；南星可祛经络中风痰；常山逐痰结；狼毒开恶痰；槟榔除痰癖；全蝎可退惊风之痰；白矾能解风热痰壅之痰；青黛能疗膈上之痰。

（2）涤痰药举要 浙贝母、夏枯草、昆布、海藻、茯苓、牡蛎、山慈菇、香附、玄参、青皮、陈皮、姜半夏、黄药子、白药子、青礞石、胆南星、炒白芥子、炒莱菔子、炒苏子、远志、蛤粉等。

▷**验案举例**

狼疮性脂膜炎 夏某，女，35 岁。1982 年 5 月 6 日初诊。患系统性红斑狼疮达 5 年之久，检查：右大腿结块，微红且硬，疮面溃烂，少许稀薄样脓性分泌物渗出等。辨证：脾气虚弱，痰湿互结，阻滞经络而结块不化。诊断：狼疮性脂膜炎。治法：扶脾化痰，散结通络。处方：陈皮、僵蚕、连翘各 12g，浙贝母、制香附、川牛膝、党参、茯苓、黄芪各 10g，银花 15g，蜈蚣 1 条，橘络 6g。外用：局部用黄连膏贴在溃烂上，四周用紫金锭，醋溶调糊外涂，每日 2 次。

二诊：按方治疗 2 周，疮面肉芽组织新鲜红活，分泌物减少，结块范围缩小。予上方酌加清托之品。处方：沙参、银花各 15g，麦冬、黄芪、干地黄、浙贝母、茯苓各 12g，五味子 6g，党参、连翘、甘草各 10g，蜈蚣 1 条。外用：局部疮面改用玉红膏，四周仍用紫金锭外涂，每日 2 次。守方加减又治疗 1 个月，疮面见敛，结块完全消退，残留皮肤萎缩、凹陷。

方药分析 本病并不少见，在临床中治疗的要点一是气虚，运化失职，二是痰瘀互结。因此在治疗之中，应该本"人之气道，贵乎调顺，则津液流通，何痰之有"（《证治汇补》）。本例首诊以二陈汤为基方，除加用香附、浙贝母之类理气化痰外，还取用蜈蚣、僵蚕软坚散结，参、芪托里排毒。继辨心慌、肢软诸症，说明邪去正虚，法随证转，故改以生脉散为主方。益气养阴以固其本。然而治疗过程中仍用理气化痰散结之品，冀在邪去而正复。

在溃烂时，应卧床休息，外用药忌用汞浓度较高的外用药，不要乱用冷冻等疗法，只宜灭菌与保持患处局部干燥，促使疮面早愈。

点评 本病又名"深在性红斑狼疮"，是一种红斑狼疮不常见的临床变型。1883 年 Kaposi 氏首次报告红斑狼疮中的皮下结节，但"深在性红斑狼疮"一词在 1940 年才由 Irgarg 首先提出。某些学者认为这类皮损是结节病，目前多数学者认为是红斑狼疮的变型，与慢性盘状红斑狼疮相关。该病发病的年龄和性别与慢性盘状红斑狼疮十分接近，在国内外也有零星报道，据统计，本病的发生 2.4%~2.6% 之间，说明本病并非罕见。

中医学依据发病的部位和结节的形态，多数认为本病发生多由于素体虚弱，脾胃运化功能失调，形成气滞血瘀，致使痰郁互结，阻于经络和肤腠之间。发病集中在颜面、背部和四肢以及臀部，特别是双下肢的胫前区域，常能发现大小不等，境界清楚的皮下肿块与结节。初期肤色正常，偶有压痛，时间一久，或可见到结节中心部分溃疡；或者遗留萎缩性的硬斑。结节或肿块经过治疗后常可消失，留下略有凹陷性萎缩之外观，少数亦可不治而自然消退。此外，结节或肿块发生的时间很难肯定，既可能是先有结块，又可能是先病而后出现结块，还可能是与红斑狼疮的皮疹同时发生，更有可能是在治疗结块的过程中，逐渐出现红斑狼疮的典型皮疹。

中医对其治疗多数主张按证分型论治，如气滞血瘀证，治宜理气活血，通络散结。方选桃红四物汤加减：桃仁、红花、炙地龙、青皮、川牛膝、酒大黄各 6g，苏木、制香附各 6~10g，当归、赤芍各 10g，泽兰 10~15g，丹参 12~15g，生地 10~12g。气虚痰凝证，治宜健脾益气，化痰散结。方选健脾温中丸加减：党参、僵蚕、土贝母、茯苓各 12g，土炒白术、姜半夏、当归身、制附片、橘红各 10g，炮姜 6g。

未溃时，选用冲和膏外敷，每日换 1 次。还可用丁桂散掺在阳和解凝膏中，外贴患处，3 日换 1 次。

已溃时，若见疮面有淡黄如棉絮状分泌物，外掺九一丹或五五丹，外盖生肌玉红膏，每日换 1 次；若见新肉红活，改用生肌散或冰石散，外盖黄连膏直至收功。

结合本案而论，以行气化痰为核心，加用托里排脓与软坚散结而愈。治痰之法有祛、导、涤、化、涌、理脾、降火、行气八种之多，在临床时必须善于融会贯通和善于组合方能收到良好效果。

2. 瘀血用药心得

（1）瘀血致病特点 唐容川在《血证论》一书中指出："凡系离经之血与荣养周身之血，已睽绝而不合。此血在身，不能加入好血，而反阻新血之化机。故凡血证，总以去瘀为要。此谓血块为瘀，清血非瘀，黑色为瘀，鲜血非瘀；此论不确，盖血初离经，清血也，鲜血也，然既是离经之血，虽清血、鲜血，亦是瘀血，离经既久，则其血变作紫血。"这段文字给我们提示了三个带有概念性的问题：一是瘀血的含义，二是血证总以祛瘀为要，三是瘀血的临证特征。瘀血对人体侵犯的范围很广，较多的病症有攻心乘肺，在上焦、在中焦、在腠理、在肌肉、在经络脏腑之间可谓无处不到，然其治则之要，王清任提出了原则性的意见："在外分头面四肢、周身血管；在内分隔膜上下两段，隔膜以上心肺咽喉左右气门，其余之物皆在隔膜以下。立通窍活血汤，治头面四肢，周身血管瘀血之证，立血府逐瘀汤，治胸中血府血瘀之证，膈下逐瘀汤，治肚腹血瘀之证。"（《医林改错》）王氏为瘀血临证作了具有普遍意义的指导意见，迄今，多数临床医家均是按此思路诊治。结合皮肤病而论，这种瘀血证多数隶属于瘀血在外的范围，立法用药除选用化瘀药外，适当酌加理气、益气、通络、散寒、温阳之品，才能收到事半功倍的效果。

（2）祛瘀药举要　花蕊石、田三七、郁金、桃仁、醋炒大黄、牛膝、丹皮、红花、当归、赤芍、川芎、五灵脂、䗪虫、水蛭、乳香、没药、血竭、丹参、蒲黄、青皮、苏木、三棱、莪术、王不留行、煅自然铜、刘寄奴、土鳖虫、玄胡索等。

▷**验案举例**

结节性红斑　宋某，女性，26岁。1999年7月6日初诊。1个月前，双下肢发现大小不等的结节，压痛明显。检查：双下肢胫前发现大如樱桃的结节，呈散在分布，色泽鲜红，压痛明显。舌质红，苔薄黄，脉数有力。证属血分瘀热，阻滞经络。诊断：结节性红斑。治宜凉血解毒，散瘀通络。方选凉血五根汤加减。处方：生地、炒丹皮、板蓝根、栝楼根各10g，白茅根、芦根、茜草根各12g，川牛膝、浙贝母、青皮6g，路路通、生苡仁、忍冬藤各15g。

二诊：5天后复诊，红肿疼痛明显减轻，但其硬结尚未化尽，上方去芦根、板蓝根加僵蚕10g，地龙6g。另加入三七胶囊（三七研细末，过筛100目，装入5g的胶囊中）一日3次，每次3粒。

三诊：1周后复诊，结节、红斑基本消退，仅留少量硬结尚未消尽。嘱服小金丸，一日2次，1次0.6g，直至硬结完全消退。

方药分析　本案以赵炳南教授拟定的凉血五根汤为基础方，取其凉血、活血、解毒化结。赵老认为根性下沉，治疗病变在下肢为宜，与此同时酌加理气散结之品，如青皮、浙贝母、僵蚕；散瘀通络之品忍冬藤、地龙。在取得初步疗效后改用活血祛瘀，化痰通络的名方小金丸以善其后。

点评　本病在治疗中应当注意湿、热、瘀、寒四个方面的相互转化，若结节、红肿应以清热凉血为主，结节疼痛较重当以化瘀解毒为重，皮损、结节消退较慢，则当化瘀散结，适当佐以散寒。一般而论，在急性发作期，除治疗外还应卧床休息，抬高患肢。避免受寒和过劳。

在患病期间，忌食黏滑、油腻以及酒肉鱼虾等发扬助湿之品，酸涩、咸辛食物亦宜少食。

一旦体质下降，招之复感风热外邪则又有可能出现结节、红肿及疼痛等造成复发。特别是春末夏初和秋末冬初，更应该小心谨慎。

（三）饮食不节致病用药心得

1.饮食不节致病特点

饮者，水也，无形也；食者，物也，有形也。朱丹溪说："饥饿不饮食与饮食太过，虽皆失节，然必明其二者之分，饥饿胃虚，此为不足，饮食停滞，此为有余。"明之含义而后论饮食不节在皮肤病的致病性，是至关重要的。比如，酒大热有毒，气味俱阳，乃无物之物，有人饮之，活血通络，但有人饮之，宣通血脉，热补于肤而成酒性红斑。又如平素嗜酒者，既能伤阴，又能伤阳，前者出现各种血证，后者发现诸多鼓胀、亡阳之变，特别是部分脱发，常与湿蚀发根有关。膏粱厚味，炙煿生热之食，皆能致使脾胃湿热蕴结，火毒内炽，外发于肌腠，如疖、痈、中毒性红斑、植物—日光性皮炎等。

2. 饮食不节用药举要

除饮食不节外，还应包括腐败变质之类的不洁食品，导致中毒症状的出现。另外，还包括某些致敏性的动植物食品。动物类常见的有鱼、虾、蟹和海鲜之类；植物类常见的有灰菜、苋菜、猪毛菜、洋槐花、堂梨叶、青青菜、委陵菜、萝卜叶、莴苣、小白菜、油菜、马齿苋、荸荠、雪菜、芥菜、芹菜等；水果类有桃子、李子、梨、樱桃、芒果、菠萝、无花果、柠檬、草莓、葡萄、香蕉等；瓜类有黄瓜、南瓜等；其他有木耳、香菇等。对此，首先要用清水冲洗残留农药，减少皮肤的过敏。

解饮食所中之毒的中药大致分两类：一类是常用的清热解毒药，一类是具有特殊功效的解毒药。我将在历代本草中，所记载的解毒药中凡有"消""醒""化""解""压""杀""主"等字样，既说明有解毒的功效，又强调了解毒力度的强弱，在阅读时必须留意。现将特殊解毒类药物分述如下。

（1）解酒毒：葛根、枳椇、橙、木贼草、白果、秦艽、藿香、白豆蔻、草蔻、芦根、陈皮、田螺等。

（2）解动物毒：解鱼蟹毒用紫苏、冬瓜皮、草果、姜、芦根；解河豚毒用芦根、橄榄。

（3）解植物毒：解野菌毒用葛根、防风；解草木诸毒用升麻、淡豆豉、银花、蒲公英、青黛、山豆根、山慈菇、绿豆、犀角。

（4）解金石毒：土茯苓、鱼腥草、冬瓜皮、绿豆、水芹。

此外，还有部分特定的解毒药，如胡黄连解烟毒，绿豆解鸩毒等，仅供参考。

▷验案举例

植物—日光性皮炎　黄某，男性，36岁。2004年6月10日初诊。病前曾吃过苋菜，然后在强烈阳光下行走，数小时后感觉面部刺痒，眼睑肿胀，难以睁开。检查：整个面部肤色焮红肿胀，眼睑尤重。自述局部灼热刺痒，胸部不适，轻微干咳，脉浮数，舌质红，苔薄黄。辨证：风毒兼挟湿毒，袭于肌腠。诊断：植物—日光性皮炎。治法：疏风化湿，解毒消肿。处方：普济消毒饮加减。大青叶、银花、蒲公英各12g，炒牛蒡子、炒黄芩、连翘、绿豆衣各10g，浮萍、防风、焦山栀各6g，车前子、车前草、炒薏仁、芦根、白茅根各 15g。嘱其用生理盐水冰敷患处，每日 3~4 次，每次 3~5 分钟。

二诊：3 天后面部红肿和痒感基本消退，仅有轻微脱屑和微痒。守上方加紫草 10g，蝉衣 6g。1 周后复诊，面部肤疾和内证均平而愈。

方药分析 本案病势较重，发展亦快，方用大量清热解毒之品，如大青叶、蒲公英、银花、绿豆衣、焦山栀、连翘等使之毒热从心、肺、肝、肾和三焦而化。在外，加炒牛蒡子、防风、浮萍疏风祛邪；在内，用白茅根、芦根、车前子及草使毒热从小便而解；在中，用炒薏仁扶脾化湿以固中州。二诊时仅有脱皮微痒，说明毒去而热未清，加蝉衣以去风邪，紫草凉血解毒，共奏毒热去而诸疮平之效。

点评 近些年来，因蔬菜和中药乃至中成药而引起的"毒性反应"并不少见，因蔬菜之类而引起的称之植物—日光性皮炎，因中草药而引起的在中医文献中，统称为"诸物中毒"尽管临床表现不一，但其辨证的核心有许多相同之处。本案用普济消毒饮就是一个具有典型意义的名方。以此为基础，视临床表现而增减，常能获得满意的效果。

二、要药汇讲

甘 草

【药名浅释】

甘草，始载于《神农本草经》，列为上品。别名有蜜甘、蜜草、美草、路草、灵通、国老、帝师等名称。《伤寒杂病论》载方 256 首，其中含甘草有 154 方，占总处方的 60% 以上，由此说明此草为众草之举，经方少有不用者，犹如香中有沉香也。诸药中甘草为君者，能解 72 种乳石毒，治 1200 种草木之毒，调和中药有功，故有国老之尊。李时珍称赞甘草调和群品，有元老之功，普治百邪，得王道之化，可谓药中之良相也。

【药性分述】

甘草味甘，性平。生用补脾益气，清热解毒，祛痰止咳，调和诸药；蜜炙补脾和胃，缓急止痛，益气复脉。

甘草入药的历史，不仅悠久，而且得到东西方医药界的认可。《淮南子》称甘草主生肉之药；《希波克拉底全集》亦有记载甘草的使用；1820 年，甘草被列入美国药典的法定药物。

甘草临床应用甚为广泛，我将其主要药效归纳为五个方面。一是疗五脏六腑寒热邪气，包括伤脏咳嗽，腹中冷痛，疗肾内伤，安魂定魄，惊悸健忘，肺痿脓血。二是疗女科疾患，包括阴痿、下血等。三是疗劳损诸疾，包括五劳七伤、一切虚损；四是解百药之毒；五是疗金疮。

历代本草文献对甘草均有深刻的诠释，如《本草乘雅半偈》说："甘其生成，路通能所，草从柔化和协众情。和具四义：一合、二纯、三分明、四接续，甘草四得具焉。"《本草备要》也说："甘草生用气平，补脾胃不足而泻心火；火急甚者，必以此缓之。炙用甘草气温，补三焦元气而散表寒。入和剂则补益，入汗剂则解肌，入凉剂则泻邪热，入峻剂则缓正气，入润剂则养阴血。总之，有补有泻，能表能里，可升可降。"因此，李时珍总结甘草"外赤中黄，色兼坤离，味浓气薄，资金土德，协和群品，有元老之功，普治百毒，得王道之化。"近代张锡纯先生单用生甘草为末，每服钱半，加银花三钱，煎汤送下，日服三次，治肺结核初期，屡屡获效；蒲辅周先生用甘草油（甘草去皮，晒干，研细末，麻油浸泡三昼夜即可使用）治一切火毒疮疖，久溃不愈的溃疡俱效。

此外，自《本草经集注》一书中说"甘草反海藻、大戟、甘遂、芫花四种物"，以后，临床医家视为配伍禁忌。但《外科正宗》海藻玉壶汤，《疡医大全》内消瘰疬丸等均以甘草与海藻为伍；清代叶天士《种福堂公选良方》一书中有"八反膏""三反膏"专以甘草同甘遂、芫花、海藻相反之药捣烂外敷痞块。总之，是与用法配伍当否有关。

不过，酒家、呕家行下焦，酒痫初起中满者禁用。

【临床应用】

（1）**初生儿便秘**　甘草、煨枳壳各 3~6g，水煎取浓汁 150ml，分次服下。（《王璆选方》）

（2）**阴头生疮**　蜜煎甘草末，频频涂之。（《痈疽方》）

（3）**下阴湿痒**　甘草煎汤，外洗，每日 3~5 次。（《备急千金要方》）

（4）**汤火灼伤**　甘草煎蜜，涂之。（谈野翁方）

（5）**蛊毒药毒**　甘草节，麻油浸之，嚼咽，或者水煎服。（李楼奇方）

（6）**毒蕈中毒**　甘草 150g，浓煎服之。

防　风

【药名浅释】

防风，始载于《神农本草经》，列为上品。别名众多，主要有铜芸、茴芸、茴草、屏风、百枝、茴根、百蜚、关防风、东防风、口防风、炒防风、防风炭。防者，御也。其功疗风最要，故名。屏风者，防风隐语也。曰芸、曰茴、曰茴者，其花如茴香，其气如芸蒿，茴兰也。青州产者良。上半身病用身，下半身病用梢，子疗风更优。

【药性分述】

味甘、辛，性温，无毒。具有祛风解表，胜湿止泻，止痉止血的功效。

《本草崇原》说："防风茎、叶、花、实，兼备五色，其味甘，其质黄，其臭香，禀土运之专精，治周身之风证。盖土气厚，则风可屏，名防风。"综合历代文献，对防风的临床应用主要有四：一是治风与湿的要药；二是头面游风，周身骨关节疼痛；三是遍体湿疮；四是能解诸药毒。从皮肤科的角度，其主治病症有大风、金疮内痉、骨关节疼痛、头面游风、破伤风、汗证等。

对于本品与他药的配伍，古人也给我们留下了许多值得借鉴的经验。防风得黄芪，功效更大；得白术、牡蛎治虚风自汗；得黄芪、白芍止自汗；得浮小麦治自汗；得白芷、细茶治偏正头风；得炒黑蒲黄，治崩中下血；得南星、童便治破伤风；得阳起石、禹余粮治妇人胞冷等。本品虽为风药中之润剂，但毕竟为发散之药，误服久服则有走散上焦元气之弊，不可不慎。

【临床应用】

（1）**急性荨麻疹（风热证）**　银翘散加减：银花、连翘、炒牛蒡子、防风、生地各 10g，大青叶、紫草、黄芩、荆芥各 6g。（经验方）

（2）**慢性荨麻疹（卫外不固证）**　玉屏风散加味：防风、炒白术、黄芪、阿胶珠、制首乌各 10g，煅龙牡各 15g。（经验方）

（3）**单纯性肥胖**　防风通圣丸（中成药），每日 2~3 次，每次 6g，温开水送下。部分患者若出现腹泻，每日 3 次以上，则减为每日 2 次。4 周体重有所减轻，仍要坚持 2~3 个月。其间，维持量为每日 1 次，每次 3g，极少出现毒副作用。

（4）**特应性皮炎（儿童期）**　四君子汤加味：党参、茯苓、炒白术、黄芪 10g，薏苡仁、赤小豆、白鲜皮各 12g，甘草、防风、蝉衣各 6g。（经验方）

加减法：鼻痒加蝉衣、藁本，鼻塞加细辛、川芎，清涕难止加鱼脑石、荜茇、赤石脂、诃子，浊涕较多加藿香、佩兰。

（5）**染发皮炎**　桃仁 15g，生大黄（后下）12g，玄明粉（冲）、黄芩、桂枝各 10g，防风 8g，生甘草 6g。（《古今专科专病医案皮肤病·俞友根》）

（6）**肛门奇痒**　蛇床子、苦楝子各 10g，防风 6g，甘草 3g，皂角 1.5g，研细末，炼蜜成条，塞肛门内，听其自化。（《验方新编》）

牛　蒡　子

【药名浅释】

牛蒡子，始载于《名医别录》。别名有蒡翁菜、便牵牛、蝙蝠刺、大力子、恶实、牛子、鼠粘子等。历代文献对本品药名的释义：一、因其果实难看，且多刺钩，易附在人的衣服上，令人生厌，故称之恶实；二、其根做牛的饲料，人呼为牛菜，由于牛力大，对其果实人们含蓄称之大力子，俚人谓之便牵牛，河南人呼为夜叉头；三、苏颂说：实壳多刺，鼠过之则缀惹不可脱，故谓之鼠粘子或称鼠见愁。

【药性分述】

牛蒡子，味辛，性平，无毒。具有疏散风热，解毒透疹，利咽消肿，滑肠通便的功效。

本品是泻热散结，清咽理嗽的常用之品，对治疗皮肤病颇多功效，归纳其效有三：一是主风毒肿；二是消斑疹毒；三是去皮肤风，通十二经，故对瘾疹，尤多奇验。张山雷说："其所以能泄散风热，透达斑疹，起发痘疮者，因其实，满体芒刺，如栗如茨，而其子两端尖锐，故能宣泄四达，通行经络，此亦物理自然之性质。"《景岳全书》对其药效有过概括性的论述："味苦辛，降中有升。治风毒斑疹诸瘘，散疮疡肿毒、喉痹及腰膝凝寒痹滞之气，以其善走十二经而解中散也。"近代发现牛蒡子还有预防猩红热的功效，成人每次服牛蒡子粉3g，一日3次，温开水送下，连服7天，且无不良反应。《本草纲目》记载："取牛蒡子根，捣烂敷一切肿毒和关节焮肿。"《药性论》说："能搨一切毒肿，用根少许，盐花生捣，冬日无叶，用根代之。"

近些年来，牛蒡子的药效更为扩大，日本用牛蒡子根、叶、种子制成一种新型的美容化妆品。

不过，气虚色白，大便利者不宜。

【临床应用】

（1）**皮肤瘙痒（风热证）** 消风散加减：炒牛蒡子、浮萍、防风、生地各10g，丹皮、荆芥、黄芩各6g，薄荷、苦参各4.5g。（经验方）

（2）**玫瑰糠疹（初期）** 凉血消风散加减：荆芥、炒牛蒡子、黄芩、知母、丹皮、蝉衣各10g，赤芍6g，仙鹤草、茜草、紫草各12g。（经验方）

（3）**咽喉肿痛（火郁热毒证）** 玄麦甘桔汤加减：玄参、麦冬、浙贝母、连翘、炒牛蒡子、花粉、桔梗各10g，射干、马勃、甘草各6g。（经验方）

细　辛

【药名浅释】

细辛，始载于《神农本草经》，列为上品。别名有北细辛、辽细辛、华细辛、少辛、小辛、细章、绿须姜、毒叶草、金盆草、万病草等。苏颂说："华丹真细辛，根细而味极辛，故名之曰细辛。"沈括说："细辛出华山，极细而直，坚韧、深紫色，嚼之习习如椒，而更甚于椒。"不过，对细辛需辨别真伪，李时珍曾有一番辨别："叶似小葵，柔茎细根，直而色紫，味极辛者，细辛也，叶似马蹄，茎微粗，根曲而色黄，味亦辛者，杜衡也。一茎直上，茎端生叶如伞，根似细辛，微粗直而黄白色，味辛微苦者，鬼督邮也。叶似小桑，根似细辛，微粗长而色黄，味辛而有臊气者，徐长卿也。叶似柳，而根似细辛，根长黄白而味苦，白薇也。似白薇而白直味甘者，白前也。"

【药性分述】

细辛味辛，性温，有小毒。具有散寒解表，祛风止痛，温肺化饮，通窍开闭的功效。

《神农本草经百种录》说："细辛性温，能祛逐寒气，故其疏散上下之风邪，无微不至，无处不到。"虽然言之大概，颇得要领。

叶天士对《本经》细辛的主治范围曾有一段详尽诠释："细辛辛温，禀天春升之木气，久服辛温畅肝，肝开窍于目，五脏津液上奉，故目明；辛温开发，故利九窍，肝木条达以生气血，所以轻身长年也。"

本草文献对细辛的作用归纳有十：一去阴分之寒；二除阴经头痛；三疗鼻塞不闻香臭；四去口臭、牙虫；五疗腰足痹痛；六医拘挛湿痒；七治咳逆上气；八疗奔豚瘕疝；九减乳结便塞；十去目泪倒睫。此外，以细辛藏人参，则人参不蛀。

古人对细辛应用的经验主要有：寒郁化热，鼻塞不通，细辛、川芎、白芷、石膏、栀子、黄芩同用；平咳喘，细辛胜于麻黄；久喘及肾，轻者细辛配白果、补骨脂，重者配附块、蛤蚧；除痹止痛，细辛配麻黄、肉桂、川芎、独活、白术。

在皮肤科凡见病邪在腠理，用之能祛风湿痒，在经络可治手足厥冷。由此推衍，寒冷性荨麻疹、周围血管病（寒湿偏重者）均可用之。

此外，细辛治疗五官疾病有可用和不用的情况：鼻塞、鼻鼽者可用，鼻生息肉、衄血者不用；目暗泪出者可用，目赤白膜，生翳者不用；口臭齿疼者可用，前阴之疾不用。以上经验，仅供参考。

古人谓"辛不过钱"。据考证，"辛"不过钱之说，源自宋元祐陈承之，言："细辛若单用末，不可过钱，多则气闷塞，不通则死，虽死无伤。近年开平狱中尝治此，不可不记。"清代医家遵循此说者颇多。然吴鞠通首先提出反对，他认为："《本经》称细辛气味辛温，无毒，久服明目，利九窍，轻身延年，列为上品，岂上品无毒，而不可多服？"上海名医王公正说："细辛对寒饮咳嗽，药效最捷，辛不过钱，至研末吞服而言。"

凡血虚内热、风热，阴虚、血虚头痛禁用，不可不察。

【临床应用】

（1）**牙龈肿痛（胃火炽盛证）** 玉女煎加减：生石膏 15~30g（先煎），丹皮、炒牛膝、升麻、黄柏、知母各 6g，麦冬、生地各 12g，细辛 1.5g。（经验方）

（2）**黄水疮** 细辛、五倍子各 200g，冰片 2.5g。将前两味药研细末，再加入冰

片研末。先用苦参水洗患处，然后将药末撒在创面，每日 1 次。(《毒药本草》)

（3）**鹅口疮** 细辛 3g，研细末置于肚脐内，外盖胶布，2 日后揭去，一般一次可愈，不愈可再用一次。(《毒药本草》)

（4）**复发性口疮** 细辛、吴茱萸各 10g，肉桂 2g。共研细末，醋调成糊状，取蚕豆大小药丸一粒，敷于双足涌泉穴，外盖纱布，胶布固定，日换 1 次。(《毒药本草》)

（5）**雷诺病** 当归四逆汤加减：黄芪、红花、细辛、当归、桂枝、白芍、大枣、甘草、通草。(《中医临床家·查玉明》)

（6）**血栓闭塞性脉管炎** 四妙勇安汤加减：银花、玄参、当归、甘草、细辛、附子、桂枝、川牛膝。(《中医临床家·查玉明》)

（7）**复发性口腔溃疡（虚实夹杂）** 玉女煎加减：熟地 15g，怀牛膝、麦冬、知母、丹皮、栀子、黄芩、熟军、黄柏各 10g，生石膏 30g，黄连 6g，细辛 3g。(《章真如临床经验辑要》)

（8）**多形红斑** 当归、白芍、防风各 12g，黄芪 18g，白术 15g，桂枝 9g，细辛 6g。(《奇难杂症·黄振鸣》)

姜（生姜、干姜、炮姜、姜炭）

【药名浅释】

姜之名始载于《神农本草经》，列为中品。《本草纲目》说："按许慎《说文》，姜作薑，云御湿之菜也。王安石《字说》云：姜能疆御百邪，故谓之姜。"《本草乘雅半偈》说："姜，疆也，界也。如营卫气血，阴阳表里，逾越疆界者，能使之各各旋归，有如捍御外侮之侵犯边疆者。"公元三世纪，生姜传入日本，称之"吴国山椒"。李时珍说："姜，辛而不荤，去邪辟恶，生啖、熟食、醋、酱、糟、蜜煎调和，无不宜之，可蔬可和，可果，可药，其利博亦。"别名有白姜、煨姜、生姜皮、干生姜、炮姜、姜炭等。

【药性分述】

姜味辛，性温。具有解表散寒，温中健胃，化痰止咳止呕的功效。

余在查阅文献中发现，东汉时期经方中对生姜与干姜的应用有明显的不同，生姜重在温中解表降逆，干姜重在温下强壮。生姜主要用于太阳、少阴、少阳、太阴病，干姜主要用于太阴、厥阴病。由此可见，生姜主在解表，干姜重在温下。

《药性赋》说："生者味辛，炮者味苦，可升可降，阳也。其用有二：生者祛寒邪而发表，炮者祛胃寒则守中。"可谓言简意赅。从临床实践中，姜通常用于四个方面：通心助阳，祛脏腑沉寒冷痛，发诸经寒气，治肾寒腹痛。尤其对中下焦的沉寒冷痛诸证尤为适合。古人谓："肾阳虚多用附子，肺寒咳喘多用干姜"。不过"孕妇不可食干姜，令胎内消，盖其性热，而辛散故也。"(《大清外术》)

生姜、干姜、炮姜本为一物，由于鲜、干、炮制的不同，其性能亦异。生姜发散之力较强，善于发散风寒，温中止呕；生姜皮长于利水；生姜汁止呕化痰；煨姜暖中和胃。干姜发散之力减弱，长于温中回阳，温肺化饮。炮姜则具有散寒收敛之性，善能温经止血与温中止泻。姜炭温经止血。前人所谓："生姜走而不守，干姜能走能守，炮姜则守而不走。"由此可见，药性之异常耳。

姜在历代中医文献中，既有不少效验之方，如张仲景用生姜止呕达25方之多，称生姜为呕家圣药；《神农本草经》说"生姜久服通神明"；陈修园说"干姜为脏寒之要药"；王公正认为"干姜治寒凝咳嗽的要药"；李时珍用生姜有两个妙法：其一鲜生姜捣汁和黄明胶熬贴风湿痛，甚效；其二凡早行、山行口含生姜一片，可避雾露清湿之气及山岚不正之邪。

尽管生姜是真药中之神品，然而要掌握好"度"。陶弘景说生姜久服，少志少智，伤心气；孙思邈说八九月食姜，至春多患眼、损寿、减筋力；王孟英说生姜久食、多食，耗阴伤营。对此，宜深思之。

不过，将姜炮制焦黑作姜炭一说，历代有不同意见，《本草正》说："炒至黑炭，以失姜性矣。"《本草崇原》说："炮制太过，本性不存，谓之姜炭，其味微苦不辛，其质轻浮不实，又不及炮姜之性能矣。"叶天士认为："炮黑，全失姜之本性，故曰炮黑入肾，何其陋欤！"然而，《本草从新》说："煨姜和中止呕，用生姜惧其散，用干姜惧其燥，惟此略不燥散。"黄宫绣则认为："除寒炒黑，其性更纯。"以上诸家之说，仅供参考。

痘家灰白之症宜用之，若实热红紫者切忌。孕妇勿用。张锡纯说："疮家食之，致生恶肉。"

【临床应用】

（1）**冻疮（红肿期）** 甘草干姜汤加味：干姜、甘草各10g，桂枝、荜澄茄各5g。浓煎取汁200ml，外涂患处，每日2~3次。然后轻巧搓按3~5分钟。（经验方）

（2）**雷诺病（脾肾阳虚证）** 通脉四逆汤加味：干姜、制附块、党参各10g，鸡血藤、活血藤、石楠藤、海风藤、忍冬藤各12g，甘草6g。（经验方）

（3）**白塞病** 清心养阴汤：甘草、黄连、黄芩、党参各20g，大黄30g，干姜、柴胡各15g，半夏10g。（《国家级名医秘验方·陈景河》）

（4）**皮肤划痕症** 黄芪、生地、麦冬、钩藤、五加皮、干姜皮、僵蚕各10g，白芍、桑白皮、地骨皮、赤苓皮、冬瓜皮各15g，首乌藤、刺蒺藜、白鲜皮各30g。（《张志礼皮肤病医案选萃》）

（5）**多形红斑** 桂枝6g，赤白芍、当归各10g，生姜皮、生甘草各3g，威灵仙12g，大枣5枚。（《外科经验集·顾伯华》）

（6）**小儿身痒** 生姜捣烂，布包擦之。（《验方新编》）

麻黄（麻黄根）

【药名浅释】

麻黄，始载于《神农本草经》，列为中品。别名有龙沙、卑相、卑盐、炙麻黄、麻黄绒、炙麻黄绒。李时珍说："或云其味麻，其色黄，未审然否？张揖《广雅》云：龙沙，麻黄也。狗骨，麻黄根也。"麻黄根始载于《名医别录》。

【药性分述】

麻黄味辛、微苦，性温。具有发汗解表，宣肺平喘，利水消肿的功效。

历代本草对麻黄的药效及其配伍变通论述颇多。归纳其要有八：一除寒热，二止咳逆，三破癥聚，四御岚瘴，五解肌痛，六治温疟，七止好唾，八消赤黑斑毒。总之，本品气味俱薄，轻清而浮，李时珍赞誉麻黄乃肺经专药，治疗肺病多用。历代医家称麻黄为"解肌第一""发表第一药""治感冒第一要药""伤寒阴疟第一要药"。其用要旨：祛寒邪一也，肺经本二也，发散风寒三也，去皮肤寒湿及风四也。这是因为麻黄气味轻清，能彻上彻下，彻里彻外，故在里则使精血津液流通，在表则使骨节肌肉毛窍不闭，在上则咳逆头痛皆除，在下则癥坚积聚悉破。然其用量大小颇为重要：凡阳气虚的伤寒证，用量必大；湿痹重者用量宜小；若加入白术、薏仁则意在利水祛湿，发汗力变小。

《本草思辨录》对扶助麻黄的理想药物有六：杏仁、桂枝、白芍、石膏、葛根、细辛。分述如下。

（1）杏仁。麻黄开肌腠，杏仁通肺络；麻黄性刚，杏仁性柔；麻黄外扩，杏仁内抑。二者合而邪尽除。

（2）桂枝。麻黄泻荣卫之邪，桂枝调营卫之气。桂枝得麻黄，不至羁汗；麻黄得桂枝，即能节汗。二者合而正不受伤。

（3）芍药。能驯麻黄之性而使水饮下行。

（4）石膏。麻黄、石膏同用，既泻热于表，又清热于里，两擅其长。

（5）葛根。葛根起阴气以滑泽之，则变强为柔，与麻黄治无汗恶风，可称伯仲。

（6）细辛。细辛佐麻黄而直行，是为一专一普。两药同用能彻上彻下，对于风寒在上、在下附于骨节、九窍则专力以去之。

近些年来，麻黄的临床应用在不断的扩宽，如颜德馨用麻黄治指端动脉痉挛、血栓闭塞性脉管炎、多发性大动脉炎；杨树千用麻黄水煎外洗，用于治疗脂溢性皮炎、斑秃；谢海洲用麻黄、前胡治小儿泻痢；此外，还有学者用麻黄治小儿遗尿、子宫脱垂、阳痿、硬皮病、便秘等。可谓是开创了麻黄的新用途。

麻黄的剂量因地域的不同，而有较大的差异。陆九芝曾有一段精辟的论述："麻黄用数分，即可发汗，此以治南方人则可，盖南方气温其人肌肤薄弱，汗最宜出，故南方有麻黄不过钱之语。北方气候寒冷，其人肌肤强厚，恒用七八钱，始能汗出者。"

对夏天用麻黄也有一些客观的论述，李士材说："麻黄夏秋不可轻用，惟在表真有寒邪者可用。"张景岳也说："夏月不用麻黄者皆不达，若阴邪入内，则无冬夏，皆所最宜，又何过之有。"我认为上述之言，一方面表明夏季并非绝对不可用麻黄，另一方面还是要视病症而定，用药以谨慎从事为妥。

不过，汗多亡阳，能损人寿，戒之！戒之！

麻黄根味甘，性平，具有止汗的功效。李时珍说："麻黄发汗之气，驶不能御，而根节止汗效如影响，物理之妙，不可测度如此。自汗有风湿、伤风、风温、气虚、血虚、阴虚、脾虚、胃热、痰饮、中暑、亡阳、柔痓之诸症，皆可随证加而用之。当归六黄汤加麻黄根，治盗汗尤捷。盖其性能行周身肌表，故能引诸药外至卫分而固腠理也。本草但知扑之之法，而不知服饵之功尤良也。"

【临床应用】

（1）**银屑病**　麻黄四物汤：麻黄、桂枝各15g，当归、白芍、生地、北沙参各12g（成人麻黄为15g，小儿为9g）。（《中医外科心得·夏少农》）

（2）**银屑病**　麻黄、桂枝、山栀、生大黄、柴胡、川芎、枳壳各9g，茵陈、对坐草、平地木、徐长卿、土茯苓、白蒺藜各30g，拉拉藤、苍白术各15g。（《跟名师学临床系列丛书·颜德馨》）

（3）**丹毒**　麻杏石甘汤合黄连解毒汤加减：麻黄6g，杏仁、栀子、连翘各10g，生石膏20g，黄连3g，黄芩、黄柏各9g，蒲公英12g，板蓝根15g。（《中医临床家·孟澍江》）

（4）**多汗症（阳盛阴虚）**　张氏验方：当归、生地、熟地、五味子、麻黄根各15g，黄芪50g，黄柏、黄连各10g，龙骨、牡蛎、白芍各20g。（《张琪临床经验辑要》）

（5）**皮肤瘙痒病**　麻黄附子细辛汤：炙麻黄、附子、细辛各6g。嘱煎汤300ml，服后将息如桂枝汤法，取微汗为宜。（《伤寒杂病论研究大成》）

（6）**多发性疣**　麻杏苡甘汤加味：麻黄、杏仁各9g，薏苡仁24g，甘草6g。[《新医药学杂志》，1978，（1）：30]

桂　枝

【药名浅释】

桂枝，始载于《神农本草经》，列为上品。该书仅有"牡桂"与"菌桂"之名，后世医家均认为牡桂即桂枝，菌桂即肉桂。其别名有肉桂枝、嫩桂枝、桂枝尖。桂，因其叶脉而得名。范大成《桂海志》说："凡木叶心皆一纵理，独桂有两道如圭形，故字从圭。"

【药性分述】

桂枝味辛，性温。具有发汗解肌，温通经络，助阳化气的功效。

《本经逢原》对本品的功效曾有原则性的论述："肉桂虽主下元，而总理中外邪气；桂心专温脏腑营血，不行经络气分；牡桂性兼上行，统治表里虚汗；薄桂善走胸肋，不能直达下焦；桂枝调和营卫，解散风邪，而无过汗伤表之厄，真药中之良品，允为汤液之祖也。"《本经》之言牡桂兼肉桂、桂心而言；言菌桂，兼桂枝而言也；其他板桂、木桂，仅供香料、食料，不入汤药。本品是常用的中药之一，归纳临床用途有六：和营，通阳，利水，下气，行瘀，补中。其功最大，施之最广，无如桂枝汤和营其首功也。胡希恕说："桂枝用法有五：一解表，二解热，三降冲，四健胃，五治痹。"然其用量不一，主治各异。亦宜细品。据《本草思辨录》所载整理要点如下：桂枝用一分之方，竹皮大丸，治乳子之妇，烦乱呕逆；桂枝用二分之方，蜘蛛散，泄肝邪治狐疝；桂枝用三分之方，土瓜根散，治经水似通非通；桂枝与他药等份之方，桂枝茯苓丸，治妇人癥瘕；桂枝用一两之方，桂枝甘草龙骨牡蛎汤，治心肾不交之证；桂枝用二两之方，麻黄汤，治伤寒证；桂枝用二两半之方，薯蓣丸，治风气百疾；桂枝用三两之方，桂枝生姜枳实汤，治心中痞、悬痛；桂枝用四两之方，桂枝五味甘草汤，治支饮溃肺而咳；桂枝用五两之方，桂枝加桂汤，治奔豚气；桂枝用六两之方，天雄散，治男子失精，腰膝冷痛。总之，其功最大，施之最广，无如桂枝汤和营其首功也。以上所述，说明两个问题：桂枝是温阳散寒的佳品，但要注意分量的增减。同时对于上焦有热，患有血病者禁用。

在近代医籍中，有学者将金匮肾气丸将肉桂易桂枝，实则有悖于仲景之初衷，尽管桂枝与肉桂一物二用，但肾气丸用桂枝取其善通阳化气，振奋肾阳，斡旋气化，并能促进膀胱州都对水液代谢的正常调节，使尿液少者增，多者减，滞者畅，闭者启。桂枝在对尿量的双向调节起着杠杆支点的作用。因此桂枝与肉桂是有分别的，桂枝有解表发汗，除痹止痛，通阳化气，通络祛瘀四大功效；肉桂有补元阳、暖脾胃、除积冷、通血脉之功，治命门火衰，元阳虚脱，虚阳浮越，上热下寒等。一言以蔽之，肉桂是治沉寒痼冷之要药也。归纳而言，桂枝轻扬，横行达表，肉桂救阳中之阳，附子救阴中之阳。

【临床应用】

（1）**儿童银屑病**　麻黄四物汤加减：生麻黄、桂枝各15g，当归、白芍、生地、丹参各12g。原著说明：治银屑病时，麻、桂量较大，成人每味剂量各为15g，儿童每味为9g，并未见大汗出，但腠理必开，能促使皮损很快消减。（《中医外科心得》）

（2）**斑秃（肾精亏损）**　桂枝加龙骨牡蛎汤加减：桂枝、炒白芍、炙甘草、羌活、葛根各6g，煅龙骨、煅牡蛎、熟地黄、菟丝子、楮实子、制首乌各15g，桃仁、川芎、松针各3g，生姜3片，大枣5枚。（《徐宜厚皮科传心录》）

（3）**寒冷性多形红斑（寒湿瘀结证）** 当归四逆汤加减：当归、桂枝、赤白芍各10g，活血藤、鸡血藤、石楠藤各15g，干姜、炙甘草、甲珠各4.5g，细辛1.5g，大枣5枚。（《皮肤病中医诊疗学》）

（4）**变应性亚败血症** 桂枝白虎汤加味：桂枝、地龙、地鳖虫各4.5g，生石膏60g，知母、甘草、桃仁、赤芍各12g，红花、黄芩各9g，薏苡仁30g，马鞭草15g，黄连2.4g。（《跟名师学临床系列丛书·颜德馨》）

（5）**结节性红斑** 朱氏验方：猫爪草、山慈菇、连翘、桂枝、桃仁、赤芍、丹皮、茯苓。热重加水牛角、生地。（《国医大师·朱良春》）

石　膏

【药名浅释】

石膏，始载于《神农本草经》，列为中品。原名白水石、凝水石。商品名分南寒水石（方解石），北寒水石（红石膏）。别名有白虎、细理石、纤维石膏、生石膏、煅石膏等。

李时珍说："纹理细密，故名细理石。其性大寒如冰，故名寒水石。与凝水石同名异物。"阎孝忠说："南方以寒水石为石膏，以石膏为寒水石，正与汴京相反，乃大误也。石膏洁白坚硬，有墙壁，寒水石则软烂，以手可碎。"朱丹溪说："本草药之命名，多有意义，或以色，或以形，或以气，或以质，或以味，或以能，或以时是也。石膏固济丹炉，苟非有膏，岂能为用？此皆兼质与能而得名。昔人以方解为石膏，误矣。"朱氏之言，可谓是千古之惑始明矣。

【药性分述】

石膏味辛而咸，性寒，无毒。生石膏清热泻火，除烦止渴，煅石膏收敛生肌，止血。

张锡纯说："其性凉而散，有透气解肌之力，为清阳明胃腑实热之圣药。无论内伤、外感用之皆效，即他脏腑有实热者用之亦效。"《神农本草经》原谓其微寒，其寒凉之力远逊于黄连、龙胆草、知母、黄柏等药，而其退热之功则远过于诸药。综合历代文献对本品的应用，凡五脏伏热，邪气在皮肤腠理之间者均可用之。若将本品研细末外涂，对小儿丹毒、皮肤焮红、烫伤等均有卓效，被誉为热病金丹。

分而言之，石膏生用出汗解肌，上理头痛，缓脾止渴，善祛肺胃三焦之火，包括身热、三焦火热、皮肤热、咽热、暑热、胃肠中膈热、肺热、胃热多食、食积痰火、胃热发斑、牙痛、口舌生疮、邪热之神昏谵语等症。总之，生石膏降火，乃降胃火，而非降脏火也。胡希恕先生说："生石膏主治阳明，为清热泻火之首药。外感内热，阳明内热，放胆用之，直胜金丹。"此外，章次公先生也说："生石膏研末吞服，清热之功较之煎服为优。"石膏泻热乃泻真热，而非泻假热也。只要辨别胃火真热，用石膏自必无差。不过，也有提出石膏应煅服，如喻嘉言在清燥救肺汤的。自注云："石膏，煅，禀清肃之气，极清肺热。"同书所载，竹叶黄芪汤，亦注明用煅石膏；《医宗金鉴》引用该方时，注明用炒；《三因方》治红汗用麻黄升麻汤，《局方》治时行瘟疫的柴胡石膏散亦用煅石膏；今人蒲辅周还认为煅石膏清胃热力大于生用，其性甚凉，每服二三钱即可，因其煅去辛味，只剩甘寒，乃成守而不走之药性也。然而历代医家均主张石膏生用，反对煅用，如《伤寒论》26 条记有石膏一斤，下注有"碎，锦裹"。因生石膏是块，才需"碎，锦裹"，煅石膏本来是细面，何必再碎！（《中医杂志》1982 年第 7 期）陈修园说："今人畏其寒而用煅，则大失其本来之性也。"张锡纯力主用生石膏，并说："误用煅石膏偾事，流俗之见，用之一两，即足伤人，石膏煅用，变金丹为鸩毒。"

纵观石膏应用的历史，煎剂内服，以生石膏为好，至于石膏是先煎或久煎或者研细末冲下，章次公先生的经验值得借鉴，他说："生石膏研末吞服，在于清热之功效，较煎服为优，以此治温热、壮热之证，诚有其验。煅石膏，外掺有收湿、生肌、止痛之效，用于金疮溃疡。"

"身凉内静，手足俱冷者禁用，恐耗血也。"（《药鉴》）胃虚寒者忌服，阴虚热者禁尝，若误用之则败阳作泻，必反害人。李东垣说："立夏前多服白虎汤者令人小便不禁，此乃降令太过也。"李氏警句可做参考。

【临床应用】

（1）**亚急性系统性红斑狼疮（毒热炽盛证）**　清瘟败毒饮加减：生石膏 15~30g，绿豆衣 30g，玄参、炒丹皮、连翘、桑寄生、甘草各 10g，炒白芍、寒水石各 12g，生地炭、银花炭各 15g，琥珀 6g。（《皮肤病中医诊疗学》）

（2）**过敏性紫癜（风热伤营证）**　消斑青黛散加减：青黛、玄参、沙参、柴胡各 10g，知母、黄连、甘草、莲子心各 6g，生石膏、生地各 15g，炒牛蒡子、荆芥各 12g，绿豆衣 30g。（经验方）

（3）**夏季皮炎**　加味白虎汤：生石膏 15~30g，知母 6~9g，粳米 9~12g，甘草 6g，沙参 12g，绿豆衣 15g，竹叶 10g，灯心草 3g。（经验方）

（4）**多发性湿疹**　泻黄散加减：藿香、生石膏、黄芩、生地各 12g，柴胡、防风、炒决明子、焦栀子、炒胆草、莲子心、甘草各 6g，白茅根、绿豆衣各 15g，玳瑁 8g，水牛角 10g。（经验方）

（5）**口周皮炎**　凉血五花汤加减：红花、凌霄花、金莲花、焦山栀、黄芩、升麻各 6g，金银花、生石膏、生地黄、赤芍、鸡冠花各 12g，青蒿、茵陈、白茅根各 15g。（经验方）

（6）**疮疡溃疡**　生肌散：飞甘石、白螺壳、煅石膏、煅龙齿各 3g，梅片 1.2g，青黛少许，研极细末外用。（《单苍桂外科经验集》）

（7）**痤疮** 凉血清肺饮：生地、生山楂、虎杖各 15g，玄参、石斛、寒水石、桑白皮各 12g，生石膏、白花蛇舌草各 30g，黄芩 9g，生甘草 3g。（《国家级名医秘验方·顾伯华》）

（8）**重症玫瑰糠疹** 生石膏 30g，生地 50g，丹皮、赤芍、知母、银花、连翘、生甘草、生大黄（后下）各 10g，大青叶 15g，竹叶、水牛角粉各 6g。（《皮科百览》）

扁　豆

【药名浅释】

扁豆，原产于印度、印度尼西亚。大概在汉、晋之间引进我国，故扁豆始载于《名医别录》，别名有沿篱、蛾眉豆。沿篱，任其蔓延生长也。蛾眉，因其豆脊上有弯曲如眉一道，白路之形也，故名蛾眉豆。又，扁豆花有红白两色，白花结白扁豆，可入药；红花或紫花者结黑扁豆，不可药用。

【药性分述】

扁豆味甘，性温，无毒，具有健脾化湿，和中消暑的功效。

本品能通利三焦、化湿降浊，专治脾肾之病，具有和中下气，清暑除湿，能治呕逆、泄泻、消渴等症。此外，还能解诸毒，如一切草木毒、酒毒、河豚鱼毒、砒毒等。在夏季诸多皮肤病中，如夏季皮炎、日光性皮炎、暑痱等均可应用，取其清暑除湿而解毒的药效。

扁豆皮药名扁豆衣，功同扁豆，但力较薄，润脾利湿，适用于治疗脾虚有湿，或暑湿吐泻，水肿脚气。今人赵炳南用多皮饮治疗慢性荨麻疹颇验。

鉴于本品气轻味薄，单用无功，必须同补气药相伍，功效更佳。如黄宫绣说："扁豆如何补脾，盖脾喜甘，扁豆得味甘，故能补脾而有益也，脾得香，而能舒，扁豆禀气芬芳，故能入脾而有舒也。"

不过，"单食、多食壅滞，凡仁皆滞，不可不知"（《本草求真》）。医者应掌握生用与炒用的微妙区别，生用清暑养胃，炒用健脾止泻。

尚要提醒注意，白扁豆含有一种凝血物质和溶血性皂素，如煮之不透，半生半熟食用，可能引起头痛、头晕、恶心、呕吐等中毒反应，严重时需急送医院抢救。

【临床应用】

（1）**黑变病（痰湿证）** 苓桂甘术汤加减：茯苓 15g，土炒白术、甘草、僵蚕、山药、炒扁豆各 10g，炒枳壳、凌霄花、红花、升麻、陈皮、竹茹各 6g，冬瓜子 30g，泽泻 12g。（经验方）

（2）**慢性唇炎** 调胃除湿方：茯苓、白术、芡实、枳壳、黄柏、金莲花、萆薢各 10g，山药、生薏苡仁、生扁豆、大豆黄卷各 15g。（《中国中医秘方大全·赵炳南》）

（3）**慢性荨麻疹** 多皮饮：扁豆皮、冬瓜皮、赤苓皮、白鲜皮、桑白皮各15g，地骨皮、五加皮、大腹皮、丹皮、川槿皮各10g，干姜皮6g。（《赵炳南临床经验集》）

（4）**湿疹** 健脾除湿汤：生薏苡仁、生扁豆、山药各15~30g，芡实、枳壳、萆薢、黄柏、白术、茯苓、大豆黄卷各10~15g。（《赵炳南临床经验集》）

（5）**淋巴管瘤** 苍白术、赤猪苓、泽泻、陈皮、山药、扁豆衣、炒薏苡仁、萹蓄、萆薢、六一散各9g，后加五味子9g。（《朱仁康临床经验集》）

（6）**夏季皮炎** 紫花地丁、冬瓜仁、土茯苓、白头翁各30g，银花18g，地肤子、白鲜皮、扁豆花各15g，蝉蜕10g。（《奇难杂症·黄振鸣》）

绿豆（绿豆衣、绿豆粉）

【药名浅释】

绿豆，始载于《本草纲目》，别名有青小豆、绿豆壳、绿豆皮。李时珍说："绿者，色名也，旧本作菉者，非也。"绿豆以圆小者佳。其品种有官绿、油绿，前者粒粗而色鲜，后者粒小而色深。此外，栽种时间在三四月间者，皮厚而粉少，呼为摘绿。李时珍赞誉绿豆为食中要物，菜中佳蔬，真济世之良谷也。

【药性分述】

绿豆味甘、性寒。具有清热解毒消暑的功效。

绿豆专入肠胃，味甘性寒，能清火除痰，下气解烦热，止消渴，安精神，补五脏阴气，去胃火呕逆、吐血、衄血、尿血、便血，湿热泻痢，丹毒风疹，大便秘结，暑热痱疮，痈肿痘毒，汤火伤痛，解一切草毒、牛马毒、酒毒、鸩毒、金石毒、菇菌毒，尤解砒霜大毒等。总之，古人认为绿豆行十二经脉，去浮风，常食之润皮肤。

若绿豆作枕头用之，能明耳目，并治疗头风头痛。王士雄说绿豆："发芽为蔬，味极清美。"若能常食绿豆及其制品，对老年人高血压病、高脂血症、偏头痛、眼疾患均有裨益。

本品素来被赞治痈、内托、护心均有神效。

绿豆衣，始载于《本草纲目》别名有绿豆壳、绿豆皮。其味甘性寒，具有清热解毒，消暑的功效。

绿豆衣与绿豆的功效有两种不同的说法。一是行十二经，清热解毒，利水和脾，功在绿豆皮（《本草分经》）；二是绿豆性平，为脾家中宫之物，解毒护心；绿豆皮性寒，治肌肤之热毒（《本草思辨录》）。这里要指明一点，世人认为绿豆解药，实为误导。殊不知绿豆清热解毒，岂有解药之谈，纯属讹传。

《本草求真》对绿豆粉、绿豆衣的药效有四则记载：一是绿豆粉合以乳香、丹砂则护心使毒不入；二是杖疮疼痛可用鸡子白调绿豆粉外敷则愈；三是以绿豆粉敷痘溃尤妙；四是绿豆衣尤良于绿豆，退翳明目如神。仅供参考。

【临床应用】

（1）痱子　清暑汤加减：青蒿、鲜藿香、鲜佩兰、六一散（荷叶包煎）各15g，绿豆衣、银花各12g，赤茯苓、沙参各10g，灯心草3扎，西瓜翠衣、冬瓜皮各30g。（经验方）

（2）小儿丹毒　绿豆散：硝石、大黄、绿豆各等份，研细末，鸡子清调敷患处。（《永乐大典》）

（3）酒渣鼻　绿豆荷花散：绿豆750g，荷花瓣100g，滑石、白芷、白附子各25g，密陀僧、上梅片各10g，研细末，白天药粉搽之，晚上温水调成糊状涂之。清晨则洗去。（《实用中医外科方剂大辞典》）

（4）毒性红斑　连翘大青汤：银花、连翘、绿豆衣、生地各12g，大青叶、炒牛蒡子各10g，丹皮、甘草各6g，荆芥、薄荷各3g。（经验方）

（5）败血症或菌血症（邪毒内陷）　护心解毒汤：生绿豆120g，乳香10g，蚤休60g，豨莶草40g，甘草、朱砂各3g，白蜜60g。水煎取汁，用药汤冲下白蜜与朱砂。（《中医外科临证集要》）

（6）痱子痛痒　滑石15g，绿豆120g，研细末以棉敷之。（《验方新编》）

（7）解暑　绿豆，淘净下锅，加水，大火一滚，取汤停冷，色碧食之。（《遵生八笺》）

（8）食物、药物中毒　绿豆解毒汤：绿豆120g，生甘草15~30g，丹参、连翘、草石斛、白茅根各30g，大黄15g（后下）。（张学文方）

赤　石　脂

【药名浅释】

赤石脂，始载于《神农本草经》，列为中品。别名有石脂、红高岭土、赤石土、煅赤石脂。脂者，膏也，凝也。此物性黏，固济炉鼎甚良，盖兼体用而良也。

《景岳全书》说："脂有五色，而今入药者，唯赤白二种……其味甘而温，故能益气调中，其性涩而重，故能收湿固下。调中则可疗虚烦惊悸，止吐血、衄血。壮筋骨，厚肠胃。除水湿黄疸，痈肿疮毒，排脓长肉。止血生肌之类是也。"

不过，赤白同功之说，《本草纲目》对此提出异议，赤白两种，一入气分，一入血分，仲景用桃花汤治下痢脓血，取赤石脂之重涩。又下焦血分而固脱，干姜辛温，暖下焦气分而利虚，粳米甘温，佐白石脂，干姜而润肠胃。张、李两说并存，供医者参考。

【药性分述】

赤石脂味甘，性平，无毒。内服具有涩肠止泻止血的功效，外用具有收敛生肌敛疮的功效。

综合历代本草对赤石脂主治的病症归纳有三。

一是，脾虚湿胜，在皮肤则为黄疸湿疮之类；

二是，恶疮疥瘙等证，皆由湿气郁而化热，热甚生毒为患。本品能燥湿清热，故可用之；

三是，脾恶湿，燥能补之。本品其质厚土，不至过燥，又得秋金收藏之性，乃治湿之圣药也。

诚如《神农本草经读》所说："太阴湿胜，在皮肤则为黄疸；在肠胃则为泄泻，甚则肠澼脓血；下注于前阴，则为阴蚀，并见赤浊、白带；下注于后阴，则为下血，皆湿邪之气为害也。石脂具湿土之质，而有燥金之用，所以主之。痈肿、疽痔、恶疮、头疡、疥瘙等症，皆湿气郁而为热，热盛生毒之患，石脂能燥湿化热，所以主之。"

近人发现赤石脂既可收敛生肌，又可活血通络，故可用于眼科角膜溃疡的治疗，颇有良效（韦文贵经验）；又因赤石脂止痛止血制酸的效果非常显著，治疗上消化道溃疡病的效果最佳（吴怀棠经验）。

凡见火热暴注、湿热积滞，不宜用。

【临床应用】

（1）**脓疱性银屑病**　土茯苓饮：土茯苓30~50g，山药、黄芪、茯苓、白花蛇舌草各15g，白术、太子参、野菊花、赤石脂、蚕砂、龙葵各12g，薏苡仁30g。（经验方）

（2）**丘疹性湿疹**　三石水：炉甘石、滑石、赤石脂各90g，冰片9g，甘油150ml。研细末加入蒸馏水10000ml。最后加入三石、冰片、甘油混合。用时摇动外涂患处，每日2~3次。（《朱仁康临床经验集》）

（3）**尿布皮炎**　湮尻散：六一散15g，赤石脂6g，黄柏10g，枯矾、冰片各3g。共研及细末，纱布包敷患处，每日2~3次。（《朱氏中医外科学》）

（4）**粉刺**　白石脂180g，白蔹360g，共研细末，鸡子白调敷外涂。夜涂旦洗（《圣济总录》）

（5）**脂溢性脱发**　祛湿健发汤：炒白术、猪苓、草薢、白鲜皮、首乌藤各15g，赤石脂、干生地、熟地各12g，泽泻、车前子、川芎、桑椹子各10g。（《赵炳南临床经验集》）

蚕（僵蚕、蚕蛹、蚕茧、蚕蜕、蚕莲、雄原蚕蛾、原蚕砂）

【药名浅释】

李时珍说："蚕病风死，其色自白，故曰白僵（死而不朽曰僵）；再养者曰原蚕，蚕之屎曰沙，皮曰蜕，瓮曰茧，蛹曰魁（音龟），蛾曰罗，卵曰允，蚕之初出曰秒（音苗），蚕子曰莲也。"李氏之言基本概述了蚕的生死过程，与皮肤病有关的包括僵蚕、蚕砂、雄原蚕蛾。

僵蚕、白僵蚕之名始载于《神农本草经》，列为中品，僵蚕之名，见于《千金方》，别名有姜虫、天虫、炒僵蚕、姜僵蚕。

蚕蜕，又名马明蜕、佛蜕。

原蚕，又名晚蚕、魏蚕、夏蚕、热蚕。

【药性分述】

〈僵蚕〉味咸辛，性温，无毒。具有息风镇惊、祛风止痛、化痰散结的功效。

本品是燥湿祛风的专药，归纳药效，主要有六：一治小儿惊疳、小儿惊痫、夜啼、胎垢；二灭黑斑，令人面色好；三去丹毒、瘙痒、结核、瘰疬、皮肤风疮、男子阴痒；四是疗乳汁不通、女子带下、崩中下血、产后余痛；五治风火牙痛、喉痹咽肿；六除皮肤顽痹、腹内宿冷、肢节不遂、烂眩风眼。既可内服，又可外用，是一味效佳价廉的常用中药。不过，入药以晚者为良，早蚕不堪入药，慎之。

〈蚕砂〉味甘辛，性温，无毒。主治风痹瘾疹，皮肤顽痹。

〈蚕茧〉味甘，辛温，无毒，能疗诸疳疮，口舌生疮，痈肿无头。

〈蚕蜕〉味甘，性平，主治血风病，目中翳障。

〈雄原蚕蛾〉味咸，辛温，有毒。徐之才说："热，无毒，入药炒，去翅、足用，能益精气，强阴道，壮阳事，治金疮、冻疮、汤火疮、灭疤痕。"

〈蚕蛹〉研敷㾢疮、恶疮。

关于僵蚕等的炮制在本草专著中有不同的说法，张隐庵说："蝉蜕、僵蚕皆禀金水之精，故《本经》主治大体相同。但蝉饮而不食，溺而不粪；蚕食而不饮，粪而不溺，何以相同……经云：饮入于胃，上归于肺。谷入于胃，乃传于肺。是饮食虽殊，皆由肺气通调。则溺粪虽异，皆禀肺气以传化矣。又，凡白色而禀金气之品，皆不宜火炒。僵蚕具坚金之体，故能祛风攻毒。若以火炒，则金体消败，何能奏效？后人不体物理，不察物性，而妄加炮制者，不独僵蚕也。如桑白皮炒黄，麻黄炒黑，杏仁、蒺藜皆用火炒。诸如此类，不能尽述，皆由不知药性之原，狃于习俗所致耳。"

僵蚕多服则小腹冷痛，令人遗尿，无风邪者禁用。

【临床应用】

（1）丘疹性荨麻疹　止痒消荨饮：麻黄、连翘、荆芥、僵蚕、桑白皮、赤小豆、生甘草。按常规剂量，小儿用 1/3~1/2 成人量。麻黄生用，煎时后下。(《中国当代名医验方大全·张震》)

（2）淋巴管瘤　香砂六君子汤加白僵蚕、制南星、路路通、海桐皮、天龙。(《中医皮肤科诊疗学》)

（3）丘疹性湿疹　地黄饮：生地、熟地、生何首乌各 9g，当归 6g，丹皮、玄参、白蒺藜（炒，去刺）、僵蚕（炒）各 4.5g，红花、生甘草各 1.5g。(《医宗金鉴》)

（4）**小儿风疹**　消痒汤：黄芪、防风、荆芥、苦参、蝉蜕、蒺藜（炒）、僵蚕、当归、生地、赤芍、川芎、何首乌各1.5g。（《仙拈集》）

（5）**糜烂性脚癣、癣菌证、臭汗证（脚）**　黄精五倍洗方：黄精、藿香各12g，五倍子、明矾、蚕砂、吴茱萸各10g。每剂加水1000~1500ml，取浓汁800ml。泡患处，每次15~20分钟，每日2次，拭干，勿用水冲。（经验方）

（6）**石棉状糠疹**　豆根祛屑洗方：山豆根、蚕砂、五倍子各15g，猪牙皂角、透骨草、桑白皮、巨胜子各12g，桂皮、松针、炒牛蒡子各10g。每剂加水1500~1800ml，浓煎取汁800ml左右，清洗头部，每次5~10分钟，然后用毛巾蘸饱药汁包裹头部，维持60分钟左右，用温水清洗头部二次，其中，第二次在温水中加食用醋10ml，2~3日一次。（经验方）

（7）**银屑病性关节炎**　五虎祛风散：乌梢蛇、蕲蛇各100g，地龙、全蝎、僵蚕各50g，共研细末，每日2次，每次5g。同时辅以活血化瘀、舒筋通络之药，如三棱、莪术、王不留行、防风各12g，徐长卿、海风藤、千年健、玄胡索各9g，紫贝齿30g（先煎），自然铜20g（先煎），生大黄4.5g（后下），水煎两服，一日一剂，45天为一疗程。（《专科专病名医临证经验丛书·皮肤病·顾丽水》）

（8）**皮肤炭疽**　玄灵散：豨莶草30g，蚕茧7个（烧灰）；乳香3g，每服6g，用热无灰酒送下，如毒重，连进三剂得汗为效。（《翟仙活人方》）

（9）**银屑病（血燥型）**　地黄饮子加减：生地15g，熟地、丹皮、僵蚕、当归、玄参各10g，何首乌、刺蒺藜各12g，红花3g，生甘草6g。（《赵炳南临床经验集》）

（10）**急性荨麻疹、血管性水肿**　荆防方：荆芥穗、防风、僵蚕、浮萍、生甘草各6g，银花12g，牛蒡子、丹皮、干生地、黄芩各10g，蝉衣、薄荷各4.5g。（《赵炳南临床经验集》）

（11）**手癣**　浮萍散：浮萍、僵蚕、白鲜皮各12g，荆芥、防风、独活、羌活、牙皂、川乌、草乌、威灵仙各10g，鲜凤仙花一株（去根）。用法：陈醋1000ml将上药浸入醋中24小时，放在小火上煮沸，去药渣。留药醋备用，每日泡手3次，每次10~20分钟，泡后自然晾干。（《单苍桂外科经验集》）

（12）**荨麻疹（风热型）**　朱良春经验方：僵蚕60g，蛇蜕30g，生大黄120g，姜黄45g。研细末，每次取6g，白糖开水送下，得微汗即愈。（《国医大师朱良春》）

（13）**身如蛇皮鳞甲（又名胎垢、蛇胎）**　白僵蚕去嘴，研末，煎汤洗之。或加蛇蜕研末和入亦可。（《验方新编》）

地　肤　子

【药名浅释】

地肤子，始载于《神农本草经》，列为上品。别名有地葵、地麦、鸭舌草、扫帚菜、扫帚子等。地肤、地麦，因其子形是也。地葵，因其苗味是也。鸭舌，因其形是也。子落则老茎可为帚，故有帚、薵诸名。本品成熟的果实称之地肤子，苗叶入药，称作地肤。现代应充分利用药物的资源，应将地肤子全草入药为好。

【药性分述】

地肤子味苦，性寒，无毒。地肤苗、叶味甘、性寒，无毒。具有清热利水止痒的功效。

《本草乘雅半偈》说："地肤之功，上至头而聪耳明目，下入膀胱而利水去疝，外去皮肤热气而令润泽。"我认为地肤子在皮肤科的领域的功效有二：一是专利水道，去膀胱之热，具有通淋利尿的功效，适用于淋病诸疾；二是皮肤瘙痒热疹、丹毒，一切疮疥。内服、外洗皆可，视具体情况而选用。地肤子叶浴汤祛皮肤风热目肿，洗眼祛雀盲涩痛。

【临床应用】

（1）**阴道炎**　谢海洲验方：地肤子 30g，苦参 15g，蛇床子 5g，白矾、川椒各 3g。煎汤熏洗患处。（《谢海洲用药心悟》）

（2）**荨麻疹、皮肤瘙痒症**　地肤子洗剂：地肤子 12g，防风、独活、荆芥、白芷、赤芍、川椒、桑白皮、苦参各 10g。（《中医皮肤病学简编》）

（3）**慢性荨麻疹**　地肤子、蛇床子、苦参、苍耳子、石菖蒲各 30g。水煎取汁洗患处。（《百病熏洗疗法》）

（4）**皮肤瘙痒症**　苍肤水洗方：苍耳子、地肤子、威灵仙、艾叶、吴茱萸各 15g。浓煎取汁外洗或湿敷。（经验方）

（5）**手足癣**　丁香苦参汤：丁香 15g，苦参、大黄、明矾、地肤子各 30g，黄柏、地榆各 20g。水煎取浓汁外洗。（《皮肤病中医洗渍疗法》）

（6）**疥疮**　疥痒灵洗剂：刺蒺藜、地肤子、苦参各 100g，花椒 80g，加水 500ml 左右，煮沸 30 分钟，过滤，用药汁涂擦患处及全身。（《专科专病名医临证经验丛书·皮肤病·张运祥方》）

（7）**掌跖脓疱病**　燥湿解毒汤：地肤子、白鲜皮、赤小豆、地丁、银花、大青叶、萆薢、土茯苓各 30g，蚕砂 12g，硫黄 1.5g，蝉衣 5g。（《专科专病名医临证经验丛书·皮肤病·王季儒方》）

（8）**汗疱疹**　苦参汤：苦参、地肤子、藿香、白芷、威灵仙、野菊花、明矾各 30g。加水 2500ml，浓煎取汁，浸泡手足，一日 2 次，每次 20 分钟。（《专科专病名医临证经验丛书·皮肤病·李焕铭方》）

（9）**皮肤瘙痒症**　清热逐风汤：泽泻、佩兰、藿香、当归、薏苡仁、银花、连翘各 9g，防风、僵蚕各 6g，地肤子、苦参、野菊花各 15g，蒲公英、地丁各 30g。（《疮疡经验录·吴介诚》）

百　合

【药名浅释】

百合，始载于《神农本草经》，列为中品。别名有强瞿、蒜脑薯、中庭、重迈、摩罗、夜合花等不下 30 余种。李时珍说：百合之根，以众瓣合成也。或云专治百合病，故名亦通。其根如大蒜，其味如山薯，故俗称蒜脑薯，顾野王《玉篇》亦云：乃百合蒜也。此物花、叶、根皆四向，故曰强瞿。凡物旁生谓之瞿，义出《韩诗外传》。本品总以瓣匀肉厚，色黄白，质坚，筋少者为佳。

【药性述要】

百合味甘，性平。具有养阴润肺，清心安神的功效。

百合色白多瓣，其形似肺，始秋而花，得金气最全，故为清补肺经之药。本品的药效归纳有安心、定胆、益智、养五脏、治痈疽、解蛊毒、悦皮毛、疗疮肿、治喉痹、润二便、降气逆、退寒热、除胀满、敛肺气、镇惊悸等。尤其是久咳之人，肺气必虚，虚则宜敛。"百合之甘敛，甚于五味子酸收也"（《本草从新》）。遵循前人遗教，我常将本品用于治疗皮肤瘙痒，尤其是阴血亏损的老年人皮肤瘙痒，或者久病不愈者，常配伍天麦冬、枣仁、柏子仁等。既能养阴益血，又能定心安神。虽不是直接止痒，却能收到良好的止痒效果。诸如此类，还可以用于治疗慢性荨麻疹、特应性皮炎和干燥综合征等。百合清心安神，治疗虚烦惊悸，失眠多梦，为治百合病之要药。百部润肺降气，用于寒热虚实，新久咳嗽。

百合是药食兼用的上品，如宋代诗人王右丞用百合煮肉治泪囊炎；王孟英用百合煮粥煨肉，澄粉食，不仅充饥，并补虚羸；《金峨山房药录》选鲜百合 60g，粳米 100g，煮粥加冰糖少量，对老年慢性支气管炎、肺结核久咳不愈者，颇有裨益。不过百合"性专降泄，中气虚寒，二便滑泄者忌之。"（《本草逢原》）另《药性解》也说："百合性润，故入心肺二经，虽能补益，亦伤肝气，不宜多服。"

【临床应用】

（1）**围绝经期综合征**　益气养阴安神汤：太子参、辰麦冬、野百合、肥知母、紫丹参各 15g，五味子 4.5g，炙甘草、大枣、石菖蒲各 9g，淮小麦 30g，淫羊藿、肉苁蓉各 12g。（《国家级名医秘验方·胡建华》）

（2）**干燥综合征、津枯便秘**　百合八仁汤：百合、枣仁、瓜蒌仁、杏仁、柏子仁各 10g，冬瓜仁 30g，火麻仁、郁李仁各 6g，核桃仁 12g。（经验方）

（3）**白塞病**　百合知柏汤：百合、茯苓各 12g，知母、黄柏、泽泻、丹皮、苍术各 9g，沙参、麦冬各 15g，甘草 6g。（《实用中医外科方剂大辞典》）

（4）**化脓性腮腺炎**　百合散：百合、黄柏各 14g，白及 3.5g，蓖麻子 50 粒（研）。

上药共为末，朴硝水和，作饼，敷患处，每日 3~5 次。(《圣济总录》)

天 门 冬

【药名浅释】

天冬，始载于《神农本草经》，列为上品。别名有天门冬、虋冬颠勒、颠棘、天棘、万岁藤。李时珍说：草之茂者为虋，俗作门。此草蔓茂，而功同麦门冬，故曰天门冬，或曰天棘。《尔雅》云：髦，颠棘也。因其叶细如髦，有细棘也。颠、天，音相近也。

【药性述要】

天门冬，味甘苦，性寒。具有清肺生津，滋阴润燥的功效。

天门冬的味与性，《神农本草经读》曾有一段记载："天门冬，《本经》言气味苦平，《别录》言甘寒，初出土时，其味微苦，燥干则微甘也，性寒无毒，体质多脂，始生高山，盖禀寒水之气而上通于天，故有天冬之名。"

天门冬手太阴肺经气分药，兼通肾气。临床功效与主治病症有十四种：一保肺气；二祛寒热；三养肌肤；四益气力；五理小便；六治热毒游风；七治湿疥；八滋五脏；九悦颜色；十杀三虫；十一解烦渴；十二强骨髓；十三润燥痰；十四疗肺痈、肺痿。从皮肤科的临床而言，凡见血热初期，或者瘙痒，皆可用本品配伍金莲花、生地炭之类治之。

"天门冬味苦、性平，其气大寒，若因阴虚水涸，火起下焦，上炎于肺，发为痰喘者，诚哉要药也。然大寒而苦，不宜脾胃阴虚之人。脾胃多弱，又以苦寒损其胃气，以致泄泻恶食则危殆矣。"(《本草经疏》)

【临床应用】

（1）口疮不愈　天门冬、麦门冬（并去心）、玄参各等份。研细末，炼蜜为丸，弹子大。每次一丸。(《外科精义》)

（2）面黑令白　天门冬晒干，同蜜捣作丸。日用洗面。(《圣济总录》)

（3）荨麻疹　天麦冬丸：天门冬去心 60g，枳壳、白术、人参各 45g，苦参、独活各 38g。研细末，炼蜜为丸，如梧桐子大，每服 20 丸。(《圣济总录》)

（4）皮肤皲裂　天门冬新鲜，不拘多少，洗净去皮、心，捣烂取汁，过滤去渣，砂锅熬膏，每日服 1~2 勺。温酒送下。(《饮膳正要》)

（5）酒渣鼻　天柏茶：天门冬、侧柏叶、细茶各 30g。研细末放入罐中，滚水冲入，当茶饮之。(《今古医统大全》)

麦 门 冬

【药名浅释】

麦冬，始载于《神农本草经》，列为上品。别名有虋冬、秦名羊韭、齐名爱韭、楚名马韭、越名羊蓍。并称禹韭、寸冬、杭麦冬等。李时珍说："麦须曰虋，此草根似麦而有须，其叶如韭，凌冬不凋，故为之麦虋冬，及有诸韭、忍冬诸名。俗作门冬，便于字也。"

【药性分述】

麦门冬味甘，性平，或微寒。具有养阴生津，润肺清心的功效。

麦门冬在《名医别录》一书中提出的功效达十七种之多。后世医籍所言其效都是以此为据而衍生，仅有《药性赋》归纳功效"退肺中隐伏之火，生肺中不足之津，止烦躁阴得其养，补虚劳热不能侵"。我认为这段文字对本品的功效作了言简意赅论述。在具体应用中，尚需注意三点。一是配伍，如配地黄则补髓，定喘，令人头不白，肌肤润泽；配人参、五味子补肺清心，气充脉复；配地黄、麻仁、阿胶润燥益血，复脉通心。二是用量宜大不宜小，建议每剂剂量为12~15g。《本草新编》说："麦冬气味平寒，必多用之，而始有济也。"三是入凉药生用，入补药酒浸，糯米拌蒸亦可。脾胃虚寒泄泻及痘疮虚寒作泄，产后血虚泄泻皆非所宜。此外，气虚胃寒者忌用。

此外，有关去心之说，多数认为凡入汤液，去心，但张锡纯认为，用者不宜去心，仅供参考。

张志聪说："天、麦门冬皆禀少阴水精之气。麦门冬禀水精而上通阳明，故能清心降火；天门冬禀水精而上通太阳。夫冬主闭藏，门主开转，咸名门冬者，咸能开转闭藏而上达也。后人有麦天门冬补中有泻，门冬泻中有补。又有云：麦冬兼开结气，天冬只于润；麦冬清心降火，天冬滋肾助元，其保肺阴则一也。此说仅供参考。

【临床应用】

（1）**痤疮** 麦门冬膏：麦门冬（去心）500g，橘红（去白）120g。两药浓煎成膏，加入蜂蜜60g，再熬，置于水中一夜，去火，每次5匙，温开水饭后送下。(《古今医鉴》)

（2）**剥脱性皮炎** 增液解毒汤：生地30g，玄参12g，麦冬、石斛、沙参、丹参、赤芍、花粉、连翘、制鳖甲、制龟甲各9g，银花15g，生甘草6g。(《朱仁康临床经验集》)

（3）**皮肌炎** 夏氏经验方：黄芪、蒲公英各30g，党参、麦冬各15g，首乌、北沙参、生地各12g，紫草、丹皮各9g。(《中医外科心得·夏少农》)

蓝（板蓝根、大青叶、青黛）

【药名浅释】

板蓝根，始载于《神农本草经》。别名有蓝大青、大青、大蓝根、靛蓝根、蓝靛根、土篮根。《本草纲目》谓有五蓝：蓼蓝、菘蓝、马蓝（俗称板蓝）、吴蓝、木蓝。本品所用为菘兰、马兰之根或因叶大如板，故名板蓝根。

板蓝根、大青叶、青黛三者间的归属关系，从我查阅的文献来看有五种情况。一、板蓝根属在兰实《本草经考注》，在综合有关文献后，医方所用为蓼蓝，以叶尖者为胜，其茎叶可染青，其别名还有蓝实、马蓝、大蓝等名称；二、板蓝根归属在青黛条下，而大青叶又列一条（《本草用法》）；三、板蓝根未载，仅在青黛其条下附有蓝靛、大青叶（《疮疡外用本草》）；四、焦树德先生将板蓝根、大青叶、青黛列为三条分述；五、谢海洲先生将板蓝根、青黛附属于大青叶条下。

我认为从临床实际出发，将分为板蓝根、大青叶、青黛三条叙述较为妥帖。

【药性分述】

〈板蓝根〉味苦，性寒，无毒。具有清热解毒凉血的功效。

板蓝根的药效在《本草纲目》中有较为详细的记载："蓝实解诸毒，疗毒肿，填骨髓，明耳目，利五脏，调六腑，益心力，通关节。久服头不白，轻身，蓝叶汁杀百药毒，解狼毒，疗蜂蜇毒，解斑蝥、芫菁、朱砂、砒石毒。"

马蓝主妇人败血。吴蓝主游风热毒，肿毒风疹，解金石热毒。木蓝仅作染料之用。

〈大青叶〉始载于《新修本草》，别名有大青、蓝叶、蓝菜、鲜大青叶、鲜大青叶汁等。味苦，性大寒。具有清热解毒，凉血消斑的功效。

大青禀至阴之气，治时行热毒、头痛、大热口疮、心烦闷、丹毒、热毒风、小儿热疾风疹、解金石药毒，外涂治肿毒。

虚寒脾虚之人不可服之。

〈青黛〉始载有两种说法。一是《本草纲目》云："青黛始见于宋《开宝本草》"；二是《简明中医词典》载：青黛始见于甄权《药性论》[甄权为唐代名医，许州扶沟人（今河南扶沟县），与弟立言研究医术，而成名医。甄权长于针灸，晚年被唐太宗赐为朝散大夫。撰有《脉经》《针方》《明堂人形图》等书。其弟甄立言长于本草，善治寄生虫病。撰有《本草音义》《本草药性》]。

需澄清两个重要问题，青黛最早见于唐代《药性论》，并非宋代《开宝本草》；其次《药性论》应是甄立言所著，并非甄权所撰。

青黛别名有靛花、蓝靛、靛青花、螺青。味咸，性寒，具有清肝凉血解毒的功效。

青黛色青属木，入厥阴太阴经，以理诸热症见长。具体言之有解诸药毒、热疮恶肿、小儿丹热、斑疮、阴疮、黄水疮、湿疮，外敷治蛇毒等。"肝热久郁，舌绛唇红，用一般滋阴清热药不除者，用青黛最佳"。（《谦斋医学讲稿》）

青黛气寒，能败胃气，久服则饮食不能消也。阴虚火旺者禁用。

综前所述，在临床中认为大青叶、板蓝根均能清热、凉血、解毒。但大青叶凉血、解毒、化斑的作用胜于板蓝根，板蓝根利咽喉，治风温时毒的作用胜于大青叶，因此以皮肤焮红为主，用前者，咽喉红肿，感受风温时毒则用后者。不过脾胃虚寒者不宜用。总之，板蓝根以解头面部与局部毒热为专长，大青叶以凉血，清热毒、火毒为专长，青黛功专清肝泻火，解毒祛瘀，尤长于泻肝经实火。

【临床应用】

（1）**急性发热性嗜中性皮病（风热证）** 普济消毒饮加减：板蓝根、大青叶、炒黄芩、焦山栀各 10g，生地、银花、连翘、紫草各 12g，桔梗、炒牛蒡子、防风、赤芍、炒丹皮各 6g，升麻、红花、蝉衣各 4.5g，生石膏 30g（先煎）。（经验方）

（2）**银屑病（血热证）** 银花虎杖汤：银花、虎杖、丹参、鸡血藤各 15g，生地、归尾、赤芍、槐花各 12g，大青叶、丹皮、紫草、北豆根、沙参各 10g。（经验方）

（3）**日光性皮炎** 板蓝根汤：板蓝根、银花、连翘、冬瓜皮、车前子各 12g，蒲公英 15g，泽泻、茯苓、夏枯草各 9g，黄芩 3g，薄荷 4g。（《中医皮肤病学简编》）

（4）**带状疱疹** 板蓝根复方：板蓝根、蒲公英、连翘各 15g，黄芩、朱茯苓、柏子仁、茯苓、甘草各 9g。（《中医皮肤病学简编》）

（5）**寻常疣（肝胆风热证）** 清肝益荣汤加减：柴胡、川芎、焦山栀、木瓜各 6g，茯苓、熟地、白术、炒白芍、当归各 10g，银花、板蓝根、钩藤、防风各 15g，生薏苡仁、紫贝齿各 30g。（经验方）

（6）**传染性软疣** 洗疣方：板蓝根 30g，紫草、香附各 15g，桃仁 9g。上药布包，加水 1000ml。煮沸 30 分钟，待温，擦洗疣体。每日 3 次，每剂药可洗 1~3 天。外搽时以微红不破为度。（经验方）

（7）**扁平疣** 大青薏苡仁汤：紫贝齿、代赭石、生龙骨、生牡蛎、生薏苡仁各 30g，马齿苋、大青叶、丹参各 15g，归尾、赤芍、升麻各 9g。（经验方）

（8）**毒性红斑** 连翘大青汤：银花、连翘、绿豆衣、生地各 12g，大青叶、牛蒡子各 9g，丹皮、甘草各 6g，荆芥、薄荷各 3g。（经验方）

（9）**手足口病** 导赤散加减：生地、生石膏各 10g，连翘、赤茯苓、大青叶、车前子、琥珀、竹叶各 6g，南北沙参各 12g，绿豆衣 15g。（《徐宜厚皮科传心录》）

（10）**水痘（风热夹湿证）** 银翘散加减：银花 10g，连翘、荆芥、竹叶各 6g，绿豆衣 12g，桔梗、蝉衣、大青叶、甘草、紫草各 4.5g。（《皮肤病中医诊疗学》）

（11）**风疹（邪袭肺胃证）** 五味消毒饮加减：荆芥、蝉衣、升麻、赤芍各 6g，

防风、炒牛子、连翘、生甘草各 10g，银花、绿豆衣各 15g，大青叶 4.5g。(《皮肤病中医诊疗学》)

（12）**湿疹**　青蛤散：熟石膏 60g，煅蛤粉 30g，黄柏 15g，青黛 9g，轻粉 3g。共研细末，麻油调擦。(《外科大成》)

（13）**下疳**　青黛散：炉甘石（用黄连水煅）、青黛、血竭各 3g，冰片 0.45g。共研为末，外搽患处。(《疡科选粹》)

（14）**过敏性皮炎**　青白散：青黛 30g，海螵蛸末 90g，煅石膏末 370g，冰片 3g。外用。(《朱仁康临床经验集》)

（15）**过敏性紫癜（风热伤营证）**　消斑青黛散加减：青黛、玄参、沙参、柴胡各 10g，知母、黄连、甘草、莲子心各 6g，生石膏、生地各 15g，炒牛蒡子、荆芥各 12g，绿豆衣 30g。(《皮肤病中医治疗学》)

紫　草

【药名浅释】

紫草，始载于《神农本草经》，列为中品。别名有紫丹、紫芙、地血、鸦衔草、紫草根、紫根、红紫草等。此草花紫根紫，可以染紫故名。瑶族、侗族呼为鸦衔草。

【药性分述】

紫草味苦，性寒。具有凉血活血，解毒透疹的功效。

紫草入心包络及肝经血分，长于凉血活血，利大小肠。故对血热毒盛，大便闭塞，尤为适宜。《得配本草》在综合历代本草专著的基础上，对本品的药效归纳如下：血中郁热，去心腹邪气，利二便，解黄疸，消肿胀，托痘疹，化紫斑，利九窍，通脉络，达皮毛。总之，本品为凉血的圣药。近代名医徐荣斋先生说："犀角，药源较少。据乡前辈何廉臣先生创议，常改用紫草。多年来的临床实践感觉紫草解血毒、凉血热、透斑疹的功效，确不亚于犀角，如配伍等量的大青叶，清热作用更佳。"(《徐荣斋妇科知要》)

在临床上具体配伍如下：配炒牛蒡子善快痘疮未发，配淫羊藿能起痘疮已快，配红花治血泡，配茯苓治水疱，配连翘、荆防、皂刺善消痈疽的红肿，配瓜蒌仁治痈疽便闭，配板蓝根、黄连、木香治黄疸。不过本品性寒，脾气寒者不用，脾气虚便滑者忌用。

【临床应用】

（1）**烧伤**　紫白油：紫草、白芷、金银花藤、地榆各 50g，大黄 15g，冰片 2.5g，香油 500ml，依法做成药油外贴患处。[《辽宁中医药杂志，42，(4)：1987》]

（2）**尿布皮炎**　紫草油：紫草 100g，黄芩 50g，麻油 450ml。依法制成药油，外

涂患处。(《中医皮肤病诊疗学》)

（3）**慢性丹毒**　紫色消肿膏：紫草、防风、紫荆皮、红花、羌活、荆芥、儿茶、神曲各15g，赤芍、升麻各30g，当归、白芷各60g。依法炮制成膏，外敷。(《赵炳南临床经验集》)

（4）**紫癜性肾炎**　紫癜一号：蝉衣、赤芍、丹皮各10g，刺蒺藜、连翘、黄芩、紫草各15g，大小蓟、地肤子各30g，甘草8g。(《国家级名医秘验方·孔昭遐》)

大　黄

【药名浅释】

大黄，始载于《神农本草经》，列为下品。别名有锦文、将军、破门、黄良、火参、肤如、川郡、生军、酒大黄、熟大黄、醋大黄、大黄炭。其中以锦文为佳。大黄释义有二：一是大黄，其色也，将军之号，取其骏快也；二是推陈致新，如勘定祸乱，以致太平，所以有将军之号。又因大黄药性峻猛，有冲墙倒壁之力，古人美其名"无声虎"。

大黄如有红筋起，色鲜黄者为绵黄，最为上等，多产于四川汶县、灌县，陕西汉中等地。其他如五台山的台黄、岐州的岐黄、雅州的雅黄、云南的云黄等均属品质优良的地道药材。

公元753年，鉴真和尚将大黄及其种子带往日本，用于临床。日本医药工作者将我国大黄与朝鲜大黄杂交培种，培育出"日本信州大黄"，在日本广泛应用。700多年前，马可·波罗将大黄带往欧洲。我国学者楼之岑在20世纪40年代，留学英国伦敦大学，把大黄列为研究对象，获得"大黄博士"的美称。

【药性分述】

大黄味苦，性寒，无毒。具有泻热通肠，凉血解毒，逐瘀通经的功效。

大黄气味具厚，沉降纯阴，是脾、胃、大肠、肝、三焦血分之药，凡病在五经血分者宜之。若在气分用之，是诛伐无过。其功效有四：一是祛湿热；二是除下焦湿；三是推陈致新；四是消宿食。胡希恕先生说："经方无单用大黄一味，很有见地，必须配伍相关药物：里实热，腹胀满，配枳实、厚朴；里热胃气上逆，配甘草；里实热结，配芒硝；里实兼瘀血积结，配桃仁、䗪虫、丹皮。"在具体应用中，尚需注意如下要点：一是品质以川产锦纹为良。二是速效可生用，泡汤服亦可；缓效宜熟，可和药煎服。三是气虚者辅以人参。四是血虚者辅以当归。五是佐药不同，速缓各异，取速效时，佐芒硝、厚朴，取缓效时，佐甘草、桔梗。六是欲取通利之效，不得骤进谷食，大黄得谷食，则不通利。七是炮制，欲速效下行生用，欲缓行煎熟用，欲上行酒浸炒用，欲破瘀血韭汁炒。

历代医家十分推崇大黄，善用大黄者当以张仲景为第一人，如阳明腑证用三承气；治结胸证用大陷胸汤；痞满证用大黄黄连泻心汤；蓄血证用桃仁承气汤、抵当汤；阳明发黄用茵陈蒿汤，皆以大黄荡瘀逐邪之力。朱丹溪用大黄酒炒三次为末，名曰一味大黄散，以茶调服一二钱，治眩晕其效如神。陈修园说"眩晕症，皆属肝，痰火亢，大黄安。"张锡纯曾治一少妇，赤身卧帐中，觉热难忍，言系热毒。用大黄十斤，煎汤十碗，放凉饮之，数十饮净，竟豁然而愈。徐小圃曾治一富翁，腹闷痰喘之证，用大黄半斤，分数次分服，服后爽然痊愈；并说"君数食膏粱厚味，壅塞热痰，大黄性清下，味香辛，独行则力猛攻专，疏塞清秽，何秘之有"。岳美中用大黄的体会颇具指导性，他说大黄对肠胃蠕动力以北大黄为甚，四川和陕西大黄则柔和一些，河北大黄横劲大，用后腹痛。使用大黄是为了通下，因此，最好用顺劲，才能达到目的。

从养生学的角度，王充说："欲得长生，肠中常清，若要不死，肠中无渣。"葛洪也说："若要长生，肠中常清，若要不死，肠中无屎。"

本品对妊娠产后血枯经闭，胃寒血虚，血虚便闭，病在气分，不在血分者禁用。

此外，大黄长期服用，最易导致大便困难，而成习惯性便秘，不可不慎。总之，凡见脉洪大而实，应指有力，加之膳食不进，胃脘痞满，此腹中宿食不化所致，非大黄荡涤攻下，推陈致新不可。

【临床应用】

（1）**丹毒**　大黄散：大黄、苍术、黄柏各等份。研细末，药汁或植物油调涂。（《中医皮肤病诊疗学》）

（2）**梅毒**　大黄汤：大黄30g，穿山甲、厚朴、白芷、大枫子仁、花椒、甘草各10g，水煎，和酒一杯服。（《外科学讲义》）

（3）**酒渣鼻**　颠倒散：大黄、硫黄各等份。研细末，凉开水或茶叶汁调擦。（《医宗金鉴》）

（4）**聚合性痤疮、单纯性肥胖等**　大黄䗪虫丸：大黄、生地各30g，黄芩、桃仁、杏仁、虻虫、蛴螬、水蛭各6g，干漆、䗪虫各3g，芍药12g。研末、炼蜜为丸，每丸重3g，日服3次，每次1丸。（《金匮要略》）

（5）**下疳便痈**　当归龙荟丸：当归、栀子仁、黄连、青皮、龙胆草、黄芩各3g，大黄、芦荟、青黛、柴胡各15g，木香7.5g，麝香1.5g。研细末，神曲糊丸。每次服20~30丸。姜汤送下。（《外科理例》）

（6）**慢性荨麻疹**　防风通圣散：防风、当归、白芍、芒硝、大黄、连翘、桔梗、川芎、生石膏、黄芩、薄荷、麻黄、滑石各30g，荆芥、白术、山栀子各7.5g，甘草60g。上药共研为末，每服6g。（《宣明论方》）

（7）**急性皮炎**　三黄洗剂：大黄、黄柏、黄芩、苦参各等份，研细末，每10~15g加入蒸馏水100ml，医用苯酚10ml，摇匀外用。（《中医外科学》）

（8）**口腔扁平苔薛**　导赤散加蚤休10g，大黄炭4g，人中黄、人中白各5g，玄

参 12g。(《中医临床家·孟澍江》)

（9）**过敏性紫癜性肾炎**　生地 20g，丹皮 5g，赤芍 8g，大黄炭、蝉衣各 6g，益母草 15g，银花炭、玄参、蒲黄炭各 9g，甘草 3g。(《中医临床家·孟澍江》)

（10）**肾衰灌肠方**　生大黄 10~20g，白花蛇舌草、六月雪各 30g，丹参 20g。伴阴凝征象加熟附子 15g，苍术 20g；血压偏高或有出血倾向加生槐米 45g，广地龙 15g；湿热明显者加生黄柏 20g；阴虚者加生地、石斛各 20g。合煎成 200ml，每日 1~2 次保留灌肠。(《国医大师·朱良春》)

连　翘

【药名浅析】

连翘，始载于《神农本草经》，列为下品。别名有三廉，根名连翘、元翘、落翘、连翘衣、连翘心、异翘、兰华、旱莲子等。《唐本草》说："其实似连作房，翘出众草故名。"李时珍说："按《尔雅》云：连，异翘。则是本名连，又名异翘，人因合称为连翘矣。连轺亦作连苕，即《本经》下品翘根是也……旱连乃小翘，人以为鳢肠者，故同名。"

【药性分述】

连翘，味苦，性平。具有清热解毒，消肿散结的功效。

连翘禀少阴之气化，形象似心、肾。主治寒热、鼠瘘、瘰疬、痈肿、恶疮、瘿瘤结热、蛊毒、斑疹、疮疖、疮疥等。还能通五淋，杀白虫，通月经等。《汤液本草》称之与牛蒡子同用，誉之为治疮疡有神功。《医学衷中参西录》谓："本品味淡微苦，性凉，且升浮宣散之力，流通气血，治十二经血凝气聚，为疮家要药。"同时指出，仲景方所用连翘乃连翘之根，即《神农本草经》之连根。其性与连翘相近，发表之力不及连翘，而利水之力则胜于连翘。张氏认为本品能透表解肌，清热逐风，是治风热的要药，又是发表疹瘾要药。其性凉升浮，又善治头目之疾，如头痛、齿痛、目痛、鼻渊或流浊的脑漏证，皆能主治。其性味淡，能利小便，故善治淋证、溺管生炎。此外，还善利肝气，既能舒肝气之郁，又能平肝气之盛。在具体应用中，还要注意相互间的配伍，如败毒需用甘草，化毒需用金银花，消毒需用矾石，清毒需用芩、连、栀子，杀毒需用大黄。总之，李东垣说："连翘为疮家圣药，十二经疮药中不可无比。乃结者散之之义。"

不过应当注意："连翘清而无补之药也，痈疽已溃勿服，火热由于虚者勿服，脾胃薄弱，易于作泄者勿服。"(《本草经疏》)

【临床应用】

（1）**瘰疬性皮肤结核**　连翘丸：连翘 22g，海藻、榆白皮、丹皮、桂心、白头翁、防风、黄柏、香豆豉、独活、秦艽各 15g。上药研末，炼蜜为丸，如麻子大，每日 3 次，每次 5 丸，患儿酌减。(《太平圣惠方》)

（2）**痤疮** 连翘散：连翘、川芎、白芷、黄芩、黄连、沙参、荆芥、桑白皮、栀子、贝母、甘草各 3g。水煎服。(《古今图书集成·医部全录》)

（3）**毒性红斑** 连翘大青汤：银花、连翘、绿豆衣、生地各 2g，大青叶、牛蒡子各 9g，丹皮、甘草各 6g，荆芥、薄荷各 3g。水煎服。(经验方)

（4）**急性女阴溃疡** 除湿解毒汤：白鲜皮、金银花、滑石各 15g，大豆黄卷、生薏苡仁、土茯苓、连翘各 12g，栀子、生甘草各 6g，丹皮、地丁各 10g。水煎服。(《赵炳南临床经验集》)

（5）**漆性皮炎、丹毒** 化斑解毒汤：玄参、生石膏各 15g，连翘、凌霄花各 10g，知母、黄连、生甘草各 6g。水煎服。(《医宗金鉴》)

贝 母 （浙贝母、川贝母、土贝母）

【药名浅释】

贝母，始载于《神农本草经》，列为中品。别名有蕳、勤母、苦荣、苦花、空草、药实等。陶弘景说："形如聚贝子，故名贝母。"李时珍说："诗云言采其，即此。一作蕾，谓根状如蕾也。苦菜、药实与野苦荬，黄药子同名。"《本草纲目拾遗》将贝母分为浙贝母与川贝母。《本草从新》始列"象贝"与"土贝"之名。然而，贝母的种类繁多，产地、形状及疗效的不同，主要分为如下几类。

〈浙贝母〉别名有象贝、元宝贝、大贝、珠贝等，主要产于浙江宁波地区。《百草镜》说："浙贝出象山，俗呼象贝母。"

〈川贝母〉又名珉贝、雪山贝，主要产于西南、西北地区。

〈平贝母〉又名平贝，主要产于东北地区。

〈伊贝母〉又名生贝、西贝，主要产于新疆。

〈湖北贝母〉又名窑贝、板贝，主要产于湖北西部的建始、利川等地区。

〈皖贝〉主要产于安徽霍山、金寨等地区。

然而，临床常用浙贝母与川贝母，不仅了解多而且应用广泛。为此，作重点介绍。

【药性分述】

〈浙贝母〉味苦，性寒。具有解毒利痰，开宣肺气的功效。

临床上对风热痰咳，一切痈疽肿毒，湿热恶疮，喉痹瘰疬，火疮疼痛均可用之。其用法有二：一是煎汤内服；二是研末外敷。张景岳说："浙贝母味苦性寒，阴也，降也，为手太阴，少阳，足阳明厥阴之药。治肺痈、肺痿、咳喘、吐血衄血，明耳目，除时气烦热、黄疸淋闭、便血溺血，解热毒，杀诸虫，疗喉痹瘰疬，乳痈发背，湿热恶疮，火疮疼痛等。"

〈川贝母〉，始见于《神农本草经》，列为中品。其商品名主要有松贝、青贝、炉贝三大类。川贝味苦甘，性微寒，具有清热化痰，润肺止咳的功效。主治伤寒烦热，金疮风痉，善解肝脏忧愁，亦散胸中逆气，祛肺痿、肺痈、乳痈、流痰、消渴烦热、黄疸、喉痹、目眩、瘕疝、吐血、咯血。总之本品消热痰最利，止久咳宜用。

〈土贝母〉，始载于《本草纲目拾遗》，又名藤贝、假贝母。味苦，性凉。具有散结、消肿、解毒。用于乳痈、瘰疬、蛇虫咬伤、恶疮，解广疮结毒、外伤出血等。

《疮疡外用本草》说："浙贝与土贝在疡科外治方中，均取其开结行滞之力，具化痰消肿敛疮之功。所不同者，浙贝清热之力为优，土贝解毒之效为著。故治痰核、瘰疬等因痰所致诸疾二贝为常用药。痈疽肿毒初起未溃之症宜用土贝，溃疡之多湿多热者恒用浙贝。"

综合而论，浙贝母大苦寒，降痰开郁，清肝火，除时气烦热，治痰热壅肺之咳嗽、喉痹、瘰疬、乳痈、肺痈等一切痈疽肿毒；川贝母偏于补，偏于润，故虚咳者宜。李克绍先生说："清火散结，川不及浙，润肺化痰，浙不及川。故阴虚肺燥，咳嗽宜川；外感风寒，或痰火郁结宜浙。由于川贝长于清火散结，故亦适用于瘰疬、痈肿等症未溃者。有湿痰者不宜用贝母。土贝母偏重于散结毒，消痈肿，善治瘰疬、痰核及乳痈。"

贝母入药古时以丸散为多，如《伤寒杂病论》的三物白散、当归贝母苦参丸；《肘后备急方》的含膏丸；《外台秘要》的崔氏海藻散；《局方》的皂角丸、金露丸、保生丸、秦艽鳖甲散等；《严氏济生方》的破积散；《本草纲目》贝母条下附有17方，除5方外用，余12方贝母全部入丸散，且多研末另吞；《证治准绳》的贝母散；《医方考》的二贝散；《医学心悟》的消瘰丸；《血证论》的团鱼丸等。当然也有贝母入煎剂，如仙方活命饮、桑杏汤、百合固金汤等。但从药效而论，方剂的贝母是为末，另吞效佳，还是与它药共煎效良。对此，今人学者为了验证古人经验，进行了对比观察，结论是贝母研末吞服者，其效果比煎剂为优，今人应深思之。

川贝母对寒痰停饮恶心、冷泻者禁用。

【临床应用】

（1）**化脓性汗腺炎（肝脾郁结证）** 象贝养荣汤加减：香附、浙贝母、赤白芍、僵蚕、花粉、青陈皮各10g，党参、茯苓、桔梗、川芎各6g，熟地、白术、当归各12g，夏枯草、橘核各15g。（《皮肤病中医诊疗学》）

（2）**硬红斑（寒凝气滞证）** 阳和汤加减：炙麻黄、炮姜、炒白芥子各6g，熟地30g，浙贝母、橘红、黄白药子、炮山甲、僵蚕各6g，川芎、当归、丹参各12g，天龙1条。（《皮肤病中医诊疗学》）

（3）**脂肪瘤（气虚痰浊证）** 顺气归脾丸加减：陈皮、浙贝母、香附、乌药各

10g，茯苓、黄芪、党参各 12g，白术、广木香、远志、皂刺、川芎、炒二丑各 6g。
（经验方）

（4）**花斑癣**　川贝母、胆南星各等份为末，生姜带汁擦之。（德生堂方）

（5）**鹅口疮**　川贝母（去心）1.5g。水适量，蜂蜜少许，中火煎三沸，待温，擦
之患处。（《太平圣惠方》）

（6）**花斑癣**　土贝母、南硼砂各 30g，冰片 0.3g。共研细末擦之。（《集验方》）

（7）**带状疱疹**　马勃、象贝、荆芥、黄芩、杭菊花、蒺藜（炒）。（《评校柳选四
家医案》）

茜草（茜根）

【药名浅释】

茜草，始载于《神农本草经》，列为上品，《本草经考注》对本品曾有简明注释：
"一、茅蒐、茹藘。人血所生，可以染绛，从草从鬼。二、一名地血，齐人称之茜，
徐州人谓之牛曼。"别名有红茜根、茜根、血见愁、酒茜草、茜草炭。

【药性分述】

茜草味苦，性寒。具有凉血止血，活血祛瘀，凉血解毒功效。

《神农本草经》将茜草与茜根分别而论，前者味辛性寒，蚀恶肉、败疮、死肌、
杀疥虫，排脓恶血，除大风热气、善忘不乐；后者味苦性寒，主治寒湿风痹、黄疸。
后世医籍所论功效皆源于此，只是有所发挥而已。其中多数是对茜草根而言，如《本
草纲目》说："茜根专行血活血……以煎酒服，甚效。"《药鉴》说："血滞者行之，
血死者能活之。痘家红紫干枯者，用之于活血药中甚妙。外证疮疖痈肿者，用之于
排脓之中应效。"对茜根论述甚详者，首推《本草求真》，原文说："茜草专入心包、
肝……功用略有似于紫草，但紫草则只入肝，凉血，使血自为通活；此则入肝与心
包，使血必为走泄也。故凡经闭、风痹、黄疸……皆有寒湿、湿热之别，此则专就蓄
血而论。大抵寒湿宜用茵陈、附子，茵陈四逆；热湿宜用栀子、大黄；血瘀宜用桃仁
承气之类，因于瘀血内阻者，服之自能使瘀下行。"由此可见，紫草适用于血热，茜
草适用于血滞。不过，张景岳说："凡见诸血瘀、血热，并建其功。"

综合前人之说，我在临床中，治疗症见大小不等的红斑，或者结节压之退色者用
之，压之不退色者亦用之。在上肢加姜黄、桑枝引之，在下肢加川牛膝、青皮导之。

不过"勿犯铁器，血虚吐衄，泄泻不适，二者禁用"。（《得配本草》）

【临床应用】

（1）**腹股沟淋巴结炎**　茜草汤：茜草 60g，银花、当归各 15g，穿山甲 2 片，皂
角刺、甘草结、白蒺藜各 9g。水、酒各 250ml，煎服。出汗为效。（《卫生鸿宝》）

（2）**过敏性紫癜**　一为热毒入营，生地、茜草、赤芍、荆芥、甘草、红枣。脐腹痛，去荆芥，加生白芍、玄胡索；关节痛加忍冬藤、秦艽。二为紫癜性肾炎，生地、知母、黄柏、茜草、阿胶、山茱萸、山药、茯苓、红枣，胃纳不香，去阿胶，加山楂肉、生麦芽、鸡内金，气血两虚者加黄芪、当归。潘澄濂老先生认为对过敏性紫癜病，茜草是主要药物。（《专科专病名医临症经验丛书·皮肤病·潘澄濂》）

（3）**多形红斑**　凉血五根汤：白茅根 30~60g，栝楼根 15~30g，茜草根、紫草根、板蓝根 10~15g。（《赵炳南临床经验集》）

（4）**皮肤瘙痒**　风疹汤：蝉衣 6g，白蒺藜、苦参、浮萍各 9g，火炭母 15g，凤尾草、茜草根各 12g。（《专科专病名医临床经验丛书·皮肤病·张超》）

（5）**持久性隆起性红斑**　凉血五根汤加减：紫草根、茜草根、白茅根、板蓝根各 15g，生地 20g，丹皮、赤芍各 10g，银花、连翘各 12g，甘草 6g。（《中医皮肤性病学》）

（6）**颜面播散性粟粒性狼疮**　生地 15g，丹皮、茯苓、泽泻、山药、当归、丹参、茜草、红花各 9g，生甘草 6g。（《朱仁康临床经验集》）

三　七

【药名浅释】

三七，始载于《本草纲目》。别名有田七叶、山漆叶、金不换叶、三七粉、熟三七等。其叶左三右四，故名三七。又云：枝三枝，叶有七片而名之。谓其能合金疮，如漆粘物也。又说：三七为杖伤，止血定痛的神药，故名金不换，言其贵重之称。李时珍说："三七因味如人参，故有人参三七之名。"其品质以文山县最高，素以金疮要药而蜚声海内外。

【药性分述】

三七叶味甘，微苦，性温，三七根味甘辛，性微寒。具有散瘀止血，消肿定痛的功效。不过，张景岳认为"叶之性用与根大同"。

三七的功效有四：止血、化瘀、止痛、消肿。不论内服外用，均极见效。《本草新编》赞："三七根，止血神药也，不论上、中、下止血，凡有外越者，一味独用亦效。加入补血、补气之中，则更神。"张锡纯说："三七善化瘀血，又善止血妄行，为吐衄要药。外用善治金疮，以其末敷伤口，立能血止痊愈。若跌打损伤，内敛脏腑经络作疼痛者，外敷内服奏效尤捷。"甚至认为三七一味，可代《金匮》之下瘀血汤，且较下瘀血汤更为稳妥。

文琢之先生说："三七以枝头大者佳。外用为粉，治金刃跌打外伤，流血不止。内服 3~6g，治肺胃出血，若血虚之疾，失血过多者，用 6~9g。炖鸡肉食之，补血复原之功亦显。"

近代根据三七的特性，将其应用范围又有所扩展，如腮腺炎、肺脓疡、阑尾炎、溃疡性结肠炎、寻常疣、瘢痕疙瘩、胸痹等。我常以一味三七胶囊，每日 3 次，每次 3 粒，用于痤疮遗留的点状色素沉着、黄褐斑之类，常能获效。无瘀者忌用。三七，作补药时务必忌酒。

最后指出，与三七同名的药材，还有数种，如竹节三七，又名大叶三七，能止血、止痛、化痰、止咳；还有羽叶三七，疗效与生三七相似；菊叶三七，又名土三七，外用可以止血消肿，但其力弱，内服往往可致呕心呕吐等；藤三七多为栽培，有滋补壮腰膝和消肿散瘀的作用，云南民间常用之。

【临床应用】

（1）**血栓闭塞性脉管炎（络热夹湿证）** 清脉 791 冲剂：土三七、半枝莲各 15g，甘草 10g。研细末，每日 3 包，分 3 次冲下。（奚九一方）

（2）**过敏性紫癜（风热伤络）** 水牛角、丹皮、赤芍、黄芩、连翘、茜草、仙鹤草、蝉衣、徐长卿、地锦草、三七粉。（《中医皮肤性病学》）（原书未注明剂量）

（3）**结节性多动脉炎（胸阳不通，心血瘀阻）** 瓜蒌薤白汤加减：瓜蒌9g，枳实、厚朴、薤白、丹参各 12g，三七 3g。（《中医皮肤性病学》）

（4）**过敏性紫癜** 消癜合剂：大青叶、仙鹤草、防风、栀子、丹皮、紫草、侧柏叶、地榆、生地、黄连、大黄、三七粉、生甘草。（阎韦书方）（原书未注明剂量）

（5）**血栓闭塞性脉管炎** 养荣通脉汤：生黄芪30g，当归、丝瓜络各12g，参三七、红花、地龙、泽兰、桃仁、赤芍、川芎各 9g，忍冬藤、葛根、茶树根各 15g。（《国家级名医秘验方·唐汉钧》）

白 茅 根

【药名浅释】

白茅根，始载于《神农本草经》，列为中品。别名有丝茅根、茅根、茅根炭、茹根、地筋、地菅、白茅菅、兰根等。对其名称有如下解释：茅叶如矛，故谓之茅；其根牵连，故谓之茹；兰即菅俗字，菅亦作兰，草名也。茅有数种，处处有之，唯白者为胜。

【药性分述】

白茅根味甘，性寒，无毒。具有凉血止血，清热利尿的功效。

综观历代本草专著，对本品的药效，归纳有七：一是托痘疹之毒外出；二是善利小便淋涩；三是清肺热宁嗽定喘；四是滋阴生津止渴；五是善理血病如咯血、吐血、衄血和小便下血等；六是解酒毒；七是消水肿黄疸。鉴于上述所引，我在临床上十分喜欢运用白茅根治疗诸如病毒性皮肤病、物理性皮肤病、红斑鳞屑性皮肤病、球菌性皮肤病和血管性皮肤病。不过由于本品药用部位的不同，在临床之时应区别对待。白茅根能除伏热，利小便，凉血，引火下行，白茅针（春生之芽）用于痈疖未溃，白茅花善治跌扑瘀血、鼻衄等。不过，李时珍说："根、苗、花，功与白茅同。"

【临床应用】

（1）**单纯疱疹（湿热互结）**　龙胆泻肝汤加减：炒胆草、竹叶、柴胡各6g，泽泻、车前子、焦山栀、生甘草、黄芩、大青叶各10g，生薏苡仁、白茅根、板蓝根各15g。（《皮肤病中医诊疗学》）

（2）**睑缘炎（脾胃湿热证）**　泻黄散加减：黄柏、知母、地骨皮各10g，苍术、桔梗、甘草各6g，赤茯苓、白茅根各30g，蝉衣、青葙子各4.5g，灯心三扎。（经验方）

（3）**单纯糠疹（风热证）**　消风散加减：荆芥、炒牛蒡子、杭菊花、浮萍、连翘、丹皮各10g，生地15g，白茅根30g，蝉衣、黄芩、焦山栀各4.5g。（经验方）

（4）**接触性皮炎**　生地、茵陈、苦参片各12g，赤芍、丹皮、大黄（后下）各9g，白茅根、蒲公英各30g，甘草3g。（《外科经验集》）

（5）**过敏性紫癜肾炎（毒热逼血）**　白花蛇舌草30g，大黄7.5g，茅根50g，桃仁15g，藕节25g，生地、侧柏叶各20g，小蓟40g，黄芩、甘草各10g。（《张琪临床经验辑要》）

（6）**丘疹性荨麻疹**　荆防除湿汤：荆芥、防风、刺蒺藜、黄芩、苦参、车前子、藿香、佩兰各10g，白茅根、白鲜皮各15g。（《国家级名医秘验方·张作舟》）

芦　根

【药名浅释】

芦根，始载于《名医别录》。别名有苇根、芦苇、苇、葭、花名蓬蕽，笋名蘿（音拳）。李时珍说："苇之初生曰葭，未秀曰芦，长成曰苇。……花若荻花，名蓬蕽。"

【药性分述】

芦根，味甘，性寒，无毒。具有清热生津，止呕除烦的功效。

芦根主治消渴客热、反胃呕逆、伤寒内热、牙衄出血、胃中热等。关于芦根的药用部分，张锡纯对此曾有一段叙述，曾有人认为用茎不用根。其实不然。根居于水底，性凉善升，能清肺热，更善滋阴养肺，根的药用价值甚于茎。故而现时用的芦根实为苇根。本品还能用于和胃降火、清热排脓、养胃生津、除烦止呕、清上焦热等。此外，还能解河豚、诸鱼毒、虾虫中毒、酒毒均尤良。总之，凡是诸物中毒，含药物中毒，均可重用使之肺、肾、脾三家之毒从小便出而通解。

〈芦笋〉解河豚、诸鱼蟹毒、诸内毒。

〈芦茎、叶〉主治痈疽，烧灰淋汁熬膏，蚀恶肉，去黑子，治金疮，生肉灭痕。

〈蓬蕽〉煮汁服，解鱼蟹毒等。

【临床应用】

（1）**传染性红斑（气营证）** 凉营清气汤加减：鲜石斛、鲜生地、生石膏各20~30g，玄参、连翘各10g，焦山栀、炒丹皮、赤芍各6g，薄荷、甘草各3g，绿豆衣15g，鲜芦根30g。（经验方）

（2）**川崎病（热恋阴伤）** 竹叶石膏汤加减：生石膏、生地各20g，竹叶10g，赤芍、石斛、花粉、芦根各12g，沙参、麦冬各15g，甘草5g。（《中医皮肤性病学》）

（3）**风疹（邪袭肺胃）** 银翘散加减：银花15g，连翘、牛蒡子、芦根、大青叶、菊花、生地各12g，淡竹叶8g，荆芥10g，甘草3g。（《中医皮肤性病学》）

蒲 公 英

【药名浅释】

蒲公英，始载于《新修本草》。别名有黄花地丁、公英、鲜公英、金簪草、搆耨草等。对蒲公英的名称，李时珍作过如下解释："孙思邈《千金方》作凫公英，苏颂《图经》作仆公罂，《庚辛玉册》作鹁鸪英。俗呼蒲公丁，又呼黄花地丁。淮人谓之白鼓钉，蜀人谓之耳瘢草，关中谓之狗乳草。按：《土宿本草》云，金簪草，一名地丁，花如金簪头，独脚如丁，故以名之。"

【药性分述】

蒲公英味甘，性平，无毒，具有清热解毒，消痈散结，利尿通淋的功效。

蒲公英专入胃、肝，《本草求真》将其功效归纳有五：一是治乳痈、乳癌首选；二是淋证用之可通解；三是搽牙染须；四是解蜻蜒诸虫之毒；五是解湿毒。此外，历代本草对本品的某些特殊功效亦有一些补充，如鲜蒲公英白汁，涂恶刺、狐尿刺疮，解湿毒、去毒刺，治疗肿均妙。

蒲公英在中医文献和临床应用常带有某些神秘色彩，如《瑞竹堂经验方》记载一则神话：昔日越王曾遇异人得一方，名"还少丹"，称此方极能固齿牙，壮筋骨，生肾水。凡年未及八十者，服之须发还黑，齿落更生。

据报道，美国肯塔基州一名叫玛莎布彻的老妇人，每天喝一杯蒲公英酒，活到108岁，身体仍健。其家族人代代皆获得94~110岁的高龄。《本草新编》赞云："蒲公英，至贱而有大功，惜世人不知用之……阳明之火，每至燎原，用白虎汤以泻火，未免太伤胃气。用白虎汤泻胃火乃一时之权宜之计，而不可恃为经久也。蒲公英亦能泻胃火，但其气甚平，既能泻火，又不损土，可以长期久服而不在碍。凡系阳明之火起者，具可大剂服之，火退而胃气自生。故有一味蒲公英，功胜白虎汤之说。"

今人叶橘泉先生用蒲公英治慢性肝胆病；张山雷认为蒲公英治一切疗疮、痈疡、红肿热痛诸证，可服可敷。

我在临床上治疗复发性单纯疱疹、生殖器疱疹，常配黄芪、南北沙参、生薏苡仁诸药同用，常能收到良效。

金银花与蒲公英同为消痈化疡之品，蒲公英入阳明、太阴两经，金银花则无经不入。金银花得蒲公英，其功更大，这是因为蒲公英攻多于补，非若金银花补多于攻。

【临床应用】

（1）**急性丹毒初期** 解毒清热汤：蒲公英、野菊花、大青叶各30g，紫花地丁、蚤休、花粉各15g，赤芍10g。（《赵炳南临床经验集》）

（2）**聚合性痤疮** 仙方活命饮加减：银花、连翘、蒲公英各12g，浙贝母、天花粉、制乳没、僵蚕各10g，白芷、川芎、皂角刺、炮山甲、陈皮各6g。（《徐宜厚皮科传心录》）

（3）**脓肿性、穿掘性头部毛囊周围炎** 蜂房野菊汤：野菊花、银花、连翘、蒲公英、紫花地丁各10~12g，浙贝母、玄参各10g，羌活、蜂房、川芎、甘草各6g。（经验方）

（4）**胃脘痛** 鲜蒲公英适量，瓦上炙枯黑，存性，研末，每取1.5g。花雕酒调成团状，口含再用酒送下。连服5日，戒食生冷。（《外科证治全生集》）

（5）**肠痈** 简易方：蒲公英30g，生大黄9g，厚朴、防风各6g水煎服。（《赵绍琴内科学》）

海　藻

【药名浅释】

海藻，始载于《神农本草经》，列为上品。别名有落首、海萝。陈藏器说："此有两种，马尾藻，生浅水中，如短马尾细，色黑，用之当浸去咸味；大叶藻生深海中及新罗，叶如水藻而大。"总之，海藻近海诸地采取，以作海菜，货之四方。

【药性分述】

海藻味咸，性寒。具有消痰软坚，消痰利水的功效。

海藻全禀海中阴气以生，气味俱厚，纯阴，沉也。苦能泄结，寒能去血热，咸能软坚润下，故《本经》载其主瘿瘤、颈下核，破散结气痈肿、癥瘕坚气及腹中上下鸣，下十二水肿，疗皮间积聚、暴溃，利小便，专消瘿瘤、马刀、瘰疬、诸疮坚而不溃。

脾家有湿勿服。

【临床应用】

（1）**甲状腺肿瘤** 海藻散：海藻30g，昆布、海蛤、通草各15g，松萝、干姜、桂心各20g。研粗末，每日三次，每次3g。酒送下。（《外台秘要》）

（2）**瘿瘤（甲状腺瘤）**　海藻玉壶汤：海藻、贝母、陈皮、昆布、青皮、川芎、当归、半夏、连翘、甘草节、独活各 3g，海带 1.5g。（《外科正宗》）

（3）**皮肤神经纤维瘤**　消瘿五海汤：海带、海藻、昆布、海蛤壳、海螵蛸各 105g，木香、三棱、莪术、桔梗、细辛、香附各 60g，麝子（陈壁土炒，去油，焙干）。研粗末，每次服 2.1g。食后两小时左右，米汤送下。（《古今医鉴》）

（4）**硬红斑**　当归、红花、赤芍、丹皮、牛膝各 6g，海藻、昆布、炙僵蚕、夏枯草各 9g，生牡蛎 15g，山慈菇 2g。（《许履和外科医案医话集》）

（5）**结节性甲状腺囊肿**　黛蛤消瘿方：海藻、昆布、黛蛤粉、海浮石、当归、制香附、连翘各 10g，黄药子 15g，法半夏、青皮、陈皮各 6g，甘草 2g。水煎服。（《中国中医秘方大全》）

昆　布

【药名浅释】

昆布，始载于《名医别录》，列为中品。别名有海带、纶布。李时珍说："按《吴普本草》，纶布一名昆布，则《尔雅》所谓'纶'似'纶'，东海有之，即昆布也。纶音关，青丝绶也，讹而为昆耳。"

【药性分述】

昆布味咸，性寒，无毒。具有消痰软坚利水的功效。

《名医别录》说其："主治十二种水肿，瘿瘤聚结气，瘘疮。"后世医籍相继补充有："主阴㿉肿、面肿、顽痰积聚、噎膈、大腹水肿、恶疮等。"

海藻、昆布功同，大多是寒能胜热，苦能泻湿，咸能软坚，故凡荣气不从，遂为痈肿，坚硬不溃者，均可用之。

这里关于十八反中海藻与甘草相反的用法等问题有三点补充说明。一、李东垣治瘰疬、马刀，海藻、甘草并用，盖激之以溃坚也。二、昆布、海藻同用，散结溃坚，并著奇效。三、《本经疏证》分别对癥瘕与水气予以详尽论述，并认为："海藻所主者曰'癥瘕结气'，非虫非血，无寒热、无积聚，在腹中而不在肠胃，在经脉而经脉不结，是为气而坚矣。水若聚于中焦，犹可以苦降咸涌之海藻治耶……故仲景于海藻仅治腰以下水气。牡蛎泽泻散中用之，以伤寒暴病，水能坚气，未必能坚耳。"

脾家有湿者勿服。

【临床应用】

（1）**甲状腺肿瘤**　昆布丸：昆布 240g，海藻 210g，小麦 200g，海蛤 150g，松萝 120g，连翘、白头翁各 60g。上药捣蜜丸，如梧桐子大。每次服 10 丸，渐加至 30 丸，日服 3 次。（《医心方》）

（2）**皮肤猪囊虫病（痰瘀交结证）**　朱氏验方：制半夏、陈皮、炙甲片、茯苓、酸枣仁各60g，制南星、大贝母、地骨皮、红花、远志各30g，海藻、昆布各45g。研末水泛为丸。每日2次，每次6g。另配合祛虫化积丹（保定产），每日3管。（《朱仁康临床经验集》）

（3）**舌体海绵状血管瘤**　张氏验方：连翘、郁金、紫草、丹皮、生白术、赤白芍各9g，银花藤、沙氏鹿茸草、白花蛇舌草各30g，远志3g，昆布、海藻、香谷芽各12g。（《国医大师·张镜人》）

（4）**甲状腺囊肿**　三海消瘿方：制香附、郁金、制南星、浙贝母、千里光、赤芍各9g，青皮、陈皮各6g；生牡蛎30g（先煎）、海藻、昆布、山海螺各12g，水煎服。（章韵琴方）

皮肤与脏腑息息相关，故有脏居于内，象见于外之说。

五脏即心、肝、脾、肺、肾，六腑即胆、胃、大肠、小肠、膀胱、三焦。从广义上讲，上述十二个器官，都可以叫"脏"，或叫"官"，故有十二脏或十二官之说。但是，十二官的具体作用和性质又有各不相同，所以，又分为"脏"和"腑"两大类。

脏，储藏或闭藏的意思，其作用含蓄而深远，并不直接对外，"脏者，藏精气而不泻也"。腑，住宅的意思，这类器官有中空和直接对外的特点，其作用为出纳输转，是在脏的主持下，进行活动的器官，"腑者，传化物而不藏也"。此外，还有"奇恒之腑"，所谓"奇恒之腑"，是指异于寻常的含义，也就是说，这些器官既有脏的特点，又有腑的功能，放在"五脏"不合适，放入"六腑"也不合适，因此称之为"奇恒之腑"，它包括脑、髓、骨、脉、胆、女子胞。

脏腑辨证素为医家所重视，这是因为只有在脏腑辨证的基础上，才能由浅入深，综合分析各种错综复杂的不同证候，从而运用理、法、方、药，为临床实践、深入钻研和寻求新疗法打下良好的基础。正如唐容川所说："业医不知脏腑，则病原莫辨，用药无方。"

贰

第二讲

脏腑用药心得

一、脏病用药心得

（一）心

心者，深也。言深居高拱，相火代之行事也。诸脉皆应于心，在外主舌色、主脉、荣色，在内主神明，称之一身之大主，君主之官，主生血。

临床表现有皮肤焮红、灼热，斑疹，糜烂，血痂，脓液，结节，甚者可见壮热，谵妄，精神失常，昏迷不醒等。

①清热降火中药有：生石膏、丹皮、麦冬、犀角（水牛角代替），灯心、牛黄、竹叶、甘草、栀子、瞿麦。

②益气养神中药有：人参、茯神、金石斛、生地、枣仁、丹参、五味子、玄参、黄芪。

③安神宁志中药有：柏子仁、枣仁、琥珀、紫石英、茯神、麦冬、天冬、龟甲、远志、牛黄、羚羊角。

▷**验案举例**

婴儿湿疹　舒某，女性，1 岁半，初诊日期：1984 年 2 月 28 日。其母代叙：从出生 2 个月后，便在颜面、前胸及背后出现大片红斑，并在其红斑上出现丘疹、渗液和痂皮，部分融合成片，痒甚。多次求治于中西药物，时有反复，遂来我院就诊。检查：前额、眉间、面颊两侧可见红色丘疹，部分融合成片，在面颊区域伴有轻微渗出和少量糠秕状鳞屑，患儿不停地扭头擦动。证属心脾火旺，循经上扰。诊断：婴儿湿疹。治宜清心扶脾。处方：方选清热四心汤加减：栀子心，莲子心，连翘心各 6g，灯心草三扎，生地、淡竹叶、车前子各 10g，生甘草、蝉衣各 6g，赤小豆 15g，黄芩 3g。服用 12 剂后，皮损干燥，红斑逐渐消退，又服用 20 余剂，皮损 90% 见好，改用健脾之剂以善后，又进 10 余剂，诸症全除，皮损恢复正常。追踪 3 个月，未见复发。

方药分析　本方立意清胎热，除湿毒。方中用四心药清热健脾解毒，配以生地、车前、竹叶、赤小豆甘寒淡渗除湿，少佐枯芩既取上清肺热，下给出路之利，又有其防止苦寒伐胃之弊；用蝉衣祛风宜透，引药达表。在临床上治疗婴儿湿疹，是一首不可多得的良方。

点评　婴儿湿疹，中医文献称之"胎敛疮"。根据皮肤损害的特征，分为干、湿两大类，前者胎热为主，后者湿热偏重。本案以清心导赤，扶脾育阴而愈。

（二）肝

肝者，干也，诸筋皆隶于肝，主爪甲，荣爪，主筋，主藏血，其性多动而少静，好干犯他脏者也。肝喜条达，恶抑郁，凡情志不舒畅，或病位在两胁、双目和阴部，均属肝经所主。气滞多郁证，火旺则易生风动痉。

常见的皮肤损害有丘疹、斑丘疹、苔藓化、色素沉着、皮肤干燥、有鳞屑等，伴有双目发红、脘腹攻痛、燥痒、胁肋窜痛、易怒，甚则手足抽搐、痉挛、角弓反张等。

①清热降气中药有：橘皮、青皮、黄连、黄芩、柴胡、赤芍、砂仁、青黛、羚羊角、龙胆草、大黄、连翘、玄胡索、黄柏、栀子、琥珀、地榆。

②疏肝理气中药有：当归、甘菊花、陈皮、谷精珠、降香、白芍、木瓜、广木香、枳实、金石斛、丹皮、蝉衣、木贼、沉香、柴胡、薄荷、川楝子。

③柔肝润气中药有：枸杞、甘菊花、柏子仁、菟丝子、熟地、白芍、杜仲、当归、天麻、刺蒺藜。

④平肝软坚中药有：龙齿、龙骨、紫贝齿、代赭石、石决明、花蕊石、灵磁石等。

▷验案举例

多发性寻常疣　张某，男性，41 岁。1976 年 8 月 7 日初诊。右侧面颊和前额出现丘疹，高出皮肤，表面粗糙，状如谷壳，市某医院诊断为寻常疣，用电灼治疗。时隔不到 1 个月，在原发部位又有疣赘生长，数目增多，伴有轻微痒感。检查：右侧面颊、前额、头、颈部均可见米粒至绿豆大小的丘疹 28 个，表面坚实粗糙，高出皮肤，形如谷壳竖在肌肤之上，推压无疼痛，脉舌正常，证属肝虚血燥，复感外邪，血不荣筋，赘生疣目。诊断：多发性寻常疣。治法：平肝软坚，活血解毒。处方：紫贝齿、灵磁石、代赭石、马齿苋各 30g，生薏仁、制首乌各 15g，山茱萸、当归、赤白芍、板蓝根各 10g，红花、杏仁、桃仁各 6g。水煎服。外用方：木贼草、香附、金毛狗脊各 30g，蜂房、细辛各 15g。加水 1000~2000ml，煎后去渣取汁，湿敷患处，每日 1 次，每次 15~20 分钟。

二诊：按上方治疗 5 天后，疣体发痒，周围有炎性红润，似有萎缩的趋势，继用上方治疗 45 天后，面部、前额、头颈疣体全部脱落，仅留减色斑块而愈。

方药分析　方用紫贝齿、磁石、赭石之类金石之药平肝，制首乌、当归、赤白芍养血柔肝；板蓝根、马齿苋清热解毒；杏仁、桃仁、红花理气活血；生薏仁扶脾化湿；合奏柔肝软坚，肝血旺盛，而疣赘不生之效。

点评　多发性寻常疣是由病毒所致的皮肤病，中医文献称之"疣目""枯筋箭""千日疮""瘊子"。发病的原因多与肝虚血燥，血不荣筋，又感外邪，郁于肤腠而赘生。方用金石药物重在平肝、养血、活血、解毒同时并进，从而取得铲疣之效。

（三）脾

脾者，卑也。裨助胃气以化谷也。诸血皆统于脾，诸肌肉荣唇，脾气盛则肌肤丰满而充实，所谓土湿则滋生万物，脾润则长脏腑。同时，古人谓"诸病不愈，必寻到脾胃之中，方无一失"，又谓"治病不愈，寻到脾胃而愈者甚多"。脾喜燥恶湿，湿邪致病多因脾阳虚，运化失职所致。临床表现有丘疱疹、水疱、皮肤渗液、糜烂、越腐越烂、角化、萎缩、皮下痰核，或伴有消化不良，如胃纳不香、食不消化或厌食、便溏、腹泻等。

《医注余论》说："食而不化，责在脾，不能食，责在胃。脾以健而运，胃以通为补。健脾宜升，通胃宜降。"然而，脾与胃又各有阴阳偏盛之别、胜衰传变之异、标本虚实的不同，结合皮肤病的特点，将常用中药叙述如下。

①健脾益气中药有：黄芪、党参、白术、陈皮、茯苓、砂仁、玫瑰花、甘草。

②扶脾化湿中药有：薏仁、苍术、黄柏、神曲、赤小豆、茵陈、陈皮。

③扶脾化痰中药有：姜半夏、茯苓、党参、浙贝母、香附、橘络、枳壳、陈皮。

④扶脾固表中药有：黄芪、白术、防风、冬瓜皮、赤小豆、茯苓皮、白鲜皮、蝉衣。

⑤清脾泻火中药有：焦山栀、黄芩、槐花、炒槐米、藿香、凌霄花、生石膏、生大黄。

⑥补中益气药有：人参、黄芪、当归、柴胡、升麻、陈皮、九香虫、玫瑰花、炙甘草。

▷**验案举例**

多腔性湿疹 吕某，女性，16岁。2007年3月10日初诊。3个月前，口鼻四周、外耳道、眼周等处始觉瘙痒，继而破皮渗出，痛痒相间。检查：眼周、外耳道、鼻孔、脐周和前后阴处可见炎性斑丘疹，轻微渗出糜烂，部分结有橘黄色痂皮，痛痒相兼，心烦口臭，脉弦数，舌质红，苔少。证属肝脾湿热，互结化毒，流窜孔窍。诊断：多腔性湿疹。治宜清热化湿，疏肝扶脾。处方：泻黄散加减。藿香、生石膏、黄芩、生地各12g，柴胡、防风、青葙子、炒决明子、焦山栀、炒胆草、莲子心、甘草各6g，白茅根15g，玳瑁8g（先煎），水牛角粉10g，绿豆衣15g。外用：紫草湿疹油紫草15g，黄连5g，小麻油或橄榄油80ml浸泡。春夏3~5天，秋冬5~7天。涂擦，一日2~3次。

二诊：7天后，痒感和渗出有明显改善，但其前后阴处还有较重的痒感，步上方加炒杜仲10g。

三诊：15天后复诊，耳、眼、鼻、脐等处皮肤损害基本见好，前后阴糜烂和瘙痒也在减轻之中。步二诊方，去玳瑁，加土茯苓15g。又经12天治疗，诸证和皮损均愈。

方药分析 方用石膏清胃热，泻脾经伏火；栀子清理三焦，使热从小便而出；防风疏散郁火；藿香芳香醒脾，理气和中；甘草泻火解毒，调和诸药。方中加入药物，多数以部位经络循行为原则。

点评　凡在身体的自然开口处发生湿疹和皮炎损害均以肝脾两脏关系密切，故而选用泻黄散为主方，然后以其部位的不同酌加相应的药物。如眼区加炒决明子、青葙子、杭菊花；口周加绿豆衣、水牛角粉、玳瑁、莲子心；外耳道加柴胡、炒胆草、生地；鼻窍加黄芩、白茅根；乳头加柴胡、白芍；脐区加茯苓、山药；前后阴加炒杜仲、白茅根。此外，凡见皮肤焮红，痛痒相兼，皆由毒热所化，我喜用玳瑁，该药始见于《开宝本草》，性味甘寒无毒，李时珍称："玳瑁解毒清热之功，同于犀角。古方不用，至宋时至宝丹始用之也。"由此可见，凡红皮病、掌跖脓疱病、重症多形红斑、抱头火丹等危笃重症均可用之。

（四）肺

肺者，市也。肺为华盖，凡五脏六腑之气，皆能上熏于肺，人身之气，禀命于肺，故百脉朝会之所也。肺主皮毛，皱纹多且深，则肺衰矣，老年得之常，壮年则为变，由于外以测其内也。临床表现有风团、丘疹、红斑、皮肤甲错、抓痕，伴鼻燥咽干，或干咳无痰等。

归纳其要，因风用薄荷、桑叶、牛蒡子，兼寒用麻黄、杏仁，湿热阻遏用羚羊角、射干、连翘、山栀、竹叶、象贝，因湿用通草、滑石、桑白皮、薏苡仁，因燥用梨皮、芦根、枇杷叶，开气用瓜蒌皮、香豆豉、桔梗、蔻仁等。总之，一切药品皆主乎轻，不用重浊之味。

常用药物归纳如下。

①清润降气中药有：苏子、桑白皮、天冬、贝母、百部、枇杷叶、杏仁、知母、生石膏、麦冬、黄芩、竹叶、甜葶苈。

②清热顺气中药有：百部、沙参、百合、天冬、梨肉、贝母。

③甘润肺燥中药有：生地、天冬、麦冬、花粉、瓜蒌仁、款冬花、紫菀、白芍、白蜜、芦根。

④苦泻肺热中药有：焦山栀、黄芩、连翘、酒大黄、桔梗、青黛、玄参等。

⑤温肺散寒中药有：苏叶、麻黄、陈皮、半夏、桂枝、干姜、防风、款冬花、细辛等。

▷验案举例

迟发性女性痤疮　王某，女性，31岁。2005年5月3日初诊。近两三年来，在前额，口鼻四周可见大小不等的炎性丘疹，粉刺等。院外确诊为迟发性女性痤疮。给予对症治疗。病情时轻时重，甚为烦恼。检查：前额、两颧和口鼻四周可见大小不等的炎性丘疹、结节和脓疱，皮肤发红，油腻，毛孔扩大。询之，曾产一胎，人工流产二胎。近几年来，在月经来潮前3~5天，面部损害明显加重，伴有不同程度的乳房胀痛，经量多，伴随心情烦躁，易怒。脉细数，舌质红苔少。证属肝郁化热，热蕴化毒，上蒸于面。诊断：迟发性女性痤疮。治宜疏肝调经，养阴解毒。处方：丹栀逍遥散加减。醋柴胡、炒丹皮、当归、焦山栀、黄柏各10g，橘核、生地、茯苓、炒白术、炒白芍、益母草、泽兰各12g，山楂6g。

二诊：服方6天后月经按时而至，乳胀和面部损害略有减轻。待其经净后拟用清宣肺热，解毒散结法。处方：金花栀子丸加味：银花、蒲公英、地丁、生石膏、夏枯草、黄芩各12g，连翘、藿香、茯苓、浙贝母、焦山栀、松针、皂刺、花粉各6g。守方治疗2周后，皮肤损害基本见好，油腻也明显减轻。嘱其在月经前3~5服首诊调经方6剂。经净后再服二诊方。坚持3个月的治疗，不仅月经得到调理，而且痤疮损害也基本见好。

方药分析　本案既有肺风粉刺的一般性，又有其症状的特殊性，前者拟用名方金花栀子丸加味，重在清宣肺热，解毒散结；后者旨在疏肝理脾，重在调理月经，月经调理顺当，痤疮也随之康复。

点评　迟发性女性痤疮专指青春期后或至成年后发病的痤疮。据有关文献报道，该病在人群中的发病率在20%~24%，另据1999年国外文献报告，450万同患痤疮与痤疮有关的就诊中，25~34岁的女性约8%患迟发性女性痤疮。35~44岁女性，约3%。由此可见，该病有明显增多的趋势。对此我的诊疗经验，分为三个要素。一是诊治时间，凡月经来潮前3~5天重点是调经，以肝为核心，经净后重点是解毒散结，肺胃为之核心。二是遣方用药调经主方是逍遥散；解毒散结主方是金花栀子丸。调经方面伴有乳胀轻者加川楝子、郁金，重者加橘核、荔枝核；痛经属寒者在失笑散中轻者加吴萸，重者加沉香，属瘀者在失笑散中加山楂、花蕊石；皮损以炎性丘疹为主加金莲花、洛神花、凌霄花；皮损以脓疱为主者加野菊花、龙葵；结节囊肿轻者加山慈菇、夏枯草、僵蚕；重者加僵蚕、蜂房。三是注重体质，燥热质主症有形体较瘦、心烦、忧郁，酌加滋阴养液之品，如女贞子、百合、玉竹、石斛、合欢花；腻滞质主症形体肥胖、身重如裹、大便不适，加燥湿化痰药，如苍术、蚕砂、赤石脂、胆南星。晦滞质主症肤色晦暗或肌肤甲错、眼眶暗黑，加行气化瘀之药，如陈皮、乌药、苏木、桃仁、红花等。

（五）肾

肾者，任也。主骨而任周身之事，故强弱系之。诸髓皆司于肾，主五液，荣发。肾者水脏，水中含阳，化生元气，根结丹田，内主呼吸，达于膀胱，运行于外，则为卫气。总之，肾为先天之本，具有泌尿和生殖的功能，只宜固藏，不宜泄露，故有肾多虚证之说。临床表现有：面目黧黑，脱发，生长迟缓，早衰，健忘，齿枯，腰酸耳鸣，怕冷，浮肿，以及泌尿和生殖功能的障碍。

鉴于肾多虚证之说，在运用补药之时，一定要通晓阴阳相济之妙。张景岳说："善补阳者，必于阴中求阳，则阳得阴助，而生化无穷，善补阴者，必于阳中求阴，则阴得阳升而泉源不竭。"张氏之言，堪称至理。补肾药物归纳如下。

①扶阳中药：鹿茸、肉苁蓉、山茱萸、蛤蚧、制附块、肉桂、菟丝子、五味子、紫河车、淫羊藿、仙茅、胡桃肉、阳起石、杜仲、黄芪、桂枝、干姜、吴茱萸、沉香、蛇床子、九香虫等。

②滋阴中药：熟地、丹皮、石斛、女贞子、天麦冬、枸杞子、冬虫夏草、西洋参、沙参、龟甲、百合、黄精、鸡子黄、何首乌。

▷验案举例

案 1 阿狄森病　雷某，女，41 岁，1996 年 11 月 8 日初诊。据述颜面、肤色暗黑一两年，近半年来，周身皮肤逐渐变黑，微有痒感。院外经过专科检查，诊断为阿狄森氏病。检查：周身皮肤灰黑，类似于非洲人外貌。自述气短乏力，疲惫懒言，怕冷，口淡食减，体重减轻。脉沉细，重按无力；舌质淡红，苔薄白。证属肾精匮乏，肝血不荣，致使肾色外露。诊断：阿狄森病。治宜益肾柔肝，温煦冲任。处方：制附块、山茱萸、鹿角胶（烊化）、龟甲胶（烊化）各 10g，熟地、茯苓、白芍各 12g，紫石英（先煎）、山药、黄芪各 15g，官桂、茴香、甘草各 6g。服药 10 剂后精神较前振奋，食欲渐佳，步上方加桃仁 6g，丹参 15g。继服 3 周。颜面肤色淡化明亮，嘱按原方治疗 5 周，精神振奋，食欲正常，皮肤黯颜色明显减淡，拟用原方加重分量 10 倍，研细末，炼蜜为丸，如梧桐子大，一日 3 次，一次 6g。半年后复查，基本康复。

方药分析　方用制附块、肉桂温煦肾阳；熟地、龟甲培补肾阴；山萸肉、山药补脾益肝；黄芪益气，白芍敛阴，分助肾阳与肾阴；紫石英、鹿角胶温补肾阳，填精补血；茯苓、小茴香辅助脾阳以化湿浊；甘草调和诸药，共奏阴阳互济，肝肾同补之效。

点评　肝、脾、肾三脏内损，延及冲任。在表，肤色黧黑；在里，阴阳两虚；但以阳虚居多。故而刚剂阳药，通理奇经，为之重点，从而达到阴阳同补，化瘀通络，活血悦色的目的。

案 2 干燥综合征　李某，女，36 岁。1987 年 4 月 9 日初诊。近半年来感觉咽干目涩，关节酸痛，外阴干涩，日渐加重。曾在某医院确诊为干燥综合征。检查：双目干涩，口干鼻燥，夜间更为明显，外阴干涩，其大小阴唇有萎缩的现象，时常出现关节酸软疼痛，偶尔发生腮部肿胀，询之曾顺产一胎，人流三胎。舌质红，无苔。脉细数。证属真阴亏损，燥疾丛生。诊断：干燥综合征。治宜滋阴润燥。处方：方选大补地黄丸加减。生熟地、枸杞子、山茱萸各 12g，黄柏、白芍、肉苁蓉、玄参、花粉、天麦冬各 10g，山药 15g，知母 6g。

二诊：1 周后复诊，口干鼻燥略有改善，但仍然感觉关节酸痛，目涩畏光。上方加鬼箭羽、川续断各 10g，杭菊花 12g。同时嘱服石斛夜光丸。一日 2 次，一次 6g。

三诊：半个月后来院就诊时反映，上述症状均有显著改善。拟用膏剂缓缓投之。处方：生熟地各 120g，山药 100g，山茱萸 80g，枸杞子 100g，杭菊花 80g，五加皮

120g，炒杜仲 80g，川续断 100g，天麦冬各 120g，百合 100g，乌梅 50g，神曲 120g，鸡内金 80g，黄柏 50g。冰糖、蜂蜜各 500g 收膏，一日 3 次，一次 20ml。温开水送下。3 个月后复查，上述诸症基本见好。嘱其多食百合、木耳、雪梨之类煲汤饮之。同时，不可吃燥热之类的食品。

方药分析　本案主方大补地黄丸，出自《临证指南医案》。该方由知柏地黄丸、四物汤、滋燥饮三方主药有机组合而成，加石斛、女贞、旱莲、西洋参，旨在补益肺胃之阴，有利于阴津的敷布，促使肤腠与五官干涩的症状得到改善。

点评　临床实践中，我认为女性系阴柔之体，以血为本。若多次孕产哺乳，以及意外损伤奇经八脉（如多次人工流产）均能导致真水亏败，阴火内炽，血海枯竭，燥疾丛生。如燥在肝，症见双目干涩畏光；燥在脾，症见口干唇燥；燥在肺，症见鼻燥、干咳少痰、皮肤干痒；燥在心，症见虚烦难寐，舌红少津；燥在肾，症见外阴干燥、萎缩、瘙痒。由此可见，在寻求燥因之时，具体分析脏腑的偏盛和正邪盛衰，从动态上权衡邪实、津液、血枯三者之间的消长。从本质上讲，本病之燥，通常是精血下夺，血少火多，病在下焦阴分，因此治疗中当用纯静阴药，柔养肝肾。然而在药性组成方面，甘寒柔润占十之七八，甘温扶元占十之二三。意取阴生阳长，水足火降而阴津自复。同时要注意精神调摄，凡患本病者情格要豁达，尤忌急躁大怒；睡眠要充足，避免过劳；室内维持一定的湿度，防止六淫外邪的侵害。口腔清洁，饭后应漱口或刷牙，保持口腔内的卫生，对预防本病的发展颇有帮助。适当食疗，口干咽燥时可经常含食话梅、藏青果，或常饮酸梅汁、柠檬汁等生津润燥；在条件允许的情况下，经常吃银耳汤、香蕉、鲜梨、鲜藕等，不吃或少吃葱、韭、芥、蒜辛辣炙煿厚味，鱼虾海鲜之品亦当忌之，恐其助燥生火，加重病情。坚持长期治疗，多数可获病情缓慢见愈。

二、腑病用药心得

按照脏腑相应的原则，心应小肠、肝应胆、脾应胃、肺应大肠、肾应膀胱。至于心包为心之外围，位于脂膜之外，有细筋膜如丝，与心肺相连及三焦，在皮肤科临床中，应用甚少，故列为五腑诊治。

（一）小肠

小肠上接幽门，与胃相通，下连大肠，两者相合处为阑门。其经脉络心。小肠与大肠皆为胃化物之器，故其病与胃相同，概分为虚实两类。

实证包括下颌肿疡，小便不利或涩痛，或尿血，或茎中刺痛，口疮等。

虚证包括面白，苦寒，疣赘，痂疥，阴囊肿痒，口疮。

小肠实证中药多为渗利，如茯苓、甘草、知母、黄连、麦冬、黄柏、牛膝、黄芩、生地、灯心、琥珀、瞿麦、石膏、滑石、山栀、车前、赤小豆、扁豆、海金沙。

小肠虚证中药多为补气，如人参、黄芪、山茱萸、麦冬、五味子、金樱子、牡蛎、茯苓、小茴香、益智仁、粳米等。

▷验案举例

非淋菌性尿道炎　李某，男性，38 岁。2003 年 10 月 7 日初诊。据述，近月余，小便时尿道口赤涩刺痛，略感灼热，市某医院做过支原体培养，证实有解脲支原体生长，遂诊断为非淋菌性尿道炎，给与口服盐酸米诺环素 0.1g，每日 2 次，连服 2 周。尿道口涩刺疼痛有所减轻，但未坚持治疗。检查：尿道口发红，轻微肿胀，近 10 余天来，小便时伴有轻微涩滞和尿痛，尿液浑浊，口苦心烦，夜难入寐，脉细数，舌红，苔少。证属心脾湿热，移于小肠，致使小便涩而茎中痛，诊断：非淋菌性尿道炎。治宜清利湿热，佐去瘀精。处方：导赤散加减。生地、滑石、车前子、车前草各 12g，炒胆草、焦山栀、炒丹皮、琥珀、黄芩各 6g，桃仁、黄连、竹叶、灯心草、通草、甘草梢各 4.5g。

二诊：5 天后复诊，口苦、小便涩滞、疼痛减轻，尿道口红肿亦有改善。鉴于本病尚须较长时间的治疗与巩固，改用滋补肝肾、清热渗湿之类的药丸缓慢投之，以防死灰复燃。处方：天麦冬、生熟地、山药、南北沙参、枸杞子、山萸肉各 100g，金樱子、益智仁、炒丹皮、泽泻、茯苓各 80g，丹参、马鞭草、败酱草、鱼腥草各 60g，桃仁、五味子、琥珀、车前子、车前草、通草各 30g。炼蜜为丸，如梧桐子大，一日 3 次，一次 6g，温开水送下。2 个月后复诊，排尿正常，尿道症状消失，嘱之去医院作支原体培养。1 周后复告检查为阴性。嘱患者按上方再服药一料巩固之。

方药分析　首诊以清心泻火的导赤散为基方，加入胆草、山栀、芩连之类苦寒之品直折实火；丹皮、桃仁凉血化瘀，消除瘀精；竹叶、灯心草、通草、琥珀通淋利尿，促使小便通畅。在小便涩滞得到改善之后，其治疗的重点在于滋肝补肾，方用麦味地黄汤为主，加入马鞭草、败酱草、鱼腥草渗湿通淋，排脓散结，涤荡余毒，以防死灰复燃。

点评　本病在中医文献早有记载，但并未将其视为独立性的疾病，通常混杂在淋证的范围。治疗的重点为：患病初期或者症状明显时，以湿热下注居多，属实证；后期反复发作，常与肝肾亏损有关，属虚证。前者清利湿热为主，后者以滋补肝肾为重。只要遵循虚实有别的辨证思路，常能获得良效。

（二）胆

胆附于肝，内藏清汁，其经脉若干，胆中所藏清净之汁，不同于其他传化之腑所盛的浊汁，所以胆既属六腑，又属奇恒之腑。胆性刚直，豪壮果断。《素问》说："胆者，中正之官，决断出焉。"正因如此，沈金鳌说："十一经，皆借胆气以为和。"

实证有口苦、耳聋、鼻渊、胁痛、面尘、皮肤粗糙不光滑、头额痛、腋下肿痛、多汗、嗜睡易怒等。

虚证有夜难入寐或睡中易于惊醒、身体时有寒热等。

实证宜泻，药用柴胡、黄芩、半夏、生姜、陈皮、天冬、甘菊花、生地、沙参、薄荷、知母、白蒺藜、龙胆草、甘草、丹皮等。

虚证宜补，药用人参、当归、山茱萸、竹茹、竹叶、谷精草、木贼草、决明子、枣仁、白芍、陈皮、茯神等。

▷验案举例

白癜风 李某，女性，21 岁。1998 年 7 月 3 日初诊。

自述患白癜风达 6 年之久，曾多方治疗，收效甚微，经人介绍来我处就诊。检查：胸背、腰部连及下腹可见大片减色斑，白如瓷器，状如地图，伴有精神萎靡，气短懒言，脉细弱，舌质淡红，苔少。证属肾虚精血衰少，致使肤失濡养。诊断：白癜风。治宜滋养肾精，活血增色。处方：五子衍宗丸加减。枸杞子、沙苑子、覆盆子、菟丝子、川牛膝、熟地、补骨脂各 12g，五味子、白芷、川芎、羌独活、桃仁各 6g，白蒺藜、制首乌、巨胜子各 15g。

二诊：服方 10 天后，体倦懒言，略有改善。鉴于本病难见速效，改用以五子衍宗丸为基本方酌加疏肝、活血、祛风诸药做成药丸，缓缓投之。处方：枸杞子、沙苑子、菟丝子、白蒺藜各 120g，白芍、覆盆子、熟地、补骨脂、丹参、制首乌、鸡血藤、紫河车各 100g，柴胡、白芷、浮萍、羌活、川芎、秦艽、重楼、香附、豨莶草、威灵仙各 50g。研细末，炼蜜为丸，每日 3 次，每次 6g。2 个月后复诊，腰背和胸腹区域的白斑范围明显缩小，精神萎靡也有明显改善。患者信心为之振奋。嘱继服上方药丸调治。6 个月后腰背和胸腹白斑缩小 3/5，1 年后，在腰背和胸腹仅有少量零星白斑尚未消失，嘱其继续治疗。

方药分析 本案治疗的思路分标本两个方面，选用五子衍宗丸，滋补肝肾，治在本；选用白蒺藜、补骨脂、白芷、重楼、浮萍、川芎、丹参重在散风活血，增加色素；鸡血藤、紫河车、制首乌补精益血，增强五子衍宗丸的功效；豨莶草、秦艽、柴胡、羌活、香附既散风，又调和气血，有利于色素细胞的产生。

点评 本病诊断容易，治疗困难。我从实践中认识到本病有三大特殊性。一是发病无先兆，二是部位无定数，三是病区无感觉，仅仅是皮肤变白。有鉴于此，本病治疗的核心在肾，肾旺必感于肺，肺气敷布，则可促使肤色正常。其次，还要重视肝脾气血的调整。故而在主方五子衍宗丸中酌加了疏肝的柴胡、当归、白芍；扶脾的白术、山药；调气的香附、川芎；活血的丹参、桃仁；祛风的白蒺藜、羌独活、威灵仙等。通常坚持治疗 1 个月见效；6~9 个月，部分病例可望治愈。即使未获痊愈，亦能取得显著效果。

（三）胃

胃与脾俱属土，胃外而脾内，胃阳而脾阴，胃主化而脾主运。故脾与胃相连。古人谓：肾为先天之根，胃为后天之本。肾强则后天强，而先天予以补助；胃绝则后天绝，虽先天足恃，七日不食亦死。正因为如此，胃腑气独盛，血独旺，热独多，其病症以实热有余之症居多。

胃实热证症见：汗出，衄衊，口角唇疹，腮肿喉痹，斑黄狂乱，口臭，高热不退，甚者谵妄，骂詈不避亲疏，肤色焮红肿痛等症。

药用：大黄、枳实、知母、石膏、竹叶、葛根、青黛、夏枯草、神曲、连翘、山楂、麦冬、黄连、陈皮、木瓜、竹茹、芦根、茯苓等。

胃虚寒证症见：畏寒或者寒栗，颜面肤色发黑，或者面萎黄少华，胃脘膨胀，怠惰嗜卧，饮食欠佳，或者食不消化，或者大便稀溏等症。

药用：人参、白术、莲子肉、陈皮、扁豆、白芍、茯苓、金石斛、葛根。兼寒者加生姜、砂仁、白蔻，兼热者加芦根、竹茹、枇杷叶、蔗浆等。

▷**验案举例**

复发性口腔溃疡　薛某，男性，36 岁。2007 年 6 月 4 日初诊。据述，口腔溃疡反复发作，达 3 年之久，每次复发与进食甘肥或蛋类过多有关。检查：两侧颊黏膜可见绿豆大小的溃疡，边缘红肿明显，上覆少量脓性分泌物，剧痛，进食困难，口渴，喜冷饮，大便燥结，舌质红，脉滑数。证属胃腑湿热，上熏于口。诊断：复发性口腔溃疡。治宜清胃泻火，消肿止痛。处方：玉女煎加减。生石膏 15g，知母、升麻、甘草、竹叶、炒丹皮、大黄、炒枳壳、金莲花各 6g，麦冬、石斛、鸭跖草、生地各 10g。

二诊：1 周后复诊，疼痛有所减轻，口疮周围红肿亦有明显消退，大便通畅。步上方去大黄、枳壳，加白薇、白蔹各 10g。同时用冰硼散每日 1 支加入 300ml 凉开水搅拌后，作漱口之用，每日 3~5 次，每次 1~2 分钟。5 天后，来门诊告知，口腔溃疡已愈。

方药分析　《圣济总录》说："口疮者，由心脾有热，气冲上焦，熏发口舌，故作疮也。"本案拟用玉女煎与导赤散两方为基方，一是清胃泻火；一是清心导赤，颇合古人遗训。在此基础上，加入的药物分成三个部分：一是治口腔溃疡的专药如金莲花、鸭跖草；二是滋阴清热，上下焦同治，核心在本。三是通腑泻热，以折实火，意在治标。由于组方有主有次，有本有标，投方有效，绝非偶然。

点评　《医贯》说："口疮上焦实热，中焦虚寒，下焦阴火，各经传变所致。"

赵氏之言给我三点启示：一是病有虚实；二是治分三焦，上焦在心，中焦在脾，下焦在肾；三是病分新久，新病初起，实热居多，治在清胃泻火；久病虚寒或阴火上炎为主，治宜扶正固本。我在临床实践中，视溃疡部位的不同，遣方用药略有差异，溃疡发生在舌体者，从心治；发生在牙龈者，从胃治；发生在颊黏膜者，从脾、从肾治。

（四）大肠

大肠为"传导之官，变化出焉"。其经络与肺相为表里。在《内经》一书中认为脾胃、大小肠、膀胱、三焦均系仓廪之本，营之居也，能化糟粕转味，而以为出入者也。大肠病有虚实之分。

实证包括耳后、肩臑肘臂外疼痛，脐腹胀而不痛，皮肤黝黑，大便硬结，肠风下血，肛门淫痒，夜间尤重。

虚证包括耳鸣、耳聋、虚热不退，腹泻而肠鸣，脱肛，大便稀溏，薄如鹜溏。

大肠实证宜凉血解毒，药用：生地、黄芩、黄连、槐花、大黄、枳壳、桃仁、石膏、知母、芒硝、槟榔、地榆、白芍、防风、荆芥、蒲黄、侧柏叶、郁李仁、忍冬藤等。

大肠虚证宜补气生津，药用：人参、黄芪、白芍、麦冬、蜂蜜、芝麻、天冬、木瓜、五味子、肉苁蓉、补骨脂、白术、吴茱萸、莲子、柴胡等。

▷验案举例

肛周湿疹　王某，男性，8 岁。2006 年，4 月 8 日初诊。患儿母亲代述，肛门痒约有月余，叨吵不安。检查：肛门四周的皮肤黏膜可见轻微浸渍腐白，抓痕明显，且有少量渗出；患儿面色苍白少华，形体瘦削，目呆少神，烦躁焦虑。询问食欲不振，大便稀溏，脉细弱，舌质淡红，苔少。证属脾虚肠弱。诊断：肛周湿疹。治宜益气健脾，扶正止痒。方用四君子汤加味。处方：党参、白术、山药各 12g，防风、蝉衣、连翘、黄连、陈皮、莲子心、砂仁各 6g，茯苓、神曲、谷芽、莲子心、甘草各 10g。外用：苦楝子、扁蓄各 15g，浓煎取汁，外洗肛周，一日 2 次。

二诊：5 天后复诊，肛周瘙痒明显减轻，患儿夜能入睡，四肢、肛周浸渍也在康复之中，嘱其再服 10 剂，外洗方同上。2 周后来门诊视查，肛周皮肤恢复正常，痒感消除而愈。

方药分析　方用参、苓、术、山药益气扶脾；陈皮、砂仁、茯苓理气化湿；黄连、莲子心、连翘清心泻火解毒；神曲、谷芽消食导赤；防风、蝉衣疏风祛邪止痒。脾胃健运，大肠湿热可除。

点评　肛周湿疹，诱发因素众多，通常有原患痔疮、蛲虫等，也有因热水烫洗或外搽药物不当而发生。因此，临床辨证既要重视皮肤损害的形态，又要注意波及的范围，辨证时要分清湿、热、虚、实的孰重孰轻。本案患儿面色苍白少华，食欲欠佳等症突出，病位定在脾与大肠，湿热之邪为害，故而方选四君子汤加味而愈。

（五）膀胱

膀胱贮小便之器，然其小便虽出膀胱，实则肺为水之上源，上源清，则下源自白。汗液系膀胱之气，载津液上行外达，出而有汗，有云行雨施之象，本腑与肾互为表里，合为津液，其病症多与肺、心、肾三脏有关。

实证有鼻塞，头痛，项背强直、不得转曲，便脓血，肌肉萎缩，少腹胀痛，痔、疝、癫、狂等。

虚证有小便不禁，遗尿，阴囊肿胀，𩩲𦚾。

实证宜润渗，药用黄柏、知母、滑石、瞿麦、车前子、旋覆花、茯苓、猪苓、泽泻。

虚证宜补气，药用人参、山茱萸、天冬、麦冬、牛膝、益智仁、金樱子、五味子、牡蛎、鹿茸、桑螵蛸等。

▷验案举例

阴囊湿疹　徐某，男性，38 岁。1998 年 3 月 7 日初诊。患者平素喜食油腻食物，嗜酒，形体肥硕。近 1 个月来，感觉阴囊潮湿刺痒。就诊时检查，双侧阴囊皮肤略有红肿，部分抓破有轻微渗出或者结有血痂，其痒感以夜间为甚，伴有轻微腰酸、膝软等症。脉象细数，舌质红，苔薄黄。证属肝脾湿热，下注所致。诊断：阴囊湿疹。治宜清肝泻火，化湿止痒。方剂：方选知柏地黄汤加减。盐水炒黄柏、知母、蛇床子各 6g，茯苓、泽泻、山茱萸、丹皮各 10g，萆薢、木瓜、槟榔、沉香（后下）各 4.5g，炒杜仲、山药各 12g。外用：路路通方（路路通、苍术各 60g，百部、艾叶、枯矾各 15g）水煎取汁湿敷。一日 2~3 次。

二诊：5 天后局部肿胀，渗出和痒感均有减轻。步上方去蛇床子、木瓜、槟榔加菟丝子、钩藤（后下）各 12g。外用蛋黄油涂搽，一日 3~5 次。按上方坚持治疗 10 天以后，痒感和皮损均已康复。并嘱其内服六味地黄丸，每日 2 次，1 次 6g。盐开水送下，以巩固疗效。

方药分析　本案以知柏地黄汤为基方，取其滋阴降火，以除湿热；蛇床子、杜仲、沉香等温阳之味，既补肾阳，又防苦寒伤肾之过；萆薢、槟榔、木瓜、化湿治在脾，助后天之本；湿除、热清则痒感自除。

点评　男性阴囊湿疹和女性外阴湿疹治疗的重点在于肝肾，初期肝经湿热居多，方选龙胆泻肝汤加减。后期肾经亏虚为主，其选方当分阴阳，偏阴虚者方选麦味地黄汤，偏阳虚者方选右归饮加减。不论阴虚、阳虚均可加入息风止痒之品，效果更好。在治疗期间，除了禁食辛辣酒味之外，还应当节制房事。临证中，部分患者不明此事，往往病情将愈，因犯禁忌又导致病情加重或复发。所以，医者应尽可能寻找患者发病或诱发加重的原因，如生活习惯、工作环境、思想情绪及有关病史。叮嘱患者尽量避免外界的不良刺激，如热水烫洗，剧烈搔抓，化纤、皮毛内衣以及易致敏和刺激性的食物。

（六）总结

应当指出，脏腑之间不是孤立的，而是互相联系和互相影响的，所以在许多疾病中，既要考虑本脏的生理病理变化，又要注意对其他脏腑的影响，这种变化和影响包括有利和不利的两个方面，只有全面剖析脏腑的传变规律，才能提高诊疗水平。

肝与脾的关系：肝病常牵连到脾，出现肝脾不和的证候群，治疗中常从治肝入手，药用柴胡、白芍、香附、金橘叶、佛手片之类，达到疏肝扶脾的目的。

肝与肾的关系：肾阴统辖全身之阴，肾阴不足必致肝阴不足，反之，肝阴不足，也可影响到肾，故有"肝肾同源"之论。治疗时既要用补肝阴的药，又要照顾补肾阴的药，以利于疗效的提高。

脾与肾的关系：肾阳统辖全身之阳，肾阳不足必致脾阳不足。反之，脾阳不足，也可影响到肾阳不足，临床上常称之为脾肾阳虚，就是包涵着脾肾之间相互影响。治疗时除用补脾阳药外，再加补肾阳药，疗效就会明显提高。

肺与肾的关系：肺主气，司呼吸，为水之上源，肾主纳气，特别是关系到呼吸系统和水肿之类疾病，肺与肾的关系是十分密切的。治疗时常是急者治标在肺，缓者治本在肾。

三、要药汇解

沙　参

【药名浅释】

沙参始载于《神农本草经》，列为上品。别名众多，如白参、羊奶、铃儿草、苦心、文虎、识美、志趣、文希等达十八种之多。其产地以安徽、江苏、浙江质量最佳。李时珍说："沙参白色，宜于沙地故名。"其根多白汁，民间称其为羊婆奶；此物无心味淡，又名苦心。古方无南北之分，自张石顽始言，沙参有南北两种。北者主产于山东、江苏等地，根条细长，均匀色白，质坚性寒为佳，清代以后才多运用。南者质虚力微，以山东、辽东产地最优，其中泰山沙参虽不如人参大补元气，但属南沙参中的佳品。

【药性分述】

北沙参味甘，性凉，具有养阴清肺，益胃生津的功效；南沙参味甘微苦，性微寒，具有养阴清热，润肺化痰，益胃生津的功效。

沙参禀天地清和之气，主治范围集中在心、肺、肾三脏。如止惊烦，治诸毒，久咳肺痿。散风寒瘙痒，祛皮肤游风，疗癣恶疮，排脓消肿，声音嘶哑，甚至失音等。沙参是补阴的圣药。徐灵胎评价说："肺主气。肺家之药，气旺者为多，但气旺之品必偏于燥，而能滋肺者又腻滋而不清舒，惟沙参是肺家气分最佳之药。该药色白体轻，疏通而不燥，润泽而不滞，血阻于肺者非此不能清也。然沙参体质轻松，中心空者为佳，因而临床应用，分量宜重不宜轻。"张元素说："肺寒者用人参，肺热者用沙参代之。"

沙参的临床应用，历代医家也积累了丰富的经验，如傅青主有两条妙用沙参的经验。其一：骨蒸有汗者宜丹皮；骨蒸无汗者宜沙参，至于地骨皮则是有汗无汗俱宜。其二：治头痛川芎五钱，沙参九钱，蔓荆子二钱，细辛一钱。水两碗，煎八分，加黄酒半碗，调匀，早晨五次服。傅氏自注："妙用沙参，盖沙参补阴，原不入脑，今用川芎之中，而蔓荆子、细辛，直走于巅，则沙参不能下行，不得不同群药入于脑中……此方不特治头痛，兼治脑痛，无不神效。"焦树德说："南沙参清肺火而益肺阴，兼有风热感冒而肺燥热者用之；北沙参多用于养阴清肺，生津益胃，有外感者不宜用。"

另有一种说法，人参补五脏之阳，沙参补五脏之阴，这是因为书中所载药性补泻的缘故，不独沙参为然。

本品配生地凉血；配玄参治干咳；配麦冬、五味子同疗肺肾；配芍药、当归肝肾兼补。但肺气寒，虚气上浮者禁用。

【临床应用】

（1）**燥伤肺阴**　沙参麦冬汤：沙参、麦冬、玉竹、生甘草、桑叶、生扁豆。（《温病条辨》）

（2）**白塞病**　夏氏经验方：黄芪 30g，党参、白沙参各 15g，制首乌 10g，知母、玄参、黄柏、丹皮各 9g，金银花 12g，土茯苓 20g。（《中医外科心得》）

（3）**荨麻疹（风热证）**　沙参散：沙参、白蒺藜、枳壳、丹参、白附子、白鲜皮、天麻、犀角梢、大黄各 7g；研末为散，每次 3g；温酒送下。日 2~3 次。（《太平圣惠方》）

（4）**失音**　沙参、玄参各 10g，麦冬、金莲花各 6g，玉蝴蝶、蝉衣、洛神花各 3g。开水加少量蜂蜜泡服。（经验方）

竹（淡竹叶、苦竹叶、竹茹、竹沥）

【药名浅释】

竹，始载于《神农本草经》，列为中品。陶弘景说："竹类甚多，入药用瑾竹，次用淡、苦竹。又有一种薄壳，名甘竹，叶最胜。"《本草纲目》始称"淡竹叶"；《救荒本草》赠之翠蝴蝶之雅名。

【药性分述】

淡竹叶味甘，性寒，无毒。具有清心火，通小肠的功效。

本品是清热利水的要品。主治胸中痰热，热毒风，压丹石毒，烦热，心烦不安，口糜生疮，牙龈肿痛，小便赤涩，淋痛等。王禀衡归纳其要说："内息肝胆之风，外清暑温之热。"凡见皮肤焮红者，配生地、丹皮；口舌生疮者配通草、甘草梢；皮肤刺痒者，配蝉衣、连翘心。李时珍曾说："淡竹叶不是淡竹之叶，而是另一种草本植物，与鲜竹叶功效相近。"竹的功效由于部位的不同而迥异：竹笋可发疮，竹沥通经脉，竹茹治呕哕，竹叶清烦热。

〈苦竹叶〉味苦，性冷，无毒。主治口疮目痛、解酒毒、杀虫。烧灰和猪丹涂小儿头疮、耳疮、疥癣，和鸡子白外涂一切恶疮。

〈淡竹茹〉味甘，微寒，无毒。主治呕恶、溢脉、肺痿咯血、鼻衄。

〈淡竹沥〉治烦闷，痰在经络四肢及皮里膜外，非此不达不行。

【临床应用】

（1）**小儿丹毒**　竹叶散：青竹叶 60g（烧灰），灶中黄土 30g。研末为散，鸡子清调敷患处。（《普济方》）

（2）**脓疱疮**　竹茹膏：麻油 60ml，青竹茹一小团，木香 60g，杏仁 20 粒。将药入麻油中，小火煎至杏仁黄色，去药渣，入松香 15g。熬膏，外涂患处。（《严氏济生方》）

（3）**眼目涩痛**　竹叶泻经汤：柴胡、栀子、羌活、升麻、炙甘草各 1.5g，赤芍、草决明、茯苓、泽泻、车前子各 1.2g，黄芩 1.8g，黄连、大黄各 1.5g，竹叶 11 片。（《原机启微》）

（4）**顽固性口腔溃疡**　竹叶石膏汤加减：淡竹叶 15g，生石膏、麦冬各 30g，生晒参 10g，甘草 6g，白及 20g。（《伤寒杂病论研究大成》）

（5）**系统性红斑狼疮（热入营血证）**　清营汤加减：水牛角 40g，银花、连翘、玄参各 20g，黄连、淡竹叶各 6g，生地 30g、丹皮、赤芍各 15g。（《专科专病名医临证经验丛书·皮肤病·周德英》）

（6）**系统性红斑狼疮**　清水豆卷、银花、碧玉散（包）各 12g，青蒿梗、炒丹皮、莲子心、广郁金、生蒲黄、钩藤各 9g，炒赤芍、西瓜翠衣各 15g，水炙远志 3g，天竹黄 5g，鲜竹叶卷心 30 针，鲜芦根 1 枝，鲜荷叶 1 角。（《国医大师·张镜人》）

栀　子

【药名浅释】

栀子，始载于《神农本草经》，列为中品。别名有山栀、黄栀子、山栀子、炒栀子、焦栀子、栀子炭、姜栀子、木丹、越桃、鲜支等。花名薝卜。卮，酒器也，卮子象之，故名。俗作栀。鲜支即支子。传说其种子来自天竺，与佛有关，有人称之"禅客""禅友"。佛书称其花为薝卜。

【药性分述】

栀子味苦，性寒，无毒。具有泻火除烦，清热利尿，凉血解毒的功用。

综合历代本草文献的论述，其主治范围有：治胃中热气、面赤、酒渣鼻、赤白癞、疮疡，利五淋，解五种黄病，明目、除烦，治心神颠倒、血带、心中懊恼，祛热毒风，治损伤瘀血、疝气、烫火伤、痈肿疮疡、吐衄、血淋、血痢等。尤对面赤、酒渣鼻、肺风粉刺等用之殊效。

然而在具体应用之中，尚需重视本品的炮制：生用泻火，炒黑止血；内热用仁，表热用皮；童便炒治淋证，盐水炒退虚火，姜汁炒劫心胃火痛，乌药炒治热痛，蒲黄炒清胃血。

山栀、丹皮、白芍、龙胆草皆泻肝经之火，其中却自有分别。清其气，宜用栀子，气清火亦清。肝得辛为补，丹皮之辛，从其性以醒之，肝受补，气展而火亦平。肝气过散，宜白芍制之，平其性即所以泻其火，使之不能得逞。火盛肝气必实，龙胆苦以泻其气，寒以治其火，故非实胆草勿用。

邪在表，虚火上升，两者禁用。或脾胃阳虚，便溏者不宜用。

【临床应用】

（1）**面部丹毒**　栀子仁汤：郁金、枳壳、升麻、栀子仁、牛蒡子、大黄各30g。研细末，每服9g。蜜水送下。(《普济方》)

（2）**头面生疮**　栀子荆芥汤：栀子、荆芥、黄芩、川芎、白芷、白芍、桔梗、生地、升麻、枳壳、大黄各3g，甘草0.6g。煎服。(《古今医统大全》)

（3）**下疳**　栀子散：栀子1枚，去囊，入明矾末。曲糊封合口，火烧存性，研末，干掺。(《证治准绳·疡科》)

（4）**痤疮（肺胃蕴热型）**　枇杷清肺饮：枇杷叶、焦山栀、连翘、赤芍、桑白皮各10g，黄芩、炒丹皮、红花、凌霄花各6g，生地、银花、冬瓜仁、冬瓜皮各20g。(《皮肤病中医诊疗学》)

（5）**婴儿湿疹**　三心导赤饮：栀子心、莲子心、淡竹叶、生甘草，蝉衣各6g，莲子心、黄芩各3g，生地、车前子、车前草各10g，赤小豆15g。(《国家级名医秘验方·徐宜厚》)

（6）**口周皮炎**　凉血五花汤加减：红花、凌霄花、金莲花、焦栀子、黄芩、升麻各6g，金银花、生石膏、生地、赤芍、鸡冠花各12g，青蒿、茵陈、白茅根各15g。(《徐宜厚皮科传心录》)

（7）**酒渣鼻**　金花丸：黄芩、黄连、黄柏、大黄、桔梗、葛根各60g，栀子30g。研细末水泛为丸，如梧桐子大，每日服70~80丸，白开水送下。(《寿世保元》)

灯　心　草

【药名浅释】

灯心草，始见于《开宝本草》。别名有虎须草、碧玉草、灯芯、灯草、灯芯炭、朱灯芯、灯心草、龙须之类，但龙须紧而瓤实，此草梢粗而瓤白。灯心草有生熟之分，蒸熟待干谓之熟草，点灯之用，生干剥取为生草，入药宜用生草。

【药性分述】

灯心草味甘，性寒，无毒。具有清心降火，利尿通淋的功效。

灯心草气味甘寒，入心、小肠，其质轻通，故能治心烦、不寐、小儿心热烦躁、夜啼、黄疸、水肿、小便不利、阴疳、喉痹等。李克绍先生说："灯心草治小儿夜啼。夜啼者，夜则阳气行于阴，心经有热，神不安，故啼也。"

《得配本草》对本品的配伍与主治的范围有详细的记载，可供参考：配麦冬，引火下行；配红花，治喉风；配龟甲，治疮痘烦喘；和丹砂，治衄血；炒炭和轻粉，治阴疳；煅炭吹，治喉风闭塞；煅炭外涂，治乳头敛疮，止夜啼等。

心气虚者禁用；多用久服，令人目暗。

【临床应用】

（1）**龟头炎（淫毒蚀阴证）** 暗治饮加减：黄柏、蒲公英各10g，茯苓、白芍各15g，生甘草、龙胆草、柴胡各3g，稀莶草、琥珀各6g，白茅根、赤小豆各30g，灯心3扎。（《皮肤病中医诊疗学》）

（2）**软下疳** 解毒木通汤：木通、黄连、龙胆草、瞿麦、滑石、山栀、黄柏、知母各3g，芦荟、甘草各1.5g，灯心12根。（《皮肤病中医诊疗学》）

（3）**天疱疮（心火炽盛证）** 张氏验方：赤茯苓、生地各15g，生白术、黄芩、生栀子、泽泻、茵陈、枳壳、竹叶、莲子心、黄连各10g，灯心6g。（《专科专病名医临证经验丛书·皮肤病·张志礼》）

（4）**小腿丹毒** 银花、蒲公英各24g，大青叶、生栀子、归尾、赤芍、灯心炭、生大黄、绿豆衣、车前子各10g，连翘18g，黄连、陈皮各6g，生地20g，薄荷3g。另服梅花点舌丹，每次1丸，每4小时服一次，外敷雄黄软膏，每日2次。（《房芝萱外科经验》）

（5）**口腔溃疡（风热乘脾证）** 银翘散、凉膈散合裁：银花、连翘、黄芩、淡竹叶各10g，山栀、薄荷（后下）各3g，芦根、生石膏各15g，制大黄6g，灯心草1g。（《刘弼臣用药心得十讲》）

（6）**急性喉痹、小儿夜啼** 灯心草烧灰吹之（可加硼砂粉），治急性喉痹灯心烧灰，涂乳头上，饲小儿止夜啼。（朱丹溪方）

紫 贝 齿

【药名浅释】

紫贝齿，始载于《唐本草》。别名有紫贝、文贝、贝齿、砑螺。《唐本草》说："紫贝形似贝圆，大二三寸，出东海及南海海上，紫斑而骨白。"《南州异物志》说："文贝甚大，质白文紫，天姿自然，不假外饰而光彩焕烂，故名。"画家用以压物，故名曰砑螺。

【药性分述】

紫贝齿，味咸，性平。具有清热明目，镇惊安神的功效。

紫贝母入肝经，能明目、祛热毒，治小儿斑疹、四肢抽搐、惊惕不眠、平肝安神、目赤肿痛、头昏、头痛、退目翳。其品质以"背上深紫有黑点者良……贝类极多，古人以为宝货，而紫贝尤贵，后世不用贝钱，而药中亦希使之"。（《本草汇纂》）我将本品加入养血柔肝方中，用以治疗寻常疣、扁平疣、跖疣及皮肤淀粉样变、限局性神经性皮炎和慢性盘状湿疹等，这类湿聚血瘀类的疾患，能收到涤除湿热、软化角层、镇肝息风止痒的功用，其用量在30g左右，先煎30分钟，再纳群药煎之。

《本草用法》说："紫贝齿，出东南海中，性味功能与石决明相似，而镇肝息风之力尤强，凡肝热动风者，视为要药。但阳虚者慎用，需与养血药同用，不宜久服，多服令人寒重，非其性寒，乃消伐过当耳。"

本品功效与石决明大致相同，只是本品镇肝息风之力尤强，凡遇肝热动风者，视为要药。

【临床应用】

扁平疣 大青薏苡仁汤：紫贝齿、代赭石、生龙骨、生牡蛎、生薏苡仁各30g，马齿苋、大青叶、丹参各15g，归尾、赤芍、升麻各9g。（经验方）

廖氏验方：灵磁石、代赭石、紫贝齿、生石决明各30g，生首乌6g，紫草9~30g。（《专科专病名医临证经验丛书·皮肤病·廖全福》）

代 赭 石

【药名浅释】

代赭石，始载于《神农本草经》，列为下品。别名有赭石、钉头赭石、醋赭石、须丸、血师、土朱、铁朱。《本草经考注》："赭，赤土也，又名代赭，一名血师，好者如鸡肝。"李时珍说："赭，赤色也；代，即雁门也。今俗称土朱、铁朱。"管子云："山上有赭，其下有铁。"

【药性分述】

代赭石味苦，性寒，无毒。具有平肝潜阳，降逆平喘，凉血止血的功效。

代赭石乃肝与心包二经血分药，故主治二经血分病。包括女子崩中、吐血衄血、金疮生肉、贼风蛊毒、阴痿不起、小儿疳积、泻痢惊痫、尿血、遗尿、血痹、血瘀、肠风痔漏、噎膈痞硬、慢惊风、诸丹热毒等。《医学衷中参西录》说："赭石为铁氧化合物，性同铁锈，原不宜煅。徐灵胎谓若煅之复用醋淬，即能伤肺。用赭石者，宜将生赭石轧碎用之。赭石能生血兼能凉血，而其质重坠，又善镇逆气，降痰浊，止呕吐，通燥便，用之得当，能见奇效。"我常用此品治疗疣赘、硬皮病所致肠道受累、周围血管病和部分血瘀所致的色素沉着等。

孕妇忌服，恐坠胎元；气不足、津液燥者禁用。

【临床应用】

（1）**寻常疣**　四石桃红汤：灵磁石、生牡蛎、代赭石、珍珠母各30g，桃仁、红花、赤芍各10g，陈皮6g。(《皮肤病中医诊疗学》)

（2）**神经性皮炎（阴虚血燥证）**　四物润肤汤：当归、胡麻仁、秦艽各10g，炒白芍、干地黄、制首乌、钩藤各12g，代赭石、珍珠母、沙参、山药各15g，枣仁6g。(《皮肤病中医诊疗学》)

（3）**系统性红斑狼疮（肝阳上亢证）**　首乌地黄汤加味：制首乌、刺蒺藜、熟地、山药、山茱萸、丹皮、泽泻、茯苓、丹参、紫草、地骨皮、夏枯草、秦艽、白鲜皮、炒枣仁、钩藤、豨莶草、龙骨、牡蛎、珍珠母、磁石、生代赭石。(《专科专病名医临证经验丛书·皮肤病·文琢之》)

龙　胆　草

【药名浅释】

龙胆草，始载于《神农本草经》，列为下品。别名有苦胆草、龙胆、软苗龙胆、酒炙龙胆。《本草经考注》："凡药以龙名者，皆假托其德，以神其效耳……此草之苦味非凡，甚似胆味，故最有治胆之功也。"

【药性分述】

龙胆草味苦，性寒。具有清热燥湿，泻肝胆湿热的功效。

龙胆草色黄属土，为胃家正药。诚如《本草纲目》所说："相火寄在肝胆，有泻无补，故龙胆之益肝胆之气，正以其能泻肝胆之邪热也。但大苦大寒，过服恐伤胃中生发之气，反助火邪。亦久服黄连反从火化之义。"李氏之言，既指明了本品主治病症的核心，又提出了注意的要点。

归纳其要有四：一是除下部风湿，二是除下焦湿热，三是除脐以下至足肿痛，四是除寒湿脚气。具体言之，病症有骨蒸痨热，惊痫狂躁，胃火烦热，咽喉肿痛，小便淋闭，血热泻痢，痈疽疮毒，妇人血热崩淋，小儿热痫，目黄睛赤肿痛，蛊毒等。诚如张锡纯所说："凡举目疾、吐血、衄血、二便下血、惊痫、眩晕因肝胆有热而致病者，皆能愈之。其泻肝胆湿热之力，数倍于芍药，而以敛戢肝胆虚热，固不如芍药也。"

配苍耳子治耳病，配柴胡治目疾，配防风治小儿盗汗，配大麦芽治谷疸，配鸡子清治伤寒发狂，拌猪胆汁治盗汗。

生用下行，酒炒上行，蜜炒中行；猪胆汁拌炒降火神速。

空心禁服；胃气虚人，服之必呕；脾虚之人，服之洞泻，宜慎用。无实火者禁用。

【临床应用】

（1）**湿疹、带状疱疹**　加减龙胆泻肝汤：龙胆草、黄芩、山栀、丹皮、甘草各10g，连翘、生地各15g，车前子12g，泽泻6g。（《赵炳南临床经验集》）

（2）**药疹（湿热感毒证）**　石兰草方加减：龙胆草、黄芩、生地、白茅根、银花、连翘、紫草、板蓝根、车前草、泽泻、六一散。（《专科专病名医临证经验丛书·皮肤病·张志礼》）

（3）**真性红细胞增多症**　郭氏验方：龙胆草、栀子、银柴胡各12g，黄芩、生地、泽泻各15g，黄连6g，藕节、白茅根各30g，银花、川芎各24g，三棱、莪术各18g，桃仁、红花、丹皮各9g，青黛3g（分冲）。（《中医临床家·郭士魁》）

（4）**急性皮炎**　龙胆散：龙胆草、防风各等份研细末，每服5g，临卧米汤送下。（《杂病源流犀烛》）

白　术

【药名浅释】

白术，始载于《神农本草经》，列为上品。别名有冬白术、於术、炒白术、土白术、土蓟、杨枹、枹蓟等。查阅有关文献，得出以下结论。一是"术字篆文，象其根干枝叶之形"；二是产地扬州，产者其状如枹，故有杨枹及枹蓟之名；三是古方二术通用，后人始有苍白之分；四是术以茅山、嵩山为佳。

【药性分述】

白术，味甘，性温，无毒。具有健脾益气，燥湿利水，止汗，安胎的功效。

在《本经》无白术、苍术之分，陶弘景才有赤白两种，近代乃有苍、白术之分，其功效亦有不同。总的来说，白术补性偏多，且有敛汗之效；苍术泻性为主，惟专发汗之能。具体言之，白术功效有九：一温中；二去脾胃湿；三除脾胃热；四强脾胃，进饮食；五和脾胃，生津液；六去肌热；七治四肢困倦，目不欲开，怠惰嗜卧，不思饮食；八止渴；九安胎。从治皮肤病而言，本品对涉及肺、肝、脾、心四脏之虚实，配伍相对药物，如与凉润药同用，善补肺；与升散药同用，善调肝；与镇重安神药同用，善养心；与滋阴药同用，善补肾。由此可见，这种后天资生的要药，与相对药物配伍，均能收到补益的功效。

此外，在《得配本草》一书中，对本品的炮制，提出了建议："入风痹药中宜生用；补中气生用；燥脾胃，陈壁土伴炒；和胃，米泔水浸炒；补气蜜水伴炒；理气枳壳汁炒；恐其性燥，乳伴蒸熟；去滞姜汁炒；除胀麸皮伴炒；去水苍术伴炒；治泻痢炒黑存性。"

【临床应用】

（1）**过敏性紫癜**　人参赤芍汤：人参 3~15g，赤芍、丹参、大蓟、当归、茯苓各 9g，白术、阿胶、木香各 6g，甘草 15g。（《中医皮肤病学简编》）

（2）**黑变病**　七白散：白术、白蔹、白牵牛、白附子、白芷、白芍、白僵蚕各等份。去皮，研细末，早晚洗面。（《永类钤方》）

（3）**带状疱疹**　五苓散：泽泻 18g，猪苓、茯苓、白术各 10g，桂枝 7g。（日本学者中村夫美）

（4）**妇人阴疮**　逍遥散：当归、白芍、茯苓、白术、柴胡各 3g，香附 2.4g，丹皮 2.1g，甘草 1.8g，薄荷 1.5g。（《疡科遗编》）

（5）**新生儿硬肿病**　加减真武汤：制附子 1~1.5g，茯苓、红花、黄芪各 2~3g，白术、人参各 1.5~3g，赤芍、当归、川芎各 1~2g，地锦草 5~9g。（《实用中医儿科手册》）

苍　术

【药名浅释】

苍术，始载于《神农本草经》，列为上品。别名有光苍术、茅术、山苍术、南苍术、炒苍术、制苍术、焦苍术、赤术、山精、仙术、山蓟。李时珍说："术者，山之精也，服之令人长生辟谷，致神仙，故有山精、仙术之号。"术产于茅山石门，切开有朱砂点者为珍品。

【药性分述】

苍术味苦，性温。具有燥湿健脾、祛风、散寒、明目的功效。

苍术有南北之分，南苍术质坚实，折断面有朱砂点，气异香扑鼻，主产江苏、河南；北苍术产于华北，品质不及南苍术好。

苍术辛烈，性温而燥，可升可降，能径入诸经。本品的主要药效有消痰结窠囊，去胸中窄狭，治面身游风，辟山岚瘴气，时气瘟疫尤灵等。其他作用还有：祛风寒湿痹、死肌，消谷，疗浊淋带下、湿痰留饮、滑泻肠风、寒湿诸疮、水肿胀满，解六郁，止吐泻，逐痰水等。

古人谓"子欲长生，当服山精"。自《神农本草经》说苍术"久服轻身延年"以来，历代文献誉苍术为"仙术"。如《刘涓子》的中金丸、《邓才笔峰杂兴方》中的苍术膏、刘松石《保寿堂经验方》的"少阳丹"、《瑞竹堂》的"固真丹"、皇甫敬的"不老丹"，由此可见苍术抗衰老的药效，值得进一步研究。

此外，古人还留下许多运用苍术的独到之处，择要如下。

《本草发挥》说："苍术体轻浮，气力雄壮，能去皮肤腠理之湿。"

《本草衍义补遗》："苍术治上、中、下湿疾皆可用之。"

《药类法象》："主治与白术同，若除上湿发汗，功最大，若补中焦除湿，力小于白术。"

《药性赋》："补中除湿，力不及白，宽中发汗，功过于白。"

《本草崇原》："白术性优，苍术性劣，凡欲补脾，则用白术，凡欲运脾则用苍术。欲补运相兼，则相兼而用。如补多运少，则白术多而苍术少，运多补少，则苍术多而白术少。"

白、苍术皆能健脾燥湿，唯强胃燥湿之功，则苍术为佳；补脾甘润之力，则白术较优。苍术能升阳解郁，白术能补气生血；苍术性烈，燥湿力足，白术甘润补益功多。

我认为本品能去皮肤腠理之湿，对顽湿类的皮肤病如慢性湿疹、慢性丹毒、结节性痒疹、掌跖脓疱病和限局性神经性皮炎均可选用。总之，对素禀肥盛多湿者则宜。形瘦多火者禁用，内热阴虚、表疏汗出者忌服。

【临床应用】

（1）疱疹样皮炎　芩连解毒汤：黄芩、黄连、知母、苍术、白术、苦参、防风各9g，玄参、茯苓、地肤子、藿香各12g，白鲜皮15g，生石膏、六一散各30g，蝉衣6g，苍耳子、栀子各4.5g。（《中医皮肤病学简编》）

（2）毛发红糠疹、掌跖角化、鱼鳞病　苍术膏：苍术1000g，当归90g，白鲜皮60g。上药加水，连熬3次取汁，慢火煎成浓膏，加蜂蜜250ml，调和成膏。日服2次，每次一勺，开水冲服。（《朱仁康临床经验集》）

（3）钱币状湿疹　芳香化湿汤：藿香、佩兰、苍术、陈皮、茯苓、泽泻、白鲜皮、地肤子各9g。（《朱仁康临床经验集》）

（4）皮肤瘙痒　苍术、白鲜皮、防风、地肤子、蛇床子、黄连各10g，苦参、荆芥各9g，黄柏、羌活、甘草各5g，炒牛蒡子12g，浮萍、白芷各8g。（《中医临床家·许玉山》）

（5）下肢湿疹　苍术5g，白术、黄柏、炒赤芍、郁金、杏仁、绿豆衣、炙紫菀各9g，生薏苡仁、草薢、桑枝、谷芽各12g，全瓜蒌、银花藤各15g。（《国医大师·张镜人》）

茯　苓

【药名浅释】

茯苓，始载于《神农本草经》，列为上品。别名有松苓、云苓、朱茯苓、伏灵、伏兔、松腴、不死面等。本品伏在土中，状如矢，故名茯苓。李时珍对上述名称有如下解释："茯苓，《史记·龟策传》作伏灵，盖松之神灵之气，化结而成，故谓之茯苓，茯神也。"又说："下有茯苓，上有菟丝故又名伏兔。"就其品质而言，茯苓，天下无不推之云南，曰云苓（《滇海虞衡志》）。此外，产于安庆一带，称之安苓，其中最好的称之排苓，或称天生苓。

【药性分述】

茯苓味甘，性平。具有利水渗湿，健脾宁神的功效。

茯苓药用部位不同，不仅名称各异，而且药效亦殊。如用之外皮，称"茯苓皮"；近皮部棕红色和淡红色部分，称"赤茯苓"；内部色白部分，称"白茯苓"；挖松根而生者，称"茯神"；茯神中含有松木者，称"茯神木"。本品药效有六：利窍而除湿，益气而补中，小便多而能止，大便结而能通，心惊悸而能保，津液少而能生。

然而在具体应用中，各不相同。白茯苓得松之余气而成，能守五脏真气，其性先升后降，能开胃化痰，益脾宁心，渗湿行水，通心气，散虚热。诚如《本草崇原》所说："茯苓位于中土，灵气上荟，主内为旋转，上下交通"。赤茯苓入心、小肠，专利湿热泻痢。茯苓皮专行水气，治水肿、肤肿，通水道，开腠理。茯神抱松木之根而生，犹有固本之义，善补心气，止恍惚惊悸，善忘等。

《药鉴》说："若见水白泡，即取升麻汁制之，取其散表以利水也。若见有紫红泡，即取茜草汁制之，取其行血以利水也。"杜氏之言，我验之临床，确有卓效。

以茯苓为主，还可制成各种不同类型的糕点，其中有苏东坡的茯苓饼；周潜川的茯苓糕，又名云片糕；《本草纲目》记载有茯苓粥、茯苓馄饨等；现今有茯苓包子、茯苓饼干等问世。

为了最大限度地发挥药效，张锡纯说："茯苓若入煎剂，其切成块者，终日煎之不透，必须切薄片或捣为末，方能煎透。"

鉴于茯苓有利水之能，久服损人，应予关注。对于肾虚病人，小便自利，或不禁，或虚寒清滑，皆不得服。

【临床应用】

（1）雀斑　茯苓膏：猪蹄两具，白粱米 100g，白茯苓、商陆各 70g，玉竹、藁本各 42g，上药煎药汁 6kg，再研入杏仁 100g，合煎至 3kg，去渣，瓷瓶盛贮。再加入干松、零陵香末各 30g，入膏搅匀，每夜涂于面。（《普济方》）

（2）黄褐斑（脾湿证）　人参健脾丸加减：炙黄芪、党参、茯苓、白术、当归各 12g，红花、凌霄花、砂仁、白附子、升麻各 6g，山药、冬瓜皮各 30g，炙甘草 10g。（经验方）

（3）天疱疮（脾经湿热证）　健脾除湿汤加减：赤苓皮、生白术、芡实、草薢、薏苡仁、生甘草、枳壳各 10g，生地 12g，栀子、黄柏、绿豆衣各 6g。（《赵炳南临床经验集》）

（4）**婴儿湿疹**　小儿化湿汤：苍术、陈皮、茯苓、泽泻、六一散各 6g，炒麦芽 9g。（《朱仁康临床经验集》）

（5）**圆形斑秃**　茯苓饮：茯苓 500~1000g，研细末。每日 2 次，每次 6g，温开水送下。（《岳美中医案集》）

附子（乌头）

【药名浅释】

附子，始载于《神农本草经》，列为下品。《神农本草经》分立天雄、乌头、附子三节而论。据《本草纲目》引用文献，归纳要点有五。一、初种为乌头，像鸟之头，附乌头而生为附子。乌头如芋魁，附子如芋子；二、一岁为侧子，两年为乌啄，三年为附子，四年为乌头，五年为天雄；三、附子之色，以花白者为上，铁色者次之，青绿者为下。天雄、乌头皆以丰实盈握为胜；四、天雄、附子、乌头以蜀道绵州、龙州为佳；五、乌头有两种，出彰明者即附子之母，今人谓之川乌头，春末生子，故曰春季为乌头，冬则生子已成，故曰冬采为附子……《本经》所列乌头，今人谓之草乌头，故曰"其汁煎之名射冈"。

〈附子〉别名有淡附子、炮附片（子）、黄附块、黑附块。

〈乌头〉别名有乌啄、奚毒、鸳鸯菊等。

侧子，又名萴子，李时珍说："生于附子之侧故名。"许慎《说文》作萴子。

漏篮，附子初生细小，未成而削下，言其小而不能装篮，漏出篮子之义。

【药性分述】

附子性味有三种说法。《神农本草经》谓之"味辛，性温"；《名医别录》称之"味甘，性大热，有大毒"；《开宝本草》言"味辛甘，性大热，有大毒"。现代医家多数认为本品味辛甘，性热，有毒。崇尚《本草纲目》所言："乌附毒药，非危病不用。"具有回阳救逆，补火助阳，逐风寒湿邪的功效。

历代医家对附子的功效有如下说法。张景岳把附子、人参、大黄、熟地并列为药中四维，是治病保命的要药。恽铁樵说附子为最有用，但亦是最难用的药物。岳美中说："附子用小量则兴奋，用大量则麻痹。"根据《伤寒论》方中用附子最大量三枚，不过一两。注云："三服都尽，其人如冒状。"说明有头晕反应，正是治疗的极限，故一般不超过一两为妥。岳美中先生根据自己的经验提出了辨用附子的简捷之法：手背近腕处，其肌肤凉，为阴证，热厥指尖凉，阴证腕背面肤凉。另一位临床家提出的经验是根据舌质的变化与浅深，决定附子用量的大小，每剂从 9~90g 不等，凡见舌色为淡紫、紫色、暗紫、深紫皆是用附子的客观之症。以上经验仅供参考。

在具体应用中，归纳要点有七：去脏腑沉寒、补助阳气不足、温暖脾胃、除寒湿、疗久漏冷疮、通行十二经无所不至、坠胎甚速。虞抟对本品曾有一段扼要的论述，颇合临床实际，他说："附子禀雄壮之质，有斩关夺将之气，引补气药行十二经，以追复散失之元阳，引补血药入血分，以滋养不足之真阴，引发散药，开腠理，以祛逐在表之风寒，引温暖药达下焦，以祛除在里之冷寒。"总之，附子乃阴证要药，为回阳救逆第一品药，用之得法，却能挽生命之于顷刻。

此外，对本品及其衍生物也作一些说明：附子、天雄、侧子，即乌头种子，奇生无偶者是天雄，偶生旁立者是附子，旁生支出者是侧子。《本草乘雅半偈》说"侧子青阳，附子显明，天雄巨阳"。现代用附子多，用天雄少，这是因为天雄性大热，不可用；川乌热太劣，不若附子适用。

非大虚寒之证，不可轻用；孕妇勿用。一旦发生中毒，黄连、犀角、甘草煎汤解之，黄土水亦可解。张景岳说："附子之毒性，得甘草而后解。"

历代医家对附子的配伍用法，归纳如下：配人参为回阳救逆第一品药，与干姜同用破阴回阳救逆，作用显著；配地黄阴阳双调，互增疗效；配酸枣仁具有强心效力，胜于洋地黄；与黄连合用，温阳清心，解毒去烦；配生石膏强心解毒；配桂枝，温阳强心；配细辛，散诸痰之壅；配磁石，治高血压；与羚羊角合用，治阴虚风动；配大黄，治慢性肾衰、尿毒症；配当归、黄芪改善机体的造血功能；配僵蚕治疗小儿肾病综合征；配干姜，治疗心衰；配黄芪治疗气虚自汗；配白术治疗脾泻；配桂枝治疗肢体酸痛；配全蝎治疗小儿慢惊；配败酱草治疗慢性阑尾炎；配羚羊角治疗偏头痛；配肉桂、当归、白芍治疗下肢静脉血栓等。

今人祝味菊先生善用附子，大抵以相反、相佐、相用、相得等学说为最长，如沙参、麦冬清肺；人参、甘草益气；白术、干姜扶脾；地黄、龟甲滋阴，皆可与附子是相佐。石膏、知母清上；黄连、犀角凉营；龙胆、黄柏清下，皆可与附子相反。以甘佐温，以温佐辛，入甘草、大枣、桂枝、麻黄等，与附子相用相得。张公正先生的经验：心阳虚者配人参、甘草；脾阳虚者配白术；肾阳虚者配肉桂；卫阳虚者配黄芪；胃阳虚者配干姜；血行凝滞不利者配当归、丹参、红花、桃仁；阳虚水湿内停者配桂枝、茯苓、防己、苍术等。

古人谓善用毒药者方为良医，是有一定道理的。

【临床应用】

（1）**硬皮病**　右归饮加减：附子20g（先煎1小时），肉桂、三七各5g，杜仲、熟地、山药、丹参、枸杞子各15g，当归12g，山茱萸、桃仁、川芎各10g，党参30，红花3g，牛膝6g。(《张景岳医方精要》)

（2）**狼疮性肾炎（命门火衰证）**　真武汤加减：制附子15~30g（先煎45分钟），土炒白术、炒白芍、竹叶各10g，茯苓、猪苓、黄芪各10~15g，胡芦巴、赤小豆各30g，上肉桂3~6g。(《中国现代百名中医临床家丛书·徐宜厚》)

（3）**老年性红斑狼疮（肝肾亏损证）**　覆盆子丸加减：覆盆子15g，五味子

6~10g，制附片、土炒白术、山萸肉、酸枣仁、茯苓、白芍、炒杜仲各10g，山药15~30g，熟地12g，泽泻、炒丹皮各6g。(《结缔组织病中医治疗学》)

（4）**系统性红斑狼疮（心阳不足证）** 白参、黄芪、丹参、白术、当归、茯苓、五味子、炙远志、酸枣仁、制附片、桂枝、甘草等。(《名医特色经验精华·顾伯华》)

（5）**无脉症** 当归四逆汤：当归15g，桂枝、甘草各10g，赤芍20g，川乌、细辛、通草、补骨脂各5g，麻黄7.5g，生黄芪30g，鸡血藤25g。(《中医临床家·查玉明》)

（6）**冷性荨麻疹** 保安汤加减：苍术、羌活、荆芥、防风各12g，细辛3g，川草乌（先煎）、桂枝、白芷各6g，艾叶、麻黄、川芎、附子、全蝎各9g，当归、黄芪各15g，甘草4g。(《古今专科专病医案皮肤病·王玉奇》)

山　茱　萸

【药名浅释】

山茱萸，始载于《神农本草经》，列为中品。别名有山萸肉、山茱萸、杭萸肉、药枣、蜀酸枣、肉枣、鸡足、鼠矢等。《本草经考注》说："蜀中所出实似枣。故名蜀枣，今人呼之肉枣，皆象形。"

【药性分述】

山茱萸味酸，性温。具有补益肝肾，收敛固涩的功效。

具体言之药效有七：一是大补精血；二是祛肠胃风邪；三是兴阳强阴；四是固精暖腰；五是调经收血；六是涩阴汗，除面疮，治酒渣；七是祛寒湿痹。这些功效说明本品性温能通行、辛能走散、酸能入肝而敛虚热。

不过，命门火炽，强阳不痿者忌之；膀胱热结、小便不利者，法当清利，此药味酸主敛，不宜用；阴虚、血虚不宜用，即用当与黄柏同加。

【临床应用】

（1）**先天性斑秃（肾气不充证）** 还少丹加减：熟地、枸杞、山茱萸、肉苁蓉各10g，五味子、楮实子、远志、小茴香各6g，山药、茯苓、补骨脂各12g。（经验方）

（2）**皮肌炎（脾肾阳虚证）** 金匮肾气丸加减：党参、山药、白术、山茱萸、熟地各12g，丹皮、制附块各6g，巴戟天、淫羊藿、胡芦巴、桑寄生、川续断各15g，黄芪、甘草各10g。（经验方）

（3）**硬皮病（肾阳不足证）** 右归饮加减：熟地、山茱萸、制附块、黄芪各10g，当归、白术、鸡血藤、伸筋草各12g，桂枝、仙茅、巴戟天、秦皮各6g。（经验方）

（4）**重叠综合征（虚寒正衰证）** 右归丸合桂枝龙骨牡蛎汤加减：鹿角胶、山茱萸、当归各10g，熟地、熟附块各10~15g，山药、菟丝子、龙骨、牡蛎各15g，上肉

桂 3g，黄芪 12g。（经验方）

（5）老年性红斑狼疮（肝肾亏损证） 覆盆子丸加减：覆盆子 15g，五味子、制附片、白术、山茱萸、酸枣仁、茯苓、白芍、炒杜仲各 10g，熟地、山药各 12g，泽泻、丹皮各 6g。（经验方）

肉　桂

【药名浅释】

肉桂，以"牡桂"与"菌桂"之名，始载于《神农本草经》，肉桂之名始见于《唐本草》。别名有玉桂、紫桂、桂心、紫油桂、官桂。参阅《本草经考注》一书，对肉桂释义有四：一是，"箘"作"菌"之别字，箘者竹名，古人竹冠、草冠多相通用，因此箘桂又名菌桂；二是产地，菌桂生交趾、桂林山谷岩崖间，牡桂生于海南山谷；三是形态，老皮坚板无肉，全不堪用，其小枝薄卷及二三重者，名菌桂或筒桂；牡桂叶狭，箘桂而长数倍，其嫩枝皮半卷，多紫；四是功效，筒桂厚实，气味重者，宜入脏及下焦，药轻薄者宜入头目发散药，故《本经》以箘桂养精神，以牡桂利关节。仲景发汗用桂枝，取其轻薄而发散。

【药性分述】

本品的药性有三种说法。《药性论》谓之"味甘、辛"；《开宝本草》谓之"味甘辛，大热，有毒"；《汤液本草》谓之"味甘辛，性温，有小毒"。依我之见，张景岳之言较为公允，张氏说："味甘辛，气大热，阳中之阳也。有小毒，必取其味甘者乃可用。"具有补火助阳，引火归元，散寒通经，活血止痛的功效。

本品所取部位的不同，药性也略有所异：气之薄，桂枝；气之厚，肉桂。气薄则发泄，桂枝上行而发表；气厚则发热，肉桂下行而补肾。从总体上讲，分为四种：其在下最厚者为肉桂，去其粗皮而留其近木，味厚而最精者为桂心，主治九种心痛，补劳伤，通九窍，暖水脏，续筋骨，杀三虫，散结气，破瘀血，下胎衣，除咳逆，疗腹痛，治泄痢，善发汗；其在上薄者为薄桂，主治上焦有寒，走肩臂而行肢节；其在嫩枝最薄者为桂枝，主解肌发表。

《神农本草经》提出菌桂养精神，牡桂利关节之说，后世作了如下诠释："牡色紫赤，有花无子，得阳之始；菌色青黄，有花有子，得阴之始"。（《本草乘雅半偈》）前者利关节，后者养精神。在品质上，"卷筒者第一，平坦者次之"（《本草新编》）。

精亏血少，肝肾火起者切忌。

【临床应用】

（1）结节性红斑（寒湿凝聚证） 黄芪桂枝五物汤加减：黄芪、桂枝、赤芍、红花、炒白芍、秦艽、炙甘草各 10g，制附块 6g，肉桂末（冲）3g，鸡血藤、鬼箭羽各

15g，炮黑姜 4.5g。（经验方）

（2）**阴囊湿疹**　暖肝煎加减：当归、枸杞子、苍术各 15g，沉香、小茴香各 6g，肉桂 3g，茯苓 20g，制首乌、泽泻各 30g，乌梢蛇 10g，生姜 2 片。（《张景岳医方精要》）

（3）**褥疮（正虚余毒证）**　四妙汤加减：党参、桂枝、上肉桂、制附片各 6g，枸杞子、生黄芪、银花各 15g，当归、赤白芍、白术、甘草、炒扁豆、山药、炒杜仲、白蔹各 10g。（经验方）

（4）**胃寒型荨麻疹**　夏氏经验方：肉桂粉 3g（分吞），白术 12g，砂壳、青陈皮各 6g，吴萸 3g。（《中医外科心得·夏少农》）

石　斛

【药名浅释】

石斛，始载于《神农本草经》，列为上品。别名有川斛、金石斛、枫石斛、石遂、禁生、林兰、杜兰等。又因产地不同，药名有异，常见有五：一环草石斛，二黄花石斛，三马鞭石斛，四铁皮石斛，五金钗石斛。临床上应用的统分为鲜石斛和干石斛两大类。处方用名有鲜石斛、环草石斛、黄草石斛、耳环石斛、金钗石斛。石斛释义未详，不过有三种说法。一、形状：生在石上，体瘦不肥，色黄如金，旁枝如钗，故有金钗石斛之称；二、产地：石斛丛生石上，其根纠结甚繁，出自始兴、来阳龙石山等；三、鉴别：石斛短而中实，木斛长而中虚。

【药性分述】

石斛味甘，性平。具有益肾生津，滋阴清热，明目强腰的功效。

石斛在《本经》中列为上品，但明代以前用之不多，这可能与伤寒重在救阳，温病重在救阴的时代环境有关。章次公说："自神农本草直到明代，皆视石斛为滋肾益阴之药，无用之为退热药者，自叶天士倡伏气温病之说，必生津清热为正治，于是石斛遂为温病之退热药。"同时章氏提出使用石斛的三条经验：一是热病退后，津液未复，此可用之；二是阴虚喉症可用之；三是病人脏无他病而口干，所谓胃阴不足者可用之。《本草通玄》说："石斛甘可悦嗓，咸能润喉，古人以此代茶，甚清膈上，是治疗失音的良药。"

本品的药效，归纳为肾药、肺药、脾药、肠胃药。具体解析为入肾涩元气，故能坚筋骨，强腰膝，囊湿精少；入脾除虚热，补五脏虚劳羸瘦；入肺得金水之专精，逐皮肤邪热痱气，痈疽排脓内塞；入肠胃甘平清润，久服厚肠胃，尤对胃中虚热常获殊效。

鉴于本品形瘦无汁，非经久煎，气味莫出，因此，需要浓煎 30~40 分钟，始有效力，宜记。

鲜石斛色青而实，较金钗石斛粗长，效虽逊于金钗石斛，但清虚热，退余热之效，又在金钗石斛之上，故金钗石斛不如用鲜石斛更妙。

本品误用于外感，则不免于闭邪，慎之。

【临床应用】

（1）**干燥综合征**　石斛清胃汤加减：鲜石斛、淮小麦各30g，山药、白芍、扁豆、南沙参、谷麦芽、金橘饼各9g，佛手4.5g，蔻仁2g，通草1g，鲜荷叶半卷。（《皮肤病中医诊疗学》）

（2）**系统性红斑狼疮（阴血虚亏证）**　赵炳南经验方：南北沙参、石斛、玄参各15~30g，丹参6~15g，玉竹、党参、当归、赤白芍各10~15g，生黄芪10~30g，乌梢蛇、秦艽各10g。（《赵炳南临床经验集》）

（3）**口腔扁平苔藓**　张镜人经验方：生白术、川石斛、南沙参、扁豆、山药、知母、连翘、淡竹叶各9g，银花藤、野葡萄藤、白花蛇舌草、生薏苡仁各30g，鹿含草15g，谷芽12g。（《国医大师·张镜人》）

（4）**多毛症**　净肤汤：鱼腥草、花粉、天冬、石斛、玄参、牡蛎、紫草。外用：净肤剂（海浮石、炉甘石）。（《古今专科专病医案皮肤病·李少华》）

（5）**肢端皮炎**　夏少农验方：广犀角、川黄连、知母、玄参、黄柏、丹皮各9g，鲜生地、生石膏、鲜石斛各20g，仙茅、淫羊藿、巴戟天、肉苁蓉、银花各12g，生牡蛎、灵磁石各30g。（《中医外科心得·夏少农》）

（6）**失音**　铁皮石斛3g（先煎30分钟），玉蝴蝶1.5g，玄参、南沙参、麦冬各10g，甘草6g，煎汁代茶饮。（经验方）

西　洋　参

【药名浅释】

西洋参的最早记载有二，一是《本草从新》（1757），二是《本草纲目拾遗》（1765）。别名有西洋参、美国参、花旗参、西参、广东人参等。主要产地在美国、加拿大和法国。按其加工方式的不同，一般分粉光西洋参和原皮西洋参两大类。入药选皮细洁，切开中心不黑，紧实而大者良。

【药性分述】

西洋参味苦微甘，性寒。具有补气养阴，清火生津的功效。

在临床中，多用于肺中火旺，咳嗽痰多，气虚咳喘，失血劳伤，固精安神等。西洋参的最大优点是补气养阴，滋润五脏，而无燥热上火之弊端，被视为补中的上品。总之，虚而有火者，相宜。近代张锡纯对本品的应用提出了值得借鉴的经验，他说："西洋参产于法兰西国，外带粗皮则色黄，去粗皮则色白，无论或黄或白，以多有横纹者为真。愚用此参，皆用黄皮多横纹者，因伪造者能造白皮西洋参，不能造黄皮西洋参也。"西洋参能补助气分，兼能补益血分，其性凉而补，凡用人参而不受人参之温者，皆可代替之。蒲辅周也说："益气生津，清热润肺，西洋参为好。但可用沙参、玉竹代替。"

西洋参配知母、川贝、阿胶能养阴清肺，止咳化痰兼止血；西洋参配鲜生地、鲜石斛治热病气阴两伤；西洋参配当归、熟地、赤芍、白芍治阴虚血虚，体弱乏力。然西洋参日用量以不超过 10g 为宜。

在炮制上也有一定的要求，在糯米饭上蒸用，甘苦补阴退热；姜制益元扶正气。聊做参考。

本品忌铁器及火炒。中阳衰微，胃有寒湿，感冒咳嗽或急性感染有湿热者不宜服用。

【临床应用】

（1）败血症后期　解毒养阴汤：西洋参 3~10g（另煎兑服），南北沙参、耳环石斛、玄参、佛手参、干地黄、银花、公英各 15~30g，生黄芪、丹参、玉竹各 10~15g，二冬各 10~18g。(《赵炳南临床经验集》)

（2）系统性红斑狼疮（肝肾阴虚）　朱氏验方：犀角 3g，生石膏、鲜茅根各 30g，侧柏炭、藕节炭、花粉、桑白皮、牛膝炭、麦冬、西洋参（另煎兑服）各 10g。(《朱仁康临床经验集》)

（3）咽病（阴虚）　西洋参茶：西洋参 3g，泡汤代茶饮。(《中医临床家·耿鉴庭》)

（4）汗出（包括盗汗、自汗）　西洋参、桑叶各等份，研粗末，装入茶袋，每日 3~5g，开水泡，代茶饮之。（经验方）

仙　茅

【药名浅释】

仙茅，始载于《雷公炮炙论》。别名有仙茅参、地棕、独茅、茅爪子、婆罗门参等。其叶似茅，久服轻身，故名仙茅。还有一种说法是其根独生，始因西域，婆罗门僧献方与唐玄宗，故今江南呼为婆罗门参，言其功如人参。

【药性分述】

仙茅味辛，性热，有小毒。具有温肾壮阳，祛寒除湿的功效。

本品性热，补三焦，命门之药。能助神明，壮筋骨，益肌肤，培精血，明耳目，填骨髓，开胃消食，助益房事，温补五脏，补暖腰脚。总之，凡下元虚弱，精冷服之有效。

补火助阳之药，据书所载，各不相同，如仙茅功专补火、助阳、暖精，附子除火衰、寒厥，肉桂逐血分寒滞，胡芦巴除火衰寒疝，淫羊藿除火衰寒结，蛇床子祛火衰寒疝，补骨脂理火衰肾泻，远志除火衰怔忡等。不过，阴虚相火动者禁用，不可不察。故人谓："凡味之毒者，必辛，气之毒者必热。"仙茅味辛，气大热，其为毒者可知。一旦中其毒，令人舌胀，急煎大黄朴硝汤饮之，复以末掺舌间即解。

说明：仙茅用量不宜过大，亦不宜久服，否则可能中毒，应慎之。禁食牛肉、牛奶，忌铁器。

【临床应用】

（1）**经前湿疹** 二仙汤、二妙汤合裁：仙茅、苍术、蛇蜕、蝉蜕、黄柏各6g，益母草、干地黄、山茱萸、山药、淫羊藿各12g，龟甲、蚕砂、菟丝子、法半夏各10g。(《徐宜厚皮科传心录》)

（2）**经前瘙痒** 二仙汤、知柏地黄丸加减：仙茅、黄柏、丹皮、知母各6g，淫羊藿、丹皮、泽泻、茯苓、山萸肉、当归、白芍、钩藤（后下）各10g。

乳头痒加羚羊角粉；外阴痒加炒杜仲、蛇床子；眼周发痒加青葙子、谷精草；鼻窍发痒加黄芩、辛夷花；外耳道发痒加柴胡、石菖蒲；口唇发痒加石膏、升麻。（经验方）

（3）**蛇咬伤** 仙连膏：仙茅、半边莲，共捣烂敷患处。(《中药大辞典》)

（4）**围绝经期综合征** 二仙汤：仙茅、淫羊藿、巴戟天、知母、黄柏、当归各等份。(《抗衰老中药学》)

（5）**黑变病** 当归、益母草、赤芍各10g，熟地、仙茅、淫羊藿、淡苁蓉、巴戟天、丹参、枸杞子各15g，红花、川芎、桃仁各8g，黄芪20g。(《章真如临床经验集》)

（6）**真性脂膜炎** 仙茅、淫羊藿、巴戟天、肉苁蓉、赤白芍各12g，当归15g，蒲公英、生牡蛎、灵磁石各30g，紫草、知母、黄柏、玄参各9g。(《中医外科心得·夏少农》)

淫 羊 藿

【药名浅释】

淫羊藿，始载于《神农本草经》，列为下品。别名有仙灵脾、三枝九叶草、酥炙淫羊藿、放杖草、弃杖草、千两金、干鸡筋、黄连祖、刚平等。淫羊藿生大山中，服之使人好为阴阳，西川北部有淫羊，一日百遍合，盖食此藿所致，故名淫羊藿。因该草豆叶曰藿，此叶似之，故亦名藿。

【药性分述】

淫羊藿味辛甘，性温。具有补肾壮阳，祛风除湿的功效。

本品专入命门，兼入肝肾。诸书记载：阳虚阳痿，茎中作痛，能益精气，壮志意，坚筋骨，暖下部，一切冷气风痨。主治筋骨痉挛，中年健忘，四肢不仁，手足麻木及男子阳衰，女子阴衰等。分析原因，这是由于本品具"补阳而不补阴，取补男女之阳，则彼此化生不息。阴中有阳，则男子精热而能施，女子亦精热而能受。倘谓补其阴绝，则纯阴无阳，何以生育乎？"（《本草新编》）正因为如此，本品补命门而又不大热，胜于肉桂之功。对男子能却老景昏耄，除中年健忘，益肾固筋，增力增志；对女子也能定少腹之病，祛阴门之痒，暖子宫之寒，止白带之湿。服之方法，或单用浸酒，或兼佐丸散，无不可者。

虚阳易举、梦遗不止、便赤口干、强阳不痿者忌之。

【临床应用】

（1）**牙齿虚痛**　淫羊藿研粗末，煎汤频嗽。（《本草纲目》）

（2）**大疱性表皮松解症（脾肾阳虚型）**　徐氏验方：淫羊藿、菟丝子、肉苁蓉、黄芪、白术、白芍、丹参各12g，仙茅、甘草各6g。（《皮肤病中医诊疗学》）

（3）**系统性红斑狼疮**　丁氏验方：桂枝、甘草各3g，玄参、淫羊藿各12g，制川草乌、炒荆芥、炒防风各9g，伸筋草15g。（《名医特色经验精华·丁济南》）

（4）**黑变病（阳虚型）**　夏氏验方：淫羊藿、巴戟天、黄精、熟地、怀山药、白芍各12g，当归、补骨脂各15g。（《中医外科心得·夏少农》）

（5）**甲状腺功能减退症**　三仙汤：仙茅3g，淫羊藿、仙鹤草、黄芪、北条参、山药各10g，菟丝子15g，柴胡、韭子各4.5g，神曲、鸡内金各12g。（经验方）

琥　珀

【药名浅释】

琥珀，《山海经》始有琥珀的记载，称之"育沛"；《汉书》称之"虎珀"；西晋《博物志》称之"江珠"。入药则始载于《名医别录》，列为上品，别名有江珠、血琥珀、黑琥珀、煤珀、琥珀粉。李时珍说："虎死则精魄入地化为石，此物状似之，故谓之虎魄。"此外，对琥珀的真假鉴别提出了四种方法。一是燃烧法：真琥珀燃烧易溶，稍冒黑烟，略有松香味；伪品则冒浓黑烟。二是水溶法：真琥珀在沸水中不溶化，不变软；伪品则不然。三是刀削法：真琥珀浅黄色；伪品刀削起碎块，不成粉。四是咀嚼法：真品有沙沙之声，无沙粒感；伪品有松香气味，久嚼有发黏感。另外还有一种鉴别的方法，琥珀如血色，以布拭热，吸得芥子者真也。

【药性分述】

琥珀味甘，性平。具有镇惊安神，散瘀止血，利尿通淋，去翳明目的功效。

琥珀入药，以色红、明亮，块整齐、质地脆者为佳。

《本草衍义补遗》说："茯苓、琥珀二物，皆自松出而所禀各异，茯苓生成于阴者也，琥珀生于阳而成于阴，故皆治营而安心利水也。"本品的药效有辟百邪，安五脏，定魂魄，止心痛，消瘀血，利水道，通五淋，破癥结，祛目翳，敷金疮。

本品毕竟是消磨渗利之性，不利虚人。凡阴虚内热、火炎水涸，小便因少而不利者，勿服琥珀以强利之，利之则愈损真阴。

【临床应用】

（1）疖肿　琥珀散：茯苓、黄芩、茵陈、紫草、茅根、瞿麦、石韦、乌药、琥珀、连翘、车前子各等份。研极细末，每服6~9g，灯心汤送下。（《玉机微义》）

（2）特应性皮炎　琥珀二乌糊膏：五倍子45g，琥珀、川乌、草乌各15g，寒水石30g，冰片6g研细末。用凡士林按30%浓度调膏外涂。（经验方）

（3）瘰疬（未溃）　琥珀黑龙丹：琥珀30g，血竭60g，京墨、炒五灵脂、海带、海藻、姜汁炒南星各15g，木香9g，麝香3g。研末，炼蜜为丸，每丸重3g，金箔为衣，每日服一丸。据病情上下，按食前后化服。（《外科正宗》）

（4）健忘不寐　琥珀多寐丸：真琥珀、真羚羊角、人参、茯神、制远志、甘草各等份研细末，猪心血和炼蜜为丸，芡实大，金箔为衣，每服一丸，灯心汤送下。（《景岳全书》）

滑　　石

【药名浅释】

滑石，始载于《神农本草经》，列为上品。别名画石、液石、滑石粉、脱石、冷石、番石、共石等。李时珍说："滑石性滑利窍，其质又滑利，故以名之。脱，乃肉无骨也，此物最滑利，无硬者为良，故有诸名。"

【药性分述】

滑石味甘淡，性寒。具有利水通淋，清热解暑，祛湿敛疮等功效。

关于本品的临床应用有两位医家独具慧眼，一是李时珍，《本草纲目》原文说："滑石利窍，不独小便也。上能利毛腠之窍，下能利精溺之窍。盖甘淡之味，先入于胃，渗走经络，游溢津气，上输于肺，下通膀胱。肺主皮毛，为水之上源。膀胱司津液，气化则出矣。固滑石上能发表，下利水道，为荡热燥湿之剂。发表是荡上中之热，利水道是荡中下之热，发表是燥上中之湿，利水道是燥中下之湿。热散则三焦宁而表里和，湿去则幽门通而阴阳利。"二是缪仲淳，《神农本草经疏》原文说："滑以利诸窍，通壅滞，下垢腻，甘以和胃气，寒以散积热。甘寒滑利以合其用，是为祛暑散热，利水除湿，消积滞，利下窍之要药。"综合两位医家的论述，我得到四点启示：一是淋家多用；二是治诸湿烂疮；三是通乳、治癃闭；四是治身热泄澼。此外，滑石还有降心火之效，是治疗石淋的要药；此外，滑石可保护肠管，以奏消炎止泻的作用；外用可治湿疹，有清热收湿的功效。总之，滑石性急，甘草性缓，相合成散，缓急得益，泻火至神，消暑至易。

不过，燥热、精滑、病当发表者及孕妇禁用。

【临床应用】

（1）**热痱**　清凉散：六一散50g，梅片2.5g。外敷。（《单苍桂外科经验集》）

（2）**新生儿剥脱性皮炎**　玉粉散：滑石（水飞）30g，甘草、冰片各0.6g，研细末外敷。（《外科启玄》）

（3）**复发性口腔溃疡**　导赤散合左金丸加减：生地12g，木通、盐水炒黄柏各5g，甘草梢4g，大竹叶、飞滑石（包）各15g，吴萸1.5g，黄连9g，炒玄胡6g。（《中医临床家·孟澍江》）

（4）**脓疱疮**　解毒泻心汤：黄连6g，知母、防风、荆芥、山栀、黄芩、牛蒡子、滑石、玄参各9g，生石膏18g，甘草、木通各3g，灯心20根。水煎服。（《外科正宗》）

马　鞭　草

【药名浅释】

马鞭草，始载于《名医别录》，列为下品。别名有铁马鞭、凤颈草、紫顶龙牙、狗牙草等。苏颂说："穗类鞭鞘，故名马鞭。"李时珍对本品的正误曾有一段论述："马鞭下地甚多，春月生苗，方茎，叶似益母，对生，夏秋开细紫花，作穗如车前穗，其子如蓬蒿子而细，根白而小。陶言叶似蓬蒿，韩言花色白，苏言茎圆，皆误矣。"

【药性分述】

马鞭草味苦，性凉，有小毒。具有清热解毒，活血散瘀，利水消肿的功效。

马鞭草的药效与主治的病种有痈肿、疮毒、疥疮、癫疯、杨梅疮、痢疾、湿热黄疸、水肿、牙疳、喉痹、男子阴肿、下部蜃疮、金疮、淋病、痔疮等。

但脾阴虚而胃气弱者勿服，疮证久而虚者慎用。

【临床应用】

（1）**疱疹性口腔炎**　用鲜马鞭草200~300g，洗净切碎，加水煎至50~100ml，分次含漱。[《中西医结合杂志》，1987，7（11）：698]

（2）**霉菌性外阴阴道炎**　取紫花地丁、马鞭草各30g，浓煎取汁，灌洗阴道，每日一次。[《四川中医》，1988，6（7）：39]

（3）**疥疮**　马鞭草捣汁半杯（忌铁器），饮尽。（《卫生易简方》）

（4）**杨梅恶疮**　马鞭草煎汤，先熏后洗，气到便爽，痛肿随减。（《本草蒙筌》）

（5）**男子阴肿**　马鞭草捣烂涂之。（《集验方》）

木 贼 草

【药名浅析】

木贼草，始载于《嘉祐本草》。别名有金锉草、木贼草。《本草纲目》："此草有节，面糙涩，治木骨者，用之磋擦则光净，犹云木之贼也。"

【药性分述】

木贼味甘苦，性平。具有疏散风热，明目退翳，止血的功效。

木贼气温，中空而轻，阳中之阴，升也，浮也。本品应用的范围有九：一主目疾；二解酒毒；三长须发；四止消渴；五消积块；六治肠风下血；七治月水不调；八疗崩中赤白；九去暴热生痒等。疗目疾的重要中药有三，但各有专长：木贼去翳障；谷精草去星障；甘菊养目，而星障不能除。鉴于本品中空轻扬，与麻黄同形性，亦能发汗解肌，升散风湿火郁，虚者可代麻黄。木贼草配牛角、麝香治休息痢；配禹余粮、当归、川芎治崩中赤白；配槐子、槐根、槐实治痔疾出血。然其多用，令人目肿，若久翳及血虚者，非所宜。伤暑或暴怒赤肿，亦勿用之。

多服损肝，不可不慎。

【临床应用】

（1）**银屑病**　木贼荣皮汤：木贼15g，麻黄、紫荆皮、白鲜皮、地肤子各12g，苍术20g。[《浙江中医杂志》，1983，（6）：257]

（2）**寻常疣、跖疣**　香附水洗剂：香附30g，木贼草、蜂房各10g，金毛狗脊15g。（《徐宜厚皮肤病临床经验辑要》）

（3）**月水不断**　炒木贼9g，水一盏，煎七分，温服。日一服。（《太平圣惠方》）

（4）**脱肛**　木贼烧存性，为末掺之，按入即止。（《三因方》）

蒺藜子（刺蒺藜、沙苑蒺藜）

【药名浅释】

蒺藜子，始载于《神农本草经》，列为上品。别名：茨、旁通、屈人、止行。时珍曰："蒺，疾也，藜，利也。茨，刺也，其刺伤人，甚疾而利。屈人、止行，皆因其伤人也。"寇宗奭说蒺藜有两种：一种杜蒺藜，即今之道旁布地而生者，开小黄花，结芒刺，一种白蒺藜，出同州沙苑牧马处，子如羊内肾，大如黍粒，补肾药。

【药性分述】

蒺藜子的性味有四种说法。《神农本草经》谓"味苦，性温"；《名医别录》谓"味辛，微寒，无毒"；《药性论》谓"味甘，有小毒"；宋代以后的本草专著多宗《开宝本草》所说的"味苦辛，性温，微寒无毒"。具有平肝解郁，活血祛风，明目止痒的功效。

蒺藜子治疗身体风痒、积聚、乳难、头痛、咳逆、肺痿、小儿头疮、痈肿、阴溃、白癜风、通身湿烂恶疮、癣疥、痔、瘰等，有催生坠胎之效。

蒺藜有两种，一是同州沙苑蒺藜，一是秦州刺蒺藜，前者感马精所生，后者感地中阳气所生。沙苑蒺藜补多而泻少，补肝肾而明目，乃补虚火之目，而不可补实邪之目也。补实邪之目，则目转不明，而羞明生障之病来矣。刺蒺藜泻多而补少，补肝肾而明目，乃泻实邪之目，而又可补虚火之目，补虚火之目则目更光明，泻实火之目，则目更清爽。两者相较，用沙苑蒺藜以明目，反不若用白蒺藜之明目为佳。归纳其要：白蒺藜专入肝肾，兼入肺，宣散肝经风邪，凡因风盛而见目赤肿翳，并遍身白癜瘙痒难当，可用之。沙苑蒺藜功专入肾，益精强肾，调治肾亏腰痛、小便遗溺等症。诚如《本草述钩元》所说："刺蒺藜入肺与肝，沙苑蒺藜入肺与肾；刺蒺藜为风脏主药，其主治上者多；沙苑蒺藜为肾脏气药，其补下者专。"不过，《谦斋医学讲稿》说："沙苑子即沙苑蒺藜，潼关者佳，亦称潼蒺藜，甘温补血，入肝肾，可与息风的白蒺藜同用。"

治风，黄酒拌蒸；治肺，鸡蛋清炒；治目中赤脉，人乳拌蒸；通脉，当归汁煮。肝虚、受孕，二者禁用。因其破血的缘故，不可不知。

【临床应用】

（1）**疖肿**　鲜蒺藜果或干蒺藜，去刺后磨粉，加适量红糖，用醋调成糊状，外敷，一日1次。[《中西医结合杂志》，1983，（1）：51]

（2）**白癜风**　刺蒺藜研末，醋调，外擦患处。(《新疆中草药》)

（3）**湿疹**　取刺蒺藜30g，白鲜皮15g，马齿苋60g，浓煎取汁，外洗或湿敷患处。(《新疆中草药》)

（4）**老年性皮肤瘙痒**　首乌润肤汤：制首乌、干地黄、山药各12g，黄柏、五味子各6g，菟丝子、沙苑子、生龙牡各15g，茯神9g。(《国家级名医秘验方·徐宜厚》)

（5）**接触性皮炎**　蒲氏验方：胡麻仁、白蒺藜、生地、豨莶草、荷叶各10g，丹皮、赤芍、首乌、地肤子、蜂房各6g，蝉衣4.5g。(《蒲辅周医案》)

（6）**色素性紫癜性苔藓样皮炎**　凉血止痒汤：紫草、生地、赤芍、白蒺藜、制首乌各30g，丹皮、荆芥、僵蚕各15g，生黄芪45g，黄芩9g。(《国家级名医秘验方·刘复兴》)

（7）**白癜风**　白蒺藜单用为末，每次6g，煎汤服之。(《备急千金要方》)

决　明　子

【药名浅释】

决明子，始载于《神农本草经》，列为上品。别名有草决明、炒决明子。决明以明目之功而名，李时珍说："决明有两种，一种马蹄决明……状如马蹄，青绿色，入眼目药最良，一种茳芒决明，《救荒本草》谓之山扁豆是也……但茳芒嫩苗及花与角子，皆可瀹茹及点茶食，而马蹄决明苗角皆韧苦，不可食也。"

【药性分述】

决明子味甘、苦、咸，性微寒。具有清肝明目，通便的功效。

决明子可治疗因血热所致头风、鼻衄、肿毒、目翳、赤目、唇口青色，肝热风眼赤泪，解蛇毒，利五脏，明目甚良。诚如《雷公炮制药性解》所说："决明专入厥阴，以除风热，故为眼科要药。鼻红、肿毒，咸血热也，宜共疗矣。"此外，《本草纲目》载决明子还能解蛇毒。张景岳说："或作枕用，治头风，明目，其功胜于黑豆。"

今人叶橘泉说："老人便秘，常饮决明茶，并能防止高血压和血管硬化。"蒲辅周老先生也有用决明子治疗虚性便秘的经验。今人用本品的煎剂、糖浆或片剂治疗高脂血症，能收到降血脂的功效（《武汉新医药》）。

不过，本品不宜久服，久服伐肝搜风太过，反招风热。若需长期服用，必须配伍蒺藜、甘菊、枸杞、生地、女贞子、谷精草等相为补助，则功更佳。

【临床应用】

（1）**单纯性肥胖** 三叶瘦身饮（茶）：人参叶、荷叶、绞股蓝、车前草各10g，玫瑰花、山楂、苦丁茶、番泻叶、炒决明子各6g，冬瓜皮15g。（《徐宜厚皮科传心录》）

（2）**多腔性湿疹** 泻黄散加减：藿香、生石膏、黄芩、生地各12g，柴胡、青葙子、炒决明子、焦山栀、炒龙胆草、莲子心、甘草各6g，白茅根、绿豆衣各15g，水牛角10g，玳瑁8g（先煎）。（经验方）

（3）**咽喉肿痛** 决明子饮：决明子10g。煎水饮之或含漱之。（经验方）

（4）**目赤肿痛** 炒决明子研细末，茶调糊状，敷太阳穴。干则易之。（《医方摘玄》）

知　母

【药名浅析】

知母，始载于《神农本草经》，列为中品。别名甚多，主要有蚳母、连母、蝭母、地参、水参、羊胡子根、蒜瓣、子草根、盐知母。李时珍说："宿根之旁，初生子根，状如蚳虻之状，故谓之蚳母，讹为知母、蝭母。"

【药性分述】

知母味苦甘，性寒。具有清热泻火，滋阴润燥的功效。

《本草发挥》对本品的药效归纳有三：泻肾经之火一也；作利小便之佐使二也；治痢疾，脐下痛三也。张景岳对此作了进一步的解释：其在上则能清肺止渴，却头痛，润心肺，解虚烦、喘咳、吐血、衄血，去喉中腥臭，在中则能退胃火，平消瘅；在下则能利小水，润大便，去膀胱肝肾湿热，腰脚肿痛，并治劳瘵内热，退阴火，解热淋崩浊。李时珍说："凡used择肥润内白者，去毛，引经上行，则用酒浸焙干，下行则用盐水润焙。"在具体应用中，尚需注意三点：一是勿犯铁器，犯之损肾；二是肠胃滑泻、虚烦发热禁用；三是泻火只可言救肾，不可言补肾。诚如《本草新编》所说："知母过于寒凉，胃火虽救，而胃土必伤，故以暂用以解氛，断不宜常用，以损气也。"

【临床应用】

（1）**皮肤炭疽** 知柏解毒汤：黄柏 4g，知母、丹皮各 6g，银花、连翘、玄参、茯苓皮、生薏苡仁各 12g。（《临诊一得录》）

（2）**酒渣鼻（肺胃积热证）** 枇杷清肺饮加减：枇杷叶、枯芩、地骨皮各 10g，桑白皮 12g，炒丹皮、炒知母、生甘草、红花各 6g，生石膏 15g，酒大黄 3g。（《皮肤病中医诊疗学》）

（3）**寻常性痤疮** 玉女煎加减：生石膏 20g，野菊花、知母、熟地各 10g，赤芍、黄芩各 15g，牛膝 9g，甘草 3g。（《张景岳医方精要》）

（4）**盗汗** 正气汤：炒黄柏、炒知母各 4.5g，炙甘草 1.5g，研粗末，加水 500ml，煎至 250ml，食前温服。（《兰室秘藏》）

（5）**目赤** 知母饮：知母、麦冬、赤茯苓、桑白皮、黄芩、黄芪各 9g，水煎服。（《易简方》）

丹 皮

【药名浅析】

丹皮，始载于《神农本草经》，列为中品。别名有鼠姑、洛阳花、鹿韭、百两金、木芍药、花王、粉丹皮、牡丹皮、香丹皮、牡丹皮炭等。牡丹以色丹者为上，虽结子而根上生苗，故谓之牡丹。唐人称之木芍药，以其花似芍药，而宿干似木也。群花品中，以牡丹第一，芍药第二，故世谓牡丹为花王，芍药为花相。总之，惟山中单叶花红者，根皮入药为佳。

【药性分述】

丹皮味苦辛，性微寒。具有清热凉血，活血化瘀的功效。

历代本草对本品的药效归纳有八：一凉骨蒸无汗；二散吐衄瘀血；三除产后血滞寒热；四祛肠胃蓄血癥坚；五定神志、通月水；六治惊搐风痫；七疗痈肿止痛；八安五脏、美颜色。

今人叶心清老先生说："阴虚内热而见血证时，炒炭用之，如丹皮炭，一则清热入肝，二者凉血止血，血止而不致瘀，炭药止血之力倍增。"蒲辅周老先生也说："白花者补，赤花者利，故治无汗之骨蒸，丹皮长于养阴清血分伏热，有人专以黄柏治相火，不知丹皮之功更甚。"

众所周知，牡丹为花中之王，有花有实，皆所不用，独用其根，这是因为其气全在根，非茎、条、花、叶所能替代，总之，本品行血滞而不峻，故为血分要药。

本品与地骨皮同为治骨蒸要药，但其两者药效迥然不同。牡丹皮清神之火以凉心，地骨皮清志中之火以安肾；丹皮治无汗之骨蒸，地骨皮治有汗之骨蒸；丹皮凉骨中之髓，地骨皮凉骨中之血。但傅青主却认为骨蒸有汗者宜丹皮，无汗者宜沙参，若用地骨皮则有汗无汗俱宜服之。见解各异，观点有别，识者鉴之。我在临床中，对长期低热的结缔组织病，往往二药同用，常能收到效果。

不过，胃气虚寒、相火衰者勿用。

【临床应用】

（1）**湿疹、荨麻疹**　乌梢蝉衣汤：乌梢蛇 15g，蝉衣、僵蚕、蜂房各 6g，丹皮、赤芍、苦参各 9g，土茯苓、虎耳草、千里光各 30g，白鲜皮 6g。（《名中医治病绝招》）

（2）**急性血栓性深静脉炎**　清营解郁汤：益母草 60g，紫草 15g，紫花地丁、生甘草各 30g，赤芍、丹皮各 15g，生大黄 5~10g，三七粉 3g（吞下）。（《中医杂志》）

（3）**丹毒（风热）**　清热凉血饮：当归身、川芎、生地、白芍、炒大黄、银花、丹皮、栀子各等份。水煎服加白蜜适量。（《医级》）

（4）**结节性痒疹**　清凉祛风燥湿汤：生地 30g，赤芍、丹皮各 12g，大黄 3~9g，苦参、地肤子、白鲜皮各 15g，当归、防风、僵蚕、蛇床子各 10g，甘草 3~6g。（《医方妙用》）

山　楂

【药名浅析】

山楂在我国有三千多年历史，《尔雅》称之"朹"，音细。山楂入药始载于《唐本草》，原名赤爪子、鼠楂、猴楂，《图经本草》称棠梂子、茅楂、朹子，《本草纲目》名山楂。别名有北山楂、火山楂、红果、山里红、胭脂红、炒山楂、焦山楂、山楂炭。李时珍说："山楂味酸涩，似楂味，故名楂。自晋宋以来，不知其原，但用楂梂耳。此物生于山原茅林中，猴、鼠喜食之，故又有诸名也。"又云："古方罕用，自丹溪始著山楂之功，而后遂为要药。"

【药性分述】

山楂味酸甘，性微温。具有消食健胃，活血化瘀的功效。山楂有南北之分，产于北方的山楂比南方山楂质量要好。

临床的作用有健胃消食，散结气，行滞血，理疮疡，治妇人儿枕痛、腰痛，发小儿疮疹，化饮食，治头风生痒，消肉积癥瘕、痰饮痞满等。茎叶煎汁外洗治漆疮亦佳。总之，本品善入血分，为化瘀血的要药。尤以消肉积更不可少，然其有长有短，有功有过。消食理滞是其长，去鼓胀，疗颓疝是其所短。山楂之功，全在于消肉物，山楂之过，消脏腑元气，故而善在于补气补血之中，辅佐之。《本草图经》说："山楂治腰痛有效，核有功力不可去也。"

今人广泛应用山楂，治疗许多常见病，如：冠心病、高血压、高脂血症、动脉硬化、肾盂肾炎、黄疸、肝炎、细菌性痢疾、肠炎、脂溢性皮炎、脂溢性脱发、皮脂溢出等。

历代名医用山楂的经验，归纳如下。

朱丹溪说："山楂大能克化饮食，若胃中无食积，脾虚不能运化，不思食者多服之，则反克伐脾胃升发之气。"

李中梓《本草通玄》说："山楂味中和，消油垢之积，故幼科用之最宜。"

张锡纯说："山楂，若以甘药佐之，化瘀血而不伤新血，开郁气而不伤正气，其性尤和平也。"

焦树德用山楂治疗心绞痛。此外，还用鲜山楂 100g，麦芽 50g，煎汤加糖，常饮 1~2 个月，治早期肝硬化。

具体应用之时，核能化食磨积；治疝催生，研碎；化瘀血，勿研；消食，童便浸；姜汁炒炭，去积血甚效。

气虚便溏、脾虚不食者禁用。多食耗气，空腹及羸弱之人，或虚病后忌之。（《随息居饮食谱》）

另外，肠滑者少用之，生食多，令人嘈烦易饥，损齿、齿龋人尤不宜（《本草述》）。

【临床应用】

（1）**寻常性痤疮**　消痤除疹汤：败酱草、山楂各 20g，白花蛇舌草 25g，蒲公英、炒莱菔子各 15g，黄芩、赤芍、丹皮、三棱、莪术、麻黄、杏仁各 10g。（《专科专病名医临床经验丛书·皮肤病·罗龙辉》）

（2）**痤疮（脾胃湿热证）**　痤疮平：银花、蒲公英各 15g，虎杖、山楂各 12g，炒枳壳、酒大黄各 10g。（《专科专病临症经验丛书·皮肤病·徐宜厚》）

（3）**经前油汗症**　四物、茵陈蒿汤合裁：干地黄、白芍、茯苓、山楂、焦山栀、荷叶各 10g，茯苓、赤小豆、蚕砂、旱莲草、麦冬、山药各 12g，芦根、白茅根、赤石脂各 15g。（《徐宜厚皮科传心录》）

（4）**肉积**　山楂肉 120g，水煎取汁饮之。（《简便方》）

（5）**月信不潮**　山楂 30g，煎汤，冲化适量红糖服之。（《医学衷中参西录》）

地　　榆

【药名浅释】

地榆，始载于《神农本草经》，列为中品。别名有玉豉、酸赭、锦地榆、地榆炭等。本品叶似榆而长，初生布地，故名。其花子紫黑色如豉，故又名玉豉。李时珍说："地榆一名酸赭，其味酸，其色赭故也。"

【药性分述】

地榆味苦酸，性微寒。具有凉血止血，解毒敛疮的功效。

本品药效归纳有八：一治妇人乳痛；二疗七伤（食伤、忧伤、饥伤、房事伤、劳伤、经络伤、营卫气伤）；三治带下病；四除恶肉；五止汗；六疗金疮；七止吐血、鼻衄、肠风；八主内漏。后世医家相继作了如下的补充：治热疮、诸瘘、除消渴、小儿疳积、肠风泄泻、产后余瘀枕痛、皮肤甲错、两目暗黑等。捣汁外涂，可治虎、犬、蛇、虫伤毒。

临床医家，多数认为地榆治大肠血有奇效，然其新久皆可用吗？大肠有火则新旧皆宜，无火则新旧皆忌。诚如《本草衍义》所说："性沉寒入下焦，血热痢则可用，若虚寒人及水泻白痢，即未可轻使。"

本品止痒的配伍，主要有配黄芩治疮痒，配苍术治肠风痛痒不止。

血证有热者宜之，虚寒下陷、血衰泄泻者勿用。

【临床应用】

（1）**慢性湿疹、特应性皮炎**　地榆二苍糊膏：黄柏、苍术、苍耳子各18g，地榆36g，薄荷脑3g，冰片、轻粉各1.5g。研细末，用凡士林按30%浓度调膏外用。（《皮肤病中医诊疗学》）

（2）**过敏性紫癜**　益气养血汤：太子参8g，黄芪、仙鹤草、连翘、大青叶各12g，当归、白术、茯苓、远志、炒枣仁各6g，地榆炭15g。（《专科专病名医临证经验丛书皮肤病·李明道》）

（3）**便毒**　地榆120g，白酒150ml，煎至50ml，空腹服用。加穿山甲三片，炒，引经更妙。（《先醒斋医学广笔记》）

（4）**蛇虫伤**　地榆捣汁，饮或外涂均可。（《本草求真》）

芦　　荟

【药名浅释】

芦荟，原产在南非，亚历山大一世为了保证远征将士的健康，下令在萨来特种植芦荟，使之广泛传播到欧亚大陆，唐宋时期流传到中国，故本品始载于《开宝本草》，别名有奴会、卢会、纳会、象胆、油葱、真芦荟等。陈藏器说："俗呼为象胆，以其味苦如胆也。"芦者，黑色也；荟者，聚也。本品汁液凝集色黑如饴，故名芦荟。

晚唐刘禹锡在《传信方》记载：他少年时期患顽癣湿疮，偶得芦荟一两，炙甘草半两，研末，洗净患处，药粉涂之而愈，全家惊叹此药之神奇。

【药性分述】

芦荟味苦，性寒。具有泻热通便，清肝除烦，健胃杀虫的功效。

芦荟治热结便秘、虫积疳热、小儿惊风及妇人经闭。用量 2~5g，入丸散或研末装胶囊，不入汤剂。

对小儿惊痫、疳积视为上品。又为除热杀虫的要品。外用可除鼻痒、疥癣、湿癣、痔漏诸疮。配甘草湿敷，治湿疹渗出。

《药鉴》对本品有如下的归纳："气味俱厚，能升能降。除风热烦闷，清肺胃郁火，凉血，清肝明目。治小儿风热，急惊癫痫，五疳热毒，杀三虫及痔漏热疮。"

芦荟在海内外应用范围十分广泛，日本称芦荟为原子弹的克星药物；美国应用芦荟于化妆品的比例仅次于维生素；法国 80% 的化妆品含有芦荟；南非将芦荟制成饮料深受欢迎。此外，芦荟还能用于美发，消除雀斑、蝴蝶斑、老年斑，嫩白皮肤，减肥等。

由于本品大苦大寒，气甚秽恶，对体质壮实者可用，对老年人、体弱者、小儿及脾胃虚寒、不思饮食者禁用，孕妇忌用。

我认为本品在大多数情况下应外用，包括放射性皮炎、急慢性湿疹、限局性神经性皮炎、银屑病、皮肤淀粉样变和结节性痒疹等。

【临床应用】

（1）**痤疮**　在普通膏剂中，加入芦荟天然汁（浓度 5%~7%），外搽，早晚各一次。(《毒药本草》)

（2）**疖肿**　取鲜芦荟洗净捣烂如泥，敷患处。(《毒药本草》)

（3）**白癣**　芦荟蟾酥膏外搽，一日一次。(《河南中医》，1984，6，48)

（4）**湿疹**　取芦荟汁水，外敷患处。(《中药材》，1987，4，45)

（5）**放射性皮炎**　芦荟乳膏：鲜芦荟200g，蓖麻油50ml，阿拉伯胶30g，桉叶油2ml。依法做成乳膏，消毒纱布浸透乳膏，湿敷患处。每日 1~2 次。(《23 例急性放射性病人临床研究论文集·徐宜厚》)

（6）**习惯性便秘**　芦荟胶囊：芦荟6g，研细末装入 6 枚胶囊中，成人温水送下，2~3 粒，每日 2 次，小儿每次 1 粒，每日 2 次。(熊廖笙方)

（7）**湿癣**　芦荟30g，炙甘草15g，共研细末，温水洗净，拭干涂之。(《传信方》)

火　麻　仁

【药名浅释】

火麻仁，始载于《神农本草经》，列为上品。原名麻子，别名有黄麻、汉麻、麻子仁、大麻仁、炒火麻仁等。李时珍说："麻从两木在广下，象屋下派麻之形也。木音派，广音俨……云汉麻者以别胡麻也。"

【药性分述】

麻仁味甘，性平。具有润肠通便，润燥杀虫的功效。

综观历代本草专著，对其论述的要点是：凡燥涩之病，如妇人难产，老人血虚，产后便秘最宜。李克绍先生说："老年虚人，津液枯少性肠燥便秘，尤其合适。"又可润心肺，滋五脏，利大肠风热结燥，去皮肤顽屑，益毛发等。本品配苏子研汁煮粥，治虚风便秘；配紫菀、杏仁治疗大便不利；配熟地最能生阴液，适用于治疗干燥综合征。曾有医家认为本品久服可健壮不老，此说非近理也，《本草新编》斥曰："不老神仙尤为荒诞。产后宜戒，慎勿轻投之也。"此外，下元不固、大便溏、阳痿、精滑多带者皆所忌用。

【临床应用】

（1）**丹毒** 火麻仁适量，加水少许，捣烂如泥，外敷患处，一日一次。(《备急千金要方》)

（2）**黄水疮** 取火麻仁去皮留仁，入砂锅炒，取药油，外涂患处。(《中医验方汇编》)

（3）**血痢不止** 麻仁汁煮绿豆，空心服。(《外台秘要》)

（4）**便秘** 麻仁滋脾丸：麻仁、枳实、白芍、当归、熟大黄、郁李仁、杏仁、厚朴。每丸重9g，日服一次（原方无剂量）。(《实用方剂辞典》)

瞿　麦

【药名浅释】

瞿麦，始载于《神农本草经》，列为中品。别名有巨句麦、大菊、大兰、石竹、南天竺草、山瞿麦等。按陆佃解《韩诗外传》云："生于两旁谓之瞿。此麦之穗旁生故也。"子颇似麦，故名瞿麦。

【药性分述】

瞿麦味苦，性寒。具有利尿通淋的功效。

《景岳全书》说："通小便，降阴火，除五淋，利血脉。兼凉药亦消眼肿痛，兼血药则能通经破血下胎。凡下焦湿热疼痛诸病皆可用之。"

张氏将通小便列为首句，含义深刻：一是说明本品为利小便的主药，二是专主关格诸癃结，小便不通。然而除五淋的配伍，尚未言明，今补上。凡淋证以八正散为基方，热淋加山栀、滑石；血淋加小蓟、川牛膝；膏淋、产后淋宜补肾，不可独泻；热结血淋加葱白、山栀；老人气虚淋参、术兼山栀。此外，本品还能长毛发，治痈疽，排脓，明目除翳，破胎坠子。外用捣汁，可拔木刺等。总之，按瞿麦之用，惟破血利窍，四字可以尽其功能，非久任之品。

本品苦寒兼辛，性猛烈，善下逐，凡肾气虚、小肠无大热者忌之。胎前产后，一切虚人，患小水不利禁用，水肿、鼓胀、脾虚者不得施。

【临床应用】

（1）**淋病（热客膀胱证）**　八正散加减：车前子、瞿麦、萹蓄、滑石、马鞭草各15g，栀子、大黄各3g，甘草梢6g。(《性传播疾病中西医结合诊疗》)

（2）**软下疳（淫火瘀滞证）**　清肝导滞汤加减：萹蓄12g，瞿麦、黄柏、知母、芦荟、滑石各10g，甘草、焦山栀、炒胆草各6g，琥珀4.5g，白茅根30g。(《性传播疾病中西医结合诊疗》)

（3）**淋病（湿热证）**　分清五淋丸：大黄570g，黄芩、滑石、木香各390g，茯苓、猪苓、泽泻、萹蓄、瞿麦、炒车前子、知母、黄柏、栀子各90g。水泛为丸，如梧桐子大。一日2次，一次6g，温水送下。(《实用方剂辞典》)

猪　　苓

【药名浅释】

猪苓，始载于《神农本草经》，列为中品，别名有野猪屎、猪屎苓、枫苓、地乌桃等。陶弘景说："其块黑似猪屎，故以名之。"李时珍说："猪苓亦是木之余气所结，如松之余气结茯苓之义，他木皆有，枫木为多耳。"

【药性分述】

猪苓味甘淡，性平。具有利水渗湿的功效。

猪苓药效有四：一是通淋消水肿；二是除湿利小便；三是解伤寒湿热，脚气白浊；四是治妊娠子淋胎肿。《本草备要》说其"行气利窍，与茯苓同而不补"；《汤液本草》说其"泻膀胱"，还能治通身肿满。总之，凡水湿在肠胃、膀胱、肢体皮肤者必须猪苓利之。然其利水之力太过，有亡津液之弊，久服必损肾气，无湿证者勿服。

【临床应用】

（1）**药物性皮炎**　金蝉蜕衣汤：桂枝、防风、蝉蜕、猪苓各9g，苍术、薏苡仁、郁金、大枣各6g，茵陈12g，银花、连翘各15g。(《中医皮肤病学简编》)

（2）**带状疱疹（下半身）**　柴苓饮：柴胡、白术各6~9g，猪苓、茯苓、泽泻各

6g，肉桂 3~9g。（《张景岳医方精要》）

（3）**妊娠子淋**　猪苓 150g，温开水送下，每次 5~10g，日服 3 次。（《小品方》）

益 智 仁

【药名浅释】

益智仁，始载于《开宝本草》。别名有益智、益智子、盐益智仁。李时珍说："脾主智，此物能益脾胃故也。"

【药性分述】

益智仁味辛，性温。具有温脾开胃，暖肾固精的功效。

本品乃脾肾二经之药，其用专在脾，能调诸气，避寒，治客寒犯胃，暖肾和中，去心腹气滞疼痛，理下焦虚寒。治遗精、余溺、梦遗、夜多小便等。不过，本品行性多，补性少，必兼补药用之为善。因此《医家秘奥》说其："脾肺胃三经药也，若专用温肾，需山药补助脾气，然后不得上行，而成补肾之功。"《本草新编》说："大约入于补脾之类，则健脾，入于补肝之类则益肝，入于补肾之中则滋肾也。"其要点以温补脾肾，尤重固涩为主。此说可谓善用之真谛。

本品配茯神、远志、甘草治赤浊；配乌药、山药治夜尿多，张景岳介绍一法："夜多小便者，取益智仁二十余枚，研碎，入盐少许，同煎服之，有奇效，不妨一试。"本品配厚朴、姜、枣治白浊腹满；配乌药、木香解诸郁止诸痛；配山药补脾肾；胃寒多涎唾，理中汤加益智仁；肾虚小便失禁，六味地黄汤加益智仁。然其行性多，补性少，必兼补剂用之，若单用多服，未免过于散气，慎之。

若血燥有火，湿热暴注，因热而崩浊者，不可误用。

【临床应用】

（1）**口臭**　益智仁 50g，甘草 10g，舔之。一日 2 次。（《本草纲目》）

（2）**狼疮性肾炎**　徐氏验方：黄芪、党参、甘草、金樱子各 15g，茯苓、丹参、益智仁各 12g，白术、桃仁、益母草、泽兰各 9g，酒大黄 3g。（《徐宜厚皮肤病临床经验辑要》）

（3）**小便频数**　缩泉丸：盐水炒益智仁、乌药等份，山药糊为丸，如梧桐子大。每服 70 丸，空心盐汤下。（《朱氏集验方》）

（4）**泄而腹胀**　益智仁 100g，水煎服。（《鲟溪单方选》）

桑 螵 蛸

【药名浅释】

桑螵蛸，始载于《神农本草经》，列为上品。别名有刀螂子、螳螂蛋、螳螂壳。

螳螂深秋，乳子作房，粘在枝上，其状轻飘如绵，即桑螵也。不过应当注意此药须觅桑树东畔上者，勿用杂树上生者。但《罗氏会约医镜》说"桑树生者良，如他树生者，以桑皮佐之，桑皮能行水达肾"，此说可供参考。

【药性分述】

桑螵蛸味甘咸，性平。具有补肾壮阳，固经缩尿的功效。

《本经》详列其药效：主伤中、疝瘕、阴痿、女子血闭、腰痛、通五淋、利小便、益精生子等。后世医籍多宗《本经》，或诠释，或复论，或强调其配伍的协同作用，如安魂魄、定心志配远志、石菖蒲、人参、茯神、龙骨、当归等；小便不通配黄芩；虚汗、遗浊配人参、龙骨；喉痹配马勃、犀角。《景岳全书》将其要点归纳："能益气益精，助阳生子，疗男子虚损、阳痿梦遗、疝瘕遗尿，治女人血闭腰痛，通五淋，利水道，炮熟空心食之，可治小便不禁。"炒用固涩，生用泄泻。

阴虚多火之人误用，反助虚阳，多致尿赤茎痛，强中失精，不可不知。

【临床应用】

（1）**阴痒（湿热下注证）**　龙胆泻肝汤加减：醋柴胡、龙胆草、酒川芎各 5g，北细辛 1.5g，白芍、生地、车前子草、酒当归、川楝子、海螵蛸、桑螵蛸、蚕砂各 10g，甘草 3g，杏仁、薏苡仁、酒大黄各 6g。（《施今墨临床经验集》）

（2）**小儿软疖**　桑螵蛸烧存性，研末，油调敷之。（《本草纲目》）

（3）**小便不通**　桑螵蛸炙黄 30 枚，黄芩 100g，水煎分二次服。（《太平圣惠方》）

（4）**妇人遗尿**　盐炒桑螵蛸研末，姜汤送服 6g。（《千金翼方》）

（5）**遗精白浊**　桑螵蛸、煅龙骨等份为末，每服 6g，空心盐汤送下。（《外台秘要》）

金 樱 子

【药名浅释】

金樱子，始载于《名医别录》。别名有刺梨子、山石榴、山鸡头等。《本草纲目》说："金樱当作金罂，谓其子形如黄罂也，石榴、鸡头皆象形。"

【药性分述】

金樱子味酸涩，性平。具有固精缩尿，涩肠止泻的功效。

但因药物的成熟时期不同，性味略有差异，生者色青，味酸涩；熟者色黄，味甘涩。临床多数用成熟之际者，取其微酸甘涩，涩可固阴治脱，甘可补中益气。因而善理梦遗滑精、崩淋带漏、吐血衄血，生津液，安魂魄，收虚汗，敛虚火，补五脏，养血气，润颜色等。今人李克绍先生用本品治疗子宫脱垂 203 例，有效率为 76%。总之，本品是固阴养阴，涩精固肠的要药。配人参、熟地治精从小便出；配芡实、莲子治阴虚作泻；调铁粉染须润黑。

我在治疗狼疮性肾炎中，常用本品配芡实、莲须固摄精气，从而达到消除尿中蛋白的目的，仅供参考。

若泄泻由于火热暴注者不宜用；小便不禁及精气滑脱者，因于阴虚火炽者不宜用。

《本草新编》说："金樱子内多毛及子，必去之净，方能补肾涩精。其腹中之子，偏能滑精，熬膏不去其子，全无功效。"用药之秘，须知药之深也。但阴虚多火之人误服，每致溺涩茎痛，不可不慎。

【临床应用】

（1）**老年性红斑狼疮**　还少丹加减：熟地、山茱萸、金樱子、炒杜仲、茯神、怀牛膝、肉苁蓉各10g，茯神、巴戟天、制首乌各12g，远志、丹皮各6g，青蒿15g。（经验方）

（2）**斑秃**　桂枝龙骨牡蛎汤加味：桂枝6g，龙骨、牡蛎、金樱子、桑椹子各15g，补骨脂、黄精各10g，松针8g。（经验方）

（3）**狼疮性肾炎**　芡实合剂：芡实、菟丝子各30g，白术、茯苓各12g，山药15g，金樱子、黄精各24g，枇杷叶、党参各9g，百合18g。研细末，每日3次，每次9g，温开水送下。（岳美中经验方）

（4）**遗精梦交**　金锁思仙丹：莲须、莲子、芡实等份，研细末，金樱子熬膏与药粉和丸，每日3次，每次6g，淡盐水送下。（《杂病源流犀烛》）

黄　芩

【药名浅释】

黄芩，始载于《神农本草经》，列为中品。别名众多，主要有腐肠、空肠、内虚、妒妇、经芩、黄文、印头，内实者名子芩、枯芩、条芩等。《本草纲目》载："圆者为子芩，破者为宿芩，其腹中皆烂，名曰腐肠；芩，《说文》作䕚，谓其色黄也；或云芩者黔也，黔乃黑黄之色也；宿芩乃旧根，多中空，外黄内黑，即今所谓片芩，故又有腐肠、妒妇诸名。妒妇心黯，故以比之。子芩乃新根，多内实，即今所谓条芩。"

【药性分述】

黄芩味苦，性平。具有清热燥湿，泻火解毒，止血、安胎的功效。

黄芩的药效有四，一中枯而飘者，泻肺火，消痰利气；二细实而坚者，泻大肠火，养阴退阳；三中枯而飘者，除风湿留热于肌表；四细实而坚者，滋化源退热于膀胱。在具体配伍上，张仲景提出了三点颇有指导意义的灼见：气分热结者与柴胡相配，血分热结者与芍药相配，湿热阻于中者与黄连相配。

张洁古用黄芩配白芷，治眉眶作痛；朱丹溪用黄芩、白术安胎。其他医家的经验还有黄芩得酒上行，得猪胆汁清肝胆火，得柴胡退热，得芍药治下痢，得桑白皮泻肺火。历代医籍中常以单味黄芩而奏其效，如《千金方》用黄芩煎服，治淋而愈；《圣惠方》用黄芩为末调敷，治吐血、衄血；《本事方》黄芩为末，治崩中下血；《兰室秘藏》的小清空膏治少阳头痛及太阳头痛，不拘偏证；《瑞竹堂经验方》的芩心丸治经量过多不止；《本经逢原》的子芩丸治妇人血热，经水暴下不止等。总之，枯芩体轻上浮，专治肺胃上焦之火；条芩体重主降，专泻大肠下焦之火；黄芩炭用于治疗各种热性出血。

张锡纯更指出："治肺病、肝胆病、躯壳病，宜用枯芩，治肠胃病，宜用条芩。"胎因火盛不安，佐砂仁、白术；腹因火滞而痛，可加黄连、厚朴。大肠无火泄泻者，最当慎用。

【临床应用】

（1）血管性水肿（脾肺燥热证）　四物消风散加减：当归、炒白芍、生地各10g，荆芥、柴胡、蝉蜕、黄芩各6g，浮萍、生石膏、白茅根各12g。（《皮肤病中医诊疗学》）

（2）眼睑湿疹（脾经风热证）　除风清脾饮加减：连翘、防风、玄参、生地各12g，黄芩、桔梗、荆芥、知母、赤芍各10g，焦山栀、茺蔚子各6g。（《皮肤病中医诊疗学》）

（3）油彩皮炎（湿毒证）　解毒除湿汤加减：连翘、丹皮、赤芍、车前子（包）、六一散（包）、黄芩、泽泻、炒龙胆草各10g，大青叶15g，茯苓皮30g。（《皮肤病中医诊疗学》）

（4）眉眶作痛（风热夹痰证）　酒黄芩、白芷各等份，每服6g，茶调下。（《洁古家珍》）

（5）血淋热痛　黄芩50g，水煎热服。（《备急千金要方》）

百　　部

【药名浅释】

百部，始载于《名医别录》。别名有婆妇草、百条根、闹虱药。李时珍说："其根多者百十连属，如部伍然，故以名之。"

【药性分述】

百部的性味有三种说法：一是味甘苦，性微温（《本草蒙筌》）；二是味甘苦，性微寒，有小毒（《药性解》）；三是味甘苦，性微温而寒，无毒（《本草新编》）。

本品具有润肺下气止咳，灭虱杀虫的功效。适用于肺热痨瘵、疳积、疥癣及虫蚕咬毒。杀虫，主要有蛔虫、蛲虫、蝇、虱及一切树木蛀虫；治嗽，以寒嗽尤宜。李时珍说："百部气温而不寒，寒嗽宜之，天冬性寒而不热，热咳宜之。"

脾虚胃弱之人，宜兼保脾安胃药同用。热嗽、水亏火炎者忌用。

【临床应用】

（1）**阴道滴虫病**　取生百部、菊花各 15g，黄柏、土槿皮各 12g，韭菜 20 根，加水 1000ml。煮沸去渣，熏洗阴部，每日 1 次，2~3 次见效。[《中医杂志》，1966：（4），31]

（2）**体癣**　取百部 20g，加 50% 酒精 100ml 浸泡 48 小时，过滤药汁后，再加酒精至 100ml，洗净患处，用棉签蘸药液涂擦。轻症 3~4 次见效。（《江西中医药》，1960：（10），35）

（3）**蛲虫病**　小儿每次用生百部 30g，加水浓煎至 30ml（成人用量加倍），在夜间 11 点左右，施保留灌肠。10~12 天为 1 疗程。（《中国农村医学》，1986：（2），39）

（4）**久咳**　百部膏：百部根 1000g，捣汁，煎如饴，加蜜 100g，每服 10~15ml，日服 3 次。（《医碥》）

（5）**杀虱**　百部、秦艽等份研末，烟熏之或煎汤洗衣。（《经验方》）

杏　仁

【药名浅释】

杏仁，始载于《神农本草经》，列为中品。《本草纲目》载："凡杏、桃诸花皆五出。若六出必双仁，为其反常，故有毒。"

【药性分述】

杏仁分苦杏仁与甜杏仁两种，前者类似于心形，味苦，性温，有小毒，适用于壮人实证；后者较苦杏仁扁平而大，味甘，性平，有小毒，适用于老人体虚及虚劳咳喘。两者具有特殊的芳香气息，具有降气止嗽，平喘润肺的功效。不过苦杏仁宜于实证，甜杏仁宜于虚证。

在临床的应用中，本品的主治与药效《本经》归纳有疗咳逆上气、雷鸣、喉痹，下气、产乳，疗金疮、寒心。对此陈修园作过如下的诠释："肺实而胀，则为咳逆上气，雷鸣喉痹者，火结于喉为痹痛，痰声之响如雷鸣也。杏仁下气，所以主治。气有余便是火，气下则火下，故乳汁可通，疮口可合也。心阳虚，则寒水之邪，自下上奔，犯于心位，杏仁有下气之功，伐寒水于下，即所以保心阳于上也。凡此皆治有余之证，若劳伤咳嗽之人，服之必死。"此外，杏仁配甜葶苈、赤小豆能治各种停水。后世医籍相继补充其功效有：治疗产后虫疮痒不可忍、大便难、头面黑斑、皶疮，解锡毒，杀蛔虫等。我在查阅本草文献中，发现杏仁可治的皮肤病还有疮疥、头面诸风、渣疱、棉毒、面部黑斑、头面风肿、头中风痒白屑、金疮，可润肤驻颜。《鲁府禁方》记载："杨太真红玉方以杏仁为主，配滑石、轻粉，精心调制敷之，令面红悦泽，旬日后，色如红玉。"李东垣说："大便燥秘，不可过泄者，脉浮在气，用杏仁、陈皮；脉沉在血，用桃仁、陈皮；所以俱用陈皮者，以其阳明病与手太阴俱为表里也。"仅供参考。

《本经疏证》说："杏仁有脉络，则以之助心，通脉络之气；桃仁有肤毛，则以之助肺，主疏肤腠之血。"由此而悟出，凡遇气滞血瘀所致皮肤斑块肥厚者，两药同用，常有殊效。

不过，杏子不可多食，能损筋骨眼目，本品应用时，去皮尖研用，如发散，连皮煎研用，双仁者杀人。元气虚陷勿用，恐其沉降太过。

【临床应用】

（1）疣目　杏仁烧黑研膏，涂搽。（《本草纲目》）

（2）荨麻疹　麻黄祛风汤：麻黄 6g，桂枝、杏仁、荆芥、防风、桔梗、羌活、当归各 10g，白鲜皮、白蒺藜各 15g。（《中国现代百名中医临床家丛书·张作舟》）

（3）狼疮性肾炎（风水泛滥证）　越婢加术汤加减：麻黄、甘草、桔梗各 6g，土炒白术、杏仁、连翘各 10g，生石膏、赤小豆各 15g，鲜茅根 30g，生姜 3 片，大枣 7 枚。（《结缔组织病中医治疗学》）

（4）人工性荨麻疹　杏仁、半夏、五味子各 4.5g，白芍、桂心、细辛、炮姜、蒸大黄、炙甘草各 9g，茯苓 12g，每次用 12g，煎汤食前服之。（《三因方》）

苏（苏叶、苏梗、苏子）

【药名浅释】

紫苏，始载于《名医别录》，列为中品。别名赤苏、桂荏。李时珍说："苏从酥，音酥，舒畅也，苏性舒畅，行气和血，故谓之苏……苏乃荏类，而味更辛如桂，故《尔雅》谓之桂荏。"

紫苏子别名有墨苏子、炒紫苏子、蜜炙紫苏子、紫苏子霜。

【药性分述】

紫苏味辛，性温。具有降气消痰，止咳平喘，润肺的功效。

本品主要药效有降气消痰，止嗽平喘，润肠。《本草经疏》曾云："研汁煮粥常食，令人肥白身香。"本品可能有美容的作用，对于形体干瘦，肤色粗糙者不妨一试。《本草正义》说其"芳香气烈，外开皮毛，泻肺气而通腠理，上则通鼻塞而清头目；中则开胸膈，理脾胃，宣化痰饮，解郁结而利冷滞"。李时珍说："本品能顺气利膈，宽肠，解鱼蟹毒。"李克绍先生说："治感冒兼咳嗽、胸闷不舒，或呕吐不止者最宜。其安胎，亦行滞气之效。"

本品原名苏，后世有苏子、苏叶、苏梗之分。苏子擅长清利上下，苏叶发散风气，苏梗顺气安胎。《本草逢原》说："诸香皆燥，唯苏子独润，为虚劳咳嗽之专药。"

不过，气虚久咳、阴虚喘逆、脾虚便溏，皆不可用。

【临床应用】

（1）**阴囊湿疹**　紫苏散：六一散 12g，紫苏叶 4.5g，儿茶 3g，赤石脂 6g。上药研细末，先用紫苏、浮萍煎汤熏洗，然后外敷。（《外科方外奇方》）

（2）**丘疹性湿疹**　百效丸：黄柏、连翘、川牛膝、何首乌、当归尾、生地、丹皮、防风、防己、荆芥、紫苏叶、苦参。上药研细末，神曲打糊为丸，每服 9g，白水送下。（《疡医大全》）

（3）**卒咳不止**　紫苏浓煎，顿服 100ml。（《备急千金要方》）

（4）**上气咳逆**　苏子入水，研，滤汁同粳米煮粥食之。（《简便方》）

（5）**荨麻疹**　杏苏饮：苏叶、杏仁、姜半夏、茯苓各 9g，前胡、桔梗、枳壳、陈皮各 7g，甘草 4g，生姜 3 片，大枣 5 枚，水煎服。（《温病条辨》）

桑（桑白皮、桑叶、桑寄生、桑椹子、桑枝）

【药名浅释】

桑，《说文解字》云：叒（音若），东方自然神木之名，其字象形。桑乃蚕所食叶之神木，故加木于叒下而别之。李时珍说桑有数种：白桑，叶大如掌而厚；鸡桑，叶花而薄；子桑，先椹而后叶；山桑，叶尖而长。

桑白皮，始载于《神农本草经》，列为中品。别名有桑根白皮、桑根皮、蜜炙桑白皮。

桑叶，始载于《神农本草经》，列为中品。别名有冬桑叶、霜桑叶、蜜炙桑叶。古人用桑叶，均言经霜者，这是因为经霜者为佳，是其气之全力之厚也。

桑寄生，原名桑上寄生，始载于《神农本草经》，列为上品。别名有广寄生、寄生。

桑椹子，始载于《神农本草经》，列为中品。别名有桑枣、桑椹、桑沧。

桑枝，始载于《图经本草》。别名有桑条、炒桑枝。

【药性分述】

〈桑白皮〉味甘，性寒。具有泻肺平喘，利水消肿的功效。临床应用有五：一是善入肺中气分，泻火利水，除痰泄气；二是缝金疮；三是研汁敷鹅口疮；四是治皮里膜外之水肿，除皮肤风热之燥痒；五是止鼻衄。

肺虚无火，因寒袭而发咳喘者勿服。

〈桑叶〉味苦甘，性寒。具有疏散风热，清肺润燥，清肝明目的功效。从皮肤科的角度而言，本品的药效有六：一是主治小儿吻疮（类似口角炎）；二是缝金疮，疗烫火伤，盐捣敷蛇、虫、蜈蚣咬毒；三是热捣外敷，损伤血瘀；四是生发乌须、明目；五是煎汤浸泡手足去风痹；六是收汗包括夜汗、头面出汗。

〈桑寄生〉味甘苦，性平。具有祛风湿，补肝肾，壮筋骨，安胎等功效。尚可充肌肤，坚发齿，长须眉，益血脉，愈金疮等。《本草经疏》一书，对本品的功效阐述较为全面："桑寄生感桑之精气而生，其味苦甘，其气平和，不寒不热，固应无毒。详其主治，一本于桑，抽其精英，故功用比桑尤胜。腰痛及小儿背强，皆血不足之候。痈肿多由于荣气热，肌肤不充，由于血虚。齿者，骨之余也，发者，血之余也，益血则发华，肾气足则齿坚而须眉长。血盛则胎血安。女子崩中及内伤不足，皆血虚内热之故。产后余疾，皆由血分，乳汁不下，亦由血虚。金疮则全伤于血。上来种种疾病，莫不悉由血虚有热所发，此药性能益血，故并主之也。兼能祛湿，故亦疗痹。"

〈桑椹子〉味甘，性寒。具有滋阴补血，生津润肠的功效。

本品系桑之精华所结，可乌黑髭须，止渴润燥，填精益脑，安胎气，止子烦，解酒毒，润肠等。在品质方面，紫色第一，红色次之，青色不可用，不可不察。在炮制方面，桑椹子不蒸熟，断不肯干，即干而味亦尽散，无用。尤恶铁器。

胃寒、大便溏，二者禁用。

〈桑枝〉味微苦，性平。具有祛风湿，利关节，行水气的功效。

在皮肤科领域，归纳有九种疾病可用，可惜今人用之甚少，现举要如下：一、遍体风痒干燥；二、润皮毛枯槁；三、消瘀肿毒痈；四、眼眶退晕；五、紫白癜风；六、脚气、风气；七、手足风寒湿痹；八、久服轻身明目，令人光泽；九、桑枝烧炭熬膏，点大风恶疾。

气虚者慎用。

【临床应用】

（1）猩红热　桑叶、荆芥、僵蚕、银花、连翘各 6g，蝉衣、生甘草各 3g，牛蒡子、桔梗、酒大黄、升麻各 4.5g，玄参、浮萍各 10g，生石膏 15g，葱白 3 寸。(《蒲辅周医案》)

（2）阴道炎　玄参、银花各 15g，生地 24g，丹皮、赤芍、连翘、桑叶各 10g，芦根 30g，甘草 6g，天花粉 18g，车前草 12g。(《黄绳武妇科经验集》)

（3）白塞病（阴虚阳浮证）　资生清阳汤加减：桑叶、丹皮、柴胡、白芍、白蒺藜、钩藤、石斛、杭菊花、生地、牛膝各 10g，玄参 15g，薄荷 3g，草决明 20g，茅根 30g。(《章真如临床经验集》)

（4）颜面再发性皮炎　导赤散加减：黄连、赤芍、滑石、桑叶、生甘草、淡竹

叶、枇杷叶各10g，生地20g，木通6g。(《古今专科专病医案皮肤病·庄国康》)

（5）**过敏性紫癜**　川芎、红花各5g、炒丹皮、茯苓、酒地龙、炒丹参、寸麦冬、当归尾、桑寄生、赤白芍、甘草、炒山楂各10g，旱莲草25g，桑枝20g，北柴胡、桂枝各3g，油松节30g，生地15g。(《施今墨临床经验集》)

（6）**湿疹**　泻白散加减：桑白皮、地骨皮、桔梗、连翘、麦冬、杏仁、浙贝母、蚕砂、丹皮各9g，黄芩、枳壳、炒栀子、知母各6g，甘草3g。(《中医临床家·马光亚》)

（7）**脱发**　当归、赤白芍、川芎、桑椹子、制首乌、天麦冬、熟地、女贞子、旱莲草、茯苓、炒枣仁、合欢皮各15g，黄芪25g，丹参20g。(《古今专科专病医案皮肤病·刘凤英》)

（8）**盗汗**　霜桑叶研末，饮服。(朱丹溪)

（9）**酒毒**　桑椹子捣汁饮之。(《本草纲目》)

何 首 乌

【药名浅释】

首乌素有赤白之分，唐李翱《何首乌录》首次指首乌有雌雄两种。《开宝本草》说："赤者为雄，白者为雌。"李时珍说："白者入气分，赤者入血分。"赤、白合用气血交培，七宝美髯丹是赤、白同用，但在17世纪以后，何首乌曾因被曲解而禁用，后经北京中医药大学研究证实其无毒，这颗长期被禁用的一颗明珠得以重见天日。

何首乌始载于《开宝本草》，别名有交藤、夜合、陈知白、马肝石、桃柳藤、九真藤、生首乌、制首乌等。其药本草无名，因何首乌见藤夜交，便即采食有功，因以采人为名耳。李时珍说："汉武时，有马肝石能乌人发，故后人隐此名，亦曰马肝石。"又有人云："取根若获九数者，服之乃仙，故名九真藤。"

【药性分述】

何首乌味苦甘，性微温。具有补肝肾，益精血，截疟，解毒，润肠通便的功效。

据李时珍记载，此药流传虽久，临床用之却甚少，直到明代嘉靖初，邵应节真人以七宝美髯丹上进，世宗肃皇帝服饵有效，连生皇嗣，于是何首乌之方，天下大行。

何首乌，性乃阴中之阳，产南方最胜。然其种分赤白，故气血兼益，藤夜交昼疏，其主治的病种有九：一是头面风疮，二是五痔，三是心痛，四是瘰疬，五是痈肿，六是妇人产后诸疾，七是乌须发，八是皮肤风痛，九是疠风。总之，本品能美容颜，补痨瘦，助精神，长肌肉，坚筋骨，填精髓，固腰酸，除风湿，明眼目。

综观历代本草专著，对何首乌的特色应用有三。

一是此物气温，味苦涩，苦补肾，温补肝，能收敛精气。所以能养血益肝，固精益肾……为滋补良药，不寒不燥，功在地黄、天冬诸药之上。(《本草纲目》)

二是何首乌配胡麻，治疠风；和艾叶煎浓汁洗疥癣；与血药同用，能黑须发；与利药同用，能收痘疮；佐白芷，又止痘疮作痒；桑寄生，祛风疾作痛；与苁蓉同用润燥通大便。

三是首乌之用，生熟迥殊，其医久疟，消肿毒，皆是用生者；又消痈肿用赤不用白；补肝肾则以黑豆拌蒸，赤白各半，皆法之不可不讲也。（《本草思辨录》）

熟地、制首乌虽俱补阴，一为峻补先天真阴之药，一系调补后天荣血之药，首乌不宜与桂附辛热之药同用，如用桂附温药，当以熟地为宜。

何首乌治疗皮肤病，不论内服、外用均有实例，如：治血虚风疹与生地、当归、蝉蜕、白蒺藜配伍；治疮癣瘙痒，与艾叶煎汤外洗；亦可用何首乌茎叶煎汤洗浴，主治风疮疥癣作痒。

此外，忌生萝卜、无鳞鱼、莱菔子、葱蒜、铁器及诸血败血。

【临床应用】

（1）**湿疹** 刘氏验方：生首乌、土茯苓各15g，赤芍、白蒺藜、薏仁、蚕砂各12g，丹皮、苦参各10g，荆芥、蝉蜕各5g，藿香6g。（《中国当代名医验方大全·刘炳凡》）

（2）**荨麻疹** 首乌当归饮：制首乌30g，当归、白芍、白及、地龙各10g，路路通、生地各15g，川芎、乌药、荆芥、防风各6g，甘草5g。（《中国当代名医验方大全·俞长荣》）

（3）**斑秃** 一麻二至丸：黑芝麻30g，女贞子、旱莲草、制首乌、侧柏叶、枸杞子各10g，生熟地各15g，黄精20g。（《中国当代名医验方大全·董建华》）

（4）**脂溢性脱发** 俞氏验方：制首乌25g，熟地、黄精、侧柏叶各15g，补骨脂、枸杞子各12g，当归、白芍各10g，红枣5枚。（《中国当代名医验方大全·俞长荣》）

（5）**骤然脱发** 制首乌50g，当归9g，天麦冬各6g，水煎服。（《罗氏会约医镜》）

（6）**疮癣** 生首乌、艾叶，等量水煎，外洗之。（《李克绍中药讲习手记》）

叁

第 三 讲

皮肤损害
用药心得

皮肤损害，是指可以被他人用视觉或触觉检查出来的皮肤黏膜上所呈现的病变。熟悉各种皮肤损害的形态、光泽、色调、硬度、排列和分布等，再结合其他症状和检查的结果，则对大多数皮肤病作出正确的诊断。皮肤损害常分为原发性与继发性两种，但两种有时不能绝然分开。如色素沉着斑既可是原发性损害，又可以是继发性损害等。

一、原发性皮肤损害

（一）原发性皮肤损害用药心得

在病变过程中直接发生或初次出现的皮损，称之原发性损害。

1. 斑疹用药心得

为皮肤限局性的色素改变，既不高起，也不凹下，其范围多数限局在 1~2cm。红斑压之退色为气分有热，压之不退色为血分有瘀；紫斑为热瘀阳明；黑斑为热毒之极；白斑为气滞或气血不调。

（1）红斑在气分，治宜从胃。药用生石膏、大青叶、绿豆衣、知母、白茅根、金莲花、洛神花、黄芩等。

（2）红斑在血分，治宜从心。药用红花、桃仁、白茅根、仙鹤草、芦根、紫草、绿豆衣、犀角、水牛角等。

（3）紫斑药用紫草、茜草、豨莶草等。

（4）黑斑，治宜从肾。药用制附块、上肉桂、菟丝子、巴戟天、熟地、生地炭、银花炭、天然牛黄、玳瑁等。

（5）白斑，治宜从肝。药用柴胡、当归、白芍、乌药、白蒺藜、白附子、川楝子等。

2. 丘疹用药心得

为一限局性隆起皮面的实质性损害，形如丘形的小粒疹子，触之碍手，仔细观察还会发现丘疹顶部可以是尖的、圆的、扁平的或中间凹陷如脐窝等。在多数情况下，病位在肺、在脾。色红者多属血热，渗水者多属湿热，发痒者属于风热等。

（1）在肺者，药用荆芥、防风、蝉衣、蛇蜕。

（2）在脾者，药用炒薏苡仁、炒白术、炒枳壳、赤小豆、炒扁豆、山药等。

（3）红色丘疹，不论病发新旧，皆从肺治。药用野菊花、金银花、蒲公英、金莲花、洛神花、荆芥炭、防风等。

（4）丘疱疹伴有渗出，药用冬瓜皮、茯苓皮、紫草、泽泻、苍术、猪苓等。

（5）丘疹发痒者，药用防风、浮萍、荆芥炭、益母草、制乳香、蝉衣等。

3. 结节用药心得

结节为一可触及的，圆形或椭圆形的限局性实质性损害，大小、形态、颜色不一。它与丘疹的主要不同点是其病变范围比丘疹深而大，深陷皮下，小者如豆，大者如桂圆，或者渐长出皮面。皮色红而可触及核者为气滞血瘀；皮色如常，按之有核，为痰湿凝聚或痰瘀互结；风湿结聚，风胜则痒，如马疥（结节性痒疹）等。

（1）痰湿凝聚者，药用姜半夏、槟榔、苍术、青皮、僵蚕、茯苓、橘红等。

（2）痰瘀互结者，药用杏仁、桃仁、胆南星、青礞石、苏木、制乳没。

（3）风湿结聚者，药用威灵仙、苦参、路路通、秦艽、丝瓜络、橘络。

4. 风团用药心得

风团为一限局的、水肿性圆顶隆起的皮肤损害。存在的时间短暂，可在数小时内消失。直径大小不一，小的 3~4cm，大的 10~12cm。数目多少不一，形态各异。色红者属风热，色白者属风寒或阳气虚弱，亦有为内中药毒，毒热入营，热盛生风所致者。

（1）红色风团，药用银花、连翘、炒牛蒡子、紫草、茜草、凌霄花、金莲花等。

（2）白色风团，药用制附块、黄芪、煅龙牡、阿胶珠、九香虫、佛手片等。

5. 水疱与大疱用药心得

水疱与大疱为限局性空腔含液体的高起损害，水疱直径一般小于 1cm，超过 1cm 者称为大疱。水疱可以变成脓疱或大疱，疱内可含血液、血清或淋巴液，其颜色随疱内所含之液体而异，形状可以呈半圆形、圆锥形、扁平状或不规则形，有的中央有脐窝。疱壁薄而易破，破后呈糜烂面。小疱系酷暑时令火邪入肺伏结；大疱系心火妄动；脓疱系热甚成毒；血疱系热毒波及血分，逼其妄行；深在性水疱系脾阳亏虚，寒湿不化所致。

（1）小水疱，药用赤小豆、炒扁豆、车前子、车前草、竹叶、茯苓皮。

（2）大水疱，药用炒薏苡仁、泽泻、猪苓、赤小豆。

（3）脓疱，药用野菊花、银花、蒲公英、地丁、白花蛇舌草、龙葵。

（4）血疱，药用紫草、茯苓皮、白茅根、赤小豆。

（5）深在性水疱，药用赤石脂、蚕砂、苍术、槟榔、萆薢。

6. 脓疱用药心得

脓疱为一限局性的皮肤隆起，内含脓液。脓疱大小不一，可呈圆形、球形、圆锥形或中央呈脐窝状。脓疱浅者不留瘢痕，深者可留瘢痕。脓疱既可是原发疹，又可从丘疹或水疱演变而来，多因热毒或火毒炽盛所致。

（1）热毒用银花、地丁、连翘、绿豆衣、白花蛇舌草等。

（2）火毒所致者，药用银花炭、天然牛黄、黄芩、黄连、生地炭、蒲公英、野菊花、天葵、玳瑁、水牛角。

7. 肿瘤用药心得

肿瘤为发生于皮内或皮下组织的肿块。小者如黄豆，大者如鸡蛋或更大。可呈圆形、蒂形或不规则形，或软或硬，或高出皮面或仅触及。有的是良性的，有的是恶性的，可持续存在，或逐渐扩大，或破溃而形成溃疡，自行消退者罕见。多由瘀血、痰滞、浊气等留滞于组织之中所致，若邪自内溃，脏腑气血败坏则危及生命。

（1）因瘀血者，药用田三七、制水蛭、苏木。

（2）因痰滞者，药用胆南星、僵蚕、青礞石。

（3）因浊气者，药用香附、乌药、川楝子、郁金、广木香、沉香、檀香。

8. 囊肿用药心得

囊肿为内含液体或半固体物质（液体、细胞或细胞产物）的囊形损害，呈球形或卵圆形，触之有弹性感，多由痰凝液留或瘀血湿热互结所致。

（1）痰凝液留者，药用连翘、夏枯草、茯苓、昆布、海藻、泽泻、积雪草等。

（2）湿热瘀阻互结者，药用王不留行、苏木、三棱、莪术、苍术、黄柏等。

（二）验案举例

案 1、人工性荨麻疹 黄某，男性，42 岁，2004 年 4 月 7 日初诊。患者患荨麻疹达 5 年之久。只要皮肤上受到挤压则起风团，刺痒难忍。检查：在背部划痕实验呈强阳性，继而自觉灼热刺痒，风团为暗红色，持续 15 分钟后才缓慢消退。舌质暗红，苔薄，脉细涩。证属血瘀孙络。治宜益气活血，通络止痒。处方：桃红四物汤加减。桃仁、赤芍、归尾、丹参各 10g，红花、乳香、地龙各 6g，徐长卿、益母草各 15g，蝉衣、荆芥炭各 3g，路路通 12g。

二诊：1 周后复诊，划痕出现的时间略有延长，但仍然感觉灼热刺痒。上方加茜草、紫草、旱莲草各 10g。

三诊：5 天后复诊，灼热感觉明显减轻，划痕时间也有延长，仅有轻微痒感。改用益气扶脾，佐以活血通络。处方：黄芪、白术、白芍、山药、炒扁豆、赤小豆各 12g，防风、红花、凌霄花、地龙、砂仁各 6g，路路通 10g。按上方加减调治，2 个月左右，上述症状明显见好。嘱患者常服人参健脾丸以巩固之。

方药分析 方用归尾、赤芍、红花、桃仁、丹参、益母草、乳香等活血化瘀，凉血退斑；荆芥、徐长卿、蝉衣疏风止痒；地龙、路路通通络止痒。二诊时，划痕时间的延长，表明血瘀孙络的现象略有改善，然其仍然灼热刺痒。前方中加入紫草、茜草、旱莲草育阴凉血。在划痕与灼热刺痒均有改善后，拟从本治疗。重点在益气扶脾，佐以活血通络。方用玉屏风散加味而收功。

点评 荨麻疹病因复杂，治疗方法众多。通常而论，急性期或初期阶段治宜祛邪为主，慢性期或者反复发作，治宜扶正为主。具体应用时有两个方面需要重视：一是血分药的应用，如：三七、泽兰活血；生地、丹皮凉血；熟军、乳香化瘀。这是本着治风先治血，血行风自灭之理。二是虫类药物的运用，如：乌蛇、全蝎、蝉衣、僵蚕、刺猬皮等，这类药物对于顽固难愈的荨麻疹用之得当，效果甚好。

本病常是内外因交错，虚实互结。其治疗往往是虚实同行，寒热并用，不可拘于一法一方。病程日久者，除常规治疗外，更应重视治肾治络。

案2、寻常性天疱疮　李某，男性，38岁。2003年4月12日初诊。2年前，在躯干、四肢发现大小不等的水疱，疱壁薄，易破易烂，院外诊断为寻常型天疱疮。给予糖皮质类固醇激素治疗，泼尼松30毫克/日。1年后来我处治疗，检查：躯干水疱大部分控制，在正常皮肤上偶有豌豆大小的水疱发生，疱壁薄，尼氏征阳性。满月脸，伴有心慌，动则气喘，神疲乏力，懒言。脉象细数，重按无力，舌质淡红，苔薄白。辨证：气阴两虚。治法：益气养阴，扶正固本。处方：生脉散加味。南北沙参、天麦冬、干地黄、黄芪各12g，茯苓、绿豆衣、山药、赤小豆各15g，玄参、石斛、玉竹、蛇舌草、白术、甘草各10g，五味子6g。泼尼松30毫克/日，维持原有剂量。

二诊：守方治疗3周后，内症有了明显的改变，未见新起的水疱，尼氏征（－）。鉴于糜烂面愈合缓慢，步上方加白蔹10g。1个月后复诊，糜烂面见好。泼尼松减至20毫克/日。在待诊的8个月中，皮肤损害基本见好。偶有小的反复，泼尼松减至5毫克/日。中药守原方调治。大约在1年后，皮损完全恢复正常。嘱其泼尼松维持在5毫克/日。现已恢复工作。

方药分析　病程迁延达2年有余，曾用过中等剂量皮质类固醇激素，基本控制病情，偶有小的反复。进而出现一派气阴两虚为重点的证候群。方用益气养阴的名方生脉散为基方，加入药物有四大类：一是扶正固本，如黄芪、天麦冬；二是扶脾化湿，如茯苓、山药、赤小豆、白术；三是养阴救液，如石斛、玉竹、玄参、干地黄；四是解毒护心，如绿豆衣、蛇舌草、甘草。坚持一年多的调治而获康复。

点评　天疱疮是一种以皮肤黏膜松弛性水疱、大疱为主要表现的自身免疫性疾病，临床上以寻常型天疱疮最为常见。我对这类大疱性皮肤病治疗的指导思想有二。一是在病情进展期主张皮质类固醇剂量一定要用足，直到尼氏征转为阴性后才可逐步递减。每次减量不得超过总剂量的1/6，递减的时间以2~3周的间隔为宜。二是中药治疗当以脾肾两脏为中心，前者扶脾化湿，药用甘温；后者滋阴护液，药用甘寒。不主张用大苦大寒之类。这是因为该病的治疗需要较长时间的耐心治疗，时时处处要照顾生发之气，古人谓"有胃气则生，无胃气则死"，诚为至理名言。

二、继发性皮肤损害

（一）继发性皮肤损害用药心得

由原发性损害转变而来，或由于治疗或机械性损伤（如搔抓）而引起的另一种皮肤损害。

1. 鳞屑用药心得

鳞屑又称为皮屑，是脱落的表皮细胞。正常表皮细胞每隔 3~4 周完全更换一次，其最后产物为角质层，经常在不知不觉中脱落。临床上可分糠秕状鳞屑、落叶状鳞屑、鱼鳞状鳞屑，就其性质可分为干性和油腻性两大类。干性鳞屑系血虚风燥，肤失濡养而起；油腻性鳞屑系湿蕴肤表所致。此外，还可从肤底色泽而辨，如肤底红而起屑为血热，肤底淡红而屑多为血燥。

（1）干性鳞屑，药用制首乌、玉竹、天麦冬、耳环石斛、杏仁、桃仁、百合、冬瓜仁。

（2）湿性鳞屑，药用茯苓皮、赤小豆、炒薏苡仁、炒白术、茵陈、赤苓皮、蚕砂、五加皮、土茯苓。

（3）糠秕状鳞屑，偏于风燥者，药用制首乌、桑白皮、天麻、杭菊花、白附子、防风；偏于血燥者，药用熟地、百合、鸡血藤、天麦冬、巨胜子、楮实子。

（4）落叶性鳞屑，药用耳环石斛、玄参、天麻、杏仁、茯苓、黑芝麻等。

（5）鱼鳞状鳞屑，因血瘀经络者，药用杏仁、桃仁、苏木、红花、三棱、莪术；因气血两虚者，药用黄芪、党参、当归、丹参、川芎、制首乌、黑芝麻。

2. 表皮剥脱或抓痕用药心得

表皮剥脱或抓痕是表皮的浅表缺失。因搔抓而引起多呈线状，有血清或血渗出者，干燥后有黄痂或血痂。若抓破表皮后复结血痂者为血热生风；抓后遗留白线者为风胜或内燥；皮色如常，搔破出血为血虚生风。

（1）抓后留有血痂者，药用生地、丹皮、地骨皮、白鲜皮、紫草、茜草。

（2）抓后留有白线者，药用防风、灵仙、蝉衣、蛇蜕、荆芥、苦参。

（3）抓后破皮渗血者，药用黄芪、白茅根、芦根、茯苓皮、仙鹤草。

3. 浸渍用药心得

皮肤长时间泡入水中或处于潮湿状态（如湿敷较久，指缝或趾缝经常潮湿等），皮肤变软变白，甚至起皱，称为浸渍。多为湿毒侵肤或湿热下注。

（1）湿毒侵肤者，药用苍术、赤石脂、白鲜皮、木瓜、青皮、黄柏、槟榔。

（2）湿热下注者，药用萆薢、槟榔、薏苡仁、地肤子、黄柏、苍术、花蕊石。

4. 糜烂用药心得

糜烂是由于水疱、脓疱或浸渍后表皮脱落，或丘疹、小结节表皮的破损（抓擦或其他伤害）而露出潮湿面。若渗水湿烂为脾湿；黄水淋漓而烂为湿热俱盛；指（趾）缝、臀腿之隙浸渍湿烂则为湿热化毒所致。愈后不留瘢痕。

（1）渗水糜烂者，药用猪苓、茯苓、泽泻、炒白术、赤小豆、蚕砂。

（2）湿热俱盛者，药用苍术、黄柏、青皮、木瓜。

（3）湿热化毒者，药用忍冬藤、马鞭草、败酱草、车前草、鱼腥草。

5. 皲裂用药心得

皲裂是皮肤出现线状裂隙。常发生于手掌、足跟、口角和肛门周围等处。既与寒燥有关，"燥胜则干，寒胜则裂"，又可为日久阴津耗伤，肤失濡养所致。

（1）寒燥而裂者，药用桂枝、制附块、熟地、白芍、姜黄、血竭。

（2）津耗而裂者，药用制首乌、天麦冬、白及、玉竹、耳环石斛、黄精、黄芪。

6. 皮肤苔藓用药心得

苔藓为角朊细胞及角质层增殖和真皮炎症细胞浸润而形成的斑块状结构，表现为皮肤浸润肥厚，纹理加深，呈现皮革或树皮状。多由寒湿或顽湿郁阻肤腠，或因反复搔抓摩擦所引起。

（1）寒湿者，药用桂枝、白芍、苍术、薏苡仁、蚕砂、赤石脂、代赭石。

（2）顽湿者，药用苍术、乌梢蛇、全蝎、蚕砂、海金沙。

7. 皮肤硬化用药心得

皮肤硬化为限局性或弥漫性的皮肤变硬，触诊比视诊更易察觉。多由于元气虚弱，寒、湿、痰、瘀阻隔经络所致。

（1）寒湿阻络者，药用鹿角片、羌活、独活、桑寄生、桂枝、桑枝、海桐皮、石楠藤、海风藤。

（2）元气虚弱者，药用高丽参、黄芪、党参、丹参、甲珠、地龙、路路通。

8. 痂用药心得

痂是疱液或脓液干燥后凝结而成。痂可薄可厚，或柔软或脆。带有脓性的痂叫脓痂，为热毒未清；带有血性的痂叫血性痂，为血热未除；橘黄色的痂叫浆痂，多为湿热俱盛。

（1）脓性痂，药用银花、连翘、野菊花、蒲公英、地丁。

（2）血性痂，药用紫草、茯苓皮、红花、凌霄花、白薇、白蔹。

（3）浆性痂，药用茵陈、青蒿、白茅根、山楂、荷叶。

9. 溃疡用药心得

皮肤缺损或破坏达真皮或真皮以下者称为溃疡，主要由结节或肿瘤溃破或外伤而成，多因热胜肉腐或正气未复所致。

（1）热胜肉腐阶段，治宜清热解毒，药用银花、黄芪、蒲公英、地丁、皂刺、浙贝母。

（2）正气未复阶段，治宜扶正生肌，药用黄芪、党参、银花、甘草。

10. 皮肤萎缩用药心得

皮肤萎缩可发生于表皮或真皮，或两者同时累及，甚至累及皮下组织。表皮萎缩，正常皮肤纹理可保持或消失，多由气虚所致，老年皮肤萎缩，仍保持正常的皮肤纹理，伴有轻度皱纹，为肺虚或阴血不足，肤失滋养所致。

（1）肺气虚者，药用南北沙参、太子参、百合、天麦冬、山药、冬虫夏草、蛤蚧。

（2）阴血不足者，药用燕窝、鸡血藤、紫河车、干地黄、黄精、桑椹子。

11. 瘢痕用药心得

瘢痕是外伤或虫咬或生疮后，遗留的一种表面光滑、缺少正常皮纹的继发性损害。若见红色或蔷薇色为新鲜瘢痕，高于皮肤表面者为增生性瘢痕。多与个体素质有关。

（1）新鲜疤痕，药用丹参、土鳖虫、苏木、僵蚕、浙贝母、胆南星。

（2）增生性疤痕，药用金头蜈蚣、黑醋、田三七、土鳖虫、制水蛭。

12. 色素异常用药心得

色素异常包括继发性色素沉着和继发性色素减退或消失。前者多与气血不和有关，若色泽淡褐多属血弱失华，色泽黑褐或为瘢痕，或为肾虚而本色显露于外。后者色素减退或消失，常为风淫、血瘀和脏腑病变所引起的一种外观表象。

（1）色素减退者，治宜从肺、从风，药用防风、白芷、白蒺藜、白花蛇、浮萍。

（2）色素加深者，治宜从肾、从血，药用熟地、黑芝麻、桑椹子、鸡血藤、当归、紫河车。

（二）验案举例

石棉状糠疹 王某，女性，34岁。2005年5月3日初诊。自述近3个月来感觉头屑增多，抓之白屑脱落，且有痒感。检查：在枕部可见大片灰白色鳞屑，相互融合成片，闻之略有腥臭气味，发质油腻。脉象细数，舌质红，苔薄黄微腻。诊断：石棉状糠疹。证属湿热上壅所致。治法：清热化湿，疏风止痒。处方：炒苡仁15g，炒白术、炒黄柏、炒丹皮、泽泻、羌活各10g，通草、竹叶、焦山栀、白附子各6g，赤茯苓、川牛夕各12g，赤小豆30g。外用豆根祛屑洗方（山豆根、蚕砂、五倍子各15g，皂角、透骨草、巨胜子、桑白皮各12g，桂皮、松针、炒牛蒡子各10g），浓煎取汁，浸洗头部，2日1次。

二诊：1周后，患者感觉痒感减轻，白屑范围也有收缩的趋势。继用原方内服与外治。

三诊：3周后复诊。枕部鳞屑消除，痒感亦愈。嘱其内服防风通圣丸，一日2次，1次6g。温开水送下。少食动物脂肪、辛辣、酒、糖类。多食新鲜蔬菜。保持大便通畅。1个月后，复诊头部皮肤与毛发恢复正常。

方药分析 方用清热燥湿的三妙散为主，分别从湿，予以利湿，如苡仁、砂仁、赤茯苓、赤小豆等；从热，引热下行，如通草、竹叶、焦山栀、川牛膝等；从风，散邪止痒，如白附子、羌活等。加之豆根祛屑洗方外洗，取其散风除湿，祛屑止痒。效果更佳更速。

点评　本病曾称为石棉状癣，好发于头部，特别是枕部，为一种慢性皮肤病，依据头屑的特征，概分为干湿两大类。前者多为燥热怫郁；后者重在湿热上壅。本案为后者，拟用清热化湿，散风止痒之法而愈。

凡病人觉津液衰少，口干舌燥，咽干作痛，及南方似中风皆禁用。

三、要药汇解

天　南　星

【药名浅释】

天南星，以虎掌之名，始载于《神农本草经》，列为下品；天南星之名始载于《本草纲目拾遗》，别名有南星、生南星、制南星、胆南星、虎膏。《本草纲目》载："其根四畔有圆牙，看如虎掌，故有此名。古方多用虎掌，不言天南星。南星近出唐人中风痰毒方中用之，乃后人采用，别立此名尔。"李时珍说："南星因根圆白，形如老人星状，故名南星，即虎掌也。"

【药性分述】

生胆南星味苦，性温，有大毒；胆南星味苦、微辛；性凉。

生胆南星有散结消肿的功效，胆南星有清热化痰、息风化痰、止惊的功效。

有关本品之名的缘由，《本草逢原》对此有段清晰的记载："天南星之名，始自《开宝本草》，即《本经》之虎掌，以叶取象，根类取名，故曰南星，虽其二名，实系一物。"

天南星可升可降，阳中阴也。其主治的范围有心痛、结气、阴下湿、坠胎、破伤风、疥癣毒疮、蛇虫咬伤、口眼歪斜、口舌疮糜、结核等。《本草经疏》赞称本品为风寒郁于肺家，以致风痰壅盛之要药。南星主风，半夏主湿。若湿痰横行经络，壅滞不痛，语言费力，身手酸痛者，惟南星为能，若痰火相搏而成风象，口眼㖞斜，手足瘫痪，惟半夏为能，当细辨之。

本品毒性的减轻方法有五：一是以火炮制，毒性缓；二是得牛胆则不燥；三是姜制，制性烈、除毒；四是醋调外用，有消肿散瘀的功效；五是水磨围箍，治蛇虫咬毒。

我对本品的应用，分内治与外治两个方面，凡见结节、囊肿或痰核之类，均用胆南星配伍茯苓、橘皮、姜半夏、僵蚕等有消核散结的作用。外治癣疥、寻常疣、跖疣，采用姜制南星，醋汁磨糊外涂。

孕妇禁用，阴虚燥痰亦禁用。

【临床应用】

（1）**多发性毛囊炎** 生南星一枚，米醋适量，磨汁至糊状，不拘时用棉签擦患处。（《毒药本草》）

（2）**身面疣** 醋调南星末涂之。（《本草纲目》）

（3）**狼疮性脑病（痰蒙心窍证）** 清心温胆汤加减：姜半夏、陈皮、白术、生白芍、胆南星、竹茹各10g，枳实、黄连各6~10g，当归、川芎、远志、石菖蒲各6g，茯苓、麦冬各12g。（《皮肤病中医治疗学》）

（4）**蛇虫咬伤、疥癣** 天南星适量，醋磨取浓汁，涂患处。每日2次。（经验方）

威 灵 仙

【药名浅释】

威灵仙，始载于《开宝本草》，别名有灵仙、酒灵仙。"威"，喻其性；"灵"喻其效；"仙"，喻其神（黄宫绣语）。

自宋代以后，威灵仙的品种较为混乱。玄参科草本威灵仙，是宋代药用的主要品种，一直沿用到清代，现在制作草药的"冷草"或"斩龙剑"入药，不作威灵仙使用。清代故宫保存的威灵仙是百合科植物短梗菝葜，与现时华北使用的铁丝威灵仙相当，不得混称为铁脚威灵仙。此外，云南民间所称的草灵仙，南京所云的铁脚威灵仙，实际是黄药子的叶、东北铁线连的根，充当威灵仙用均是不妥，正品威灵仙应是毛茛科植物威灵仙的根和根茎。

【药性分述】

威灵仙味辛、咸，性温。具有祛风湿，通经络，止痹痛，治骨鲠的功效。

威灵仙的主治病症在《本草图经》一书中列举颇详："中风不语、手足不遂、口眼㖞斜、言语謇滞、筋骨节风、绕脐风、肠风、头风、皮肤风痒、白癜风、热毒风疮、手足顽痹、腰膝疼痛、黄疸、黑疸、口中涎水等。"然其要点有四：一是推腹中新旧之滞；二是消胸中痰唾之痞；三是散疴痒皮肤之风；四是利冷痛腰膝之气。总之，古人称赞："威灵仙去众风，通十二经脉，朝服暮效。"又云："威灵仙是治痛风的要药。"

威灵仙配鸡冠花，治肠风泄血；配木瓜治腰脚痛；配川乌、五灵脂，治手足麻；配补气药，能宣通气道。李时珍说："威灵仙辛能泄气，咸能泄水，故于风湿痰饮之病，气壮者有捷效……气弱者不可用。"

在民间用威灵仙治疗多种疾病，如骨刺，取威灵仙、白芷等份研成细末，镇江醋调敷患处；坐骨神经痛，取威灵仙研末，每服一汤勺，酒下或开水吞服；胃脘痛，用威灵仙 30g，水煎取汁加生鸡蛋 2 枚，红糖适量，煮成蛋汤服之；腮腺炎，取威灵仙 15g，醋 90~150ml，煮沸待冷，外涂患处，另一半再加水 250ml，煮沸分 2 次服；急性扁桃体炎，取鲜威灵仙全草 60g，洗净煎服或当茶饮；乳腺炎，以鲜威灵仙研末，醋调成糊状，外敷患处，随干随换，直至痊愈。

不过，气虚血弱者不可服。血虚有热、表虚有汗亦忌服。中病即止，不宜多用，否则疏脏腑真气。

【临床应用】

（1）**红斑肢痛症** 羚羊骨汤加减：羚羊骨（先煎）、忍冬藤、威灵仙各 18g，水牛角（先煎）、地骨皮、桑枝、茵陈、土茯苓、薏苡仁各 30g。（《奇难杂症·黄振鸣》）

（2）**痛风** 化湿清热通络汤：苍白术、牛膝、黄柏、木瓜、忍冬藤、夜交藤、秦艽、茯苓、威灵仙、木香各 10g，细辛 3g，薏苡仁、桑枝各 30g。（《国家级名医秘验方·章真如》）

（3）**慢性湿疹** 搜风除湿汤：全蝎 6~12g，蜈蚣 3~5 条，海风藤、川槿皮、炒黄柏、炒白术、炒枳壳各 10~15g，炒薏苡仁、白鲜皮、威灵仙各 15~30g。（《赵炳南临床经验集》）

（4）**腰脚诸痛** 威灵仙末，每服 3g，空心温酒送下。（《备急千金要方》）

（5）**跟脚刺痛** 威灵仙、甲珠各等份，每服 3g，温酒送下。（《滇南本草》）

（6）**骨鲠** 双砂汤：砂仁、草果、威灵仙各等份，加砂糖少许，清水煎服。（《外科证治全生集》）

苦 参

【药名浅释】

苦参，始载于《神农本草经》，列为中品。别名有野槐根、地参、苦参片、苦参炭、苦识、苦骨、地槐、水槐、菟槐等。时珍曰：苦以味名，参以功名，槐以叶形名也。苦性下行，故一名地槐；苦能入骨，故又名苦骨，复名水槐。

【药性分述】

味苦，性寒。《本草从新》又云大苦、大寒，具有清热燥湿，祛风杀虫，利尿，止带的功效。

苦参禀天地阴寒之气而生，其味正苦，其气寒而纯真无毒。苦以燥脾胃之湿，兼泻气分之热，寒以除血分之热，热则生风，风湿合则生虫。

综合本品的功效，尽管涉及内科、妇科疾病，但以皮肤科应用最广。诸如消痈肿、赤癜脱眉、下部䘌疮、风热疮疹、恶疮、疥疮、酒毒、黄疸、皮肤瘙痒、顽皮白屑等。本品配伍适当药物，会增加药效。如稍加麻黄，能扫遍身痒疹；配枯矾治牙缝出血，鼻疮脓臭（外用）；配枳壳治风癫热毒；配荆芥治肾脏风毒；配槐花除肠风下血等。另外，配菊花可明目；配麦冬解渴；配牡蛎治赤白带下；配生地、黄芩治妊娠小便难。

还要提出三点：一是本品与黄连功用相近，黄连以祛心脏之火为多，苦参以祛小肠之火为多；黄连气味清，苦参气味浊，故而不可多用。二是人参、沙参、丹参、苦参、玄参、紫参等，除人参可言补，余下者均不得以补之名。三是本品味大苦，性大寒，久服能损肾气，肾虚无大热者勿服。诚如《得配本草》所提出的"肝肾虚而无热者禁用，久服病腰"。不过，对此有不同的看法，《本草衍义》说："苦参，能峻补阴气或得之而致腰重者，因其气降而不升也，非伤肾之谓也。其治大风有功，况风热细疹乎。"

【临床应用】

（1）**滴虫性阴道炎**　苦参粉 0.5g，与等量的葡萄糖、硼酸粉、枯矾粉混合，先用 1/5000 高锰酸钾溶液灌洗阴道，然后撒入粉末，每日 1 次。连续 3 次为 1 个疗程。[《湖南医学院学报》，1958，1（1）：50]

（2）**阴囊湿疹**　苦参洗剂：苦参100g，大黄、龙胆草各60g，甘草20g，加水1000ml，慢火煎至600ml，外洗每日 2 次。[《陕西中医函授》1991，（5）：29]

（3）**皮肤瘙痒症**　斩痒丹：人参400g，白蒺藜、没药、乳香（去油）、石楠枝、红花各100g，苦参（以酒、姜汁各浸泡一日，晾干）1000g，白僵蚕75g，玳瑁200g，甘草50g，研细末，炼蜜为丸，如黄豆大。日服 1~2 次，每次 30~60 粒。黄酒或温开水送下。孕妇慎服。（《赵炳南临床经验集》）

（4）**神经性皮炎**　顾氏验方：生地、蒲公英、土茯苓各50g，赤芍、制大黄各10g，鸡血藤、玄参、苦参、茵陈各12g。（《外科经验选·顾伯华》）

（5）**荨麻疹**　苦参丸：苦参、朴硝、炒牛蒡子各60g，研细末，蜜丸如梧桐子大，饭后温酒送下 30 丸。（《太平圣惠方》）

（6）**疥疮**　苦参汤：苦参、蛇床子、白矾、荆芥穗各等份，煎取汁外洗之。（《严氏济生方》）

（7）**湿疹**　苦参膏：苦参粉60g，祛湿药膏（或凡士林）240g，调匀成膏，外涂。（《赵炳南临床经验集》）

（8）**面上酒刺**　五参丸：紫参、丹参、人参、苦参、沙参各30g，研细末，胡桃仁杵丸，梧子大，每服 20 丸，茶水送下。（《普济方》）

（9）**荨麻疹**　瘾疹方：麻黄、甘草各5g，连翘、制首乌各9g，赤小豆15g，苦参、石菖蒲各6g，胡麻仁30g。（何任方）

苏 木

【药名浅释】

苏木，始载于《唐本草》。别名有苏方木。李时珍说："海岛有苏方国，其地产此木，故名。"今人省呼苏木耳。

【药性分述】

苏木味甘、咸，微辛，性平。具有活血通经，祛瘀止痛的功效。

《日华子本草》对苏木的功效归纳有："治妇人血气心腹痛，月候不调及褥劳，排脓止痛，消痈肿，扑损瘀血，赤白痢，女人失音血噤等。"然其重点有三：一是破疮疡死血非此无功；二是除产后败血有此立验；三是本品与红花有类似功效，少用活血，多用破血。

不过，本品性微寒凉，所治诸证，皆宜合以他药调治，如疏风与防风同用；行血与乳香同用；产后瘀血与红花同用；逐痈疽死血与皂刺同用；清骨蒸之血枯与四物汤同用；祛口噤风邪与乳香同用等。

血虚内痛、大便不实，不得乱投，避伤阴分。

【临床应用】

（1）**白癜风** 苏木着色汤：苏木、茺蔚子、蝉蜕、赤芍各 10g，白蒺藜 15g，何首乌 20g。[《北京中医》，1987，（3）：26]

（2）**脚气肿痛** 苏木、鹭鸶藤等份。淀粉少许，水煎。先熏后洗。（《本草纲目》）

（3）**慢性丹毒** 三妙丸加味：苍术、黄柏、川牛膝、桃仁、苏木各 10g，皂角刺、青皮、甲珠、槟榔各 6g，忍冬藤、鸡血藤各 12g。（经验方）

（4）**破伤风** 独圣散：苏木不拘多少，研细为散，每服 9g，酒调服之。（《圣济总录》）

（5）**指断或刀斧伤** 真苏木末涂敷之，外以蚕茧包缚固定。（《摄生方》）

山 药

【药名浅释】

山药，始载于《神农本草经》，列为上品。古名薯蓣，此药因唐太宗名蓣，避讳，改为山药。别名有怀山药、土炒山药、麸炒山药、土薯、山薯、玉延等。《本草纲目》曰："齐、鲁名山芋，郑、越名土薯，秦、楚名玉延。"

山药亦药亦蔬，乃药食兼用的上品。凡上品之药宜长久服用，多则终身，少则数年，与五谷养人相佐，以臻寿考。其产地以河南怀庆府一带最为上乘，特称怀山药。

【药性分述】

山药味甘，性平。具有补脾养胃，生津益肺，补肾涩精的功效。

山药歌云："健脾止泄山药良，摄精止带赖滋养，外敷痈肿能消散，虚劳羸弱服之安。"具体言之，山药药效有十：一补虚劳羸瘦；二治头面游风；三除热强阴；四补中益气；五治腰痛；六镇心神，安魂魄；七主泄精健忘；八能消肿硬；九润泽皮肤；十生捣敷痈疮。尽管药效众多，仍需他药配伍，必不可少。张景岳说："其气轻性缓，非堪专任，故补脾肺，必主参芪，补肾水，必君茱地，涩滞浊须破故同研，固精泄仗菟丝相济……总之，性味柔弱，但可用为佐使。"张氏之言，中肯精要。张锡纯进一步扩大其应用范围，包括阴虚劳热、阳虚证、喘息、吐血过多、呕吐、霍乱、泄泻、久痢、消渴、淋浊等，只要配伍得当，均获良效。

今人吴蕴初先生曾留学日本，专攻化学，回国后专于研制味精成功，创办了上海天厨味精厂。吴先生用黄芪、山药为主，治疗糖尿病，发现可使尿中糖分逐渐减少，豁然而愈。现今用山药治疗糖尿病得到普遍的认可，与张锡纯的玉液汤、滋脺汤同义；施今墨用山药配黄芪，苍术配玄参降血糖；焦树德治上消用山药配沙参、麦冬，中消用山药配石膏、知母，下消用山药配地黄、山茱萸均有一定效果。

在外治方面，应用两则：一是捣烂和川芎末、白糖霜，外敷乳癖结块，及诸痛日久，坚硬不溃，敷上奇痒不可忍，忍之良久渐止，不过数次即效；二是鲜者和鲫鱼脑捣敷痈肿。

本品微炒入补脾药，乳拌蒸入补肺药，生用治阴火。对此，张锡纯认为宜用生者煮汁饮之，不可炒用。以其含蛋白质甚多，炒之则其蛋白质焦枯，服之无效。

服山药后，感觉胸腹饱胀，这是因为山药能补虚，亦能补实的缘故。不可不察。

【临床应用】

（1）**硬皮病** 邓氏验方：炙黄芪45g，党参、首乌各30g，当归、丹参、山药、茯苓各15g，红花、川贝各6g，丹皮、泽泻各9g，白术10g，山萸肉12g。(《国医大师·邓铁涛》)

（2）**荨麻疹（脾气下陷证）** 鲜藜四物汤加味：白鲜皮、白蒺藜、赤白芍、生地各30g，当归10g，川芎5g，葛根100g，山药、莲子各50g。(《万友生医案选》)

（3）**非淋菌性尿道炎（肾阴不足证）** 六味地黄汤加减：茯苓、萆薢各30g，熟地、旱莲草各20g，山药、猪苓、白花蛇舌草各15g，丹皮、泽泻各12g，女贞子、山茱萸、蚕砂各10g。(《现代中医治疗学》)

（4）**小便频数** 山药、茯苓等份为末，每服6g，米汤送下。(《儒门事亲》)

薏 苡 仁

【药名浅释】

薏苡仁，始载于《神农本草经》，列为上品。别名有解蠡、回回米、薏珠子、芑实、菩提珠、胶念珠、珍珠米、川谷、米仁、薏米等。其叶似蠡实叶而解散，又似芑黍之苗，故有解蠡、芑实之名。回回米又呼西番蜀秫，俗名草珠儿。入药以粒大、饱满色白，完整为佳。

【药性分述】

薏苡仁味甘、淡，性凉。具有健脾渗湿，除痹止泻，清热排脓的功效。

薏苡仁的主治范围有筋急拘挛、风湿痹、肺痿肺痈、小便热淋、肠痈等。然其核心是除湿燥脾胃的要药。主治的病症，因热居多。薏苡仁根亦可入药，《张氏医通》说："血淋诸药不效，一味薏苡仁根捣汁服之。"李克绍先生也说："薏苡仁根煎服有祛蛔虫的作用。但其药力和缓，凡用之，一则须当倍于他药；二则重视配伍的协同作用。如配附子治周痹；配桔梗治牙齿蜃痛；配败酱草化脓为水。"李济仁先生说："薏苡仁生用则利湿舒筋，炒用则健脾利湿。"湿热盛者配土茯苓、土牛膝、五加皮等；寒湿盛者配川乌、麻黄、桂枝、细辛等。总之，本品最善利水，又不损耗真阴之气，凡湿盛在下身者，最宜用之。

古今对薏仁食用治病的文献较多，如《广济方》用薏仁米饭治冷气；《食医心镜》用薏苡仁粥治久风湿痹，补正气，利肠胃，消水肿，除胸中邪气，治筋脉拘挛；《本草纲目》薏仁粥治消渴饮水；《外科说约》薏仁米内服治疣。此外，还有文献记载，薏仁米粥有抗癌的功效，如胃癌、肠癌、宫颈癌等。

肾水不足、脾阴不足、气虚下陷、妊娠四者禁用。

【临床应用】

（1）**肥胖症（痰湿瘀阻证）**　理脾健运汤：薏苡仁、玉米须各30g，白术、半夏、厚朴、鸡内金各10g，茯苓20g，泽泻12g，桂枝、木香各6g，山楂15g，砂仁8g。（《国家级名医秘验方·李振华》）

（2）**湿疹**　急性湿疹汤：薏苡仁30g，银花、连翘、赤小豆、白鲜皮各21g，黄芩、苍术、浮萍、白蒺藜各12g，苦参、荆芥、防风各10g，甘草6g，茵陈15g。（《国家级名医秘验方·赵纯修》）

（3）**扁平疣**　清热祛风散结汤：夏枯草、地肤子、苦参各9g，地丁草、生薏苡仁各15g，白鲜皮、玄参各12g，防风4.5g，甘草6g。（《国家级名医秘验方·胡建华》）

（4）**汗疱疹**　薏苡竹叶汤：薏苡仁、茯苓、滑石各15g，竹叶、连翘各10g，豆蔻、通草各5g，共研细末，每次15g，一日三次。（《温病条辨》）

（5）**急性盆腔炎**　薏苡瓜瓣汤：薏苡仁、冬瓜子各 30g，丹皮、桃仁各 15g，水煎服。（《备急千金要方》）

泽 泻

【药名浅释】

泽泻，始载于《神农本草经》，列为上品。别名有水泻、鹄泻、水泽、禹身、如意菜等。李时珍说："去水曰泻，如泽水之泻也。禹能治水，故曰禹身。"

【药性分述】

泽泻味甘，性寒。具有利小便，清湿热的功效。

泽泻的药效有五：入肾一也；祛旧水养新水二也；利小便三也；消水肿四也；渗泻止渴五也。总缘于涤水除湿之功。另有医家指出，泽泻去胕垢，疗尿血，止淋漓，收阴汗，消痛肿，除泻痢。凡痘家小便赤涩者皆宜用之。

尽管泽泻被誉为除湿止渴圣药，通淋利水仙丹，然而不可不知其过，泻水盛有功，泻水虚有过。补药中宜用，攻剂中不宜。健脾，生用或酒炒用；滋阴利水，盐水炒。不过肾虚者忌服，多服混目。故有不可单服泽泻，以虚其虚之说。

泽泻、猪苓、茯苓三者皆淡渗之物，然其药效并不相同。泽泻消水，猪苓利水道，茯苓利小便。本品降中有升，善治上升外泛之水，且其性微寒，与茯苓之专入淡渗者不同。遣药之时，应予审查。

【临床应用】

（1）**复发性丹毒**　苍术泽泻膏：苍术 150g，泽泻 750g，依法熬膏，日服 2 次，每次 20ml。温开水送下。[《浙江中医杂志》，1999，（7）：293]

（2）**瘀积性皮炎**　茯苓泽泻汤：茯苓 30g，泽泻 12g，桂枝、干姜、甘草各 6g，白术 15g，当归、川牛膝、白鲜皮各 10g，丹参 20g。加减法：肿胀甚者，加车前子 10g，猪苓 15g；皮损红灼热者，加银花 20g，蒲公英 15g；皮损厚、色暗褐，加三棱、莪术各 10g；大便干结者，去干姜，加生大黄 6~9g；大便稀薄者，加山药、薏苡仁各 30g；瘙痒剧烈者，加苦参、蛇床子各 10g；气虚者，加黄芪 10~30g，党参 10~20g；血虚者，加鸡血藤 20g，枸杞子 10g；腰膝酸痛者，加川断、桑寄生各 10g。[《河南中医》，1997，（5）：268]

（3）**慢性湿疹（阴伤湿恋证）**　李氏验方：生地 30g，当归 15g，砂仁 18g，麦冬 10g，茯苓、白术、山药、泽泻、白鲜皮各 12g。加减法：干燥瘙痒重用沙参加石斛、火麻仁；渗出瘙痒者加地肤子、白茅根；阴津不足加葛根、玄参、花粉；脾湿重者加炒薏苡仁、陈皮、茯苓皮；水泡渗出者加六一散、冬瓜皮。（《现代中医治疗学》）

（4）**肥胖症**　九味半夏汤加赤石脂、半夏、橘皮、甘草、柴胡、猪苓各 3g，赤

小豆、泽泻、茯苓各 4g，干姜、升麻各 1g。(《现代中医治疗学·日本汉方》)

（5）**阴汗**　泽泻为末，每次服 3~6g，淡盐开水送下。(《医林绳墨》)

黑芝麻（秸、花、油）

【药名浅释】

黑芝麻，始载于《神农本草经》，列为上品。别名有黑脂麻、胡麻仁、巨胜子。有关胡麻诸说参差不一，今人脂麻，其种来自大宛，故名胡麻。然其有迟早两种，黑、白、赤三色。黑色为良，白色为劣。又，按《本经》胡麻一名巨胜，《吴普本草》一名方茎，《抱朴子》及《五符经》云：巨胜一名胡麻、油麻、方茎、狗虱、脂麻。

【药性分述】

黑芝麻味甘，性平。具有补益精血，润燥滑肠的功效。

古人认为，麻为五谷之首，禀厥阴春生之气，故能补精髓，润五脏，通经络，滑肌肤，祛头风，治血尿，益气力，长肌肉，明耳目，耐寒暑，补肺气，治心悸，利大小肠等。外敷治诸毒不合，并阴痒生疮。若能适当配伍他药同用，其效更妙。如配蔓荆子治热淋茎痛；配连翘治小儿瘰疬；配白蜜蒸食治百病。不过，在《本草新编》一书中告诫："功力甚薄，非久服多服，益之以补精之味，未易奏功也。"

〈秸〉淡寒。点痣，烧灰去恶肉。

〈花〉甘，寒。润大肠，身上生肉丁，搽之即愈。配苦参，治疮疥。

〈油〉甘微，寒。解天行热毒，凉血润燥，生肌止痛，生榨者良。

具体应用时还需注意：生嚼如泥敷疮，生用可以滑痰，酒蒸则能逐风，蒸晒可入补药，经常炒食，不生风病，仅供参考。

精滑、脾滑、牙痛、口渴四者禁用。

【临床应用】

（1）**白发**　李氏验方：丹皮、侧柏叶、女贞子、紫草、旱莲草各 60g，生地 120g，黑芝麻 90g，桑叶、蚕砂各 30g。研细末，炼蜜为丸，每丸重 10g，早晚各服一丸。(《燕山医话·李博鉴》)

（2）**鱼鳞病**　周氏验方：首乌、当归各 20g，生地、蝉衣、川芎各 19g，黑芝麻 40g，白鲜皮、苦参、秦艽各 15g，地肤子、丹参各 25g，生黄芪 50g。(《北方医话·周鸣岐》)

（3）**脱发**　施氏验方：黑芝麻 120g，桑叶、鹿角胶、紫河车、制首乌、白蒺藜各 60g，血余炭、生熟地、女贞子、酒川芎、桑椹子、酒当归、酒杭芍、黑豆衣、炙甘草各 30g。研细末，炼蜜为丸，早晚各服 10g，白开水送下。(《施今墨临床经验集》)

（4）**小儿头疮**　黑芝麻生嚼，涂之。（《新修本草》）

（5）**恶疮、妇人阴疮**　取黑芝麻15~30g，煎汤外洗。（《新修本草》）

白　附　子

【药名浅释】

白附子，始载于《名医别录》，列为下品。别名有禹白附、牛奶白附、鸡心白附、生白附子、制白附子。李时珍说："白附子为阳明经药，因与附子相似，故得此名，实非附子类也。"

古代方中有关白附子与禹白附之争，在《中国药典》《中医简明辞典》均载禹白附子，未载关白附子。不过，近代将关白附子用于美容方面有较多的记载，值得进一步验证与考察。

【药性分述】

白附子味辛，性温，有毒。具有祛风痰、定惊搐、解毒、散结、止痛的功效。

白附子主治的范围偏多于皮肤病与美容。如疥癣风疮、阴囊下湿、头面瘢痕、面鼻游风、黑斑粉刺、面上百病，可作为面脂用。在内科方面，多种功效不可偏废，配人参可开中风失音；配茯苓、薏苡仁可祛寒湿痹证；配当归、川芎可通枯血之经脉；配大黄可去滞而逐瘀。鉴于本品有小毒，炮制而用之较为妥当。

《慈禧光绪医方选议》一书中白附子用于治疗面瘫的方剂有祛风润面散、白附子方、加减玉容散、牵正丸、祛风活络贴等药方。说明该药确有祛风除痰通络的功效，多数与他药研极细末外治。

古代医籍将白附子用于美容方面的记载有：《海药本草》的白附子用于头面斑痕，入面脂涂；《圣济总录》单用白附子为末，白蜜调和，涂纸上，睡前洗净面后贴面部；《楚国先贤传》记载孔休伤颊有瘢，王莽赐玉屑白附子香，与之消瘢；《证治准绳》白附饮：天南星、半夏、全蝎、僵蚕、陈皮、木香、川乌、天麻、白附子，治中风痰壅，口眼歪斜，语言謇涩；《济生方》本品与天南星、半夏等份合用，治痰厥头痛。

脾虚慢惊、阴虚中风禁用。

【临床应用】

（1）**白塞病**　柴牡七白煎：牡蛎、土茯苓各30g，忍冬藤24g，连翘、白薇、白蔹、白蒺藜、白鲜皮、白僵蚕、白芷、白附子、柴胡各9g。（《中医临床家·陈苏生》）

（2）**银屑病**　白疕丸：苍术、白附子、桂枝、当归、秦艽、草乌、坠地风、千年健、威灵仙、川芎、钩藤、菟丝子、川牛膝、何首乌、川乌、知母、栀子、红花各100g，白花蛇舌草50g，苦参、刺蒺藜、防风、小胡麻、苍耳子、黄柏、桃仁、紫草、全蝎、丹皮各 120g，荆芥、白鲜皮各 180g。研细末，水泛为丸，如绿豆大，每日 2 次，每次 3~6g，温开水送下。(《赵炳南临床经验集》)

（3）荨麻疹（表虚受风） 四生饮：黄芪 18g，羌活、沙蒺藜各 10g，白附子 6g。(《中医外科证治经验·段馥亭》)

（4）湿疹 蒲氏验方：升麻、葛根、赤芍、白蒺藜、白附子、姜制天麻、僵蚕、蝉衣、蛇蜕（微煅存性）各 15g，白芷 12g，生甘草、羌活、藁本、全蝎各 10g，苦参、胡麻仁各 30g。(《蒲辅周医案》)

（5）汗斑 白附子、雄黄等份，研细末，生姜调汁，茄蒂蘸擦之。(《简便方》)

（6）中风口歪 牵正散：白附子、僵蚕、全蝎各等份，研细末，每服 6g，热酒调下。(《杨氏家藏方》)

天 麻

【药名浅释】

天麻，以赤箭之名，始载于《神农本草经》，列为上品。天麻之名，首见于《开宝本草》，别名有明天麻、定风草、赤箭芝、离母、合离、独摇、神草、鬼督邮、酒天麻。李时珍说："赤箭，以状而名，独摇、定风，以性异而名；离母、合离，以根异而名；神草、鬼督邮，以功而名。天麻即赤箭之根。"归纳言之，赤箭言其苗，天麻言其根，两者同为一物。前者用之，有自表入里之功，后者用之，有自内达外之理。

【药性分述】

天麻味甘、辛，性平。具有息风止痉，平抑肝阳，祛风通络的功效。

天麻冬至以后采挖者为冬麻，品质最佳；立春前采挖者为春麻，质量次之。历代对天麻赞誉甚多，沈括言："草药上品，除五芝之外，赤箭为第一。"张志聪说："天麻功同五芝，力倍五参，为仙家服食上品。"罗天益也说："眼黑头旋，非天麻不能治。天麻乃定风草，故为治风之神药。"《本草正义》说："天麻之汁，厚重坚实而明净光润，富于脂溢，故能平静镇定，养液以息内风，故有定风草之名，能治虚风，岂同诳语。"今恒以治血虚眩晕及儿童热痰风惊。

天麻专入肝，为肝家气分定风药，凡见风虚眩晕，眼黑头痛，诸风湿痹，四肢拘挛，惊恐恍惚，小儿惊痫，均可用之。此外，还可治冷气、麻痹、诸毒痈疽、瘫痪不愈。久服能益气力，长肥健。《本草述钩元》"若久服天麻药，偏身发红丹者，是祛风之验也"，此说可供服药效验之佐证，值得重视与参考。

日本三本孝之等学者经临床发现天麻可有效治疗老年性痴呆，并能改善老年脑部血液的循环，有恢复老年人语言和展现笑言的功效。

对本品的药效，曾有两种针锋相对的看法，仅录于下，供研究参考。

一是李时珍说："补益上药，天麻为第一。世人止用之治风，良可惜也。"

二是《本草新编》说本品："能止昏眩，疗风去浊，治筋骨拘挛瘫痪，通血脉，开窍，余皆不足尽信。此有损天盖之药，似宜删去。"

不过，血液衰少，类中风忌用。

【临床应用】

（1）**瘙痒病**　天麻散：天麻、防风、僵蚕、凌霄花、踯躅花各15g，枳壳、芜蔚子各22.5g，白蒺藜30g。上药研末，食前用荆芥汤调下6g。（《太平圣惠方》）

（2）**荨麻疹**　任斋天麻散：天麻、川芎、升麻、制半夏各9g，防风、细辛、羌活、荆芥、蝉衣、甘草各6g。挟寒者加官桂；挟暑者加柴胡、黄芩；挟湿者加茯苓、苍术。研细末，每服6g。（《仁斋直指方》）

（3）**石棉状糠疹**　知柏地黄汤加减：炒黄柏、炒知母、白附子、炒丹皮各6g，干地黄、制首乌、天麦冬、杭菊花、玄参各12g，天麻、钩藤、白芍各10g。（《徐宜厚皮科传心录》）

（4）**狼疮性脑病**　天麻钩藤饮：天麻、钩藤、山栀、黄芩、川牛膝、杜仲、桑寄生、益母草、茯神各9g，生石决明、夜交藤各15g，水煎服。（《杂病证治新义》）

（5）**体虚便秘**　天地苁蓉汤：生地、天冬、火麻仁、阿胶、肉苁蓉各9g，甘草3g，当归6g，白蜜40ml（分2次冲下）。（《四圣悬枢》）

徐 长 卿

【药名浅释】

徐长卿，始载于《神农本草经》，列为上品。别名有逍遥竹、石下长卿、鬼督邮、对月草、竹叶细辛、山刁竹等。徐长卿常以此药治邪病，遂以人名之。李时珍说："其专主鬼病，犹司鬼之督也……徐长卿、赤剑皆治鬼病，故并有鬼督之名，名同而物异。"

【药性分述】

徐长卿味辛，性温，有小毒。具有镇静止痛，化湿止痛的功效。

徐长卿主治蛊毒、疫疾、温疟、百精、邪气，久服强悍轻身。近代医籍对其主治范围外延有登山呕吐、晕车晕船、湿疹、水肿腹水、蛇虫咬伤、胃痛腹泻、跌打损伤、风湿性关节痛、荨麻疹、神经性皮炎、牛皮癣、瘙痒等。

《抱朴子》记载上古时，避瘟疫用徐长卿散，效果很好，可惜今人知之甚少。

内服剂量建议3~10g，外洗湿敷可酌情增减。

【临床应用】

（1）**银屑病**　徐长卿注射液4ml（4mg/ml）肌肉注射。每日2次。[《江苏中医杂

志》，1985，6（5）：7］

（2）**神经性皮炎、湿疹、荨麻疹**　徐长卿500g，水煎浓缩，加入0.3%尼泊金酯适量备用。外擦，每日2~4次。(《长白山植物药志》)

（3）**皮肤瘙痒**　徐长卿适量，水煎洗。(《吉林中草药》)

（4）**带状疱疹、接触性皮炎、荨麻疹**　取徐长卿、防风、牛蒡子各10g，水煎服。(《安徽中草药》)

（5）**经行瘾疹**　哈氏验方：荆芥、防风、大黄、苍耳子各6g，苦参、徐长卿、浮萍、紫荆皮、地肤子、赤芍、丹皮各9g，生地15g，鲜芦根30g，甘草3g。(《中医治愈奇病集成·哈荔田》)

（6）**湿疹、荨麻疹**　徐长卿6~12g，水煎服，亦可外洗。(《中药大辞典》)

龙　葵

【药名浅释】

龙葵，始载于《唐本草》。别名有苦葵、龙眼草、苦菜、天泡草、天茄子、老鸦眼睛草等。《本草纲目》：龙葵，言其性滑如葵也；苦以菜为名；茄以叶形名；天泡、老鸦眼睛皆以子形名也。

【药性分述】

龙葵味苦，性寒，有小毒。具有清热解毒，活血散结，利尿消肿，止咳止痒的功效。

《本草正义》说："龙葵可服可敷，以清热通利为用，故并治跌扑血瘀，尤为妇科退热消肿之良品也。"《食疗本草》说"主疗肿，火丹疮，和土杵敷之"；《本草图经》说"叶入醋，细研，治小儿火焰丹，消赤肿"；《救荒本草》说"本品敷贴肿毒、金疮能拔毒"；《唐本草》说"食之解劳少睡，去虚热肿"。现代将本品主治的范围扩大，如痈疽、疔疮、丹毒、天疱湿疮、发背、痈疽、痒疹、咳喘、毒蛇咬伤、泌尿系感染及各种癌肿（子宫癌、食道癌、乳腺癌、肺癌、肝癌）。总之，凡一切痈疽肿毒、咳喘水肿属毒邪亢盛之证皆可应用龙葵，对诸炎、诸毒、诸痛有殊效，对某些癌肿亦有效。龙葵之毒，毒在既有效又有毒的化学成分——龙葵碱，使用剂量过大或失宜，均可导致消化、神经等系统的毒性发生，因此，应用本品时应斟酌和谨慎。

【临床应用】

（1）**湿疹、皮炎**　取龙葵全草鲜品60g（干品30g），加水800ml，煎煮15~20ml，每日1剂，分2次服。[《湖北卫生》1972，（1）：78]

（2）**毒蛇咬伤**　龙葵、六叶荷等量捣泥敷患处。[《新医药资料》1973，（1）：19]

（3）**疔肿**　龙葵捣碎酒服。(《普济方》)

（4）**天疱湿疮**　龙葵苗、叶捣烂敷之。（《中药大辞典》）

（5）**瘙痒**　龙葵全草（去根）。鲜品100g，干品50g，加水800ml，煎15~20分钟，分2次服。（《中药大辞典》）

土 茯 苓

【药名浅释】

土茯苓，始载于《名医别录》。别名有草禹余粮、仙遗粮、山猪粪、刺猪苓等。据传禹行山乏食，采此充粮而弃其余，故有此名。本品生海畔山谷，根如盏连缀，半在土上，皮如茯苓，肉赤味涩，人取以当谷食，不饥。

【药性分述】

土茯苓味甘淡，性平。具有解毒除湿，利关节的功效。

《本草乘雅半偈》称"土茯苓者，九土之精气所钟也"，能健脾胃、壮筋骨、除风湿、利关节、分水道、止泻痢。主治拘挛、痈疽、喉痹、周身寒湿恶疮，尤其治疗杨梅疮毒及轻粉留毒、溃烂疼痛等症，必不可少。历代善用土茯苓治梅毒者，首推张山雷，他说土茯苓为梅毒要药，并主张大剂量久服，并云多服此药可永无后患。

李克绍先生亦有类似看法，他说："土茯苓乃治梅毒专药，其利关节，也是梅毒性关节病的专药，此药解毒性强，故梅毒初起，病势急者不效；久者和病势衰者服之有效。"

《本草纲目》说："杨梅疮，古方不载，亦无病者。近时起于岭表，传及四方……今医家有用疏风解毒汤治杨梅疮。不犯轻粉……惟忌茶、肉、法面、房事。"

本品还能解汞粉、银珠毒，土茯苓煎汤代茶，可治脓疥。此外，土茯苓治头痛头风亦有殊效。如，《先醒斋医学广笔记》载头痛神方；《春脚集》载立愈汤（何首乌、土茯苓、天麻、当归、防风）；上海顾筱岩载梅毒头痛方；《医镜》引《山海经》说土茯苓于治头痛方中神效。笔者曾重用土茯苓治胶质瘤之头痛，常可获显效，值得进一步研究。

本品忌铁器、发物及牛、羊、鸡、鹅、鱼、肉、烧酒、茶叶等。

【临床应用】

（1）**脓疱性银屑病**　土茯苓饮：土茯苓30~50g，山药、黄芪、茯苓、白花蛇舌草各15g，白术、太子参、野菊花、赤石脂、蚕砂、龙葵各12g，薏苡仁30g。（《徐宜厚皮科传心录》）

（2）**亚急性湿疹**　土槐饮：土茯苓、生槐花各30g，甘草10g。（《赵炳南临床经验集》）

（3）**梅毒早期**　清血搜毒饮加减：土茯苓40g，白鲜皮、当归各15g，生甘草、

防风、荆芥、羌活、僵蚕各 10g，生大黄 6g。(《性传播性疾病中西医结合诊疗》)

（4）霉菌性阴道炎 班氏验方：土茯苓 30g，槟榔 10g，苦参、忍冬藤、车前草各 15g，地肤子 12g，甘草 6g。(《国医大师·班秀文》)

（5）海绵状血管瘤 夏氏验方：黄芪、蜀羊泉、木馒头各 30g，党参、土茯苓各 15g，白芍、生地各 12g，紫草、丹皮各 9g。(《中医外科心得集·夏少农》)

（6）湿疹 冉氏验方：银花、连翘、丹皮、黄柏、土木香、土牛膝各 10g，栀子 7.5g，蒲公英 12g，土茯苓 18g，大黄 3g。(《冉雪峰医案》)

（7）一切头痛 立愈汤：土茯苓 30g，制首乌 9g，天麻、当归、防风各 6g。水煎服。(《春脚集》)

徐注：余曾治疗过 3 例胶质瘤，均重用土茯苓而获得一定的效果。

人参（叶花子）

【药名浅释】

人参，始载于《神农本草经》，列为上品。别名有人薓（音参）、黄参、血参、人衔、鬼盖、神草、土精、地精、海腴、皱面还丹等。现代名称又生晒参、红参、糖参、边条参、白参须、红参须、生晒山参。李时珍说："人薓年久，浸渐长成者，根如人形，有神，故谓之人参、神草。其有阶级，故曰人衔。其草背阳向阴，故曰鬼盖。其有五参，色黄属土，而补脾胃，生阴血，故有黄参、血参之名。得地之精灵，故有土精、地精之名。"古人谓："形态如人，功参天地，故名人参。"也有称之人身。赞誉为万病之灵药，千草之灵，百药之长。1711 年，法国人杜德美最早将人参传到欧洲；相传日本妇女在父母或丈夫患病时，愿意卖身以购人参救治亲人，可见对人参痴迷的程度。

鉴于人参加工的方法不同，主要有四类。

一、红参类：取园参（栽培参）剪去支根及须根，洗刷干净，蒸 2~3 小时，至参根呈黄色，皮呈半透明状为宜，烘干或晒干。主要成品有红参、边条参。

二、糖参类：取鲜参洗刷干净，放入沸水中浸泡 3~7 分钟，捞出，再放入凉水中浸泡 10 分钟左右，取出晾干再用硫黄熏过，然后用特别的针沿参体平行及垂直的方向扎小孔，浸入浓糖汁（100ml 溶 135g 糖）24 小时，取出后暴晒一天，再用湿毛巾打潮，使之软化。第二次扎孔后浸入浓糖汁中 24 小时，取出后冲去浮糖，晒干或烤干。主要成品有白人参、糖参。

三、生晒参类：取鲜参洗刷干净，日晒 1 天后，用硫黄熏，晒干，主要成品有生晒参、白干参、全须生晒参。

四、其他类：主要有掐皮参，加工方法与糖参相似。其次有大力参，取鲜参在沸水中浸煮，片刻后晒干。

【药性分述】

人参味甘，微苦，性平。具有大补元气，复脉固脱，补脾益肺，安神益智的功效。

人参在临床应用频率甚高，《备急千金要方》用人参方剂 358 首；《外台秘要》多达 576 方；《景岳全书》用人参处方 509 条。

人参得中土清阳之气，禀春生少阳之令而生。气味均齐，不厚不薄，升多于降，故其功效甚广。《神农本草经》谓之：主补五脏，安精神，定魂魄，止惊悸，除邪气，明目，开心益智等。后世医家将其功效具体化有：胃肠中寒，心腹诸痛，胸胁逆满，霍乱吐逆，恶疮疥癣，身痒，消渴等。人参甘温，能补肺中元气，肺气旺则四脏之气皆旺，精之生而形自成。

综合历代本草专著对人参论述，总结为四类。

一是相互配伍。汉代张仲景在《伤寒杂病论》中选用人参方剂有 41 首。如，胃肠中冷用茯苓四逆汤、吴茱萸汤、附子汤、乌梅丸；心腹诸痛用黄连汤、大建中汤、柴胡桂枝汤；胸胁逆满用厚朴生姜甘草半夏人参汤、人参汤；霍乱用四逆加人参汤、理中丸等；吐逆用干姜黄连黄芩人参汤、竹叶石膏汤、大半夏汤、橘皮竹茹汤、麦门冬汤、干姜半夏人参丸、竹叶汤；调中用半夏生姜二泻心汤、薯蓣丸；通血脉用炙甘草汤、通脉四逆汤、温经汤；破坚积用旋覆代赭汤、鳖甲煎丸。上述众方的要旨是：或因汗、吐、下之后，亡其阴津，取其救阴，或因刚燥剂中，阳药太多，取人参甘寒之性，养阴配阳，以臻于中和之妙。归纳其要，大纲有四：一是参芪；二是参脉；三是参附；四是参连。临床变通，用之得当，其功益彰。

人参与莱菔子同用，陈士铎认为两者配伍相辅相成。他在《辨证录》中用人参与莱菔子配伍方有奠土汤、温土汤、生胃进食汤、救儿回生汤等，总之，凡虚实夹杂者均可用之。民间谓人参补气而萝卜消气，两者同食，能消解人参的补益功效。其不知气有多种，人参补元气，莱菔子破肠胃消化不良所产生的胃肠胀气。

二是主要体征。凡人面白，面黄而青黧焠者，皆脾肺肾气不足可用之；面赤面黑者，气壮神强者不可用也。脉之浮而芤、濡、虚、大、迟缓无力、沉而迟、涩、弱、细、结代无力者，皆虚而不足者，可用也；若弦、长、紧、实、滑数有力者，皆火郁内实者，不可用也。岳美中善用人参，他提出三条标准：一是心下痞；二是亡血家；三是补虚（阴虚为主），血虚也属阴虚。

三是滥用之弊。徐灵胎说："今医家之用人参，救人者少，杀人者多。医家不论病之已去未去，于病久或体弱或富贵之人，皆用人参，一则过于谨慎，一则借以塞责。而病家亦以用参为尽慈孝之道，不知病去未去而用参，则非独元气不充，而病根遂固，诸药罔效，终无愈期，故曰杀人者多。"

四是注意事项。忌铁器；肺热、精涸火炎、血热妄行、气虚火炎者忌用。

王孟英也警告说："用之不当，参术不异砒硇。"近些年来，滥用人参往往导致高血压、失眠、烦躁、晨泄、瘙痒和小儿早熟等"人参毒性综合征"。英国药学界也提出人参制剂需避免同时饮用酒精饮料或食辛辣食品，也不可与咖啡及精神病药同用。凡 40 岁以下的健康人精力充沛、容易激动、精神紧张、癔病、躁狂症以及精神分裂症也不可用人参。

另外，关于人参的服法，文琢之先生有一段记载可供参考："人参常用于丸剂或者汤剂煎服，其效果多不显。可用人参 6g，温水浸透，待软，切成极小细末，用鸡蛋一枚，加入砂糖，共同蒸透，然后食之，其效果更好。"

〈人参叶〉《本草纲目拾遗》说其："气清香，味苦、微甘。其性补中带表，大能生胃津，祛暑气，降虚火，利四肢头面。浸汁沐发，能令发光黑而不落；醉后食之，解酲第一。"

〈人参花〉用红糖制后，当茶饮之，有提神醒脑的功效。

〈人参子〉凡见痘不能发起行浆时，药内加人参子后，无痒塌之患。

【临床应用】

（1）新生儿丹毒　人参散：人参、防风、红花、茯苓各 9g，蝉蜕 15 只，羌活、甘草、当归各 6g，全虫 10 只。上药研碎，每服用灯心、薄荷、生地同煎。(《普济方》)

（2）皮肤瘙痒　人参消风散：川芎、甘草、荆芥、羌活、防风、党参、茯苓、蝉蜕、藿香、人参各 60g，厚朴、陈皮各 15g。上药研末，每服 6g，茶水送下。(《卫生宝鉴》)

（3）梅毒　人参芪苓汤：土茯苓 120g，人参 0.3g，黄芪 9g。上药用水 2000ml，煎汤作茶饮。(《疡医大全》)

（4）小儿重症肌无力　清燥救肺汤加减：桑叶、杏仁、麦冬、阿胶、人参、黑芝麻各 10g，生石膏 25g（先煎），炙甘草 3g。(《刘弼臣用药心得十讲》)

（5）慢性荨麻疹　人参蛤蚧散：蛤蚧（依法炮制）一对，杏仁、炙甘草各 150g，人参、茯苓、贝母、桑白皮、知母各 60g，研细末，每服 6g，温开水送下。(《卫生保健》)

（6）荨麻疹（风寒型）　人参败毒散：柴胡、前胡、川芎、枳壳、羌活、独活、桔梗、人参各 5g，茯苓 10g，甘草 3g，生姜 3 片，薄荷 2g，水煎服。(《太平惠民和剂局方》)

黄　芪

【药名浅释】

始载于《神农本草经》，列为上品。别名有黄耆、戴椹、戴糁、芰草、百本、王孙。时珍曰："耆，长也，黄芪色黄，为补药之长，故名。"清·黄宫绣说："黄芪，为补气诸药之最，是以有耆之称。"今俗通作黄芪。黄芪本出绵上者为良，故名绵黄芪，非谓其柔韧如绵也。

【药性分述】

黄芪味甘，性温。具有补气固表，利水托毒，排脓敛疮生肌的功效。

黄芪禀天之阳气，地之冲气以生。气薄味厚，可升可降，阴中阳也。生用治痈疽，蜜炙补虚损。具体言之其主治与功效有十一：一、大风癞疾；二、五瘤鼠漏；三、五劳羸瘦；四、产前后一切病；五、虚劳自汗；六、痈疽败疮；七、小儿百病；八、腹痛泻痢；九、五脏恶血；十、虚喘消渴；十一、排脓止痛。

我在学习黄芪文献的过程中，发现古人对其论述颇多创见，迄今仍有指导意义。摘录如下，仅供参考。

张元素说："黄芪甘温纯阳，其用有五：补诸虚不足一也；益元气二也；壮脾胃三也；祛肌热四也；排脓止痛，活血生血，内托痈疽，为疮家圣药五也。"

张锡纯说："以其与发表药同用，能去外风，与养阴清热药同用，更能息内风也。谓主痈疽、久败疮者，以其补益之力，能生肌肉，其溃脓自能排出也。表虚自汗者，用之以固外表气虚。小便不利而肿胀者，用之以利小便。妇人气虚下陷而崩带者，用之以固崩带。为其补气之功最优，故推补药之长，而名之曰耆也。"

《药鉴》说："其用有四：温分肉而实腠理，益元气而补三焦，内托阴证之疮痍，外固表虚治盗汗……人参、黄芪、甘草三味退虚热之圣药也。"

《本草经解》说："人生之虚，万有不齐，不外乎气血二端。黄芪气味甘温，温之以气，所以补形之不足也，补之以味，所以益精之不足也。小儿稚阳也，稚阳为少阳，不生气条达，小儿何病之有。黄芪入少阳，补生生之元气，所以概主小儿之百病也。"

王好古曰："黄芪实卫气，是表药；益脾胃，是中州药；治伤寒尺脉不至，补肾元，是里药。"

李时珍称黄芪："补气之长。"

《本草正义》说："其皮味浓汁厚，力量皆在皮中，故能直达人之肤表肌肉，固护卫阳，充实表分。"

今人王文鼎与岳美中两位先生，均推崇四神煎治鹤膝风，药用：生黄芪240g，川牛膝、石斛、远志各120g，金银花30g。随治随效，难以枚举。

胃虚，米泔水炒，暖胃、除泻痢；酒拌炒，泻心火，退虚热，托疮疡；生用恐滞气加桑白皮。张景岳说："生用微凉，可治痈疽，蜜炙性温，能补虚损。"

胡希恕说："经方用黄芪有两个特点，一是与桂枝同用，治表虚；二是治证多属肌肤间病，表虚可用，表实不能用。"

《当代名医验方大全》说："单味黄芪有消除尿蛋白的明显功效。"

参芪同用则益气，芪归同用则补血，芪术同用则运脾，芪风同用则祛湿。总之，黄芪应用的指证有两个特点：一是脉虚大或寸部弱；二是舌胖嫩有齿痕。

黄芪能动三焦之火，肝气不和，禁用。阴虚者少用，恐升气入表而里愈虚。亦为一家之心得。

【临床应用】

（1）**亚急性系统性红斑狼疮** 夏少农验方：黄芪40g，党参20g，大生地、白沙参、白芍各12g，黄精、麦冬各15g，地骨皮、青蒿梗、莶草各30g，银柴胡、丹皮各9g。（《中医外科心得》）

（2）**过敏性紫癜** 章氏验方：黄芪20g，当归、丹皮、防风、连翘、白鲜皮、地骨皮、紫草各10g，丹参、玄参、生地、赤芍各15g，赤小豆30g，麻黄8g。（《章真如临床经验辑要》）

（3）**弥漫性系统性硬皮病** 温阳通痹汤：黄芪、山药、赤芍各12~15g，当归、党参、丹参、茯苓各9~12g，白术、陈皮、制川草乌、桂枝各6~9g，路路通、炙甘草各9g。脾阳虚加炮姜、姜半夏、广木香、砂仁；肾阳虚加制附片、巴戟天、淫羊藿、仙茅、鹿角片（胶）、淡苁蓉；指端冰冷、青紫加细辛、鸡血藤、红藤；皮肤硬化加甲珠、皂角、川芎；溃疡不敛者加白蔹、赤小豆。（《徐宜厚皮肤病临床经验辑要》）

（4）**慢性肾炎** 黄芪粥：生黄芪、生薏仁、糯米各30g，赤小豆15g，鸡内金（为末）9g，金橘饼2枚。先用水600ml，煮黄芪20分钟，去渣，次入薏仁、赤小豆煮30分钟，再加入鸡内金、糯米煮熟成粥，一日量分2次食之。一日1剂。（岳美中经验方）

（5）**老人溺痛** 黄芪甘草汤：黄芪30g，甘草24g。（《医林改错》）

（6）**脱肛** 黄芪防风汤：黄芪120g，防风3g，水煎服（小儿减半）。（《医林改错》）

地 丁

【药名浅释】

紫花地丁，始载于《本草纲目》，地丁始载于《本草逢原》。前者别名有紫地丁、箭头草、独行虎、羊角子、米布袋；后者有地丁草、兔耳草、犁头草、如意草等。本品处处有之，其叶似柳而微细，夏开紫花结角，平地生者起茎，沟壑边生者起蔓。鉴于地丁的产地不同，各地用药习惯有异，如：甘地丁，主产东北、华东、湖北等地；苦地丁主产内蒙古、河北、辽宁、山东等地；广地丁又名龙胆地丁，主产于广东、广西等地。此外，还有川地丁、竹叶地丁等。

【药性分述】

味苦、辛，性寒。具有清热解毒的功效。

《本草乘雅半偈》说："丁为干火，地在气中，顺承天施而成物者，地也。故主形骸地属，先承天施，为痈，为疔，为瘰，为病，使之仍顺乎天施而畅于四肢，美之至者也。"其主治范围有痈疽、疥癞、疔肿、瘰疬、目赤肿痛、毒蛇咬伤、无名肿痛、痈疽、黄疸、肠炎腹泻、痢疾、九种痔疮等。

体质虚寒者忌服，痈疽漫肿无头、不赤不肿者忌用。《本草正义》曾有一段论述，颇有指导意义："地丁，专为痈疽、疔毒通用之药，濒湖《纲目》称其苦辛寒，治一切痈疽发背，疔肿瘰疬，无名肿毒，恶疮。然辛凉散肿，长于退热，惟血热壅滞，红肿焮发之外疡者宜之，若谓通之，阴疽发背寒凝之症，殊是不妥。"

【临床应用】

（1）**带状疱疹**　龙胆泻肝汤加减：龙胆草、甘草各5g，赤芍、黄芩、柴胡、郁金、栀子各10g，蒲公英、生地各15g，地丁、车前子各20g，银花、白茅根各30g。（《李辅仁治老年病医案》）

（2）**扁平疣**　黄氏验方：板蓝根、磁石、代赭石各30g，地丁、石上白各18g，皂角刺、白头翁各15g，青皮6g，柴胡9g，白芍12g。（《奇难杂症·黄振鸣》）

（3）**血栓性静脉炎**　清营解郁汤：益母草60g，紫草、赤芍、丹皮各15g，地丁、甘草各30g，生大黄5~10g，三七粉3g（吞服）。（《中国中医秘方大全·奚九一》）

（4）**恶疮**　地丁连根，同苍耳叶等份捣烂，酒50ml，搅汁服之。（《经验方》）

（5）**芒刺黏喉**　地丁嚼烂，咽下即安。（《外科证治全生集》）

白　鲜　皮

【药名浅释】

白鲜皮，始载于《神农本草经》，列为中品。别名有白膻、白羊鲜、地阳鲜、金雀儿椒、白鲜皮等。陶弘景说："俗呼为白羊鲜。气息正似羊膻，故又名白膻。鲜者，羊之气也。此草根白色，作羊膻气，其子累累如椒，故有诸名。"

【药性分述】

白鲜皮味苦，性寒。具有清热解毒，除湿止痒的功效。

白鲜皮禀天地清燥阴寒之气，降多升少。其药效有女子阴中肿痛、湿痹死肌、小儿惊痫、淋沥、咳逆、时热发狂、鼠瘘有脓，一切热毒风、恶风、风疮疥癣赤烂、眉发脱脆、杨梅疮毒。此外，还能解热黄、酒黄、急黄、谷黄、劳黄，退女人阴肿等。诚如《本草纲目》所说："白鲜皮气寒善行，味苦性燥，足太阴、阳明经去湿热药也，兼入手太阴、阳明，为诸黄风痹要药，世医止施之疮科，浅矣。"

《本草述钩元》进一步补充说："白鲜皮，始尝之，味微咸，后味辛，后即纯苦。苦中复有微辛，《本经》言其气寒，夫咸入血，苦寒之性，有辛而合之以入血，宜能散血中滞热矣。肝为风木,不独血虚能生风,即血滞者亦然。不独寒能涩之,即热而气伤者,亦能涩之,此味于是专攻,谓其通关节,利九窍及血脉者不谬也。"

不过,下部虚寒之人,虽有湿证勿用。妇人产后余痛,应是血虚而热,非所宜也。

【临床应用】

(1)**小儿荨麻疹** 肖达民经验方:银花、连翘、荆芥、防风、赤芍、丹皮、白鲜皮各10g,生地、葛根各15g,大黄(后下)6g,蝉衣、甘草各3g。(《新中医》1997,6期)

(2)**血管性水肿** 消风散加减:蝉衣3g,薄荷2.4g(后下),银花、菊花、冬瓜皮、白鲜皮、炒车前子、马鞭草、甘草梢各10g,连皮苓12g,防风、苍术各6g。(《单苍桂外科经验集》)

(3)**银屑病** 赵氏验方:丹皮、生白术、车前子、秦艽各15g,干地黄、白茅根、白鲜皮各25g,乌梢蛇、黄连、大黄、漏芦各10g。(《赵炳南临床经验集》)

(4)**疱疹样皮炎** 张氏验方:生白术、生枳壳、川芎各10g,生薏苡仁、白鲜皮、刺蒺藜、车前草、重楼、白花蛇舌草、白茅根、首乌藤各30g,苦参、地肤子、泽泻、黄柏、萆薢、丹皮15g。外用:雄黄解毒散(雄黄、寒水石各30g,白矾120g),取药粉30g与百部酒100ml,混匀外擦。(《张志礼皮肤病医案选萃》)

(5)**皮肤瘙痒** 白鲜皮散:白鲜皮、防风、人参、炒知母、沙参各30g,苦参0.9g,研细末。每次用3~6g,水煎服。(《圣济总录》)

(6)**皮肤结核** 白鲜皮50g,煎汤取汁50ml,服之。(《补缺肘后方》)

山 豆 根

【药名浅释】

山豆根,始载于《开宝本草》。别名有解毒、黄结、山大豆根、苦豆根、柔枝槐、广豆根、云豆根、北豆根等。其蔓如大豆,因以为名。

【药性分述】

山豆根的性味有三种说法:《开宝本草》说"味苦、性寒。无毒";《梦溪笔谈·药议》说"味极苦";《本草正义》说"味大苦大寒"。结合临床来看,味苦,性寒有毒,较为切合实际。

山豆根具有清热解毒,消肿利咽的功效。

山豆根得土之冲气,而兼感冬寒之令以生,故能解咽喉肿痛,解诸药毒,退热消痈,热毒肿痛,五种痔痛。研汁涂疮,治蛇、狗、蜘蛛伤等。《本草正义》说:"今人专以治咽喉肿痛……盖凡药用根,多取下行能降,而此又寒大苦,只折火毒之上炎,亦惟实热闭塞者，始为合宜。而风邪外束之喉痛，尚需辛凉开泻者，则未必可早投。"今人发现山豆根对恶性肿瘤有显著的效果，不良反应小，安全且不使白细胞减少（李克绍语）。

脾胃虚寒作泻者禁用，虚火炎肺、咽喉肿痛者禁用。

特别注意：古代本草言其无毒，而近代研究认为山豆根生药按毒性分级属有毒，其所含生物碱毒性较强。广豆根的毒性较北豆根强，而北豆根是防己科蝙蝠葛的根及根茎，两者不能混淆。我认为内服以北豆根为好，外用以广豆根为佳。

【临床应用】

（1）瘢痕疙瘩　豆根软膏：取广豆根研细末，与凡士林配软膏外敷。（《中药配伍应用》）

（2）跖疣　山豆根、板蓝根各60g，加水3000ml，煮沸10分钟，待稍凉泡脚半小时，每日1次。[《广西中医药》，1983，6（4）：15]

（3）石棉状糠疹　豆根去屑洗方：广豆根、蚕砂、五倍子各15g，猪牙皂角、透骨草、桑白皮、巨胜子各12g，桂皮、松针、炒牛蒡子各10g。加水1500~1800ml浓煎，取汁800ml左右，浸泡头部5~10分钟，然后用毛巾蘸饱药汁，包裹头部，维持60分钟左右。取掉毛巾，用温水清洗头部1次，在第2次温水中，加入食醋10ml清洗即可。3日1次。（《徐宜厚皮科传心录》）

（4）银屑病进行期　白疕一号方：生地、生槐花各30g，山豆根9g，白鲜皮、草河车、大青叶、紫草各15g，黄药子12g。（《朱仁康临床经验集》）

（5）急喉风　山豆根、白药等份水煎噙下。（《仙传外科秘方》）

（6）白屑风　山豆根研末，油调擦之。（《中药大辞典》）

（7）蛇狗咬伤　山豆根水煎敷之。（《备急千金要方》）

积　雪　草

【药名浅释】

积雪草，始载于《神农本草经》，列为中品。别名众多，主要有胡薄荷、地钱草、连钱草、海苏等。此草叶圆如钱，荆楚人谓为地钱草，《徐仪药图》名连钱草。生于南方阴湿地，想此草以寒凉得名尔。又因好近水生，经冬不生，咸阳等地称之胡薄荷。

【药性分述】

积雪草的药性有三种说法，《本经》谓"味苦，性寒"；《日华子本草》谓"味苦辛"；《本草求源》谓"味甘淡平，性寒"。具有清热利湿，消肿解毒的功效。

积雪草主治的病种有十：恶疮痈疽，热肿丹毒，小儿寒热，瘰疬鼠漏，风疹疥癣，赤眼喉肿，浸淫赤𤵐，皮肤㿠红，湿热黄疸，男女血病。此外，还能解多种毒，如砒霜毒、钩吻毒、蕈毒、木薯等食物中毒等。

虚寒者不宜。

【临床应用】

（1）**带状疱疹**　取鲜积雪草洗净捣烂，外敷患处或加入适当糯米粉调敷。（《江西民间草药》）

（2）**下肢溃疡**　鲜积雪草捣烂敷患处，一日一换。（《江西民间草药》）

（3）**硬皮病**　积雪苷方：从积雪草中提取积雪苷，制成片剂，每片含积雪苷 6mg。每日 3 次，每次 3~4 片，6 个月至 1 年为一疗程。（《中国中医秘方大全·苏立德》）

（4）**口腔白斑**　活血消斑方：红花、桃仁、蒲黄各 9g，当归、赤芍、积雪草各 12g，五灵脂 6g，蔷薇根 16g。（干祖望方）

（5）**疔疮**　鲜积雪草，洗净捣烂敷患处。（《江西民间草》）

枳（枳壳、枳实、枳茹）

【药名浅释】

枳，始载于《神农本草经》，列为中品。枳乃木之名，从只，谐音也。实乃其子，故名枳实。医家以皮厚而小者为枳实，大者为枳壳，树皮为枳茹。宋代《开宝本草》始分枳之小者为枳实；大者为枳壳。沈括《梦溪笔谈》说："六朝以前医方，唯有枳实，无枳壳，故本草亦言枳实，后人用枳之小嫩者为枳实，大者为枳壳。"

【药性分述】

〈枳实〉味苦，性寒无毒，具有破气消积，化痰散痞的功效。

〈枳壳〉味苦、酸，性微寒，无毒，具有疏通决泻，破结实痰。

〈枳茹〉味辛、苦，性温，具有疏肝和胃，理气止痛的功效。

枳实、枳壳自魏晋以来，分实、壳之用；张洁古、李东垣又有治高治下之说。《本草蒙筌》说："壳大则性和而缓治高，高者主气，治在胸膈。"具体有遍身风疹恶痒，配芍药治腹痛；配黄芪治肠风下血；配大黄退邪秽；配瓜蒌仁消痞结；配桂枝、姜、枣治胁肋疼痛；配黄连、木香治赤白痢；配甘草治小儿便秘；配黄连治宿食不消；配木香治伤寒呃逆。

实小则性酷而速下，下者主血，治在心腹。张仲景治伤寒、仓卒之疾，承气汤中用枳实，取其疏通决邪结实之用。

归纳其要：枳实入脾胃，枳壳入脾肺；枳实力强，偏于破气消积；枳壳力缓，偏于理气消胀；枳实破降下行之力强，枳壳开胸宽肠之力足。李克绍先生亦说："枳实破滞气，推荡有形之结滞，其功皆在理气，故非气结、邪实，不可轻用。"朱丹溪曰：

"冲墙倒壁，滑窍破气之药也，枳壳则作用较缓。"总之，辨证施用需细心体察，方见卓效。

但枳壳泻肺，能损至高之气，肺气虚弱者忌用；脾胃虚，中气不运而痰壅喘急者忌用。总之，本品能大损正元，非实邪者，不可误用。

【临床应用】

（1）**小儿风疹**　枳实醋浸令湿，然后火炙另热，温熨皮损区域。(《延年方》)

（2）**风疹作痒**　枳壳150g，麸炒为末，每次6g。用水煎至15g，去渣温服。(李时珍经验方)

（3）**小儿头疮**　枳实烧灰，猪胆调糊外涂。(《太平圣惠方》)

（4）**丘疹性荨麻疹**　枳术赤豆饮：枳壳、砂仁（后下）、蝉衣、白术、荆芥各6g，益母草、防风、赤芍各10g，赤小豆12g。水煎服。(《中国现代百名中医临床家丛书·徐宜厚》)

（5）**身直不得弯曲**　枳茹，酒浸泡一夜。

（6）**妇人阴肿**　枳实250g，碎炒，帛裹熨之。(《子母秘录》)

（7）**小儿软疖**　枳壳，去白，磨口平，以面糊抹边，合疖上，自出脓血尽，更无疤痕也。(《世医得效方》)

马　齿　苋

【药名浅释】

马齿苋，始载于《蜀本草》。别名有马苋、五行草、无方草、长命菜、九头狮子草等。马齿苋以叶如马齿，性滑利似苋故名。又本品耐干燥，有长命之称。苏颂说："叶青、梗赤、花黄、根白、子黑故名五行草。"

【药性分述】

马齿苋味酸，性寒，无毒。具有散血消肿，清热解毒的功效。

马齿苋是一味蔬菜与药用同源的佳品，其主治病种涉及皮外科、妇科、小儿科、内科等范畴。具体有痈肿恶疮、丹毒、臁疮、黄水疮、脚癣感染、湿疹、漆疮、扁平疣、带状疱疹、接触性皮炎、肛门脓肿、蜈蚣咬伤、暑令疖毒，妇人赤白带下，小儿白秃、百日咳、单纯性腹泻，婴儿湿疹、热痢脓血、热淋、血淋、胃及十二指肠溃疡、口腔溃疡、钩虫皮炎、甲沟炎、眼干燥等症。

唐代孟铣用马齿苋煮粥食之，治诸气不调，止痢；唐代李绛《兵部手集》一书记载：武元衡在西川，自苦金疮瘀痒不堪，百医无效，后用捣烂马齿苋敷上，不过三两便瘥；《广利方》载治小儿火丹，马齿苋捣烂涂之；《太平圣惠方》载治热淋，马齿苋汁服之；《中医验案选》载治丹毒初期，马齿苋煎汤洗患处，每日2~3次；李克绍先生用马齿苋捣汁，煮沸入蜜和服，治血痢。本品内服、外敷均治热毒疮疡。

不过，脾虚便溏、孕妇禁服。《本草经疏》说："煎饵方中，不得与鳖甲同入。"经验之谈，不可不知。

【临床应用】

（1）**蛀脚臁疮**　干马齿苋研细末，蜜调敷上。（《海上方》）

（2）**脓疱疮**　马齿苋捣取浓汁外涂。（《疡医大全》）

（3）**阴囊湿疹**　马蛇汤：马齿苋、蛇床子、苦参各30g，威灵仙20g，土茯苓24g，大黄15g。浓煎取汁，温敷患处。（《海上方》）

（4）**急性湿疹**　马齿苋洗方：马齿苋60g（鲜品250g），浓煎取汁，湿敷患处，每日2~3次，每次20~40分钟。（《赵炳南临床经验集》）

（5）**扁平疣**　马齿苋洗剂：马齿苋31g，苍术、蜂房、白芷各9g，苦参、陈皮各15g，细辛6g，蛇床子12g，水煎熏洗。（经验方）

（6）**带状疱疹**　马齿苋解毒方：马齿苋、大青叶、紫草、败酱草各15g，黄连、酸枣仁各10g，煅龙牡（或磁石）各30g，水煎内服。（北京方）

（7）**下部湿疮**　马齿苋120g，青黛30g，共研为末外用。（《验方新编》）

（8）**热淋**　马齿苋汁服之。（《太平圣惠方》）

（9）**传染性软疣**　蓝苋消疣饮：生薏仁、土茯苓、板蓝根、马齿苋、地丁各30g，银花、生地各15g，香附、木贼草各10g，赤芍12g，丹参20g，水煎服。（金起凤方）

吴　茱　萸

【药名浅释】

吴茱萸，始载于《神农本草经》，列为中品。据《本草经考注》一书所载，又名藙又作椒，民间俗称避邪翁。椒之缓称茱萸或称云椒，皆为椒类之实。子大者为药用，子细赤者为食疗。《备急千金要方》说："陈久者良，其子闭口者有毒，不任用。"又《本草乘雅半偈》解释药名说："茱者，火胎于木；萸者，乙胎于甲；吴其产也。"《和汉药考》："吴茱萸为六陈之一，以陈久为贵。中国产实小，香气薄；日本产实大，香气厚，药用以中国产为良。"

【药性分述】

吴茱萸味辛、苦，辛热，有小毒。具有散寒止痛，降逆止呕，助阳止泻的功效。

本品能散能温，能燥能坚，所治之证，皆取其散寒温中，燥湿解郁之功效。主治痰冷逆气、心腹积冷、呕吐酸水、厥阴头痛、口舌生疮、手足逆冷、疝气、白痢、阴下湿痒、蛇咬毒疮、产后心痛、牙齿虫䘌、风痛痒痹。

蒲辅周先生说："吴茱萸为足三阴经药，宣寒湿痹，通络活血，温中降逆，开郁化滞，润肝燥脾。治吞酸吐泻，腹痛转筋等。吴茱萸、丁香煎后放糖，不刺激咽喉，有温热止痛之效，为宣痹之法。"

明代缪希雍在《本草经疏》一书中，提出六不宜用，颇有见地。其云："呕吐吐酸属胃火者不宜用；咳逆上气非风寒外邪及冷痰宿水所致者不宜用；腹痛属血虚有火者不宜用；赤白下痢因暑邪入于肠胃，而非酒食生冷、停滞积垢者不宜用；小肠疝气非骤感寒邪及初发一二次者不宜用；霍乱转筋由于脾胃虚弱冒暑所致，非寒湿生冷干犯肠胃者不宜用。"此外，《淮南万毕术》一书中记载："井上宜种茱萸，叶落井中，人饮其水无瘟疫，悬其子于屋，避鬼魅。"由此说明吴萸有祛疫防病的功效。

本品久服令人目昏发疮或冲眼脱发，一切阴虚之证及五脏六腑有热无寒之人均忌用。多食伤神，令人起伏气，咽喉不通。

【临床应用】

（1）**湿疹** 吴茱萸散：炒吴茱萸、乌贼骨各45g，硫黄共研细末，外用。（《中医皮肤病学简编》）

（2）**阴囊湿疹** 蛇床子、吴茱萸、艾叶各30g，水煎至沸，再加芒硝15g，化尽频洗。（《疡医大全》）

（3）**诸癣** 吴萸、贯众、官桂各等份，研细末。外敷药粉或用醋调亦可。（《证治准绳》）

（4）**舌头溃烂** 吴茱萸12g，研细末，醋调敷双脚心，用布包好，12小时换1次。（《验方新编》）

（5）**阴下湿痒** 吴茱萸、蛇床子各12g，苦参、黄柏各10g，浓煎取汁，温洗阴下（阴囊或外阴），每日1~2次，每次2~3分钟。（经验方）

（6）**下利水泻** 炒吴茱萸、炒黄连各6g，水煎服。（《太平圣惠方》）

地黄（干地黄、生地黄、熟地黄）

【病名浅释】

地黄，始载于《神农本草经》，列为上品。别名有芐（音糊）、芑（音乞）、地髓。地黄以怀庆为上。古方只有干地黄、生地黄，从唐代以后将地黄予酒制、九蒸而得名。

【药性分述】

干地黄味甘，性寒，无毒，具有滋阴清热，通脉润燥的功效；生地黄又名鲜地黄，味甘、苦，性寒，具有清热凉血生津的功效；熟地黄味甘，性温，具有补血滋阴，益肾填髓的功效。

地黄是一味常用且重要的中药，历代名家对其均有较多的论述，我将其要归纳有如下几点。第一，男子阴虚宜熟地、女子血热宜生地。第二，生地治心热、手心热，益肾水，凉心血。凡见脉洪实者宜之，若脉虚者则改用熟地黄。第三，生地能生精血，必须天冬引入所生之处；熟地能补精血，必须麦冬引入所补之处。第四，鲜地黄最善清热凉血，化瘀血生新血，对于血热妄行吐血、衄血、二便因热下血皆可用之；干地黄性凉不寒，生血脉，遗精髓，聪耳明目，善治骨蒸劳热，肾虚生热等症；熟地黄性微温而不苦，为滋阴补肾的主药，主要用于阴虚发热，肾不纳气，痨瘵咳嗽，肾虚小便短少，积成水肿以及脏腑凡阴虚劳损者皆能补之；《本草正义》进一步阐明熟地的临床应用经验："阴虚而神散者，非熟地之守不足与聚之；阴虚而火升者，非熟地之重不足以降之；阴虚而躁动者，非熟地之重不足以镇之；阴虚而刚愈者，非熟地之甘，不足以缓之。"五、得乌梅引入骨髓；得砂仁纳气归阴；得炒干姜治产后血块；得丹皮滋阴凉血，消除阴火；得当归治胎儿发育不良；得牛膝治胫股腹痛；得牡蛎消阴火之痰；得炮姜治痰多；酒炒则行血；人乳炒则润肠；砂仁炒则纳气理气；童便炒则摄精；金樱子汁炒则补脾肾。

自古以来，地黄视为延年益寿的上品，《抱朴子》记载："楚文子，服地黄八年，夜视有光。"《证治准绳》也说："治黄须分新旧，新病初起则当消导攻渗；久病又当变法，脾胃受伤日久则气血虚弱，必用补法，使正气旺则邪气退，庶可收功。"今人朱仁康先生惯用生地，药量亦大，多数在30g以上。这是因为疮疡皮肤病血热居多，且常配丹皮、赤芍。盖血遇热失其度，煎熬营血而壅塞，配丹皮、赤芍，既可凉血清热，又能活血散血，防火热煎熬之需。

不过古人也提出，本品犯铁器，否则令人消肾。忌莱菔子，恐其耗散诸血，男子损营，女子损血，慎之。

【临床应用】

（1）**丘疹性湿疹** 地黄饮：生熟地、首乌各9g，当归6g，丹皮、白蒺藜、玄参、僵蚕各4.5g，花粉、生甘草各1.5g。（《医宗金鉴》）

（2）**黄褐斑** 地黄酒：生地100g，大豆200g，牛蒡根50g，酒2000ml，浸泡5~6天，温服。（《养老奉亲书》）

（3）**干燥综合征** 大补阴丸加减：生熟地、枸杞子、山茱萸各12g，黄柏、当归、白芍、玄参、天麦冬、花粉、肉苁蓉各10g，山药15g，炒知母6g。（《结缔组织病中医治疗指南》）

（4）**席汉综合征** 右归饮：熟地、山药、枸杞、杜仲各6g，山茱萸3g，甘草、肉桂、制附子各3~6g。（《景岳全书》）

（5）**银屑病（血燥型）** 养血解毒汤：鸡血藤、土茯苓各30g，当归、生地、山药、威灵仙、蜂房各15g。（《赵炳南验方十一讲》）

（6）**皮肤瘙痒症**　地黄饮子：生熟地、当归、玄参、丹皮、红花、白蒺藜、制首乌各9g，生甘草、僵蚕各6g。（《医宗金鉴》）

（7）**脂溢性皮炎**　养血消风散：熟地15g，当归、荆芥、白蒺藜、苍术、苦参、麻仁各9g，甘草6g。（《朱仁康临床经验集》）

（8）**血淋**　生地黄汁、车前草汁各150ml，和煎服。（《太平圣惠方》）

（9）**便血**、**尿血**　生地30g，地榆9g，水煎服。（《傅青主男科》）

景　　天

【药名浅释】

景天，始载于《神农本草经》，列为上品。别名有戒火、慎火、慎火草等。陶弘景说："众药之名，此最为丽。"景天之名，是因为其花、叶长大景光盖天也。苗、叶、花并可用之。

【药性分述】

景天味苦，性平，无毒，具有清热解毒止血的功效。

综合历代本草文献，景天的主治的范围有丹毒、游风、火烧伤、疔疮肿毒、风疹恶痒、漆疮、小儿火灼疮、蛇咬、目赤头痛、咯血吐血，妇人崩中、漏下、赤白带下，金疮出血等，可轻身明目。

脾胃虚寒者忌用。《本草汇言》说："苟非湿热火邪，切忌轻用，否则易伤脾气。但外用无妨。"此至理名言，宜牢记。

【临床应用】

（1）**漆疮**　景天捣烂涂敷患处。（《肘后方》）

（2）**婴孺风疹**　景天苗叶150g，盐50g，共捣取汁，热手抹之患处。（《本草图经》）

（3）**小儿丹毒**　景天浓煎取汁服之。（《备急千金要方》）

（4）**掌跖脓疱病**　景天泡手方：红景天、梓白皮、石榴皮各15g，陈皮、金毛狗脊各12g，血竭3g，血余炭10g，煎取浓汁，1000~1200ml。手用1/3，泡10分钟，脚用2/3，泡15分钟，待自然干燥，每日1次。（经验方）

（5）**蛇咬伤**　景天捣烂敷之。（《本草从新》）

经络是运行气血的道路，内源于脏腑，外行于体表，将人体内脏与皮毛、血脉、筋骨、四肢、百骸、五官联系起来，成为一个有机的整体，使人体的内外、上下保持着平衡与协调。经络学说系统应用中医疮疡，始见于明代中医外科文献。《外科启玄》说："夫人之体者也，皮肤肉筋骨共则成形，五体悉俱。外有部位，中有经络，内应脏腑是也……七窍者，目肝，耳肾，鼻肺，舌心，口脾，是五脏之窍也。如有疮疡可以即知经络所属脏腑也。"

故经络辨证于皮肤病应用有二。

一、辨疮疡发生与传变。《洞天奥旨》说："脏腑之气血不行，则脏腑之经络即闭塞不通，而外之皮肉即生疮疡。"这就是说，脏腑病变通过经络表现在外，如心经火炎可见口舌生疮；脾虚痰凝，可生肉瘿；肺热上熏，可生酒渣鼻等。

二、辨疮疡发生之病所。《证治准绳》说："人身之有经络，犹地理之有界分，治病不知经络，犹捕贼不知界分，其能无诛伐无过之咎乎。"可见，辨别经络的目的是针对疮疡地界即病所而言，一般而论，疮疡发生在多气多血的部位容易治愈，多气少血的部位最难收功，多血少气之部位治宜兼扶正。

肆

第四讲

经络
用药心得

一、十二经络

（一）十二经络用药心得

手太阴肺经：自中焦出，从胸走手。多气而少血。主要用药：桔梗、半夏、陈皮、桑白皮、茯苓、款冬花、百部、黄芩、紫苏、五味子、苏子、蛤蚧、甜葶苈、阿胶。

手阳明大肠经：受手太阴之交，从手走头。气血俱盛。主要药物：槐花、枳壳、芒硝、大黄、火麻仁、瓜蒌仁、丹皮、益智仁、广木香、郁李仁、槟榔、槐角、苦楝根、雷丸等。

足阳明胃经：受手阳明之交，从头走之足。多气复多血。主要药物：生石膏、朴硝、白术、苍术、厚朴、生姜、大枣、神曲、麦芽、山楂、炙甘草、薏苡仁、山栀、槟榔等。

足太阴脾经：受足阳明之交，从足走胸。血少气旺。主要药物：诃子肉、吴萸、茯苓、白豆蔻、丁香、藿香、茵陈、芦根、人参、猪苓、二丑、竹茹、滑石、葛花、赤石脂、补骨脂等。

手少阴心经：受足太阴之交，从胸走手。少血多气。主要药物：人参、麦冬、远志、茯神、五味子、牛黄、黄连、石菖蒲、竹叶、甘草、生地、丹参、山楂、黄芪、苏合香油、犀角、半夏、肉桂、珍珠母、紫石英、琥珀、麝香等。

手太阳小肠经：受手少阴之交，从手走头。少气多血。主要药物：滑石、赤茯苓、生地、川楝子、小茴香、乌药、高良姜、胡芦巴、冬瓜仁、丹皮、桃仁、橘核等。

足太阳膀胱经：受手太阳之交，从头走足。少气多血。主要药物：猪苓、益智仁、韭子、桑螵蛸、肉桂、山药、玄胡索、车前子、冬葵子、瞿麦、山栀、白薇、白蔹等。

足少阴肾经：受足太阳之交，从足走腹。多气少血。主要药物：枸杞子、肉苁蓉、沙蒺藜、韭子、菟丝子、桑椹子、鹿茸、雄蚕蛾、金樱子、山茱萸、沉香、仙茅、淫羊藿等。

手厥阴心包经：受足少阴之交，从胸走手。少气而多血。主要药物：当归、血竭、茯苓、没药、黄连、冰片、五味子、犀角、麦冬、半夏、人参等。

手少阳三焦经：受手厥阴之交，从手走头。少血多气。主要用药：苏子、黄芩、白芍、蒲黄、山豆根、山慈菇、白蔻仁、枳壳、槟榔、玄参、肉苁蓉、生石膏、肉桂、益智仁等。

足少阳胆经：受手少阳之交，从头走足。多气少血。主要用药：黄芩、龙胆草、山栀、香附、柴胡、竹茹、乌梅、芦荟、青黛、大黄、玄参、竹叶、决明子、薄荷等。

足厥阴肝经：受足少阳之交，从足走腹。少气多血。主要药物：青皮、益母草、柴胡、郁金、香附、羚羊角、龙胆草、玄胡索、蔓荆子、三棱、制首乌、党参、白花蛇、蛇蜕、蝉蜕、天麻、石决明、代赭石、金箔等。

综合上述，经络循行的路线、气血的多少，归纳有二。

一是皮肤病发生在头顶时，正中属督脉，两旁属足太阳膀胱经。病变发生在面部和乳部，属足阳明胃经（乳房属胃经，乳晕属足少阳胆经，乳头属足厥阴肝经）；病变发生在耳部前后，属足少阳胆经和手少阳三焦经；病变发生在颈及胸肋部，属足厥阴肝经（胁肋部属胆经，因其行身之侧）；病变发生在手心属手厥阴心包经，足心属足少阴肾经；病变发生在背，总属阳经；病变发生在臂部，外侧属手三阳经，内侧属手三阴经；病变发生在腿部，外侧属足三阳经，内侧属足三阴经；病变发生在腹部，总属阴经。

此外，病变发生在五官区域，眼部属肝经；耳部属肾经；鼻部属肺经；舌部属心经；口唇属脾经。

鉴于上述病变部位与经络的不同，适当加入引经药，使药力直达患处，将会收到显著的效果。如手太阳经用黄柏、藁本；足太阳经用羌活；手阳明经用升麻、石膏、葛根；足阳明经用白芷、升麻、石膏；手少阳经用柴胡、连翘、地骨皮（上），青皮（中），附子（下）；足少阳经用柴胡、青皮；手太阴经用桂枝、升麻、白芷、葱白；足太阴经用升麻、苍术、白芍；手厥阴经用柴胡、丹皮；足厥阴经用柴胡、青皮、川芎、吴萸；手少阴经用细辛、黄连；足少阴经用独活、知母、细辛。

二是经络气血的多少，直接关系到病程的长短及其预后。一般来说，气少者，病情呈渐进性进展，治疗也呈缓慢性消退，如弥漫性系统性硬皮病；血少者，血流不畅，或因寒，或因阳虚，或因湿滞等因素，使之皮肤损害消退缓慢，如变应性血管炎；气血充足者，常见于急性皮肤病，如急性荨麻疹，在治疗中，由于正气旺盛，给予疏风清热，凉血解毒之剂，常能在较短时间获得良好的效果。

另外，对于少气多血者，在益气的同时佐以凉血或化瘀；多气少血者，在行气或理气的同时，佐以补血或育阴。总之，视具体情况而变化，从而达到阴阳相对的平衡。

（二）验案举例

皮肤扁平苔藓　王某38岁，2003年4月7日初诊。2年前，右上肢前臂发现丘疹，微有痒感，继而向肩胛区域蔓延，市某医院病理活检报告为扁平苔藓。检查：右上肢外侧从肩关节至无名指可见宽窄不一的扁平丘疹，呈条状分布，表面略有凸起，少量抓痕。肤色略呈暗红，脉象细涩，舌质淡红，苔薄白。诊断：皮肤扁平苔藓。证属脾胃虚弱，湿瘀阻滞肤腠。治法：扶脾化湿，祛瘀通络。处方：方用四君子、桃红四物两方合裁。党参、白芍、白术、干地黄、茯苓、当归各12g，川芎、桃仁、葛根、羌活、姜黄、红花、甘草各6g，地龙、丹参、蚕砂各10g。

二诊：1周后复诊，局部皮损略有痒感，上方加三棱、蝉衣、蛇蜕各6g。

三诊：3周后复诊，皮损范围明显收缩，部分丘疹消退，仅留不明显的色素沉着，鉴于患者路程遥远，上方去蛇蜕，将原有剂量加大10倍，研细末，炼蜜为丸，如梧桐子大，一日3次，每次6g。温开水送下。3个月后来院检查，皮损完全平复而愈。

方药分析　本案立法与用药，遵循两条原则，一是病变部位在右上肢外侧区域，分别是手阳明大肠经、手太阳小肠经、手少阳三焦经的循行区域；二是皮肤损害的特征为扁平丘疹，色泽暗红，呈条状分布。辨证定位在脾，因而用四君子汤和桃红四物汤为基方，取其健脾胃、化湿浊、活血通络；加入川芎、姜黄、葛根、羌活冀在引经，直达病所。使之桃仁、丹参、地龙活血化瘀通络软坚；蚕砂利湿；蝉衣、蛇蜕疏风止痒。坚持治疗2个月余而愈。

点评　扁平苔藓病名，在中医文献尚无记载，但在现代中医皮肤科专著中，多数学者认为类似"紫癜风"。因病变部位不一，就其病因归类也略有不同，一般而论，发生于口腔者多与脾肾阴虚有关，发生于四肢区域则为脾虚运化失职，湿瘀互结居多，本案拟用四君子汤重在甘温益胃，具有健运扶脾之效。古人谓：人之一身，以胃气为本，胃气旺则五脏宗荫；胃气伤则百病丛生。旨在治本。同时鉴于皮肤损害以粗糙肥厚为其特征，况且发生在四末，故而以治脾为主，适当加入化瘀之品。脾健湿去，而瘀滞随之疏通、气血流畅，肤得其养而愈。

二、奇经八脉

（一）奇经八脉用药心得

凡人身有经脉络脉，经凡十二，络凡十五。十二经各有别络，而脾又有大络，并任督二络为十五，共二十七气。相随上下，如泉之流，不得休息，故阳脉营于五脏，阴脉营于六腑，阴阳相贯，莫知其纪，终而复始。其流溢之气，入于奇经，转相灌输，内温脏腑，外濡腠理。奇经凡八脉，不拘制于十二正经，无表里配合，故谓之奇。盖正经犹沟渠，奇经犹湖泽，正经之脉隆盛，则溢于奇经，故秦越人比之天雨降下，沟渠溢，流湖泽。

1.督脉用药心得

督脉起于会阴，循背而行于身之后，为阳脉之总督，故曰"阳脉之海"。其别与厥阴脉同会于巅。常用药有：鹿茸、鹿角胶、鹿角霜、附子、肉桂、干姜、川椒、桂枝、细辛、藁本、锁阳、菟丝子、山萸肉、巴戟天、肉苁蓉、羌活、秦艽、沉香、丁香、川芎、苍耳子、枸杞子及牛、羊、猪脊髓等。

2. 带脉用药心得

带脉横围于腰，状如束带，所以总约十二经脉及奇经中七脉。常用药有：五味子、山药、湘莲肉、芡实、金樱子、覆盆子、桑螵蛸、当归、白芍、川断、龙骨、升麻、艾叶、桃仁、菟丝子、青葙子、丁香、甘草等。

3. 冲脉用药心得

冲脉起于会阴，夹脐而行，直冲于上，为诸脉之冲要，故曰"十二经脉之海"。此与任脉主身前之阴。常用药有：玄胡索、川楝子、香附、白术、枸杞、王不留行、甘草、丹参、巴戟天、川芎、黄芩、黄柏、鳖甲、郁金、沉香、降香、茺蔚子、乌药、青皮、吴萸、小茴香、桃仁、当归、广木香、竹茹、陈皮、枳壳等。

4. 任脉用药心得

任脉起于中极之下，以上毛际，循腹里，上关元，至咽喉，上颐，循面，入目。此与冲脉主身前之阴。常用药有：龟甲、鳖甲、阿胶、鱼鳔胶、淡菜、蚌水、知母、黄柏、玄参、熟地、丹参、王不留行、紫河车、紫石英、何首乌、当归、柏子仁、艾叶、檀香、全虫、人乳、羊肉等。

5. 阳维、阴维用药心得

阳维脉起于诸阳之会，由外踝而上行于卫分。阴维脉起于诸阴之交，由内踝而上行于营分。主一身之纲维。常用中药有：桂枝、白芍、甘草、生姜、大枣、人参、白术、黄芪、金铃子、玄胡索、蒲黄、五灵脂、熟地、乳香、没药、姜黄、川芎、桂枝等。

6. 阳跷、阴跷用药心得

阳跷脉起于跟中，循外踝，上行于身之左右，主一身左右之阳。阴跷脉起于足跟，循内踝，上行于身之左右，主一身左右之阴。主机关矫捷。常用药有：麻黄、防风、苍术、炙甘草、干姜、黄柏、知母、枣仁、虎骨、玄胡索、胆南星、穿山甲、肉桂等。

综合上述用药心得，在临床上主要用于治疗肝、脾、肾三脏的异常所导致的众多皮肤病。归纳有五大类。

（二）治疗范围

（1）结缔组织病及有关免疫性疾病，如红斑狼疮、干燥综合征、硬皮病、白塞病等。

（2）色素障碍性皮肤病，如白癜风、黑变病等。

（3）遗传性皮肤病，如大疱性表皮松解症（营养不良型）。

（4）皮肤附属性疾病，如斑秃（普秃）。

（5）与皮肤有关的综合征，如月经前综合征，包括月经疹等。

（三）验案举例

成人硬肿病　杨某，女，48岁。1年前，始觉颈项俯仰活动不便，继而发现皮肤漫肿发硬，且向肩背发展；自觉患处紧张，如绳所缚。病理活检报告：成人硬肿病。脉沉涩，舌质淡红，苔薄白。辨证：督脉空虚，风、寒、湿三邪乘隙杂至，经络壅蔽，气血痞塞，发为流痹。诊断：成人硬肿病。治法：益气助阳，填精补髓。处方：炙麻黄、炒白芍、当归、羌独活、鹿角胶（烊化）、川续断各10g；川椒、甲珠、上肉桂、枳壳、细辛各6g，黄芪30g，金毛狗脊、桑寄生各12g。一日1剂，分3次水煎服。连服15剂后，项背俯仰活动自如，周身如绳所缚的紧张感完全消失。嘱服全鹿丸（中成药），一日2次，1次6g。1个月后复查，诸恙俱平而愈。

方药分析　古人谓：督脉为病，脊强而厥。方用麻黄、二活、肉桂、川椒、细辛等一派辛热之药，旨在祛散肺经、膀胱经、肾经和督脉诸经的风、寒、湿邪，改善脊强而厥的证候群；同时加入归、芍、芪甘温扶正固本，益气养血；鹿角胶、川断、寄生、金毛狗脊填补精髓；甲珠、枳壳理气通络。综合而论，起到督脉得补，外邪得祛，故病愈矣。

点评　督脉行正中，统率两旁。督脉空虚，外邪乘隙而入，致使肩背发生痹塞不通诸证。遵叶氏之训，选用刚药通阳之品，附子、川椒、细辛、二活、肉桂、鹿角胶等，直通督脉，阳气一振，阴寒自散，其症霍然。

三、要药汇解

藁　本

【药名浅释】

藁本，始载于《神农本草经》，列为中品，别名有藁茇、鬼卿、地新、西芎等。根上苗下似禾藁，故名藁本。本，根也，李时珍说：古人香料用之，呼为藁本香。山海经名藁茇。

【药性分述】

藁本味辛，性温。具有发表散寒，祛风胜湿，止痛的功效。

《本经》称本品的主治范围：妇人疝瘕、阴中寒肿痛、腹中痛、除头风痛、长肌肉等。然本品专入膀胱，兼入奇督。治督脉有病，脊强而厥，下行祛寒湿，寒郁本经，巅顶、脑后剧痛必用之。在治疗头痛之时，引经药各有专司，不得混淆：阳明用白芷、少阳用柴胡、太阴用苍术为宜、厥阴用川芎有效、少阴细辛略用、太阳用藁本凑功。因此，《本草求真》说："治太阳膀胱，风犯巅顶，脑后剧痛，为是经要药。"又因气厚味薄，主升主阳，内服外用可治疗多种头面部的皮肤病，诸如酒渣鼻、粉刺、头垢白屑，还可悦颜色。可与木香作沐药，或与白芷作面脂。《本草纲目》赞之："能治一百六十种恶风，鬼疰流入，腰痛冷，能化小便，通血。"

头痛夹内热，春夏温病热痛、产后血虚、火炎头痛者皆不可服。

【临床应用】

（1）**皮肤痒如虫行**　藁本散：藁本、刺蒺藜、人参、白花蛇各23g，枳壳、防风、威灵仙各15g，防己7.5g，研细末。每服3g，饭后用荆芥汤调服。（《圣济总录》）

（2）**疥疮、癣**　外用藁本散：藁本、蛇床子、黄柏各15g，硫黄11g，生白矾7.5g，轻粉3g。上药研细末，油蜡调膏搽患处。（《医方类聚》）

（3）**头屑**　藁本、白芷等份研细末，夜掺发内，翌晨梳去。垢自除。（《便民编纂》）

（4）**疥癣**　藁本煎汤洗之，及浣衣。（《小儿卫生总微方论》）

羌活、独活

【药名浅释】

陶弘景说："一茎直上，不为风动，故曰独活。此草得风不摇，无风自动，故名独摇草。独活是羌活母也。"李时珍说："独活以羌中来者为良。故有羌活，胡王使者诸名，乃一物二种也。"李济仁先生认为羌活药力雄厚，上巅顶，横手臂，善治游风，独活药力稍缓，通心腹，下腰膝，善理伏风。痹在上，宜羌活，配桂枝、姜黄；痹在下，宜独活，配牛膝、木瓜，上下俱病，羌独同用。

羌活，始载于《神农本草经》，独活项下，视为别名，直到唐代《药性本草》始将独活、羌活分开。《本草纲目》仍将独活与羌活合并。羌活别名有蚕羌、西羌。

【药性分述】

羌活，味辛、苦，性温。具有解表散寒，祛风胜湿的功效。

本品配独活、松节，酒煎治历节风；配川芎、当归治头痛脊强而厥；配莱菔子同炒香，只取羌活为末，治风水浮肿。《药鉴》赞誉："痘家用之，以散肌表风热，解百节疼痛，此亦发毒追脓之要药也。"归纳要点，作用有五：一是手足太阳经引经药；二是风湿相兼可祛；三是祛肢节痛；四是除痹败血；五是治风湿头痛。此外，有两位医家，对羌活提出颇有新意的用法，其一，《张氏医通》说"凡内伤调理脾胃，必用羌活，散气肝郁，此为正法"；其二，《罗氏会约医镜》说"睛出泡起，名曰肝胀，用羌活五钱水煎服"。仅供参考。总之，除风湿宜重用，表风寒须轻用。对血癞多痒，偏于寒阻顽湿者用之甚佳。气血虚而偏身痛者禁用，正气虚者忌用之。

独活，始载于《神农本草经》，列为上品。别名有川独活、资丘独活、巴东独活、肉独活。味辛、苦，性温。具有祛风散寒，通络止痛，除湿宣寒的功效。

《本草纲目》说："羌活、独活乃一类两种，以中国者为独活，西羌者为羌活。"然其两者的药效各不相同，羌之气清，行气而发散营卫之邪，独之气浊，行血而温养营卫之气。羌有发表之功，表之表，独有助表之力，表之里。羌行上焦而上理，上属气，故云羌活入气，则游风头痛、风湿骨节疼痛可治；独行下焦而下理，下属血，故云独活入血，则伏风头痛、两足湿痹可治。二活虽属治风，而用各有别，不可不细查耳。（《本草求真》）

羌活、独活皆治头痛，然羌活善治巅顶之枕、项部为主的太阳头痛；独活善治头痛连及齿颊之少阴疼痛、皮肤苦痒、风毒牙痛、百节痛风、手足挛痛劳损、奔喘逆气、女子疝瘕、腰腹疼痛、两足痹痛、金疮等。《名医别录》说："疗诸贼风，百节痛风，无论新旧，皆可用之。"但体虚气上、阴虚体痿、血虚身痛均忌用，盛夏不宜轻用。

【临床应用】

（1）项后硬结性毛囊炎、聚合性痤疮　蜂房野菊汤：野菊花、金银花、连翘、蒲公英、紫花地丁各 10~12g，浙贝母、玄参各 10g，羌活、蜂房、川芎、甘草各 6g。（《徐宜厚皮科传心录》）

（2）荨麻疹　荆防败毒散与升麻葛根汤合裁：地肤子、荷叶各 15g，蝉衣、葛根、赤芍各 10g，升麻、荆芥、防风各 7.5g，羌独活、川芎、柴胡、前胡、白芷、甘草、丹皮各 5g。（《蒲辅周医案》）

（3）湿疹　叶氏验方：防风、地肤子各 4.5g，蝉衣 3g，羌活、枳壳、黄芩各 6g，茯苓皮、车前子各 9g，忍冬藤 24g，炒谷芽 12g。（《中医临床家·叶心清》）

（4）白癜风　白癜汤：当归、川芎、何首乌、菟丝子、防风、补骨脂、羌活、独活、白芷、女贞子、旱莲草。白斑夏天加重，加紫草、茜草；白斑在冬天加重，加桂枝、细辛；白斑在春天加重，加浮萍、潼蒺藜。（《中国现代百名中医临床家丛书·张作舟》）

（5）历节风痛　独活、羌活、松节各等份，用酒煮过，每日空心服一杯。（《外台秘要》）

（6）风热牙痛　独活、地黄各 9g，研末，每次 9g，加水 150ml，煮渣温服。（《续名医类案》）

葛 根

【药名浅释】

葛根，始载于《神农本草经》，列为中品。别名有鸡齐、鹿藿、粉葛、甘葛、煨葛根、葛粉。李时珍说："葛从曷，谐音也。鹿食九草，此其一种，故曰鹿曷。"

【药性分述】

葛根味甘、辛，性凉。具有解肌退热，生津止渴，升阳透疹，止泻解毒的功效。

本品气味俱薄，体轻上升，行浮而微降。主要作用有五：发伤寒之表邪，止胃虚之消渴，解酒中之疴毒，治往来之温疟，发小儿疮疹之难出。此外，还能治疗身热、金疮、时疮、血痢、蛇虫毒等。

以其气轻，善达诸阳经，尤以阳明为最。凡解散之药，多为辛热，为本品性凉而甘。故对温热时行疫疾，热而兼渴尤良。《本草汇言》进一步解释说："尝观发表散邪之药，其品亦多，如麻黄拔太阳营分之寒，桂枝解太阳卫分之风，防风、紫苏散太阳在表之风寒，藁本、羌活散太阳在表之寒湿，均称发表药也。而葛根之发散，亦入太阳，亦散风寒，又不同矣，非麻、桂、苏、防辛香温燥，发散而又有伤中气之误也；非若藁本、羌活，发散而又有耗营血之虞也。"由此感悟，凡遇传染性或流行性皮肤病，偏于毒热者皆可用之，如传染性红斑、手足口病等。不过，具体应用时应知：生葛根重解肌清热，煨葛根重升清止泻，葛花解酒毒。《用药法象》也说："其气轻浮，鼓舞胃气上升，生津液又解肌热，治脾胃虚弱泄泻圣药也。"

孕妇忌用，胃寒者慎用，表虚多汗者忌用。

【临床应用】

（1）**肿毒** 葛根白术散：白术3g，茯苓、干葛、木香、赤芍、炙甘草各4.5g，枳壳7.5g，上药为散，每服9g，用水100ml，煎至70ml，去渣温服。小儿减半。(《小儿病源方论》)

（2）**湿毒大头瘟** 葛根牛蒡子汤：葛根、贯众、甘草、牛蒡子、盐豆豉各30g。上为细末，每服9g。用水调下。(《外科精义》)

（3）**小儿风疹** 谢氏验方：升麻、葛根、桔梗、前胡、防风各5g，甘草2.5g。(《谢海洲用药心悟》)

（4）**酒醉不醒** 生葛根汁饮之，或干葛根煎汤服。(《肘后方》)

（5）**诸药中毒** 葛根煎汤服之。(《肘后方》)

（6）**热毒下血** 生葛根1000g，捣取汁500ml，加藕汁500ml，和匀服之。(《梅师集验方》)

陈皮（橘核、橘红、橘叶、橘络）

【药名浅释】

陈皮，始载于《神农本草经》。别名有红皮、黄橘皮、炒陈皮、姜陈皮、橘皮、广陈皮。橘皮以色红日久者为佳，故曰红皮、陈皮。其产地以东橘为好，西江者不如。须陈久者为良。

【药性分述】

陈皮味苦、辛，性平。具有宽膈下气，消痰饮的功效。

本品能散能和，能燥能泻，利气调中，消痰快膈，宣通五脏，统治百病。入和中药留白，入疏通药去白，亦名橘红。产地以广为胜，以陈者为良。

橘在我国有 4 千多年的栽培历史，宋代韩彦直撰写《橘录》一书是世界上第一部柑橘专著，记有 27 个不同的品种。文学宝库中留有不少文人骚客咏橘佳作，从不同的角度赞美橘的观赏性与药用性，并称赞橘子有四性之美："味悦人口，色悦人目，气悦人鼻，誉悦人耳。"

陈皮煎汤外洗，可治风疹、恶疮、疥癣、小儿壮热等。

〈橘核〉始载于《日华子本草》，别名有橘子仁。味苦，性温。理气散结止痛，能除因寒所生之病，如疝气、肾冷、寒呃、睾丸肿痛、乳痈、腰痛等。

〈橘红〉始载于《汤液本草》，别名有芸皮、云皮、芸红、川橘红。专主肺寒咳嗽多痰，虚损方多用之。然其久咳气泄，又非所宜。但咳而喉痒者必用橘红。

〈橘叶〉始载于《本草纲目》，别名有橘子叶。味辛，性平。能疏肝理气，消肿散毒，行肝气，导胸膈逆气，治胸胁作痛，消乳痈。

〈橘络〉始载于《本草原始》，别名有橘筋、凤尾橘络、顺筋橘络品质最佳。能化痰、通络，适用于痰热咳嗽等证。此外，还能祛皮里膜外积痰，活血之效。

综合而论，"既伤于食，必审何物，何物能制。如山楂制肉；莱菔制面与豆；陈皮制蛋；杏仁制粉；葛根制酒。一物一治，用其为君，它药佐之，庶以见功"。（《医彻》）

陈皮家族类药物，凡汗多、里虚、阳气外泄者禁用。汗家、血家、痘疹灌浆时俱禁用。

【临床应用】

（1）寒性脓肿或体表小肿物　活血逐瘀汤：丹参 15~30g，乌药、白僵蚕、厚朴 6~12g，三棱、莪术、白芥子、橘红、土贝母各 10~15g，沉香 1.5~3g。（《赵炳南临床经验集》）

（2）慢性荨麻疹（气郁型）　夏少农验方：制香附、陈皮各 12g，郁金 9g，炒枳

壳 6g，蔻仁 3g。(《中医外科心得》)

(3) 慢性荨麻疹 (胃肠积滞型) 施氏验方：炒谷芽、炒半夏曲、旋覆花 6g (同布包)、炒麦芽、焦山楂、宣木瓜、炒皂角子、晚蚕砂 (同布包) 各 10g，青皮炭、广皮炭、莱菔子、醋柴胡、防风、蝉衣、乌梅炭各 5g，莱菔缨、杭白芍、酒当归、黑芥穗各 6g。(《施今墨临床经验集》)

(4) 翻花疮 陈皮土炒，色黄香脆为度，研末，每服 9g，水煎服之。(《外科证治全生集》)

(5) 失声 橘皮 120g，煎水顿服。(《罗氏会约医镜》)

白 芷

【药名浅释】

白芷，始载于《神农本草经》，列为中品。别名有白茝、芳香、泽芬、符篱、香白芷、川白芷等。古人谓初生根干为芷，则白芷之义取乎此也。李时珍云："许慎《说文》云：'晋谓之蘼，齐谓之茝，楚谓之篱又谓之药'。生于下泽，芬芳与兰同德，故骚人以兰茝为咏，而本草有芳香、泽芬之名，古人谓之香白芷云。"

【药性分述】

白芷味辛，性温。具有解表散寒，燥湿止痛，解毒排脓的功效。

本品的主治与药效范围有三大类：一是肺、脾、胃三经风热，如寒热头痛、眉棱骨痛、头目齿痛等；二是肺、脾、肾三经湿热，如漏下赤白、痈疽、头面皮肤之风，周身燥痒之痹；三是外用可作药膏或面脂，去面上黑皯、瘢疵，润泽颜色。在配伍方面，如配荆芥、腊茶治风寒流涕；配椿根皮治湿热带下；配瓜蒌仁治乳痈；配辛夷、细辛治鼻病，特别是对鼻塞效果更好。白芷末酒调服下，能解砒霜毒、蛇毒等。《神农本草经百种录》说："凡祛风之药，未有不枯耗津液者，白芷极香，能祛风燥湿，其质又极滑润，能和理血脉而不枯耗，用之则有利无害者也。"总之，白芷芳香通窍以渗湿，主治风湿热，如漏带、痈疽等症，且能排脓生肌止痛。

不过，其性燥烈而发散，血虚、气虚者忌用。痈疽已溃者勿用。

【临床应用】

(1) 乳头皲裂 取白芷 15g，蒲公英、苦参、硼砂、生甘草各 9g。水煎取药汁温洗患处，每日 2 次，每次 15~20 分钟。[《山东中医杂志》，1987：(4)，19]

(2) 银屑病 内服川白芷冲剂 20~30g，2 小时后，照黑光，照前用 30% 川白芷酊涂擦患处，每日 1 次，6 次为一疗程。[《辽宁中医杂志》，1982：(8)，41]

(3) 黄褐斑 桃花 250g，白芷 30g，酒浸 1000ml，1 月后取用，早晚各饮酒 10ml。并用少量药酒涂搽患处。[《浙江中医杂志》，1986，21 (2)：68]

（4）**带状疱疹** 白芷、雄黄各等份，研末，醋调，外涂患处。[《江苏中医杂志》，1986，（2）：30]

（5）**蛇毒** 白芷适量，麦冬汤调服。（《名医类案》）

（6）**眉棱骨痛** 白芷、黄芩等份研末，每服6g，茶清调下。（《丹溪纂要》）

（7）**风头痛** 都梁丸：白芷洗晒为末，炼蜜为丸，弹子大，每嚼一丸，茶清或荆芥汤下。（《是斋百一选方》）

川　芎

【药名浅释】

川芎，始载于《神农本草经》，列为上品。别名有胡芎、香果、山鞠穷、芎穷、抚芎、酒川芎等。人头穹窿穷高，天之象也。此药上行，专治头脑诸疾，故有芎穷之名。以胡戎者为佳，故曰胡芎。古人因其根节状如马衔，谓之马衔芎穷。后世因其状如雀脑芎。其出于关中者，呼为京芎，亦曰西芎；出于蜀中者，为川芎；出于天台者为台芎；出于江南者，为抚芎，皆因地而名也。

【药性分述】

川芎味辛，性温。具有活血行气，祛风止痛的功效。

李东垣说："川芎上行头角，助元阳之气而止痛，下行血海，养新生之血以调经"。李氏之言可谓纲要，然其本品的药效，在《日华子本草》记载最详："治一切风、一切气、一切劳损、一切血。补五劳，壮筋骨，调众脉，破癥结宿血，养新血，长肉，鼻洪、吐血及溺血、痔漏、脑痈、发背、瘰疬、瘿赘、疮疥及排脓，消瘀血。"本品被公认为是治血虚头痛的圣药。上行头目，下行血海。通肝经，血中之气药。诚如张锡纯所说："气香窜，性温，香窜相并，其力上行，下降，外达，内透，无所不至。"配细辛，治金疮；配麦曲治湿泻；配牡蛎治头风吐逆；配地黄止崩漏；配参、芪补元阳理气；配薄荷、朴硝为末，吹入鼻中，治小儿脑热，目闭赤肿等。归纳其要，气香上行，能升清阳之气，居上部功多；其气辛温，能横行利窍，使血流气行，为血中之气药。以其气升，主治风寒头痛，三焦风热，头面游风，暴赤眼肿，血虚头晕，用之升解；以其辛散，主治胸膈瘀滞，胁肋疼痛，腰背拘急，腿足酸痛，寒痹，痉挛，癥瘕，瘰疬，用之疏散；以其辛温行血海，能通周身血脉，宿血停滞，女人经水不调，一切胎前产后，用之温阳……凡禁用者，如心虚血少，惊悸怔忡，肺经气弱，有汗骨蒸，恐此辛温香散故也。如火气升上，吐衄咳嗽，热剧痰喘，中满肿胀，恐此引气上腾故也。《药品化义》介绍川芎有两大独特之处：一治头痛，一是调经。后者补充之，若为调经，每配柴胡；若治痛经，多加香附，挟瘀者配赤芍，重者加桃仁、红花，挟热需配丹皮，重者加栀子，气滞者加陈皮、青皮，重者再加降香、玄胡索；如为产后，每加山楂、益母草，如有癥瘕加三棱、莪术。又《怪病奇方》有一段记载仅供参考："见乳房松弛而下垂，严重时可达腹部者，川芎、当归各1000g，以250g研细末煎服，余下大块入炉，慢火烧烟，安置桌上，令病人伏桌上熏乳，将口鼻吸气，定收。"

所忌须知：单服久服，犯则走散真气，令人暴亡，务加他药佐之，中病便已。

【临床应用】

（1）**玫瑰糠疹**　蒲氏验方：干生地、丹参、蒺藜、炒地肤子各50g，当归、川芎、炒枳壳、制香附、羌活各15g，赤芍、白芷各20g，地骨皮、大青叶各25g，生甘草10g。共研细末，每日早晚各服一勺，温开水送下。（《蒲辅周医案》）

（2）**荨麻疹**　川芎茶调散：薄荷叶、香附各240g，川芎、荆芥各120g，防风450g，白芷、羌活、甘草各60g，上为细末，每服60g。食后茶清调下。（《太平惠民和剂局方》）

（3）**血栓闭塞性脉管炎**　蠲痹汤加减：羌活、独活、桂枝、秦艽、当归、川芎、地龙、制乳香、广木香各10g，黄芪、鸡血藤10~30g。（《徐宜厚皮科传心录》）

（4）**心痛**　川芎一枚，研细末，烧酒服之。（《集效方》）

（5）**脑痛、头痛**　川芎、沙参各30g，蔓荆子6g，细辛1.5g，水800ml，煎至500ml，加黄酒25ml，调匀，晨服之。（《串雅》）

鹿（鹿茸、鹿角、鹿角胶、鹿鞭、鹿筋、鹿角霜、鹿胎、鹿尾）

【药名浅释】

鹿，别名斑龙。鹿字篆文，象其头，角、身、足之形。李时珍进一步解释："马身羊尾，头侧而长，高脚而行速。牡者有角，大如小马，黄质白斑，俗称马鹿。牝者无角，小而无斑，毛杂黄白色，俗称麀鹿。"

〈鹿茸〉始载于《神农本草》，列为中品。别名有青毛茸、黄毛茸、鹿茸片、鹿茸粉。孟诜说：鹿茸不可以鼻嗅之，中有小白虫，视之不见，入人鼻必为虫颡，药不及也，慎之。

〈鹿角〉始载于《神农本草经》。别名有鹿角片，鹿角要黄色紧重尖者好，以鹿年久者更好。

〈鹿角胶〉始载于《神农本草经》，列为上品。别名有鹿胶、白胶。李时珍说："取粉熬成胶，或以浓汁熬成膏，为角胶。"

〈鹿鞭〉曾以"鹿肾"之名见于《名医别录》，鹿鞭之名始载于《医林纂要》。别名有鹿肾、鹿冲、鹿阴茎、鹿茎筋。宰鹿后，割取阴茎及睾丸，除净残肉及脂肪，固定于木板上风干。

〈鹿筋〉始载于《唐本草》。

〈鹿角霜〉曾以"鹿角白霜"之名见于《本草蒙筌》，鹿角霜之名始载于《本草品汇精要》。古时以米泔浸鹿角七日令软，入急流水中浸七日，去粗皮，以东流水、桑柴火煮七日，旋旋加水，入醋少许，捣成霜用。现时均是提制鹿角胶后，剩下的残渣。

〈鹿胎〉始载于《本草新编》。

〈鹿尾〉始载于《青海药材》。

【药性分述】

鹿茸本品性味有四种说法。《本经》谓"味甘，性温"；《名医别录》谓"味酸，微温，无毒"；《开宝本草》谓"味甘酸，性微温，无毒"；《药性解》谓"味甘咸，性温，无毒"。现代医籍多数宗《药性解》的说法，认为本品具有补肾阳，益精血，强筋骨的功效。

本品禀纯阳之质，含生发之气，因而广泛用于临床各科。内科有虚劳畏寒，男子肾腰虚冷、脚膝无力、精溢自出，眩晕，虚痢等；妇科有崩中漏血、赤白带下、胎动等；皮肤科有石淋、痈肿疽疮、小便数利、泄精溺白、恶疮等；口腔科可固齿牙等；五官科有耳聋等；小儿科有小儿惊搐。

鹿茸是冬令补品，世人喜用，然不知服食之法，效果不显。文琢之先生的经验："鹿茸粉30g，和醪糟汁120ml，调匀，放入碗中，蒸熟待冷，成冻胶样，每日用竹片切取6g，以冰糖、开水冲服。较之药粉或入其他药类，效力更强。"

大凡年过四十，阴囊或女阴瘙痒，皮损肥厚，状如苔藓，余常在左归饮一方中，加鹿茸0.5~1g，效果颇佳。

总之，本品专入命门、督脉，兼入肝。能生精补髓，养血益阳，强筋健骨，善扶衰羸瘦，坚齿牙，益神志。不过，有火热者用之，何异于抱薪救火。此外，鹿是山兽，属阳，性淫而游山，夏至得阴气解角，从阳退之象。麋是泽兽，属阴，性淫而游泽，冬至得阳气而解角，从阴退之象。鹿茸与麋茸的功效不同，鹿茸温补真阳以通督，麋茸温补肾水以助血，不可不辨。

〈鹿角〉味咸，性温。具有温肾阳，壮筋骨，行血消肿的功效。适用于阳痿遗精、阴疽疮疡、瘀血肿痛、乳痈初起。阴虚阳亢者忌服。

〈鹿角胶〉味甘咸，性温。具有滋补肝肾，益精养血的功效。适用于阳痿滑精、腰膝酸冷、便血尿血、阴疽肿痛、疮漏肿毒等。阴虚阳亢者忌服。

〈鹿鞭〉味甘咸，性温。具有补肾、壮阳、益精。适用于劳损、肾虚耳聋耳鸣、阳痿、宫冷不孕、腰膝酸痛、活血催乳及慢性睾丸炎症等。

〈鹿筋〉味淡微咸，性温。具有壮筋骨，补虚益气的功效。适用于劳损、转筋、风湿关节痛。总之，能大壮筋骨，食之令人不畏寒冷。

〈鹿角霜〉味咸，性温。具有温肾助阳，收敛止血的功效。适用于治疗脾肾阳虚、白带尿频、崩漏下血、痈疽痰核、疮痘不起、疮疡肿痛等。阴虚阳亢者禁用。

〈鹿胎〉味甘、咸，性温。具有益肾壮阳，补虚生精，补血调经的功效。适用于治疗精血不足、月经不调、宫寒不孕、崩漏带下、血虚，血寒，虚损痨瘵等。上焦有痰热，胃中有火者忌服。

〈鹿尾〉味甘、咸，性温。具有暖腰膝、益肾精的功效。适用于治疗腰膝疼痛、肾虚遗精、头昏耳鸣、阳痿等。阴虚阳亢者忌服。

综合上述，说明"鹿一身皆益人者也，而鹿茸为胜，凡阳痿而不坚者，必得鹿茸而始能坚，非草木兴阳之药可比。但必须用茸为妙"。(《本草新编》)

【临床应用】

（1）红斑狼疮　参茸当归四逆汤：当归、白芍各 15g，细辛 3g，通草 6g，大枣 6枚，桂枝、炙甘草各 10g，红参 5g，鹿茸 1g。(《国家级名医秘验方·姚树锦》)

（2）黄褐斑　韩氏验方：鹿角片、巴戟天、补骨脂、山茱萸、当归、白芷各10g，枸杞子、黄精、丹参、鸡血藤各 15g，熟地 20g，薏苡仁 30g。(《中国现代百名中医临床家丛书·韩冰》)

（3）系统性硬皮病　张氏验方：仙茅、巴戟天、桂枝、鹿角胶、香附各 10g，淫羊藿、虎杖、鸡血藤各 30g，熟地、丹参各 15g，蜂房 9g。(《名中医临证精华·张锡君》)

（4）冻疮　鹿角，醋磨涂之。(《李克绍中药讲习手记》)

（5）噩梦　酒化鹿角胶，空腹服之。(《傅青主男科》)

（6）盗汗遗精　鹿角霜 60g，煅龙牡各 30g，酒糊丸，梧桐子大，每服 40 丸，盐汤送下。(《普济方》)

龟甲（龟甲胶）

【药名浅释】

龟甲，始载于《神农本草经》，列为上品。别名有神屋、败龟甲、败将、漏天机、龟甲、乌龟壳、醋龟甲等。韩保昇说："湖州、江洲、交州者骨白而厚，其色分明，供卜、入药最良。"其头方脚短，壳圆板白者，阳龟也，头尖脚长，壳长板黄者，阴龟也。阴人用阳，阳人用阴，今医家亦不知如此分别。

〈龟甲胶〉始载于《景岳全书》，曾以龟胶名见于《本草汇言》，别名有龟胶、龟板胶。

【药性分述】

龟甲性味有三种说法。《本经》谓"味咸，性平"；《开宝本草》谓"味咸甘，性平，有毒"；《本草蒙筌》《药性解》也有类似说法；《药鉴》谓"味咸甘，性平，无毒"。药用当为败龟甲，取其长年得阴气多，故有益阴之功，若新剖龟甲，则会有毒，不宜频用，不可不辨。本品具有滋阴潜阳，益肾强骨，养血补心的功效。

龟的甲壳、肉、血、肝、胆、蛋甚至龟尿，皆可供药。但主要用其龟壳。古代上下甲皆用，元代朱丹溪认为龟甲（下甲）有滋阴作用，背甲（上甲）弃之不用，后人习之为常。近些年来，科学研究发现，龟上下甲有相同的化学成分，且出胶量略为下甲两倍。龟通任脉，以补心、补肾、补血为主，专行任脉，上通心气，下通肾气。

此外，龟甲烧灰，可治小儿头疮、女人阴疮、脱肛。

虚而无热者、阳虚假热者、脾胃命门虚寒等证禁用。本品至阴大寒，多用必伤脾土。

〈龟甲胶〉味甘、咸，性寒。具有滋阴、养血、止血的功效。本品气味浓厚，尤属纯阴，适用于阴虚潮热，骨蒸盗汗，腰膝酸软，肺热咳喘，消渴，烦扰，热汗，惊悸，谵妄狂躁，血虚萎黄等症。对阴虚不足所致之痿弱、崩漏等症有效。总之，凡一切阴虚、血虚之症皆可用之。

蕲龟功在通任脉、助阳道、补阴血、益精气、治痿弱，同时还发现对增进妇女乳汁分泌有良效。此外，还可治烫伤、红眼病，并有抗肿瘤的效果。《本草求真》说："龟胶，经板煎就，气味益阴，故《本草》载板不如胶之说，以板炙酥，煅用，气味尚淡，故补阴分之阴，用板不如用胶，然必审属阳旺，于阴果属亏损，凡属微温不敢杂投，得此则阳得随阴化，而阳不致独旺。否则，阴虚仍以熟地为要。服之阴既得滋，而阳乃得随阴而不绝也。是以古人滋阴，多以地黄为率，而龟甲、龟胶，只以劳热骨蒸为用，其意实基于此矣。使不分辨明晰，仅以此属滋阴，任意妄投，其不损阳败中者鲜矣。"黄宫绣之言，值得仔细玩味。

龟与鹿有补心与补命门之不同，不可不知。李时珍说："龟首常向腹，能通任脉，故取其甲以补心、补肾、补血，皆以养阴也。鹿鼻常反向尾，能通督脉，取其角以补命、补精、补气，皆以补阳也。乃物理之玄微，神工之能事。观龟甲所主诸病，皆属阴虚血弱，自可心解矣。"

【临床应用】

（1）**过敏性紫癜**　张羹梅验方：生地、败龟甲、金狗脊、菟丝子、女贞子各12g，黄柏、知母、谷麦芽各9g，旱莲草、鲜藕节各30g，乌梅40g，大枣6枚。（《临证偶拾》）

（2）**黑变病**　朱氏验方：生熟地、丹参各60g，丹皮、龟甲、知母、黄柏各30g，研细末，炼蜜为丸。每丸9g，日服2丸。（《朱仁康临床经验集》）

（3）**口腔扁平苔藓**　夏少农验方：金雀根、土茯苓各30g，党参、枸杞子、玄参、麦冬、龟甲各12g，黄连6g，知母9g，凤尾草15g，灯心5g。（《中医外科心得》）

（4）**梅毒、脊髓痨**　丹溪虎潜丸：酒炙龟甲120g，酒炒黄柏125g，酒炒知母、熟地、陈皮、赤芍各60g，锁阳45g，酥炙虎骨30g，干姜15g，共研细末，酒糊为丸，

梧桐子大，每服 50 丸，昼夜 4 次，淡盐温水送下。(《丹溪心法》)

鳖甲 (鳖甲胶)

【药名浅释】

鳖甲，始载于《神农本草经》，列为中品。别名有神守、鳖壳、团鱼壳、甲鱼壳、制鳖甲。李时珍说："鳖行蹩蹩，故谓之鳖。"《淮南子》说："鳖无耳而守神，守神之名以此。"若发现畸形鳖（三足者、赤腹者、赤足者、独目者等）确是有毒，不可不慎。

【药性分述】

鳖甲味咸，性微寒，具有滋阴潜阳，软坚散结，退热除蒸的功效。

本品为肝、脾、肾血分药，生用滋阴潜阳，醋炙散结消癥。能消癥瘕坚积，除骨节间血虚劳热、妇人血瘕恶血、治产难、阴脱、阴蚀、下胎阴脱；小儿惊痫、斑痘、烦喘；消疮肿肠痈，外伤瘀血，去痔漏、恶肉。

鳖之肉，补多而攻少；鳖之甲，攻多而补少。因其性善攻，而其味仍补的缘故。

〈鳖甲胶〉始载于《卫生宝鉴》，具有滋阴退热，补血消瘀的功效，适用于阴虚潮热，肛门肿痛，血虚经闭等。

鳖与龟同是阴类，但其性实不同，龟性静而不动，鳖性动而不静，故龟长于补，而鳖长于攻；龟可为膏以滋阴，鳖可为末以攻坚；滋阴者可以久服受益，攻坚者可以暂用而收功，当辨之。

介虫阴类药，主治阴经血分之病，然其各不相同。如鳖甲乃厥阴肝经血分之药，色青入肝，所主病症有：劳疟寒热、疬瘕、惊痫、痈肿、阴疮；玳瑁色赤入心，所主病症有心风惊热、伤寒狂乱、痘毒肿毒；秦龟色黄入脾，所主病症有顽风、湿痹身重、蛊毒；水龟色黑入肾，所主病症有阴虚精弱、腰脚酸痿、阴弱泻痢。

肝虚无热忌用，妊娠禁用。凡阴虚泄泻，产后泄泻，产后饮食不消、不思食及呕恶等症均忌之。

此外，鳖不可以同苋菜、猪、兔、鸭、薄荷等同食，否则有不良反应，这些虽是古人之言，今人不可不慎。

【临床应用】

（1）**唇炎** 取鳖甲及头，烧灰存性，外敷。(《本草纲目》)

（2）**龟头生疮** 鳖甲一枚，烧灰存性，研细末。鸡子白调敷外擦。(《本草纲目》)

（3）**系统性红斑狼疮（血分毒热，气阴耗伤证）** 清骨散加减：青蒿 15~30g（后下），白薇、炙鳖甲（先煎）、大生地、太子参各 15g，银柴胡、知母、丹皮、雷公藤各 10g，萆草 30g，白芍 12g，炒常山 6g。(《周仲瑛临床经验辑要》)

（4）**经期过敏性紫癜**　升麻鳖甲汤加味：升麻 4g，甘草、当归各 9g，雄黄 1.5g，生地、鳖甲、玄参、紫草各 30g，木通 3g，蝉衣 10g，丹皮 15g。

（5）**疟癖癥积**　鳖甲（醋炙黄）研细末，牛奶 6~8ml，每调一勺服之。（甄权方）

紫 河 车

【药名浅释】

紫河车，始载于《本草纲目》。别名有胎盘、胎衣、混沌衣、混元母、佛袈裟、仙人衣、胞衣、人胞、人盘等。人胞，包人如衣，故曰胞衣，方家讳之，别立诸名焉。《丹书》云："天地之先，阴阳之祖，乾坤之橐籥，铅汞之匡廓，胚胎将兆，九九数足，我则乘而载之，故谓之河车。"其色有红、有绿、有紫，以紫色为良。

紫河车古方不分男女。近世男用男、女用女，一云男病用女，女病用男。初生者为佳，次则健壮无病妇人者也可。

【药性分述】

紫河车味咸，性温。具有补精、养血、益气的功效。本品为人之气血所生，能大补气血，治一切虚劳损疾，治虚损有五：一损肺，皮聚毛落；二损心，血脉衰少，不能荣于五脏六腑；三损脾，肌肉消脱，不能饮食；四损肝，筋缓不能收持；五损肾，骨痿不起。疗六极：血极、气极、筋极、肌极、骨极、精极。李克绍先生说："紫河车对席汉综合征有较好的效果。"但应注意以初胎及无病妇人为良。有胎毒者害人，可用银器试之。

此外，在《本草新编》一书中提到，紫河车与脐带的关系："脐带之功，虽不及于紫河车，而补益之功，大非草木可比。盖脐带为接续之冠，实性命之根蒂也……凡气弱者，可接之以重壮；气短者，可接之再延；气绝者，可接之以再活。"

阴虚火动者禁用。

【临床应用】

（1）**解诸蛊毒（草蛊、蛇蛊、蜈蚣蛊）**　取胎盘一具，洗切，晒干为末。温水调服。（《本草纲目》）

（2）**斑秃**　大补元煎加减：人参 6g，炙甘草、山茱萸、杜仲、山药、女贞子、桑椹子、楮实子、沙苑子、肉苁蓉、桑寄生、补骨脂、柴胡、香附、石斛、红花、川芎、蛇蜕、桑叶、杭菊花、白僵蚕各 10g，熟地、当归、枸杞子、制首乌、旱莲草、夜交藤、丹参、白鲜皮各 15g，紫河车 3g，水煎服。（《张景岳医方精要》）

（3）**阿狄森黑变病**　施氏验方：紫河车、山萸肉、熟地、鹿角胶、金石斛、酒白芍、沙苑子、炙黄芪、白术各 60g，上肉桂、酒川芎、广陈皮、砂仁各 15g，川附片、补骨脂、酒当归、杜仲、川断、茯苓、茯神、旱莲草、车前子、血余炭、山楂炭、焙内金、丹皮、泽泻、炙草梢 30g。共研细末，怀山药 600g 打糊为小丸，每日早晚各服 10g，白开水送下。(《施今墨临床经验集》)

穿 山 甲

【药名浅释】

穿山甲，曾以"鲮鲤甲"名，始载于《名医别录》；穿山甲之名，始见于《图经本草》。别名有甲片、龙鲤、石鲮鲤、麒麟甲、炮山甲、醋山甲、醋甲珠。李时珍说："其形肖鲤，穴陵而居，故曰鲮鲤。"而俗称为穿山甲。郭璞赋谓之龙鲤。《临海记》云："尾刺如三角菱，故谓石鲮。"用粗砂炒至极热，将甲片放入同炒至黄色取出，即为炮山甲。

【药性分述】

穿山甲味咸，性微寒。具有通经下乳，消肿排脓，疏风通络的功效。

《本草纲目》说："风疟、疮科、通经下乳，用为要药。"具体言之，主治有山岚瘴疟、恶疮癣疥、蚁漏、痔漏、风湿冷痹、乳奶肿痛、痈疽肿毒等症以及脓未成者能消，以成者能透，为风疟疮科要药。张锡纯说："穿山甲走窜之性，无微不至，故能宣通脏腑，贯彻经络，透达关窍，凡血凝血聚为病，皆能开之，并能治癥瘕积聚，通身麻痹，二便闭塞，心腹疼痛，其配伍方法为加皂刺、花粉、知母、乳香、没药、金蜈蚣治疗痈初起未成脓，横痃（鱼口便毒之类）等症极有效验。"

龙之章先生善用穿山甲，他赞穿山甲为"和平将军"，其功效非大黄、巴豆所能及，巴豆、大黄只能攻破实积，而穿山甲坚可透达虚积。曾以一味穿山甲治愈痛经、寒热、疟、蛊四证，可谓妙用山甲之例也。

穿山甲方用或炮、烧、酥炙、醋炙、童便炙，或油煎、土炒、蛤粉炒，当各随本方，未有生用者。仍以尾甲乃力胜。

在临床上，未有生用，必须炮制。其性专行散，中病即止，不可过用，元气虚者慎用，肝气虚者禁用。

【临床应用】

（1）**婴儿湿疹（眉区）** 取穿山甲前脯鳞，炙焦为末，清油调敷。(《本草纲目》)

（2）**聚合性痤疮** 变通活命饮：白芷、花粉、皂角刺、当归、甘草、赤芍、制乳香、制没药、浙贝母各 3~6g，蒲公英、金银花各 12g，陈皮、川芎各 6g。(经验方)

（3）**静脉炎** 活血解毒饮子：丹参 25g，当归、赤芍、川牛膝、甘草各 20g，王不留行、蒲公英、银花、黄芪各 30g，乳香 10g，地龙、皂刺、甲珠、红花各 15g。(《张琪临床经验辑要》)

（4）**外阴白斑** 黄氏验方：山萸肉、丹皮、泽泻、皂角刺各 12g，熟地、山药、

三棱、茯苓、炒山甲各 18g。(《奇难杂症·黄振鸣》)

(5) **红斑性肢痛症** 赵氏验方:银花、蒲公英各 15g,地丁、花粉、鬼箭羽各 10g,白芷、木瓜、炒山甲各 4.5g,赤芍、炒皂刺各 6g,乳香、没药各 3g。西黄丸日 2 次,每次 3g。(《赵炳南临床经验集》)

(6) **恶疮** 穿山甲烧灰服之。(《药性本草》)

(7) **特发性尿血** 炮山甲 1.5g,研粉末,每晚睡前服。(《李克绍中药讲习手记》)

浮 萍

【药名浅释】

浮萍,始载于《神农本草经》,列为中品。别名有水花、水白、水苏、水廉等。陈藏器说:"水萍有三种,大者曰苹,叶圆,阔寸许。小萍子是沟渠间者。《本经》云水萍,应是小者。其背面紫赤若血者,谓之紫萍,入药为良。"

【药性分述】

浮萍味辛,性寒。具有发汗解毒,透疹,祛风止痒,利水消肿的功效。

浮萍专得水气之清阴,其体轻浮,其性清燥,能祛湿,凡暴热身痒,恶疾疠疮遍身皆可用之。此外,还主治热毒、胁肿痛、炭火烧、风疹、蛇咬毒入腹,长须发,治消渴、风湿痹、脚气、跌打损伤、目赤翳膜、口舌生疮、癞风丹毒等。总之,《本草求真》总结"发汗胜于麻黄,下水捷于通草,一语括尽浮萍治功。故凡风湿内淫,瘫痪不举,在外而见肌肤瘙痒,一身暴热;在内而见水肿不消,小便不利,用此疏肌通窍,俟风外散,湿从下行。"刘松峰说:"疫书中谓,瘟疫之虚寒亟矣。思能发瘟疫之汗,当无过于浮萍,其性凉散,入肺经,达皮肤,发汗甚于麻黄,取以治瘟疫辄效。"

不过,身痒为风寒之邪,宜以麻桂取微汗,湿热汗不出而痒,则宜浮萍主之,应以区别。

血虚肤燥,服之血涸则死,气虚风痛,服之汗不止,二者禁用(《得配本草》)。表气虚而自汗者不用。

【临床应用】

(1) **湿疹** 程氏验方:生地 20g,浮萍、白鲜皮、地肤子各 15g,丹皮、赤芍、西河柳各 7.5g,蝉衣 4g。(《程门雪医案》)

(2) **日光性皮炎** 许氏验方:生地、银花、生首乌各 12g,赤芍 6g,连翘、牛蒡子、白鲜皮各 9g,蝉衣、浮萍各 3g。(《许履和外科医案医话集》)

(3) **传染性红斑** 朱氏验方:生地 15g,丹皮、赤芍、知母、黄芩、浮萍、竹叶、白蒺藜、六一散(包)各 6g,蝉衣、炙僵蚕各 3g,忍冬藤 9g。(《朱仁康临床经验集》)

(4) **植物日光性皮炎** 浮萍、白鲜皮、车前子、木通各 9g,银花、连翘各 18g,

蒲公英 15g，薏苡仁 12g，生甘草 30g。(《赵炳南临床经验集》)

（5）**雀斑** 紫贝浮萍、汉防己，水煎洗或晒干为末，擦之。(《验方新编》)

（6）**身上虚痒** 浮萍末、黄芩各 3g，同四物汤煎汤调下。(《朱丹溪纂要》)

益母草（茺蔚）

【药名浅释】

益母草，始载于《神农本草经》，列为上品。初称茺蔚，别名有益母、益明、贞蔚、野天麻、猪麻、坤草等。此草及子皆充盛密蔚，故名茺蔚。其功宜于妇人及明目益精。故有益母之称。其茎方类麻，故谓之野天麻。俗呼为猪麻，猪喜食之也。李时珍说："益母草之根、茎、花、叶、实并皆入药，可同用。"《和汉药考》又有千层塔、返魂丹、天芝麻等雅号。

【药性分述】

益母草茎叶，味辛、微苦；茺蔚子味辛甘微温；花味微苦甘；根味甘。具有活血调经，利尿消肿的功效。

益母草主治风瘙痒、浮肿，月经不调，血尿泻血、疳痢、痔疾、跌扑外伤瘀血、大小便不通，消恶毒、疔肿、乳痈、丹毒。此外，还能主治粉刺，令人光泽，主子死腹中及产后血胀闷。《辨药指南》一书中说："益母草味苦略辛，入目，清热疏散，故能宣散皮肤风团。"近代人根据陈藏器所说"益母草入面药令人光泽"，受唐天后炼益母草泽面法的启示，现代人利用益母草治疗粉刺、黑斑等，将本品开发成美容产品。《卫生家宝》的"二灵散"，益母草配乌梅炭等份研末，白痢用姜汤送下，赤痢用甘草汤送下。

茺蔚子能明目益精，疗头痛心烦，能顺气活血，养肝益心，通血脉，填精髓，调妇人经脉，产后胎前诸病。久服既可轻身，又可令人有子。

四川名医龚志贤先生的经验："若治血分风热，明目益精，用茺蔚子良；若治肿毒，消水、疮疡、胎产，根、茎、花、叶并用，专于利水行血，行中有补。"北京刘奉五先生认为："益母草入血分，养血调经，化瘀血。凡血虚者能养，血瘀者能破，补而不腻，行而不骤，合当归养血，入妇科得生丹调经，治月经后错，行经腹痛；入生化汤可行血化瘀，治产后恶漏不下或不止引起的腹痛。"

综合上述，茺蔚、益母异同要点有三。一是茺蔚子始见于《神农本草经》，古代只用其子；宋代《图经本草》以全草入药，称之益母草。二是妇女行经通畅者用益母草，不畅者用茺蔚子；茺蔚子药性猛烈而偏于通经，益母草力缓，多用于月经不调，产后血滞，腹痛及崩漏之证。茺蔚子还能治肝热目赤肿痛或目生翳膜。三是调妇人经水，用茺蔚子为良；肿毒疮疡，消水行血，宜并用为佳。盖根、茎、花、叶专入行，而其子则行中有补故也（李时珍语）。

今人用益母草治慢性肾炎；益母草浓煎频服治牙痛；益母草、马齿苋各 30g，水煎服治妇科出血性疾病，殊效。仅供参考。

此外，《本草新编》对益母草的应用经验值得借鉴："其名益母，有益于妇人不浅。然不佐之归、参、芎、术，单味未能取胜，前人言其胎前无滞，产后无虚，谓其行中有补也。但益母草实非补物，只能作补药以收功，故不宜多用。"

青光眼者禁用茺蔚子。

【临床应用】

（1）**老年性瘙痒症**　祛风止痒汤：牡蛎、珍珠母各 30g，生地、当归、益母草、夜交藤各 24g，丹皮 15g，防风 12g，荆芥、甘草各 9g，蝉衣 7g。(《中国当代名医验方大全·钟益生》)

（2）**黄褐斑**　得生丹加减：丹参、当归、赤芍、白芍、枳壳、泽兰各 15g，益母草、生地、牛膝各 25g，柴胡、川芎、木香、炙甘草各 10g。(《刘奉五妇科经验》)

（3）**经期荨麻疹**　黄氏验方：生地 20g，麦冬、白芍、玄参、花粉各 15g，丹皮、益母草各 10g，黑豆 30g，甘草 6g，丹参 12g。(《黄绳武妇科经验集》)

（4）**瘾疹痒**　益母草适量，煎汤沐浴之。(《神农本草经》)

（5）**蛇虺毒**　取益母草捣烂敷之。(《新修本草》)

黄　柏

【药名浅释】

黄柏，始载于《神农本草经》，列为上品。别名有黄檗、檗木、黄柏炭、酒制黄柏、盐制黄柏。据《本草经考注》引用《说文》：檗，黄木也。又，檗木可檗皮以入药，染用，故名。

【药性分述】

黄柏味苦，性寒，具有清热燥湿，泻火除蒸，解毒疗疮的功效。

黄柏禀寒水之精，得中土之化，有交济阴阳，调和水火之功，所治至广。《本草发挥》谓其功效有六："泻膀胱龙火一也；利小便热结二也；除下焦湿肿三也；治痢疾先见血四也；去脐下痛五也；补肾气不足，壮骨髓六也。具体言之，凡肌肤热赤、肠胃结热、黄疸、疮痔、女子漏下赤白、阴伤蚀疮、男子阴痿茎上疮、骨蒸、脚膝无力、疥癣口疮等。"

金元三大家对黄柏尤为青睐，刘完素说："凡肾水膀胱不足，诸痿蹙，腰膝无力，黄芪汤中加用，使两足膝中气力涌出，痿软即便去也。乃瘫痪必用之药，蜜汁研末，治口疮如神。"朱丹溪说："得知母滋阴降火，得苍术除湿清热，为治痿要药。得细辛泻膀胱火，治口舌生疮。"李东垣说："黄柏、苍术乃治痿要药，凡去下焦湿热作肿及痛，并膀胱有火邪，小便不利，及黄涩者用酒洗黄柏、知母为君，茯苓、泽泻为佐……若血热在下焦血分，不渴而小便不通者，乃《素问》所谓'无阴则阳无以生，无阳则阴无以化'，治当用气味俱厚，阴中之阴药治之，黄柏、知母是也。"

生用降实火，蜜炙则治中、不伤胃，炒黑能止崩带，酒制治上，盐制治下。

脾胃虚缓，尺脉细弱，二者禁用。

【临床应用】

（1）**口腔溃疡** 封髓丹加减：炙甘草 10g，盐水炒黄柏、炒白术、党参各 7.5g，砂仁 5g，大枣 4 枚。（《蒲辅周医案》）

（2）**剥脱性角质松解症** 滋阴八味丸：山药、山萸肉各 120g，丹皮、茯苓、泽泻、盐水炒黄柏、盐水炒知母各 90g，熟地 240g。炼蜜为丸如梧桐子大，空心或午前用盐开水送下百余丸。（《张景岳医方精要》）

（3）**赤白浊淫** 炒黄柏、真蛤粉各 500g，为末，水泛为丸，如梧桐子大，每服 100 丸，日 3 次，空心酒下。（《洁古家珍》）

（4）**遗精** 封髓丹：砂仁 30g，黄柏 90g，炙甘草 21g，为磨末，炼蜜为丸。（《医学从众录》）

（5）**口疮不愈** 黄柏不计多少，蜜涂其上，炙黄色为末，外撒疮上。（《兰室秘藏》）

（6）**伤寒遗毒** 黄柏 500g，水 600ml，煎渍之。（《肘后备急方》）

鸭跖草

【药名浅释】

鸭跖草，始载于《本草拾遗》，别名众多，《本草纲目》载有八种，《中药大辞典》载有五十三种，然其常用别名有鸡舌草、碧竹子、兰花竹叶草等。陈藏器曰："叶如竹，高十二尺，花深碧色，有角与鸟嘴。"

【药性分述】

鸭跖草味甘，性寒。具有清热行水，凉血解毒的功效。

鸭跖草能治水肿、脚气、丹毒、鼻衄、尿血、血崩、咽喉肿痛、痈疽疔疮等。耿鉴庭老先生对本品的应用有三：一是咽关红肿或腐破，用之可清热利尿消肿；二是鹅口疮，用之清热利湿；三是喉痈、喉疔，用之可除脓解毒。并说治蛇犬咬，功力不在半枝莲之下。

今人用鸭跖草治疗小便淋漓、跌打损伤、筋骨疼痛、肾炎水肿、黄疸型肝炎、腮腺炎、蛇犬咬伤、蛇头疔、睑腺炎、高血压病、跖疣等。

脾胃虚弱者用量宜小。

【临床应用】

（1）**急性咽炎**　鸭跖桑皮赤豆汤：鸭跖草、桑白皮各 10g，赤小豆、荷叶各 12g，甘草、冬葵子各 4g，桔梗 6g。（《中医临床家·耿鉴庭》）

（2）**扁桃体炎**　鸭跖赤豆汤：鸭跖草 12g，赤小豆 30g，肿痛明显者加金莲花。（《中医临床家·耿鉴庭》）

（3）**小儿丹毒**　鲜鸭跖草 100~150g（干者 100g），水煎服或捣汁服。（《浙江民间常用草药》）

（4）**多发性跖疣**　鸭跖草洗方：鸭跖草、蚕砂、石榴皮、五倍子各 15g，乌梅、枯矾、威灵仙各 12g，细辛 10g。每剂加水 1500~1800ml，浓煎取汁 500~800ml，待温，浸泡患处 15~20 分钟，每日 2 次。（《徐宜厚皮科传心录》）

柴　胡

【药名浅释】

柴胡，始载于《神农本草经》，列为上品。别名有地熏、芸蒿、山菜、茹草等。《本草纲目》载苏颂说："此草根紫色，今人常用柴胡是也。又以木代系，相承呼为柴胡。"柴，古字谓茈。李时珍说："茈之有柴、紫二音。茈姜、茈草之茈，皆音紫，茈胡之茈音柴。茈胡生于山中，嫩者可茹，老者采而为柴，故苗有芸蒿、山菜、茹草之名，而根名柴胡也。"《本草经考注》云：宋代以后，方书所说柴胡为竹叶柴胡；唐代以前，所说柴胡是芸蒿根。

【药性分述】

柴胡味苦、辛，性微寒。具有解表退热，疏肝解郁，升举阳气，截疟等功效。

柴胡禀仲春之气以生，兼得土之辛味，因此其主治范围甚广：可祛肠胃中结气，饮食积聚，寒热邪气，心下烦热，诸痰热结实，五脏间油气，胸中邪逆，骨节烦痛，时疾内外热不解，湿痹拘挛等。《药性赋》归纳要点有四："左右两傍胁下痛，日晡潮热往来生，在脏调经内主血，在肌气主气上行经，手足少阳表里四经之药。"叶心清先生说："柴胡为调肝要药，有三个品种，用法各异。肝气郁结，用竹叶柴胡，阴虚内热用银柴胡，邪热留于少阳半表半里时，考虑用北柴胡。"周一士先生进一步强调："凡热在骨髓者，非银柴胡莫疗。"

柴胡在应用中，相互配伍，也是至关重要。如泻肝火，去心下痰结热烦，配黄连猪胆汁炒；治疮疡散诸经血凝气聚，配连翘；肠胃极痒难忍，配芍药、山栀、花粉；郁火正炽，配白芍、山栀；阴虚火旺初期配青蒿、地骨皮、丹皮、麦冬；经脉不调入四物、秦艽、川断、丹皮；产后血积，用四物、三棱、莪术、马鞭草；散郁气而内畅用逍遥散；补元气而左旋用补中益气汤等。

柴胡主升散，性轻清，疏散肌表，用量 6~9g；提升下陷，佐补中益气，用量 9~12g。《本草正义》进一步诠释柴胡主治只有两个层次：一是邪实，则外邪在半表半里引而出之，使还于表而中邪自散；二是虚证，则清气陷于阴分者，举而升之，使返其宅，而中气自辗。此外，肝络不疏之证，在上为胁肋痛，在下为脐腹痛，实为阳气不宣，木失调达所致。应在方药中加入少量柴胡，可以达到佐使向导，其奏效甚捷。

综合上述，说明历代用柴胡之方不胜枚举，然而其要点有三：一是除本经头痛，非他药所能止；二是往来寒热，非柴胡、栀子不能除；三是治郁，柴胡开郁优于香附。不过，阴虚火旺，肾虚泄泻不应服之。此外，解郁用北柴胡，虚热用软柴胡；外感生用，升气酒炒；下降用梢，上升用根；干咳蜜炒。

【临床应用】

（1）**胁肋丹毒** 柴胡清肝汤：川芎、当归、赤芍、生地、柴胡、黄芩、山栀、花粉、防风、牛蒡子、连翘、甘草结各 3g。（《外科正宗》）

（2）**唇炎** 柴胡清肝散：柴胡、黄芩、当归、生地、丹皮各 3g，黄连、山栀各 2.1g，川芎 1.8g，甘草 1g。（《口齿类要》）

（3）**妇人阴疮** 逍遥散：当归、白芍、茯苓、白术、柴胡各 3g，香附 2.4g，丹皮 2.1g，甘草 1.8g，薄荷 1.5g。（《疡科遗编》）

（4）**乳房异常发育症** 逍遥调经汤：当归、生地、白芍、陈皮、丹皮、川芎、香附、泽兰、乌药、青皮、玄胡、柴胡、黄芩、枳壳（说明：原书无药量）。（《疮疡经验全书》）

蛇 莓

【药名浅释】

蛇莓，始载于《名医别录》。别名有鸡冠果、野杨梅、地莓、蚕莓、蛇泡草、蛇蔫等。《本草纲目》载："机曰：'近地而生，故曰地梅。'瑞曰：'蚕老时熟红于地，其中空者为蚕莓；中实极红者为蛇残莓。人不啖之，恐有蛇残也。'"

【药性分述】

蛇莓味甘、酸，性大寒，有毒。具有清热凉血，消肿解毒的功效。

蛇莓主治的范围主要有咽喉肿痛，痈肿疔疮，蛇虫咬伤，月经不调，小儿口疮，瘰疬，脓疱疮，烫火伤，痢疾，惊痫，口舌生疮，风火牙痛，跌打损伤，癌肿，咳嗽，哮喘，疟疾，黄疸，乳痈，背疮，蛇窜疮等。《植物名实图考》：蛇莓，安南人以茎叶捣烂敷疔疮。隐其名曰疔疮药，试之神效。凡虚寒证及体虚者忌用。

历代医家多认为本品有毒，近代研究证实本品毒性小，动物实验对小鼠心、肝、肾无明显损害。临床上少数患者服药后有一定的不良反应，说明本品属小毒之列。

【临床应用】

（1）**阴痒** 蛇莓适量水煎，外洗阴部。（《山西中草药》）

（2）**小儿口疮** 蛇莓、枯矾研细末，先用盐水加枯矾洗患处，再敷上药粉。（《贵阳民间草药》）

（3）**蛇虫咬伤** 鲜蛇莓，炒，捣烂外敷。（《江西民间草药》）

（4）**癌肿** 蛇莓6~30g，水煎服。（《上海常用中草药》）

青葙（子）

【药名浅释】

青葙，始载于《神农本草经》，列为下品。别名有草蒿、萋蒿、昆仑草、野鸡冠、鸡冠苋、指天笔等。其花、叶似鸡冠，嫩苗似苋，故谓之鸡冠苋。此草多生于胡麻地中，与之同名，其子明目，与决明子同工，又有草决明之称。

【药性分述】

青葙（子）味苦，性微寒，具有燥湿清热，杀虫止血的功效。

《本草正义》说："青葙，古人用其茎叶，最善利湿清热，而疏泄厥阴，是专经血分药。"《本草逢原》说："青葙子治风热目疾，与决明子功同……其去皮肤中热，治风瘙身痒，亦能散厥阴经中血脉之风热也。"综合历代本草本品用于治疗风瘙身痒、恶疮疮疥、金疮出血、下部䘌疮、热毒冲眼、赤障青盲、目涩难开、鼻衄。

据《魏略》云"初平中，有青牛先生，常服青葙子丸年百余岁，如五六十者"，说明本品治目疾往往有验。

青葙子治眼与决明子、苋实同功。《本经》虽不言治眼，而云：一名草决明，主口唇青，则其明目之功可知矣。目者肝之窍，唇口青者，足厥阴肝经之症，古人除热亦多用之，青葙子之为厥阴药，又可知矣。

但肝肾虚及瞳孔散大者忌服。

【临床应用】

（1）**风热瘙痒** 青葙茎叶120~160g，水煎熏洗患处，洗时需避风吹。（《中药大辞典》）

（2）**妇人阴痒** 青葙茎叶适量，水煎先熏后洗患处。（经验方）

（3）**特应性皮炎** 梓白青葙饮：杭菊花、梓白皮、生地、连翘各10g，炒薏仁、赤茯苓各12g，焦山栀、连翘各6g，羚羊角粉0.6g（冲下）。（经验方）

（4）**鼻衄** 青葙子汁60ml，灌入鼻中。（《贞元广利方》）

青 蒿

【药名浅释】

青蒿，始载于《神农本草经》，列为下品。别名有草蒿、香蒿、三庚草等。江东人称犱蒿，其气臭如犱也，北方人认为青蒿以深青为佳。

【药性分述】

青蒿味苦辛，性寒。具有清虚热，凉血解暑，截疟的功效。

张景岳说："青蒿味苦、微辛，性寒，阴中有阳，降中有散。主脾、肾、三焦血分之病，疗阴火伏留骨节。故善治骨蒸劳热，尸疰鬼气，降火滋阴，润颜色，长毛发，治疟疾寒热，杀虫毒，及要疮湿疥。生捣可敷金疮，止血止痛。"《本草正义》说本品"能散风火，善解暑热，气味清芬，则宣利血滞而清血热，尤有专长"。青蒿治骨蒸古方多用，剖析原因，青蒿得春木少阳之气最早，所主之证均为少阳厥阴血分之病。

本品得豆豉治赤白痢，配桂心治寒热疟，佐龟甲治温疟，佐人参治虚汗等。青蒿最宜与沙参、地骨皮同用，泻阴火更捷。此外，将青蒿烧灰淋汁，点治恶疮、息肉、黡斑等。

凡产后气虚，内寒作泻，以及脾胃薄弱者慎用。

【临床应用】

（1）**蜂螫** 青蒿捣烂敷之。（《补缺肘后方》）

（2）**暑毒热痢** 青蒿叶30g，甘草3g，水煎服。（《圣济总录》）

（3）**瘊子** 井水浸泡青蒿，取汁，蛤粉调敷之。（《是斋百一方选》）

（4）**盘状红斑狼疮** 青蒿蜜丸：青蒿500g，蜜1000~1500ml制丸，每丸10g，每日服4~6丸，饭后服。（另加青蒿浸膏片，每片含青蒿生药1g），每日30~45片，分2~3次服下。（《中华医学杂志》1982，6，365）

（5）**光感性皮炎** 六一青蒿饮：青蒿、绿豆衣各15g，六一散（荷叶包煎）、白茅根、芦根各30g，炒丹皮、地骨皮、金莲花、玄参、生地各10g。水煎服。（经验方）

茵 陈 蒿

【药名浅释】

茵陈蒿，始载于《神农本草经》，列为上品。别名有茵陈、因尘、马先、绵茵陈、绒蒿、婆婆蒿等。《证类本草》曰："虽蒿类，苗细经冬不死，更因旧苗而生，故名因陈，后加蒿字耳。"

【药性分述】

茵陈蒿味苦、辛，性微寒。具有清热退黄疸的功效。

本品治病的范围有八：一是通身发黄，二是小便不利，三是天行时疾，四是妇人癥癖，五是瘴疟，六是风眼痛，七是热狂头痛，八是轻身面悦白。

然专治疸证发黄，具体分为八类，皆以茵陈为君，佐使不同，举要言之：阴黄之病，湿不甚，黄色不深，下半身黄，上半身不黄，小便涩，夜不寐等，茵陈佐之茯苓、泽泻、薏仁合加五苓散，茵陈用量在15g之内；阳黄之病，湿不太盛，但黄色如金，上身眼目尽黄，下半身不黄，小便日间艰涩，夜则安然自利，茵陈佐以升麻、桔梗、茯苓、花粉、麻黄、黄芪之类。茵陈用量必须在15~18g；热黄致病，口必大渴，多饮反觉不快，一身上下俱黄，眼黄色浅，溺如黄汁，茵陈佐之龙胆草、炒栀子、芍药、茯苓、猪苓、泽泻之类；寒黄之病，见水则大吐，畏寒怕冷，腹中时痛，上下均黄，小便清长，茵陈佐以白术、茯苓、山药、薏仁、芡实，加用附子3g；湿黄致病，一身上下眼目手足尽黄，且必浮肿，按之如泥，茵陈佐以升麻、甘遂、牵牛、车前、泽泻。但应注意，甘遂、牵牛性悍，恐伤元气，黄退大半即可；燥黄致病，胸前皮肉微黄，一身上下眼目不黄，茵陈可用3~6g，加麦冬、栀子、芍药、陈皮、天冬、玄参、花粉、白芥子等；血黄致病，一身上下，眼目俱黄，胸必烦闷，腹必疼痛，茵陈佐以丹皮、牛膝、当归、栀子、川芎、大黄等。同时，必须加入少量水蛭；气黄致病，头面发黄，如浅金之色，食不知味，大便干燥，但不结，茵陈佐以人参、白术、黄芪、茯苓、车前子。总之，临证之时既要分清病状，又要用药精准，方不误人。

我在皮肤科领域有四类皮肤病常用之，一是下焦湿热瘙痒，二是遍身风痒，三是胡萝卜素血症，四是黄汗。

《本草逢原》说："茵陈有二种，一种叶细如青蒿者名绵茵陈，专于利水，为湿热黄疸的要药；一种生子如铃，名山茵陈，又名角蒿，其味辛苦，有小毒，专于杀虫，治口齿疮绝胜。"此说仅供参考。

若热盛发黄，无湿气或血蓄发黄皆禁用。

【临床应用】

（1）风瘙瘾疹　茵陈蒿散：茵陈蒿30g，荷叶15g，研细末，食后用冷蜜水送下3g。（《圣济总录》）

（2）疥疮　茵陈不计多少，煎浓汁洗之。（《备急千金要方》）

（3）热病发斑　茵陈散：茵陈60g，炒大黄、玄参各30g，栀子仁0.3g，生甘草15g。研末为散，每次取药粉12g，水煎去渣服之。（《太平圣惠方》）

（4）胡萝卜素血症　茵陈蒿加味汤：茵陈60g，炒白术、茯苓、猪苓各10g，制附块3g，炒白芍12g，甘草6g，白茅根30g。（《中医皮肤科临床手册》）

（5）遍身风痒　茵陈煎取浓汁洗之。（《备急千金要方》）

（6）黄疸如金　茵陈、白鲜皮等份，水300ml煎服，日2次。（《三十六黄方》）

（7）**水痘样疹**　紫草茵陈蒿汤：紫草、生薏仁、赤小豆各15g，茯苓皮、焦山栀、茵陈、车前子草、生地各10g，红花、甘草各6g。（《徐宜厚皮肤科文集》）

莎草（香附子）

【药名浅释】

莎草（香附子），始载于《名医别录》，别名有雀头香、水香陵、水巴戟、水莎、侯莎、莎结、续根草、地籁藤等。本品叶似三陵及巴戟，又生于湿地，故有水香陵、水巴戟之名。李时珍曾说："《别录》止云莎草，不言用苗、用根，后世皆用其根，故名曰香附子，而不知莎草之名也。其草可为笠及雨衣，疏而不沾，故字从草从沙。"又地域不同，名称各异，河南、淮南湿地所生者，名水莎；陇西称之地籁根；蜀称蜀根草、水巴戟等。然以广东的三水、横江为最；今产于山东者称东香附；产于浙江者称南香附，其品质均佳。

【药性分述】

莎草根味辛微苦，性平气香，具有调气开郁的功效；香附子味辛、微苦、微甘，性平。具有疏肝理气，调经止痛的功效。

本品通行十二经、八脉气分，主一切气病，男女均可用之。具体言之有七个方面的功效：一是开郁气（包括痰郁、火郁、气郁、血郁、食郁、湿郁）；二是治诸痛（包括肝郁痛、血郁痛、心腹痛、气滞痛、肢体痛）；三是妇人崩中带下，经脉不调，胎前产后，气逆诸疾；四是治痈疽疮疡；五是治瘾疹瘙痒；六是长须眉；七是治吐血、下血、尿血。

宋代以前，外科名家创立诸香祛腐消肿之说，如陈自明指出"气血闻香则行，闻臭则逆，大抵疮疡多因荣气不从，逆于肉理，郁聚为脓，得香知味则气血流行。"曾孚先亦说："凡痈疽疮疡，皆由气滞血凝而至，宜服诸香药，引气通血。"外科名方"独圣散"只用香附子一味，疮疡初作，以此药入茶饮之为妙。我对寒冷性荨麻疹、冻疮、雷诺病等因寒邪凝结之故，常在益气温阳活血方中加少量香附子以通达肢末与肤腠。

总之，天行健运不息，所以生生无穷，然其相互调配与炮制也至关重要。生用则上行胸膈，外达皮肤；熟用下走肝肾，外彻腰足；炒黑则止血；童尿浸炒则入血分而补虚；盐水炒则入血分而润燥；青盐炒则补肾气；酒浸炒则行经络；醋浸炒则消积聚；姜汁炒则化痰饮。配参、术则补气；配归、芍则利血；配木香则疏滞和中；配沉香则降诸气；配川芎、苍术则总解诸郁；配栀子、黄连则能降火热；配茯神则交济心肾；配艾叶则温暖子宫，总之本品为气病之总司，女科之仙药。

不过大凡独用、久用、多用耗气损血，阴虚气薄者禁用。诚如李士材说："惟气实血未大虚者宜之，否则有伤气而燥血。"李氏之言，甚为中肯。

【临床应用】

（1）**小便血淋** 香附子、陈皮、赤茯苓各等份，水煎服。（《十便良药》）

（2）**妇人诸病** 四制香附丸：大香附子（去毛）500g，分成4等份，一份为纯酒浸；一份为纯醋浸；一份为盐水浸；一份为童便浸。春三秋五，夏一冬七，洗净晒干，微焙为末，醋煮面糊为丸。梧桐子大，每服70丸，酒送下，瘦人加泽兰、赤茯苓；气虚加四君子；血虚加四物。（瑞竹堂方）

（3）**蜈蚣咬伤** 香附嚼烂敷之。（袖珍方）

（4）**月经不调** 谢氏验方：香附、当归、白芍各10g，益母草、生地各15g，川芎5g。偏热者加栀子、丹皮、黄芩；偏寒者加艾叶、干姜；偏郁者加桃仁、红花。水煎服。（《谢海洲用药心悟》）

（5）**易怒** 香附末180g，甘草末30g，和匀，白酒调下，每服6g。（朱丹溪方）

梓 白 皮

【药名浅释】

梓白皮，始载于《神农本草经》，列为下品。别名有木王，因梓为百木之长，故称梓为木王，梓白皮为紫薇科植物梓白根皮或树皮的韧皮部。不过《医宗金鉴》曾说"无梓白皮以茵陈代之"；《医宗必读》也说"梓白皮可用桑白皮代用，其功效不甚相远"，可参考之。

【药性分述】

梓白皮味苦，性寒，无毒。具有清热除湿，解毒止痒的功效。

《本经》云：梓白皮可治热、祛三虫（蛔虫、赤虫、蛲虫）、疗目疾、小儿热疮、月蚀疮、一切疮疥皮肤瘙痒、吐逆反胃以及湿热黄疸等。日本学者森立之说："《伤寒论》伤寒热瘀在内，身必黄，麻黄连翘赤小豆汤主之，方中用生梓白皮，取清热之意。"但用生梓白皮者，发黄证，必是皮下肉间有血热瘀郁。梓白皮以类同用，另他药透达肌肉之间。今人胡希恕先生称赞本品具有清热除湿而不伤阴的特点。苦以燥湿，寒以清热，湿出热清，以绝虫生之源，味苦入心，性寒清热，心经火热之毒得清，疮疡自愈。实为疗疮疡佳品。

【临床应用】

（1）**皮肤瘙痒** 取梓白皮煎汤外洗。（《本草经考注》）

（2）**癣菌疹** 黄精梓白皮汤：黄精、藿香、梓白皮、五倍子各12g，茵陈、楮桃叶各15g，公丁香6g；水煎取浓汁800~1000ml，浸泡患处，每日1次。（经验方）

（3）**汗疱疹** 干葛梓白汤：葛根、梓白皮各12g，枯矾、吴茱萸各6g，陈皮、金毛狗脊各10g，水煎取浓汁600~800ml，泡手，每日2次，每次10分钟。（经验方）

（4）**皮肤瘙痒**　梓白皮若干，煎汤外洗。（《日华子本草》）

枸杞（地骨皮）

【药名浅释】

枸杞始载于《神农本草经》，列为上品。本品别名众多，主要有枸棘、苦枸、甜菜、天精、地骨、地节、地仙、却老、羊乳、仙人杖等。枸杞一物，全身是宝。参阅有关文献，《本经》《别录》并未分别子、根、皮、苗、花、叶。甄权以后逐步分之，发挥其义，以尽其用。《保寿堂方》说："春末枸杞叶，名天精草；夏采花，名长生草；秋采子，名枸杞子；冬采根，名地骨皮。"其产地有三：一是甘肃甘州，称之甘枸杞，视之绝品；二是宁夏中宁，称之西枸杞，品质最佳；三是天津地区称之津枸杞，质量亦佳。

【药性分述】

枸杞子味甘，性平，具有滋肾、润肺、补肝、明目的功效。

后世对枸杞的功效条分缕析：言苗乃天精，苦甘而凉，口燥心肺客热者宜之；根乃地骨，甘淡而寒，下焦肝肾虚热者宜之；子甘平而微寒，专于补肾润肺，生津益气，为肝肾真阴不足，劳之内热补益之要药；叶甘平益精悦色，明目安神，令人长寿，若与羊肉为羹，益人明目等。对此《本草汇言》解释说："枸杞子善能治目，非治目也，能壮精益神，神满精足故治目有效。"

此外，历代医家对本品特别推崇，如《景岳全书》"真阴虚而脐腹疼痛不止者，多用神效，盖枸杞为助阳而无动性"；《千金方》"治虚劳客热，皆用地骨皮入肾，以复肾中水火，兼具之象"；《得配本草》"本品配麦冬治干咳；配北五味生心液；配椒盐理肾而除气痛；配术苓补阴而不滑泄"；《药鉴》"本品配麦冬、生地、青葙子治肾虚目疾如神；配杜仲、芡实、牛膝疗房劳腰痛甚捷"；《圣济总录》"枸杞子、姜、枣水煎服治气短"；《龙木论》"枸杞酒浸服，治肝虚下泪"；《摄生方》"枸杞子、五味子等份研末，代茶饮治疰夏虚病"；张海峰以一贯煎为主，重用枸杞子治脂肪肝；《新中医》（1988 年第 2 期）载："枸杞子治男子不育症。"

地骨皮的品质有南北之分，南者味苦，轻微有甘辛；北者大苦性烈，入药惟南者为佳。其性辛寒，善入血分，凡不因风寒而热在骨髓阴分者最宜，此物凉而不峻，可理虚劳，气轻而辛，故亦清肺。

《药品化义》："地骨皮，外祛无定虚邪，内除有汗骨蒸，上理头风，中祛胸胁气，下利大小肠，通能奏效。如泻白散清金调气，疗肺热有余咳嗽；同养血药，强阴解肌，调疮痘不足、皮焦。以其性大寒，酒煎治湿热黄疸最为神效。牡丹皮能祛血中热，地骨皮能祛气中热，宜别而用。"《本草备要》说："地骨皮能退内潮，人所知也，能退外潮，人实不知。"不少医籍记载枸杞可为药膳，视之为灵物。如孙思邈、孟铣饮枸杞酒长寿；李世民常食用枸杞银耳羹，以保精力充沛；《太平圣惠方》枸杞粥治五劳七伤；《圣济总录》枸杞羊肾粥治阳气衰，脚腰疼痛，五劳七伤。

但大便滑泄，湿盛而遗泄者禁用。

【临床应用】

（1）**口舌糜烂**　地骨皮汤：柴胡、地骨皮各 10g，水煎服。（《兰室秘藏》）

（2）**皮肤粗糙，状如松皮**　枸杞叶适量，煎汤洗之患处，二日一次。（《洞天保生录》）

（3）**斑秃**　加味大枣丸：人参、当归、山药、枸杞各 30g，生地 60g，麦冬、石斛各 2.4g，柴胡 18g，黄柏 2.1g。麦冬、生地捣烂后入诸药为丸，加蒸紫河车。另捣、焙干为末，炼蜜为丸。（《傅青主女科》）

徐注：男性 48 岁以上，女性 42 岁以上，一日 2 次，一次 3~6g，饭后 30 分钟服之。

（4）**黑变病**　归肾丸：熟地 240g，山药、山茱萸、茯苓、枸杞、盐水炒杜仲、制菟丝子各 120g，当归 90g。炼蜜同熟地膏为丸，枫子大。每服百丸，淡盐开水送下。（《景岳全书》）

（5）**肥胖**　枸杞子。每日 30g，当茶饮之，早晚各 1 次。（《李克绍中药讲习手记》）

黄　连

【药名浅释】

黄连，始载于《神农本草经》，列为上品。别名有王连、之连等。黄取其色，连象其形，又云其根连珠而色黄，故名。本品以雅州、眉州为良，就其形态而言有二：一是根粗无毛有珠，如鹰、鸡爪形而坚实，色深黄；二是无珠多毛而中虚，黄色稍淡。

【药性分述】

黄连味苦而性寒。具有泻火燥湿，解毒杀虫的功效。

本品味厚气薄，沉也，降也，降中微升，阴中微阳。张洁古归纳其用有六：泻心脏火一也；去中焦湿热二也；诸疮必用三也；去风湿四也；赤眼暴发五也；止中部见血六也。

我在学习历代本草文献中，对黄连的临床应用总结了六点。一是黄连的主治范围：上治头目，下及阴中，外疗疮疡，内主肠胃。二是剖析仲景对黄连的用法：如黄连阿胶汤、泻心汤，治心也；另有五个泻心汤、黄连汤、干姜黄连黄芩人参汤治胃也；乌梅丸治肝也；白头翁汤、葛根黄芩黄连汤治肠也。三是炮制得法，泻火力倍：如泻心火生用；火在上，酒炒；火在下，童便炒；火在中，姜汁炒；伏火，盐水炒；

火在气分而痛，吴茱萸拌炒；食积成火，黄土炒；肝胆火，醋炒或胆汁炒；热结于下，朴硝拌炒；血中伏火，干漆拌炒。四是配伍恰当，效得益彰：如配广木香，治下痢腹痛；配吴茱萸治胃热吐酸；配枳实开消火胀；配花粉能解烦渴；配龙胆草泻肝胆之火；配白芍泻脾火；配石膏泻胃火；配知母泻肾火；配黄柏泻膀胱之火；配黄芩、栀子泻肺火；配黄芩泻三焦之火；配生姜治水泻、脾泄；配附子（用量是 6 : 1）名连附六一散，治胃脘痛甚；配百草霜，治下痢脓血；配香附治气滞诸痛；配苏叶治湿热互结；配竹叶治口舌生疮。五是名家经验：如《本草图经》说："黄连治目方多，而羊肝丸尤奇异。"《药性赋》说："目疾暴宜用，疗疮疡首尾俱同。"《本草纲目》说："黄连，治目及痢为要药，古方治痢……皆是一冷一热，一阴一阳，寒因热用，热因寒用，君臣相佐，阴阳相济，最得制方之妙，所以有成功而无偏胜之害也。"《本草崇原》说："大凡苦寒之药，多在中品、下品，唯黄连列为上品者，阴中有阳，能济君火而养神也。"六是熟谙药性，分辨功过：黄连能解附子、巴豆、轻粉之毒；恶菊花、芫花、玄参、白鲜皮；畏款冬花。

脾虚泄泻、肾虚五更泻、妇人产后血虚烦热等均列禁用。总之，用黄连须中病即止，不可过剂，过者中下焦生寒，进而伐其生发冲和之气，慎之。

【临床应用】

（1）荨麻疹　黄连汤：黄连 56g，芒硝 70g，加水 1600ml，取汁水 800ml，温洗患处。（《医心方》）

（2）泛发性湿疹　黄连膏：黄连、大黄各 30g，黄柏 24g，茵陈 18g，麻油 500ml，入锅煎，去渣，再放入黄蜡 90g，融化待冷备用。（《经验良方汇抄》）

（3）天疱疮　黄金散：大黄 30g，海金沙 15g，共研细末水调敷涂。（《古今医统大全》）

（4）脓毒血症　黄连解毒汤：黄连、黄芩、黄柏、山栀、连翘、甘草、牛蒡子各等份，灯心 20 根，水煎取汁口服。（《外科正宗》）

（5）空洞性肺结核　黄连粉 3g，每日 1 次。（《岳美中医案选集》）

苦　参

【药名浅释】

苦参，始载于《神农本草经》，列为中品。别名有苦骨、地槐、水槐、陵郎、菟槐、骄槐、癫槐等。苦以味名，参以功名，槐以叶形名也。

【药性分述】

苦参味苦，性寒。具有清热燥湿，祛风杀虫，利水止带的功效。

苦参禀天地阴寒之气而生，其味正苦，其气寒而纯阴无毒。苦以燥脾胃之湿，兼泻气分之热；寒以除血分之热，热则生风，风湿合则生虫。本品主治范围从皮肤科的角度有痈肿、恶疮、顽皮白屑、下部䘌疮、热毒风、皮肤烦热生疮、赤癞脱眉、遍身痒疹，能疗大风及一切风热细疹等。此外，还适用于治疗癥瘕积聚、杀疳虫、疗天行热毒、黄疸、小便黄赤等。

本品配伍适当，药效厥伟。如配枳壳治风癞热毒，配荆芥治肾脏风毒，少配麻黄能扫除遍身痒疹，配槐花除肠风下血、热痢；配菊花明目；配麦冬生津利窍。

苦参与黄连皆以味为治，苦入心，寒除火，两药功效相近。但黄连以除心之火为多；苦参以除小肠之火为多。黄连之气味清，苦参之气味浊，乃二者不同之处。

鉴于本品味大苦，气大寒，久服能伤肾气，肾气虚无火热者勿服，脾胃虚寒年高之人，尤为慎用。如《梦溪笔谈》云："苦参搽牙痛，岁久后病腰痛，自后不用苦参，腰疾顿愈。"可见苦参不能久用，否则有腰痛之可能。

【临床应用】

（1）**荨麻疹**　苦参丸：苦参、川朴硝、炒牛蒡子各60g，研细末，蜜丸如梧桐子大。饭后温酒送下30丸。（《太平圣惠方》）

（2）**疥疮**　苦参汤：苦参、蛇床子、白矾、荆芥穗各等份。煎取汁外洗之。（《严氏济生方》）

（3）**湿疹**　苦参膏：苦参粉60g，祛湿药膏（或凡士林240g），调匀成膏，外涂。（《赵炳南临床经验集》）

（4）**面上酒刺**　五参丸：紫参、丹参、人参、苦参、沙参各30g，研细末，胡桃仁杵丸，梧子大，每服20丸，茶下。（《普济方》）

（5）**天行瘟疫**　苦参30g，醋1000ml，煎煮600ml，分服。（《外台秘要》）

李克绍按：苦参治时疫，欲汗则久煎，欲吐则醋煎。

（6）**皮肤瘙痒**　痒疹洗方：苦参、千里光各60g；蛇床子、地肤子、苍耳子各30g；白芷9g，水煎汤熏洗患处。（文琢之方）

花卉可开颜解语，陶冶情操，美化环境，治疗健身。损容性皮肤病，用花类药求得美容驻颜，受到人们青睐。花的芬芳香气，沁人心扉，令人心旷神怡，香气使人头脑清醒，振奋精神。

花类药分辛、甘、酸、苦、咸、淡、涩七味，具有上行外散，轻扬上浮的特性。花类药内应脏腑，以肝、肺、脾、胃、大肠诸经为主，心、肾次之。常用药类药归经如下，肝经－月季花，肺经－银花，脾经－扁豆花，胃经－葛花，大肠经－槐花，心经－合欢花，肾经－芫花。

花类药的数量在本草中记载虽少，但历代文献对其功效的阐述颇多。《神农本草经》载花类药6种，开创了花类药治疗皮肤病的先例。唐·孙思邈《千金翼方》治瘙痒用柳花，悦人面用旋覆花。元·朱震亨《丹溪心法》介绍他以花类药为主治疗皮肤病的经验，如凌霄花散治疬风，仅用凌霄花末，酒调送下，治身上瘙痒。明·李时珍《本草纲目》集中记载了花类药治疗皮肤病的应用，风热面肿用辛夷花；酒渣鼻用紫葳、旋覆花、蜀葵花、马蔺花、梨花、木瓜花、杏花、樱桃花、桃花；面疱用凌霄花、曼陀罗花、桃花；白发变黑用石榴花；丹毒用金银花；风瘙疹痒用苍耳花、川楝花；疣痔用芫花；恶疮用银花、黄芪花；杨梅疮用银花、野菊花、槐花；风癞用凌霄花；热疮用葵花、荷花；湿疮用桃花；软疖用白梅花；秃疮用黄葵花、桃花等。《现代中药材鉴别手册》将花类药列为专章，载有花类药52种，对其从化学成分、形态、性状、显微、理化、产地等项图文并茂详尽叙述，对其鉴别真伪，将会发挥重要的参考作用。近人赵炳南自拟红花、鸡冠花、玫瑰花、凌霄花、野菊花组成的凉血五花汤治疗玫瑰糠疹、多形性红斑、红斑狼疮等皮肤病常获良效。

一、花类药用药总则

（一）花类药的适应证

笔者在学习上述文献的过程中，从临床实践中体会到：凡花类药皆质地轻扬，大多能升能浮，能宣能透，具有轻而扬之的作用，在"十剂"中应属轻剂的范畴。引起皮肤病的原因虽多，但从脏腑辨证的角度，肺主皮毛，心主血脉则是部分皮肤病辨证论治的主要依据。因此，花类药的轻扬宣达，既能治六淫外邪客于皮毛的疮疡，又能治火热郁积肤疾，使之从汗而泄，或者火散而愈。

（二）花类药举要

常用的花类药有杭菊花、金银花、野菊花、绿萼梅、厚朴花、槐花、款冬花、红花、白扁花、凤仙花、玫瑰花、鸡冠花、月季花、山茶花、白残花、凌霄花、葛花、栀子花、茉莉花、辛夷花、金莲花、丁香、玉米须、西红花、代代花、佛手花、谷精草、莲须、密蒙花、蒲黄、荷花、素馨花、萱草花等。比较少用的有桃花、白茅花、芫花、葵花、石榴花、白槿花、合欢花等。根据各种花类药的不同性能，有的单用，有的相须，或者与他药配伍而用。总之，视具体病情而采用内服或者外用。

▷验案举例

案1、酒渣鼻　王某，男性，26岁。2004年4月6日初诊。鼻红达3年之久，若饮酒或进食辛辣之味，鼻红明显加重。检查：鼻准头及鼻翼两侧可见弥漫性红斑，压之退色，毛孔扩大，油腻，其间杂生针帽大小的脓疱少许，询之大便秘结，常是3~4日一行，脉细数有力，舌质红，苔少。辨证：肺胃郁热，上熏于鼻窍使然。诊断：酒渣鼻（红斑期）。治法：清宣肺胃郁热，佐以通腑化湿解毒。处方：栀子金花丸加味。焦山栀、酒炒黄芩、炒丹皮、赤芍、红花、凌霄花、升麻各6g，银花炭15g，生白术18g，枳实3g。水煎服，一日1剂，分3次，每次200ml。饭后30分钟温服。

二诊：1周后复诊，鼻区红斑、脓疱明显减轻，便秘、油腻亦有改善。嘱其按上方加重剂量15倍，研细末，加茵陈200g，浓煎取汁泛丸，如梧桐子大。一日3次，每次6g。饭后30分钟，用温开水送下。2个月后复查，鼻区红斑等基本消失，仅在天气炎热之时，或者饮酒还会出现短暂的红斑，持续半天后，即能恢复正常。

方药分析　方用焦山栀、酒炒枯芩直清肺胃郁热；红花、凌霄花、丹皮凉血活血，消退肤腠红斑；银花既解热毒，又扶胃气，邪热去而胃气不伤；升麻引药上行，通达鼻腔，促使药效的充分发挥。大便秘结，肠浊不除，肺胃郁热难以消退，故而加用扶脾通便的枳术丸。然其白术与枳实的分量必须是6:1。否则达不到扶脾通便排浊的目的。

点评　清代沈金鳌《杂病源流犀烛》曾有一段关于面部诸病的治疗要点："或有上焦火毒，或有肺脾风湿搏热，皆面上杂病也。治之俱当以阳明为主。"沈氏之言，给我两点启示：一是凡面部杂病，首治阳明；二是选药用方必须疏散风热，或者清化湿热，花类药则具备前者所言功效。方用黄芩清肺胃之热，酒炒既能降其苦寒，又能助长药性上升。银花清热解毒之效古今常用，银花炒炭，则能入血分，清解血分之毒，较之银花更为显著，近代名医赵炳南教授，在其经验集中有详尽的论述。凌霄花清宣肺热。综合达到清宣肺胃郁热之效。此外，药丸制剂不用蜜丸，而用茵陈浓煎取汁泛丸，这是基于两点考虑：蜂蜜不利于湿热之邪的清化，而茵陈则是清化湿热的圣药，用之则可收到清热利湿两者兼得之功。

案2、口周皮炎　钱某，男性，35岁。2004年7月3日初诊。据述近2年来，发现口周及胡须区域的皮肤反复出现炎性丘疹，少量脓疱，痛痒相兼，甚为痛苦。检查：口周的鼻唇沟、下唇、下颏类似口罩区域，可见炎性丘疹，少量针帽大小的脓疱，呈密集分布，询之，偏嗜烧烤或火锅之类的食物，脉数有力，舌质红，苔薄黄微干。辨证：脾胃湿热蕴结，上熏于口唇。诊断：口周皮炎。治法：清泄脾胃湿热。处方：泻黄散加减。生石膏15~30g，黄芩、藿香、焦山栀各10g，红花、凌霄花、荷花、槐花、甘草各6g，银花炭、野菊花、皂刺炭、浙贝母、桔梗各12g。水煎，一日1剂。分3次，每次200ml，饭后30分钟温服。

二诊：5天后复查，局部疼痛明显减轻，未见新起的皮肤损害。按上方再服7剂。10天后复诊，皮肤损害基本消退，改用栀子金花丸（焦山栀、银花按1:5的比例研末，水泛成丸如梧桐子大），一日3次，每次6g。温开水送下。以防死灰复燃。

方药分析　方用生石膏清胃热；黄芩泻脾肺伏火；焦山栀清理三焦之火；红花、凌霄花、荷花、槐花分别清宣肺、胃、大肠脏腑郁热，使之热邪从下窍排出；藿香芳香醒脾；银花、野菊花清热解毒；皂刺、浙贝母、桔梗排毒散结；甘草泻火解毒，调和诸药，共奏清宣脾肺郁热，热毒得以清除，诸恙俱平之效。

点评　本病发生的部位集中在口唇四周，是足阳明胃经、足厥阴肝经和任脉三经所环绕的区域，在肝脾二经湿热互结，郁久不化则变生毒热，上熏于口唇，遂生疮疡。案中以泻黄散为主，清化湿热，酌加解毒散结之品，故而取得效果。仅对银花、野菊花、荷花结合临床实践予以点评。

案3、日光性皮炎　余某，女性，26岁。2003年6月8日初诊。据述1周前，去海南岛旅游，在海中戏水，时间稍长，上岸后感觉面部和躯干皮肤发红、发痒。返汉后，于市某医院皮肤专科就诊，诊断为日光性皮炎，予与对症治疗，但其面部仍然发红发痒，遂来我处求治。检查：躯干皮肤红痒略有减轻，但其面部特别是眼睑四周皮肤宣浮红肿，并有少量糠秕状鳞屑脱落，自觉刺痒不适，口干喜饮，小便短黄。脉数有力，舌质红，苔少。证属暑热邪气，骤袭体表，灼伤肤腠。诊断：日光性皮炎。

治法：涤暑清气，凉血解毒。处方：方用白虎五花汤加减。生石膏、绿豆衣各15g，南北沙参、银花、金莲花、青蒿、山药、天麦冬各10g，凌霄花、红花、玫瑰花、浮萍各6g，白茅根、芦根各12g。嘱其凉水湿敷面部，一日3~4次，每次5~10分钟。

二诊：1周后复诊，面部、眼睑宣浮红肿和刺痒明显减轻，鳞屑稍多。守上方加玉竹、石斛各12g。10天后来我处告知，3天前面部红肿和痒感均除，鳞屑明显减少。面部皮肤渐趋正常而愈。

方药分析　暑为阳邪，易伤气津，方中重用生石膏，专清肺胃暑热之邪，绿豆衣凉血解毒；金莲花等五花既助生石膏清宣肺胃余热，又帮绿豆衣凉血退斑；南北沙参、天麦冬、山药甘寒保津。二诊时鳞屑增多，表明热退津亏。故而加入玉竹、石斛扶正增液，津液足而有利于肤腠的濡养。

点评　日光性皮炎，系由夏天酷烈阳光暴晒而成，非内热所损。故而内服方药的重点有六：一是清气清热如生石膏；二是凉血退斑如生地、白茅根；三是解毒如紫草、绿豆衣、水牛角粉；四是疏风止痒如浮萍、蝉衣、白鲜皮；五是消肿如茯苓皮、白茅根；六是养阴如百合、款冬花、芦根等。总之用药宜轻、宜宣、宜化、宜清，重浊之味不可投之，至要。

案4、急性点滴状银屑病　张某，女性，21岁。1999年6月3日初诊。1周前感冒，扁桃体红肿疼痛。5天后全身出现大小不等的斑丘疹。自觉痒重。检查：躯干、四肢可见大小不等的斑丘疹，小如黄豆，大如樱桃，上覆银白色的鳞屑，指刮可见鳞屑脱落，筛状出血。自觉痒感如针扎，视之双侧扁桃体Ⅲ度红肿，脉象浮数。舌质红，苔少。证属外感风热，袭于肺胃，致使血热侵肤。诊断：急性点滴状银屑病。治法：清宣肺热，凉血解毒。处方：银花解毒汤加减。银花、炒槐花各15g，玄参、南北沙参、生地、金莲花、挂金灯各10g，红花、凌霄花、鸡冠花、炒丹皮各6g，紫草、水牛角、白鲜皮、绿豆衣各12g。

二诊：5天后复诊，红斑略有减轻，但其扁桃体仍然红肿。守上方加服天然牛黄0.2g。一日2次随药汁送下。

三诊：1周后复查，皮损和痒感显著减轻，咽喉肿痛基本消除，改用甘寒解毒之剂巩固之。处方：生地炭、银花炭、炒槐花、山药、玉竹、石斛、玄参、白鲜皮各10g，炒丹皮、金莲花、凌霄花、赤芍各6g，土茯苓15g。守方治疗35天，皮损见平而愈。

方药分析　方用银花、连翘清热解毒；白鲜皮解毒止痒；鸡冠花、紫草、丹皮、凌霄花、槐花、金莲花、水牛角、生地清营凉血，化瘀退斑；南北沙参、玄参等养阴护液。二诊在取得初效的基础上，务必加重解毒之品，故而选用清心化毒的珍品天然牛黄，一者护心防毒内陷，二者有利于毒热的消除，加速斑疹的消退。

点评　急性点滴状银屑病多数由外感风热之邪而诱发，在其治疗的过程中，遣方用药的重点有三：初期以清宣风热为主，病位在肺，选用银花、连翘、生地、丹皮、金莲花、赤芍等；次之甘寒养阴扶正护液，如南北沙参、石斛、玉竹、玄参；最后酌加凉血活血之品，以助斑疹的消退，如紫草、红花、凌霄花、槐花、绿豆衣、水牛角等；在毒热笃甚时期，酌加天然牛黄内服，常能收到较好的效果。

案5、皮肤瘙痒病　闵某，男性，46岁。2004年12月7日初诊。20余天来，皮肤瘙痒，状如虫行，入夜痒感更重，影响睡眠。检查：胸前、背后和四肢可见抓痕，部分破皮结有血痂，皮肤干燥，且有少量糠秕状鳞屑脱落，口干喜饮，脉细数，舌质红，苔少。证属阴虚血燥，肤失濡养。诊断：皮肤瘙痒病。治法：养阴润肤，息风止痒。处方：首乌七花汤加减。制首乌、生熟地、钩藤各12g，凌霄花、款冬花、玫瑰花、白扁豆花、红花、鸡冠花、荆芥炭、防风各6g，杭菊花、百合各10g。

二诊　1周后复查，患者告知痒感明显减轻，夜能入睡。步上方再进5剂而愈。

方药分析　皮肤瘙痒是内外多种因素所促成。因此，遣方用药也要多角度去考虑，本案用药从六个方面入手。一是用首乌、生熟地滋养肝肾精血；二是荆芥、防风宣散在表的风邪，同时加用钩藤平息在内的肝风之邪。三是百合、款冬花甘寒清热润肺，使之肤得津液濡养；四是杭菊花、玫瑰花散风调气；五是白扁花健脾和胃；六是红花、鸡冠花活血化瘀。综合全方，既有治脏调腑，又有祛风散邪，气血调顺，痒感可除。

点评　清代沈金鳌对瘙痒病的辨证曾有一段精要的论述："血虚之痒，虫行胖中；皮虚之痒，淫淫不已；风邪之痒，痒甚难忍；酒后之痒，痒如风疮，常搔之血出。"（《杂病源流犀烛》）沈氏之言，虽不能概括痒的全貌，但对痒的辨证确是十分中肯。本案在内治方面既重视痒与风的密切关系，但又不可多投散风之药，防止风药耗阴损血，肤失濡养，非但痒不能止，更能加重痒感的延续。因此，案中用多种花类，其寓意较为深刻。

案6、玫瑰糠疹　黄某，女性，28岁。2003年5月6日初诊。近1周来，始觉腋窝、少腹区域皮肤轻微瘙痒，视之有大小不等的红斑。检查：腋窝前可见椭圆形、淡红色斑疹，形如樱桃大小，其长轴与皮纹排列一致，胸前背后亦有疏密不均的红色斑丘疹。上覆少量糠秕状鳞屑，微有痒感，脉象细数，舌苔正常。证属血分风热，扰于肤腠。诊断：玫瑰糠疹。治法：宣散风热，凉血退斑。处方：凉血五花汤加减。生地、紫草、银花、夏枯草各12g，凌霄花、绿萼梅、炒丹皮、佛手花、赤芍、荆芥炭各6g，绿豆衣、土茯苓各15g。

1周后复查，痒感见平，斑疹渐退，但其腋窝母斑消退缓慢，守上方加柴胡6g，龟甲10g（先煎30分钟）。5天后复查，母斑有所消退，痒感和鳞屑基本消除。按上方再治10天，诸恙俱平而愈。

方药分析　本案的治疗分三个层次：一是祛外邪，包括散风热，凉血热；二是调气机，重点在肝脾；三是养阴护液。具体反映在凉血退斑的有生地、丹皮、赤芍、紫草，解毒退斑的有土茯苓、银花、夏枯草、绿豆衣，调气退斑有绿萼梅、佛手花等，滋阴退斑有龟甲等，散风退斑有荆芥炭。

点评 玫瑰糠疹的辨证治疗初期以风热居多，中期热入营血，后期则从血燥论治。本案起病急，皮肤损害泛发，因而以凉血散风，解毒退斑的中药为主线论治。

二、要药汇解

金 银 花

【药名浅释】

金银花，始载于《名医别录》。别名有双花、金银藤、鸳鸯藤、鹭鸶藤、银花炭、通灵草、金钗股、老翁须、蜜桶藤、忍冬、左缠藤等。藤生，凌冬不凋，故名忍冬。其花长瓣垂须，黄白相伴，而藤左缠，故有金银、鸳鸯等名。金钗股贵其功用。土宿真君云："蜜桶藤，阴草也，取汁能伏硫制汞，故有通灵之称。又说每年夏天开花，先白后黄，交相辉映，取名金银花；金与银皆是宝，俗称二宝花。"

【药性分述】

银花味甘，性温，无毒，具有清热解毒，疏散风热的功效。

《本草纲目》谓："忍冬，茎叶同花，功效皆同。"尽管历代对其论述颇多，但对其性味与功能，言其要点，首推张景岳，张氏说："银花味甘，气平，其性微寒。善于化毒，故治痈疽、肿毒、疮癣、杨梅、风湿诸毒，成为要药。毒未成者能散，毒已成者能散。但其性缓，用须倍加。"（《景岳全书》）在疮疡专著中，将金银花列入专章论述，是陈士铎所著《洞天奥旨》，总结其要点有四：一是消火热之毒，不耗气血；二是毒不分阴阳，皆可用之；三是疮之初，用之可以止痛，溃脓用之可以去脓，收口用之可以起陷；四是与人参同用，可以夺命返魂。因此陈氏总结：疮疡诸疾，他药可以少用，而银花必须多用。究其缘由，这是因为本品入心、脾、肺、肝、肾五脏，无经不入，消毒之神品。大凡攻毒之药，未有不散气者，而金银花非惟不散气，且能补气，更善补阴。尤妙在补先于攻，消毒而不耗气血，败毒之药，未有过于金银花。因此，少用则力单，多用则力厚。此外，本品非专泻阳明胃经之毒，还能专泻少阴肾经之毒，为既消胃毒，而又消肾毒之药，舍金银花实无第二品也。

文琢之先生力倡忍冬藤之力胜金银花，其说："金银花广产于各地，昔人多忽视，而专用花弃其藤，不知其藤能宣通营卫，清透疏达，渗入经络，能清肝胆风火上窜少阳阳明而发龈肿、发颐、痄腮、时毒，及善治瘰疬、结核、乳痈、身痛寒热、水肿、脱疽、经脉痉挛、疮疡等，较金银花为胜，勿以其简便廉而忽视其功效。"

忍冬的藤与花均可入药，但前人对用藤与花有异议。如张山雷说："今人多用其花，实则花性轻扬，力量甚薄，不如枝蔓之气味俱厚，古人称忍冬、不言为花，则并不用花入药，自可于言外得知，观《纲目》所在诸方上有藤叶为多，更是明证。"陈士铎主张消火热之毒，必用金银花，并指用金银花少用则力薄，多用则力厚而功成也，赞誉疮疡一门，舍此无第二品也。

由此，我的感悟是：凡是红肿热痛明显者，重用金银花，若是挟裹热毒，阻于经脉时用忍冬藤为好。况且，忍冬藤价格较金银花便宜，药材来源广泛，在一般情况下，首选忍冬藤，也是实用之举。

现代人以银花为主，治疗血栓闭塞性脉管炎，如顾步汤（《青囊秘录》），四妙勇安汤（《验方新编》）。另《金氏药帖》用忍冬的花、叶、藤，蒸馏取露，名为金银花露，气味清芬，甘凉润口，清喉爽咽，对预防婴儿热毒、中暑、感冒及肠道传染病有一定的功效。张山雷赞誉："真所谓简、便、贱三字，必备之良药也。"

银花与蒲公英同是消痈化疡之物，然有何不同，蒲公英入阳明、太阴，而银花无经不入，银花得公英，其功更大，这是因为公英攻多于补，非银花补多于攻。

气虚脓清、食少便溏者勿用。

【临床应用】

（1）血栓闭塞性脉管炎（毒热炽盛证）　解毒活血汤：丹参、玄参、花粉、牛膝、鸡血藤、络石藤各12g，银花、连翘各10~12g，甘草6~10g，乳香、没药各10g。(《中医临床家·郭士魁》)

（2）白塞病　夏氏验方：黄芪30g，银花12g，党参、北沙参各15g，知母、玄参、黄柏、丹皮各9g，土茯苓20g，首乌10g。(《中医外科心得·夏少农》)

（3）荨麻疹　凉血消风汤：银花21g，连翘、生地、丹皮、赤芍、丹参、当归、白芷各15g，黄芩、川芎、苦参、荆芥、防风、蝉衣各10g，浮萍、白蒺藜各12g，白鲜皮18g，甘草6g。(《国家级名医秘验方·赵纯修》)

（4）丹毒　解毒活血汤：丹参12~20g，玄参、银花、连翘、花粉、川牛膝各12~15g，甘草3~6g，乳香、没药各10~12g，鸡血藤、络石藤各15~20g。(《中医临床家·郭士魁》)

（5）慢性盘状红斑狼疮　张氏验方：生地、赤白芍、炒丹皮、连翘各9g，野葡萄藤、银花藤、茅莓根、浮小麦、白花蛇舌草各30g，鹿含草、绿豆衣各15g，香谷芽12g。(《国医大师·张镜人》)

野　菊　花

【药名浅释】

野菊花，始载于《本草纲目拾遗》。别名有野黄菊、山菊花、苦薏。薏乃莲子之心，此物味苦似之，故与之同名。《日华子本草》云："菊有两种，花大气香，茎紫者为甘菊；花小气烈，茎青者名野菊。"

【药性分述】

野菊花味苦、辛，性温，有小毒。具有清热解毒，散风明目的功效。

野菊花专入肺、肝，凡痈毒疔肿、瘰疬、眼目红痛、妇人瘀血、眩晕、湿疹、流火、丹毒、口疮、黄水疮、疥癣、痤疮、毒蛇咬伤等症均可用之。《景岳全书》说："野菊花根、叶、茎皆可同用，味苦辛，大能散火散气，消痈肿疔毒、瘰疬、眼目热痛，亦破妇人瘀血。"

陈藏器说："野菊花善治疔肿，足见其有入血解毒之功，则其调中止泻，当以解毒之功与血中有毒为宜。"

不过，胃气虚弱之人，切勿妄投。朱丹溪说："野菊花服之大伤胃气。"慎之。

【临床应用】

（1）**泛发性湿疹样皮炎**　分消湿热汤：银花、野菊花、地肤子、苦参各15g，连翘、黄芩、猪苓、栀子、泽泻、法夏、藿香各10g，防风9g，蒲公英30g。（《疮疡经验录·吴介诚》）

（2）**接触性皮炎**　许氏验方：鲜生地60g，淡竹叶、焦山栀各12g，茯苓、冬瓜皮、五加皮、连翘、野菊花各10g，黄柏皮5g，赤芍6g，板蓝根15g，芦根2尺，灯心5扎。（《外科医案医话集·许履和》）

（3）**银屑病（热毒内炽证）**　祛风解毒汤：银花、土茯苓、蒲公英、蜂房、黄芪各30g，地丁、生地各20g，野菊花、板蓝根、赤芍、白鲜皮各15g，黄柏、炒谷芽各10g，蝉蜕6g，蜈蚣2条。（《国家级名医秘验方·周世印》）

（4）**痤疮**　痤愈方：夏枯草、桑叶、野菊花、蚤休、蒲公英、生山楂各10g，大黄6g，蛇舌草15g，淫羊藿、丹参各12g。（《国家级名医秘验方·夏少农》）

（5）**浸淫疮**　野菊花24g，花椒12g，牙硝500g，枯矾60g，研细末，分成7等份，每用1份，滚水1200ml，冲开外洗患处。（《外科大成》）

（6）**蚊虫叮咬**　野菊花适量，煎汤外洗，每日2~3次。

（7）**无名肿毒**　野菊花连茎捣烂，酒煎热服出汗，以渣敷之。（《孙氏集效方》）

荷花（荷叶、荷蒂、荷梗、莲子、莲须、莲房、莲心、藕、藕节）

【药名浅释】

我国是世界上栽培荷花最早的国家之一，民间称荷花为六月花神。荷花之名始载于《日华子本草》，别名有莲花、芙蓉、水华等。李时珍曰："菡萏，莲花也。"

【药性分述】

〈荷花〉味苦甘，性温，无毒。具有活血、止血、祛湿消风的功效。

荷花泡水加糖少许，味清可口，清心涤暑，既是暑天极好的饮料，又能镇心悦色，驻颜轻身。若研细末常服，可使颜面红润，容光焕发，是传统美容护肤佳品。主治天疱湿疮，凡病在颜面或者悦色养颜均可用之。此外，还能难产催生。陈藏器曰："红莲花、白莲花，生西国，胡人将来也。其功与莲相同，久服令人好颜色，变白却老。"

〈荷蒂〉古称荷鼻，有安神止泻的功效，适用于胎动不安、腹泻和血痢。升举之功较胜，多用于清气下陷、胎元不固之证。

〈荷梗〉能清热解暑，行气止泻，适用于暑热胸闷，泄肠痢疾。

〈莲须〉又名莲蕊，为清心益智、涩精止血的专药。李时珍说："能固精气，乌须发，悦颜色，止血痢，生用、炒用均可。"

〈莲房〉为散瘀止血的专药，主治月经过多，赤白带下，产后胞衣不下，炒黑成莲房炭。

〈莲子心〉善清心火，兼能涩精，对心烦不安、口渴、吐血、遗精颇有效果。

〈藕〉生用清热凉血散瘀，熟用健脾开胃，养血生肌止泻，王士雄说"生食宜鲜嫩，煮食宜壮老"，用砂锅桑柴慢火炖极烂，入炼白蜜，收干食之，最能补心脾。若阴虚肝旺、内热血少及诸失血证，熬脓藕汤饮之，久久自愈，不服他药可也。

〈藕节〉收涩止血，兼能化瘀，可用于多种内出血证，诸如咯血、吐血、衄血、尿血、便血、月经过多等。

〈荷叶〉上解暑浊，生发元气，补助脾胃，涩精浊，散瘀血，治下血崩中，产后恶血，损伤败血等。

在上述九大类药用中，以莲子入药最早，具有养心益肾，补脾固涩的功效，被誉为"水芝丹"，常用于夜寐多梦，脾胃两虚所致小便频数，遗精遗尿，崩漏带下，虚泻久痢之证。黄元御《玉楸药解》云："莲子甘平，甚益脾胃而固涩之性最宜滑泄之家，遗精便溏，极为有效。"

此外，莲子有三种，甜石莲为热毒噤口痢专药，用于痢久胃气虚寒，口噤不能食；苦石莲具有散瘀止血，清热祛湿的功效，适用于呃逆、尿血、跌打损伤；抱石莲能清热解毒，祛风化痰，可治小儿高热，肺痨咳嗽咯血等。三者同名异物，不可误用。

【临床应用】

（1）**酒渣鼻** 绿豆荷花散：绿豆750g，荷花瓣（晒干）100g，滑石、白芷、白附子各25g，上梅片、密陀僧各10g研细末，白天用药分擦之，晚上用温水调成糊状，涂于患处，晨起洗之，如此用药，治愈为度。（《实用中医外科方剂大辞典》）

（2）**脓疱疮** 取荷花贴之。（《本草纲目》）

（3）**血崩不止** 莲蓬壳、荆芥穗各烧存性，等份为末，每服6g，米饮下。（《太

平圣惠方》)

（4）**小儿小便不通** 囫囵莲房一对，煎服，鲜者尤良。(《冷庐医话》)

（5）**臁疮** 干荷叶一株，浓煎汤，当茶饮之。(《庵漫笔》)

红花（西红花）

【药名浅释】

红花，始载于《开宝本草》。又名红蓝花、黄蓝。其花色红，叶颇似蓝，故有蓝名。

【药性分述】

红花味辛，性温。具有活血通经，祛瘀止痛的功效。

红花主治范围有产后血晕、腹内恶血不尽、经闭、癥瘕、难产、瘀血作痛、跌打损伤、胎死腹中等。朱丹溪说其："多用破留血，少用养血。"张镜人先生说："红花总属行血、破血之品，少则行，多则破，分量权衡，在于审查病机与瘀滞之深浅，用之得当，经脉宣利，血行得复常度，疾蠲安。身体自臻康泰，乌可谓多泻少补乎？"李时珍说红花："活血润燥，止痛散肿，通经。"在皮肤科领域，还能治疗疮毒肿胀，老人血少便秘等症。配当归活血，配肉桂散瘀。破血多用酒煮，养血少用水煮。《药鉴》说："气温，味辛，可升可降，阳也。惟入血分，专治女科，下胎死腹中，为未生圣药。"诚如《本草正义》所说其："性本温和，气兼辛散，凡瘀滞内积及经络不利诸证，皆其专主。但走而不守，迅利四达，不宜大剂独任，苟仅以为疏通活血之用，小剂亦无流弊。"我在临床中，凡见皮肤发红，病位在肤腠，血热居多者用之。然其剂量宜少，不宜多。

此外，西红花，始载于《本草品汇精要》，别名有藏红花、番红花、泊夫蓉、撒法郎。主要产于西班牙、意大利、希腊和美洲等地。性味甘、辛，温，无毒。具有活血化瘀，凉血，解毒的功效。适用于温病热入营分及斑疹大热等。其主治心忧郁积、气闷不散，久服令人喜。然其性质软润，养血的作用大于化瘀。观其外貌，西藏红花，滑丝长，色黄兼红，性潮润，气微香，入口沁人心扉，效力甚强，为红花中极品。通常计量为0.9~1.5g。为了充分发挥药效，具体做法有二：一是将红花放入杯中，加入黄酒少量，隔水蒸炖，取药汁兑入汤药中服用；二是将红花放入密闭的容器中，加绍兴酒适量（西红花5g，加绍兴酒5~10ml）拌匀，每次取1g，加水少量，小火炖开，取药汁兑入汤药中服用。

【临床应用】

（1）**黄褐斑** 颜氏验方：柴胡6g，枳壳、桔梗各4.5g，川芎、赤芍、牛膝、红花、桃仁、当归、泽兰、桑叶各9g，生地12g，生甘草3g。(《跟名师学临床系列丛

书·颜德馨》)

（2）**带状疱疹**　增液逐瘀汤：秦艽、桃仁、红花、地龙、天冬、麦冬各10g，鸡血藤15g，没药、五灵脂各6g，生地20g，玄参15g。(《国家级名医秘验方·段行武》)

（3）**复发性丹毒**　牛膝活血汤：川牛膝、川芎各20~50g，泽兰、红花、降香各10~15g，丹皮、茺蔚子各10~20g，地锦草、王不留行各15~30g。(《国家级名医秘验方·周玉珠》)

（4）**颜面再发性皮炎**　西斛饮：西红花0.5g，铁皮石斛1g。滚烫开水泡之，作茶饮，1天量。临睡前将西红花咬碎吞下，铁皮石斛咀嚼后吞下汁水，吐去渣皮。(经验方)

金　莲　花

【药名浅释】

金莲花，始载于《本草纲目拾遗》。别名有金莲、旱金莲、旱金莲花、旱地莲、金芙蓉、金梅草、亚洲金莲花等。

【药性分述】

金莲花味微苦，性寒，质滑，无毒，具有清热解毒的功效。

金莲花主治喉肿口疮、耳目唇舌诸疾、疔疮大毒、诸风、耳痛、目痛、解岚瘴等。近代名医耿鉴庭老先生曾在其专著中说："余家数世临症经验，此花有清解热毒作用，治在清上，故咽喉、口齿、耳、目、唇、舌有炎症者，均可用之，尤其对慢性炎症，更为相宜。"并强调清解热毒的中药，多苦寒，不能久用。唯本品性平可取，不伤胃，无副作用，常服无弊。我在耿老的经验基础上，在临床中，凡见红斑、丘疹，甚至渗出、糜烂、脓疱发生在颜面和五官区域均喜用金莲花。大凡红斑为主，配生石膏、紫草；丘疹为主，配荆芥炭、白茅根；脓疱为主，配龙葵、蛇舌草；渗出、糜烂配茯苓皮、蚕砂等。常获良效。

【临床应用】

（1）**口腔扁平苔藓**　张氏验方：沙参、石斛、生地、玄参、女贞子、旱莲草、丹参、赤芍各15g，银花炭、黄连、金莲花、金果榄、锦灯笼、桃仁、红花各10g。(《张志礼皮肤病医案选萃》)

（2）**扁桃体炎**　金莲花茶：金莲花3~6g，石斛10g，桔梗10g，甘草3g，酌加龙井茶叶饮之或漱口。又方：金莲花5朵，龙井茶一撮，沏茶常饮或漱口，有预防扁桃体炎急性发作的功效。(《中医临床家·耿鉴庭》)

（3）**慢性扁桃体炎**　金莲花5g，开水泡服并含漱。(《河北中药手册》)

（4）**白塞病**　张氏验方：银花、蒲公英、生地、白茅根各30g，连翘、丹皮、赤

芍、玄参、车前子各15g,黄芩、黄连、黄柏、栀子、金莲花、马蔺子、锦灯笼各10g。(《张志礼皮肤病医案选萃》)

槐花 (槐角、槐皮、槐叶、槐实、槐根皮、槐胶)

【药名浅释】

槐与松、柏、银杏素被称为古树名木。槐与怀谐音,吴澄曾说:"槐之言怀也,怀来人于此也。"又,槐之言,归也。古者树槐,听讼其下,使情归实也。然其花、角、皮、叶、实等皆可入药。具体言之,槐实又名天斗,始载于《神农本草经》,列为上品。槐花入药,较槐实为晚,唐宋之时才见到医家应用的记载。槐花为豆科落叶乔木槐的干燥花及花蕾,槐角为同一植物的果实。夏季槐花尚未开放,采收的花蕾称之槐米;当初开的花朵称之槐花,前者花蕾足状,后者花萼绿色而后,无枝梗者为佳,其优质者因为色黄白、整齐,无杂物混入其中,别名有槐花、炒槐花、槐花炭、槐角、槐实等。河南民间俗称就连灯。

【药性分述】

槐味苦,性微寒。具有凉血、止血、清肝泻火的功效。

槐为苦寒纯阴之药,为凉血要品,除一切热,散一切结,清一切火。然而在具体应用中略有不同。

〈槐花〉又名槐蕊,味苦,性平,无毒。主治五痔、心痛、眼赤、赤白痢、肠风泄泻,祛皮肤风热、阴疮湿痒,解梅毒恶疮、银屑病、下疳伏毒等。总之,善清上泻下,凉血养阴,为泻火凉血止血的佳品。

〈槐实〉味酸、咸,性寒,入血分。能解大肠之热而凉血止血,除脾胃湿热生痰。治疗火疮、男子阴疮湿痒、女子产户痛痒难当、须发早白、男子阴囊坠肿、老年血管性紫癜。

〈槐皮〉味苦,性平,无毒,可消痈解毒。主治中风拘挛、齿痛疳蛋、囊坠气痛、妇人产门痛痒及一切恶疮。此外,还有止痛生肉的作用。

〈槐叶〉味苦,性平,无毒。煎汤外洗,主治疥癣疔疮、瘾疹、牙齿诸风等。

〈槐根皮〉味苦,性平,无毒。主治烂疮、阴囊坠肿、一切恶疮、妇人产门痒痛、湿热金疮、九种心痛等。

〈槐胶〉味苦,性寒,无毒。主治筋脉抽掣,毒风周身如虫行。

综合上述,可以看出,花、根、皮、实、胶、枝等主治大同小异,均为治疮疡要药。

历代本草专著中,对本品论述较多,但以《本草疏正》所言较为公允。其要点为:"花者开散告终,治皮肤风热,病在外,花则独效,实为生发之始,治妇人乳痕子藏急痛,病在内,实有专功。"此外,还要明辨一点,槐米即花未开之蕊,性味与槐实正同，但槐实味太重，槐米轻淡，入汤剂槐米胜于槐实。若入丸药之中，槐米不及槐实。

具体配伍如下：配郁金解热结血尿；配桃仁治疗疮肿毒；配栀子治酒毒下血；配荆芥治风热便血；配生地、地榆凉血；配黄芩、黄连、黄柏、栀子清热；配防风、秦艽祛风湿；配当归、人参活血生血；配枳实宽肠；配升麻能提升。

谢海洲先生的经验：槐花配地榆，相须为用，凉血止血之力倍增，且有泻火解毒之功，具有清泻不伤阴，止血不滞的特点，常用于治疗便血、痔血、崩漏、血痢等，以下焦出血为主的血证；槐花配黄芩相辅为用，槐花长于凉血止血而养阴，具有清肝降压之功，黄芩专清热燥湿，泻火解毒，上清肺火，下利大肠湿热，常用于热伤血络所致的肠风下血、崩漏、月经过多及肝火上炎所致的高血压病等病症。朱良春先生认为槐实能润干燥、息肝风，余据此常用于老年性皮肤瘙痒病亦验。

虚寒无实火者禁用，脾气不足者禁用。病人虚寒、脾虚作泻、阴虚血热而非实热者不宜服之。

【临床应用】

（1）**银屑病** 朱氏验方：生地、生槐花各30g，紫草、麻仁各15g，丹皮、赤芍、枳壳、麦冬、大青叶各9g。(《朱仁康临床经验集》)

（2）**色素性、紫癜性苔藓样皮炎** 顾氏验方：生地、蒲公英各30g，玄参、土大黄、生槐花、川牛膝各9g，花粉、侧柏叶各12g，水牛角15g，生甘草3g。(《外科经验集·顾伯华》)

（3）**毛发红糠疹** 龚氏验方：生地、玄参、天冬、旱莲草、大蓟、槐米、大胡麻、蝉衣、龙胆草、栀子、木通，同时加服朱仁康教授苍术膏（原著无分量）。(《中医临床家·龚去菲》)

（4）**多发性疖肿** 龚氏验方：地丁、蒲公英、黄柏、玄参、旱莲草、大蓟、槐米（原著无分量）。(《中医临床家·龚去菲》)

（5）**中河豚毒** 槐花为草，干胭脂等份，同捣，米饮调灌之。(《辍耕录》)

（6）**舌无故出血如泉** 槐花炒为末，掺之。(《寿世保元》)

鸡 冠 花

【药名分述】

鸡冠花，始载于《嘉祐本草》。别名有鸡公花、鸡髻花、鸡冠头、鸡角枪等。本品以花状命名。

【药性分述】

鸡冠花味甘，性凉，无毒。具有清热除湿，凉血止血的功效。

鸡冠花主治有痔疮下血、崩中带下、产后腹痛、血淋、诸失血者等症。赤白下利，分赤白用。凡见皮肤掀红，部位不论在上、在下、在肤腠、在脏腑，均可用之。入药炒用为好。

《寿世保元》说："小便桶内，起泡盈桶，此肾水衰也，用红鸡冠花为末，每服9g，空心温酒调下。"

徐按：由此推测，红鸡冠花对消除尿蛋白可能有帮助。

【临床应用】

（1）**颜面粟粒性狼疮**　张氏验方：当归、玫瑰花、鸡冠花、赤芍、连翘、讲参、红花、莪术各10g，丹参、夏枯草各15g，鸡血藤、鬼箭羽各30g。(《张志礼皮肤病医案选萃》)

（2）**光变态反应性接触性皮炎**　张氏验方：藿香、玫瑰花、鸡冠花各10g，茵陈、地骨皮、野菊花、丹皮、泽泻各15g，青蒿、生槐花、白茅根、生地、车前草、薏苡仁、六一散、生石膏各30g。(《张志礼皮肤病医案选萃》)

（3）**血淋**　白鸡冠花50g，烧炭，米酒送下。(《湖南药物志》)

（4）**荨麻疹**　白鸡冠花、向日葵各15g，冰糖50g，开水炖服。(《闽东本草》)

（5）**酒渣鼻**　张氏验方：桑白皮、地骨皮、黄芩、野菊花、赤芍、丹参各15g，生石膏、全瓜蒌、生槐花各30g，生栀子、玫瑰花、鸡冠花、香附、益母草各10g。(《张志礼皮肤病医案选萃》)

（6）**产后血痛**　白鸡冠花晒干为末，每服6g，空心调下，忌食鱼腥、猪肉。(《李楼奇方》)

（7）**白带**　鸡冠花30g（鲜品90g），白术30g，水煎服。(《辨证奇闻》)

菊

【药名浅释】

菊，始载于《神农本草经》，列为上品。别名有节华、女节、女华、女茎、日精、更生、周盈等。菊本作蘜，从鞠，穷也。节华之名，以取其应节候。女节、女华、菊华之名皆按月令。治蔷、日精、菊根之名。古代雅称"延寿客"，又为药中圣贤。《抱朴子》云："仙方所谓日精、更生、周盈皆一菊而根茎花实之名异也。"鉴于产地不同，加工各异，著名的品种有：滁菊、亳菊、怀菊、德菊、徽菊（贡菊）、茶菊、黄菊、川菊、济菊等。

【药性分述】

菊花味甘、苦，性平。具有清热祛风，解毒明目的功效。

从皮肤科的角度而论，菊花的功效有五：一是令人好颜色，二是染发令黑，三是治遍身游风风疹，四是疗皮肤死肌，五是治头目肌表之疾。总之，历代文献对菊花的药用论述颇多。然而深得其要领者首推李时珍，他在《本草纲目》中说："菊，春生、夏茂、秋花、冬实，备受四期，饱经霜露，叶枯不落，花枯不零，味兼甘苦，性禀平和。昔人谓其能除风热，益肝补阴，盖不知其得金水之精英，尤多得益精水二脏也。补水可以制火，益金可以平木，木平则风息，火降则热除。用治诸风头目，其旨深微。黄者，入金水阴分；白者，入金水阳分；红者，行妇人血分。皆可入药，神而明之，存乎其人。"

凡芳香之物，皆能治头目肌表之力。然其品种不同，功效各异，从总体而言，甘菊花，味甘，微苦，性平，无毒。能补阴气，明目聪耳，清头目及胸中烦热，疗肌肤湿痹。据张华《博物志》引用范致能："食品需用甘菊，入药则诸菊皆可，菊之一身均为宝，菊之苗可蔬，叶可啜，花可饵，根实可药，囊之可枕，酿之可饮，自本至末，罔不有功。"不过，"甘菊花，气味轻清，功亦甚缓，必宜久服始效，不可责以近功"（陈士铎语），但"不得用野菊……真菊延龄，野菊泻人，正如黄精益寿，钩吻杀人之意"。

胃气虚弱，切勿妄投。总之，家种味甘，补多于泻，野菊味苦，泻多于补。

【临床应用】

（1）**结节性红斑**　凌氏验方：当归、川牛膝各9g，忍冬藤24g，茯苓、大腹皮、薏苡仁、大小蓟、制僵蚕、菊花各12g，丹皮、红花、赤芍各9g。（《临诊一得录·凌云鹏》）

（2）**皮肤炭疽**　黄连2g，银花、连翘、菊花各12g，重楼、生甘草、黄芩、丹皮各6g，牛蒡子、焦山栀、山楂肉各10g。（《临诊一得录·凌云鹏》）

（3）**荨麻疹**　蒲氏验方：荆芥7.5g，僵蚕、苍耳子、白蒺藜、地肤子、胡麻仁、生地各15g，蝉衣、菊花、玄参、炒山栀各10g，羌活、白附子各5g。（《蒲辅周医案》）

（4）**目干涩**　菊花延龄膏：鲜菊花瓣，用水熬透，去渣再熬浓汁，少兑研蜜收膏。每次9~12g，白开水冲服。（《慈禧光绪医方选议》）

（5）**过敏性肠炎**　菊花30g，浓煎分2次服。（《李克绍中药讲习手记》）

玫 瑰 花

【药名浅释】

玫瑰花，始载于《本草纲目拾遗》，另又云其初见于《食物本草》。别名有红玫瑰、徘徊花、笔头花、刺玫花、胡花等。以朵大、瓣厚、鲜艳、香气浓者为佳。在中国，玫瑰与蔷薇、月季誉为"蔷薇园三杰"，而玫瑰又是其中天之骄子，古籍将三花统称为"蔷薇"，在国外统称为"玫瑰"，其实，三者是不同的。玫瑰色艳、花香，这种浓香色丽，令人爱而难舍，留恋徘徊，故又有"徘徊花"之别称。同时"玫瑰"又是国花之最，如英国、法国、印度等国，均以玫瑰为国花。

【药性分述】

玫瑰花味甘、微苦，性温。具有疏肝理气，活血行血的功效。

玫瑰花气香，性温，入肝、脾二经，能活血、行血、理气。主治风痹，损伤瘀痛，肿毒初起，乳痈，噤口痢，月经不调，恶心呕吐，胃脘积寒，口舌糜破，头屑多，头发早白，肝胃气痛等。《本草正义》说："玫瑰花香气最浓，清而不浊，和而不猛，柔肝醒胃，流气活血，宣通窒滞，而绝无辛温刚燥之弊。断推气分药之中，最有捷效而最为驯良者，芳香诸品，殆无其匹。"其用法有四：煎服、泡酒、开水冲服、熬膏服之。不过"肝病用之多效，蒸露尤佳"（《本草分经》）。班秀文先生说："玫瑰花药性平和，温而不燥，疏不伤阴，适用于妇人柔弱之体，是肝郁血滞首选良药。"《荷兰药镜》认为："玫瑰功能刷净污液，令体内清洁强壮，凡胸痛、吐血、痨咳、肺痈、白带、月经过多、下泻等症，用之有效。"须用新鲜有芳香之花瓣，香气散即无效。玫瑰花浸入梳头油中，能使头发增加光泽，治疗头皮过多，防止头发早白；本品加入化妆品中，可使皮肤光泽，堪称美容精品。又本着古人所说：气血闻香则行，闻臭则逆……凡郁聚之疾，得香药则气流行，有益于脾胃，保其无虞。不过，真阴不足或素多痰火之人，当慎用之。

通常我治疗三类皮肤病喜用玫瑰花：一是斑疹、丘疹多发于下肢；二是暗红色的斑疹、丘疹，以瘀寒居多，可用之；三是风寒外邪初克肤腠所致皮肤瘙痒。

【临床应用】

（1）**黄褐斑** 颜玉饮：女贞子、白芍、冬瓜子、丹参各30g，旱莲草、肉苁蓉各15g，玉竹45g，玫瑰花6g，柴胡、水蛭各10g。（《国家级名医秘验方·刘复兴》）

（2）**肿毒初起** 玫瑰花去花蒂，焙干为末，好酒送服。（《百草镜》）

（3）**色汗（血随气乱证）** 逍遥散合甘麦大枣汤加减：醋柴胡、当归、丹皮、甘草各6g，生熟地、茯苓、白术、麦冬、苏梗各10g，炒二芽、玫瑰花、丝瓜络各12g，大枣5枚。（《皮肤病中医诊疗学》）

（4）**吐血** 玫瑰膏：玫瑰花100朵，初开者祛蒂，加水500ml，煎至一半，再加水250ml，煎至一半，去渣和匀，加白糖500g，收膏，不时服用。（《救生苦海》）

款 冬 花

【药名浅释】

款冬花，始载于《神农本草经》，列为中品。别名有款冻、颗冻、钻冻、冬花、蜜炙款冬花等。据文献记载，本品是按其生长特征而命名。《本草纲目》记载："洛水至岁末凝厉时，款冬生于草冰之中，则颗冻之，名以此而得。后人讹为款冬，乃款冻尔。款者至也，至冬而花也。宗奭曰：'百草中，惟此不顾冰雪，最先春也，故世谓之钻冻。'"药用其花蕊，在花未出土时，破土采蕊。入药须微见花则良。如以芬芳，则无气力。忌水洗、手摸、日晒、冰冻，否则冬花变色发黑，以致腐烂，影响药材质量和美观。

【药性分述】

款冬花味辛，性温，无毒。具有润肺下气，止咳化痰的功效。

款冬花气浮，阳也。能温肺气，疗咳嗽。治疗肺痈、肺痿、咳唾脓血、痰喘、心虚心悸等。总之，益五脏、润心肺、除烦痰、止消渴及喉痹惊痫等症，配白薇、贝母、百部治鼻塞等。

本品与紫菀均为止咳嗽的要药，但两者之间有所不同，紫菀虽治久咳，但偏于开散肺气郁滞，多用于风热郁肺的咳嗽。其味苦，伤胃，不如本品之味甘，清中有补，但也不可多用。诚如《本草新编》所说："款冬花虽清中有补，而多用亦复不宜，盖补少而清多也。夫款冬花入心则心安，入肝则明目，入肺则止咳，是其补也。然入心，则又泻心之火，多用则心火过衰，反不生胃以健食矣；入肝，则又泻肝之气，多用则心火过凋，反不能生心以定神矣；入肺，则又泻肺之气，多用则肾气过寒，反不能生脾以化物矣。是款冬花多用则伤，少用则益，又何必多用哉！"《本经疏证》进一步阐述其原理："《千金》《外台》凡治咳逆、久咳，并用紫菀、款冬者，十方而九，然其意在《千金》《外台》约略可见。盖凡唾脓血失音者及风寒水气盛者，多不甚用款冬，但用紫菀；款冬则每同温剂同用者为多。"

《本草新编》指出本品功可"益肺、益肝、益心"。由此而推衍之，凡皮肤虚痒，尤其是老年人，或者痒感发生于冬季者均可用之。痒感而伴烦躁不安，或者影响睡眠时亦可用。上述痒感若配用百合，效验更佳。不过本品的剂量宜少不宜多，少则益，多则害。推荐的剂量为每次6g为佳。

【临床应用】

（1）口舌疮疡　款冬花、黄连等份，研末，外涂患处。（《本草纲目》）

（2）老年性皮肤瘙痒　滋肾益肤汤：制首乌、干地黄、山茱萸、天麦冬、菟丝子、地肤子各12g，款冬花、百合、南北沙参各10g，苍耳子、蛇床子各3g。（经验方）

（3）吼咳　款冬花9g，冰糖9g，放入茶壶中当茶饮之。（《医学从众录》）

（4）咳嗽带血　百花丸：款冬花、百合等份研末为丸，每服6g，一日2次，蜜开水送下。（《济生方》）

白　扁　花

【药名浅释】

白扁花，始载于《图经本草》。别名有眉豆花、南豆花。

【药性分述】

白扁花味甘，性温，无毒。具有健脾和胃，清暑化湿，宣气和中的功效。

《本草便读》说："扁豆花，赤者入血分而宣瘀，白者入气分而行气。凡花皆散，故可清暑散邪，以治夏月泻痢等证。"具体言之，本品主治中暑发热，暑湿泻痢，胸脘窒闷，呕吐，泻痢脓血，妇人赤白带下，并能解一切药毒，包括酒毒、河豚毒、一切草木毒等。《本草思辨录》说："扁豆花，得金气最多。"由此而悟之。凡见皮肤焮红、灼热刺痒均可用之。诸如夏季皮炎、日光性皮炎、中毒性红斑、酒毒红斑等。

不过，本品气轻味薄，单用无功，必须与他药相配。

【临床应用】

（1）消痱饮　冬瓜皮、南沙参各 15g，竹叶、生地、白扁花各 6g，芦根、白茅根各 30g，六一散（荷叶包）10g。（经验方）

（2）皮肤瘙痒　首乌七花汤：制首乌 12g，生熟地、钩藤、杭菊花各 10g，防风、凌霄花、款冬花、红花、玫瑰花、白扁花、鸡冠花各 6g。（《徐宜厚皮肤病临床经验辑要》）

厚朴花（厚朴）

【药名浅释】

厚朴，始载于《神农本草经》，列为下品。其木质朴而皮厚，味辛烈而色紫赤，故有厚朴、烈朴、赤朴等诸名。然其花用药却始载于《饮片新参》，别名有川朴花、温朴花、调羹花等。

【药性分述】

〈厚朴花〉味微苦，性温。具有温中理气，化脾胃湿浊的功效。

古代医籍论述厚朴多，言之厚朴花少，明清以前，医籍中少见记载和应用。甚至在《本草纲目》一书中也未记述。厚朴花品种主要有二：一是产于四川、湖北，称之为川朴花；二是产于浙江、福建，称之温朴花。以花朵完整、色棕红香气浓者为佳。鉴于本品气香，多用于宽中理气，化脾胃湿浊。尤其适用于肝胃气郁所致疼痛之证，如病发在肝胆区域的带状疱疹、玫瑰糠疹等，用之能收到调理气机的作用，但阴虚液燥者禁用。然而厚朴与厚朴花的不同之处："厚朴花偏用于上、中二焦，厚朴偏用于中、下二焦"（焦树德语），诚为确当之论。

〈厚朴〉味苦、辛，性温，具有化湿导滞，行气平喘的功效。

张元素称本品治寒胀之病，于大热药中兼有厚朴，为结者散之之神药。张锡纯说："厚朴为温下气之要药……与橘、夏并用，善除湿满；与姜、术并用，善开寒痰凝结；与硝、黄并用，善通大便燥结；与乌药并用，善治小便因寒白浊；味之辛者属金，又能入肺以治外感咳逆；且金能制木，又能入肝，平肝木之横恣以愈胁下掀痛；其色紫而含油质，故兼入血分，甄权谓其破宿血，古方治月闭亦有单用之者。诸家谓其误服能脱元气，独叶香岩谓：多用则破气，少用则通阳，诚为确当之论。"

此外，厚朴子又名逐折，阴虚液燥者禁用。

【临床应用】

（1）**慢性湿疹**　二妙丸加味：苍术、黄柏、厚朴花各6g，川牛膝、木瓜、槟榔、炒薏苡仁各10g，赤芍、苏木、萆薢各4.5g，白鲜皮、白蒺藜各12g，苍耳子、蛇床子各3g。（经验方）

（2）**带状疱疹（气滞血瘀证）**　金铃子散加味：柴胡、黄芩、郁金、金铃子各10g，地龙、厚朴花各6g，丝瓜络、赤芍、赤小豆、玄胡索各12g。（经验方）

（3）**中满洞泻**　厚朴、干姜等份研末为蜜丸，梧桐子大，每服50丸，米饮下。（《鲍氏方》）

（4）**妊娠泄泻**　厚朴散：姜制厚朴、黄连各9g，肉豆蔻5g，研粗末水煎去渣，分两次服。（《证治准绳》）

绿萼梅

【药名浅释】

梅，始载于《神农本草经》，列为中品。梅从每，谐音。然其有乌梅与白梅之分，梅花之名始载于《本草纲目》，后世《本草纲目拾遗》才出现绿萼梅之名。别名有白梅花、梅花、红梅花。

【药性分述】

绿萼梅味酸、涩，性平。具有疏肝解郁，开胃生津的功效。

绿萼梅主治头晕，脘痛，胸闷不适，胃纳不佳，梅核气，安魂魄，肝胃气痛，瘰疬，郁闷心烦，解痘毒等。李克绍先生说："绿萼梅能祛痰壅滞上热，安神安魂，解先天痘毒，为防痘、稀痘和解痘毒之圣药。"《百草镜》说："梅花有红、白、绿梅，惟单叶绿萼入药尤良，含苞者力胜。"

我在临床中，凡见病变部位在肝胆循行区域，皆可用之。取其疏肝理气，生津润肤，特别是对于女性患者尤为贴切与适合。

【临床应用】

（1）**唇炎**　白梅瓣贴之。（《赤水玄珠》）

（2）**大汗腺炎**　香贝养荣汤加减：香附、绿萼梅、川楝子各6g，熟地、浙贝母、花粉、制乳没、夏枯草、僵蚕各10g，甘草4.5g。（经验方）

（3）**瘰疬** 鸡蛋开一孔，入绿萼梅7朵，封口，蒸熟，去梅花食蛋，一日一枚。
（《本草纲目拾遗》）

夏 枯 草

【药名浅释】

夏枯草，始载于《神农本草经》，列为下品。别名有夏枯球、膝句、乃东、燕面、铁色草等。苏恭云："冬至后生叶，三四月开花，结子作穗，五月变枯。"花呈唇形，许多小花集生于一穗上，夏日花穗呈紫褐色，犹如枯草，故有夏枯草之称。又此草夏至后即枯，盖禀纯阳之气，得阴气则枯，故有是名。

【药性分述】

夏枯草味苦、辛，性寒，无毒。具有清肝火，散郁结的功效。

夏枯草是治疗瘰疬、鼠瘘、头疮等的要药。《本草逢原》将本品的功效归纳有四：一是专治寒热瘰疬；二是脚肿湿痹；三是目珠热痛，娄全善称"夏枯草治目珠痛，至夜则甚者，神效"；四是痘后余毒。综合上述，本品要旨：解阴中郁结之热，通血脉瘀滞之气。据此，我常将本品用于治疗聚合性痤疮的囊肿、带状疱疹的目痛、慢性丹毒和硬红斑的皮下结块。若病变在颜面区域配炒决明子、杭菊花；病变在下肢，配川牛膝、浙贝母。陈远公说："夏枯草阴药也，阴者宜多用以出奇，而不可少用以待变也。"陈氏之言，可供参考。

《医学秘旨》说："半夏得阴而生，夏枯草得阳而长，是阴阳配合之妙也，二药合用，使阴阳交通，其卧立至。"又《重庆堂随笔》说："散结之中，兼有和阳养阴之功，失血后不寐者，服之立寐。"

古人对夏枯草治疗瘰疬颇多肯定，如王肯堂、李时珍、李士材、缪希雍等均云：夏枯草为治瘰疬之要药；薛己也说此物乃治瘰疬之圣药，"其草宜得，其功甚多"。近代证明，夏枯草还能治肺结核，包括浸润型、慢性纤维空洞型、血型播散型肺结核，均有一定的疗效。民间采摘新鲜夏枯草，捣烂敷疮毒；泡茶饮之，可防止夏日疮毒疖肿等。近代还发现夏枯草可用于治疗乳腺癌、淋巴肿瘤、纵隔肿瘤、足跟痛等。

不过应当指出，气虚者禁用。久服也可伤胃。

【临床应用】

（1）**硬红斑** 张氏验方：黄芪、党参、白术、茯苓、桃仁、红花、连翘、陈皮、防己、木瓜各10g，丹参、夏枯草各15g，鸡血藤30g，乳没各3g。（《张志礼皮肤病医案选萃》）

（2）**黑变病（肾虚型）** 夏氏验方：生熟地、当归各15g，玉竹、菟丝子、白芍各12g，夏枯草20g，桑叶、补骨脂各9g。（《中医外科心得·夏少农》）

（3）**血崩**　夏枯草研末，每服 6g，米饮调下。（《圣惠方》）

（4）**目痛**　夏枯草、香附子各 60g，甘草 12g，为末，每次服 4.5g，清茶送下。（娄全善方）

（5）**失眠**　半夏、夏枯草各 9g，浓煎服之。（《冷庐医话》）

紫葳（花、茎、叶、根）

【药名浅释】

紫葳，始见于《神农本草经》，列为中品。别名有凌霄、凌苕、女薇、凌霄花、杜灵霄花、堕胎花等。岭南人又有"倒挂金钟"的雅号。本品俗称赤艳，此花赤艳，故名。附木而上，高数丈，故曰凌霄。世界上有中国凌霄和美国凌霄，前者又名大花凌霄，枝干粗壮，花冠短圆，花头硕大，花色橙红，鲜艳可爱；后者又名长花凌霄，其花冠比中国凌霄小，色深红，主要生长在美国北部。

【药性分述】

紫葳味酸，性寒，无毒，具有行血祛瘀，凉血祛风的功效。

〈紫葳花〉主治妇人产乳余疾、崩中、癥瘕血闭、寒热羸瘦、产后崩血不定、大小便不利、肠中结实、酒渣、热毒风、妇人血膈、游风、大风疠疾、妇人阴疮、通体风痒、走皮趋疮等。

《本经》提出凌霄花主治癥瘕血闭与养胎之说，引起后世许多疑虑，如《本草崇原》说："近时用此为通经下胎之药，必非安胎之品，养胎二字当坠胎之讹耳。"但持不同看法有黄宫绣，他说："养胎无误，孕妇用此可安者，以其内有瘀积，瘀去而胎即安之义。"总之，虽说是妇科常用良药，临床上以血滞经闭者居多，理当慎用。

不过，李时珍说："凌霄花不可近鼻闻，伤脑，花上露入目，令人混蒙，不可不防。"

〈紫葳茎、叶〉味苦，性平。主治热风身痒、游风风疹、瘀血带下、喉痹热痛、凉血生肌等。

〈紫葳根〉功用与花相同。

李时珍在《本草纲目》一书的附方中，转载两则治疗酒渣鼻的医案，可供参考。王璆《是斋百一选方》用凌霄花、山栀子等份为末，每茶服二钱，日二次，数日除根。临川曾子仁用之有效。杨氏《家藏方》用凌霄花半两，硫黄一两，胡桃四个，腻粉一钱。研膏，生绢包擦。

引述两则文献，佐证凌霄花对酒渣鼻、肺风粉刺不论内服外用，确有效果。然而现代医家对本品不仅用之不多，而且知之也少。由此可见，发掘中医药学遗产任重而道远。

【临床应用】

（1）**银屑病** 张氏验方：炒生地、炒丹皮、菝葜、谷芽各 12g，赤白芍、连翘、石斛、生熟薏苡仁、炒牛膝、炒黄柏各 9g，银花藤、白花蛇舌草、野葡萄藤各 30g，白英、凌霄花各 15g。（《国医大师·张镜人》）

（2）**黄褐斑** 清肝丸：柴胡、当归、山栀、凌霄花、香附各 100g，白芍、生地各 120g，丹参、益母草各 200g，丹皮 150g，白芷 60g 研末蜜丸，每丸重 10g，日服 3 次，每次 1 丸。（《国家级名医秘验方·李秀敏》）

（3）**酒渣鼻** 紫葳散：凌霄花 15g（取末），硫黄 30g（另研），轻粉 3g，胡桃 4 枚（去壳），先将前三味和匀，后与胡桃同研如膏，外涂患处。（《杨氏家藏方》）

（4）**荨麻疹** 凌附散：凌霄花 30g（去心，瓦上焙），附子 15g（炮裂去皮脐），研细末，日 2 次，每次 1.5g。蜜酒送下。（《圣济总录》）

（5）**遍身风痒** 凌霄花为末，每服 3g，酒调服之。（《医学心传》）

桃花（桃胶）

【药名浅释】

桃花，始载于《神农本草经》，列为下品。桃性早花，易植而子繁，故字从木；兆，十亿曰兆，言其多也。或云：从兆，谐音也。桃入药有桃核仁、桃枭、桃花、桃叶及茎与白皮。此外，还有桃胶、桃符、桃寄生等。

【药性分述】

桃花味苦，性平，无毒。具有调和气血的功效。

功效有杀疰恶鬼，令人好色，下血瘕，主治寒热积聚。

徐灵胎说："桃得三月春和之气以生，而花色鲜明似血，故一切血郁、血结之证，不能调和畅达者，此能入于其中而和之，散之。"本品能令人好颜色，悦泽人面，令面光滑。《圣济总录》说："三月三日收桃花，七月七日将鸡血和涂面上，三二日脱下，则光华颜色也。"此外，还能治疗头上秃疮、肥疮、黄水面疮、足上窝疮、雀卵面疮、面上粉刺等。还能除水气，消肿满，下恶气，破石淋等。

在历代文献中，对桃花的褒贬，有两种不同的看法，现录于下，以供参考。

陶弘景、苏颂认为："酒渍桃花饮之能除百疾，益颜色，令面色红晕，悦泽如桃花。"

李时珍认为："陶苏二氏，引服桃花法，则因本草之言而谬用者也。桃花性走泄下降，利小肠甚快，用以治气实人病水饮肿满积滞，大小便闭塞者，则有功无害。若久服，既耗人阴血，损元气，岂能悦泽颜色乎。"

〈桃胶〉始载于《名医别录》。味甘、苦，性平，无毒。本品来源有两种说法：一是在桃茂盛之时，以刀割树皮，久则胶溢出采集，以桑灰皮浸过晒干用；二是夏季采集，用刀割树皮，待树脂溢出后收集。具有活血益气的功效，用于治疗石淋、血淋、痢疾、疮疹、黑黶、中恶等。

【临床应用】

（1）**大便秘结**　桃花为末，温水送下 5g，日 1~2 次。（《本草纲目》）

（2）**面部雀斑**　桃花、冬瓜子等份研末，蜜调敷之。（《本草纲目》）

（3）**头癣**　取三月三日未开的桃花阴干，与桑椹等份为末，猪脂调和涂之。（《本草纲目》）

（4）**脚背湿疹**　桃花、食盐等份和匀，醋调敷之。（《本草纲目》）

（5）**乳糜尿**　桃树胶，每次 9g，酌加冰糖，隔水炖服。（《李克绍中药讲习手记》）

（6）**血淋**　桃胶（炒）、木通、石膏各 3g，加水 150ml，煎取 70ml，食后服。（《杨氏家藏方》）

山　茶　花

【药名浅释】

山茶花，始载于《本草纲目》。别名有红茶花、茶花、宫粉花。其叶类茗，又可作饮，故得茶名。多产于南方，其花有数种，以宝珠者花簇如珠最胜。

【药性分述】

山茶花味甘、苦、辛，性凉，无毒。具有凉血止血，散瘀消肿的功效。

山茶花得一阳之气而生，色赤如血，适用于治疗吐血衄血、血崩肠风、血痢血淋、跌扑损伤，外可治烫火伤、乳头破裂等。《本草逢原》说："山茶是吐血、衄血、下血的要药，生用能破宿生新，童便炒黑则能止血，真血家之良药也。"

【临床应用】

（1）**烫火伤**　山茶花研细末，麻油调敷。（《本草纲目》）

（2）**赤痢**　大红宝珠山茶花，阴干，研末加白糖拌匀，饭锅上蒸 3~4 次，服之。（《救生苦海》）

（3）**乳头湿疹**　宝珠山茶花焙研细末，麻油调搽。（《本草纲目拾遗》）

合欢花（皮）

【药名浅释】

合欢花，始载于《本草衍义》。别名有夜合花、马茵花、乌绒。其花色如今之蘸晕线，上半白，下半肉红，散垂如丝，为花之异。

合欢皮始载于《神农本草经》，列为中品。别名有合昏、夜合、青裳、萌葛等。其叶至暮即合，故名合昏。故人将此树置于庭院，使人不忿，故有欲蠲令忿，则赠以青裳，青裳合欢也。近代崔豹《古今注》云："欲蠲人之忿，则赠以青裳，青裳合欢也。"其叶晨舒而暮合，故"夜关门""夜合槐"等名称。黄宫绣说："合欢因合命名，谓其服之脏腑安养，令人欢欣怡悦，故以合欢名。"嵇康《养生论》云："合欢蠲忿，萱草忘忧。"

【药性分述】

合欢花味甘，性平，具有疏郁理气，安神活络的功效。

适用于治疗郁结胸闷，失眠健忘，风火眼疾，跌打损伤疼痛等，对改善睡眠颇多裨益。

〈合欢皮〉味甘，性平。具有解郁和血，宁心，消痈的功效。

〈合欢花〉安五脏，和心志，令人欢乐无忧，轻身明目，可消痈肿、续筋骨、杀虫等。总之，古多用皮、花入药，见于宋代。合欢用皮、用花各随所便，皮可行皮，花能养血。但各有偏重，合欢皮能活血消肿，止痛生肌，用于跌打损伤、骨折、血瘀肿痛及内外痈肿，尤善治肺痈；合欢花安神解郁的功效较优，且能理气开胃，用以治疗胸闷食少等症。然气缓力弱必须重用，方可奏效。久服有补益怡悦心志之效。

【临床应用】

（1）**心肾不交之失眠**　合欢花、官桂、黄连、夜交藤，水煎服。（《中药大辞典》）

（2）**发落不生**　合欢木炭二合，墙衣五合，铁精一合，水萍末二合，研匀，生油调涂患处。（《普济方》）

（3）**夜盲**　鲜合欢皮 30g，煎服。（《冷庐医话》）

（4）**忧郁症**　二花化郁饮：合欢花、萱草花、五味子、莲子心各 6g，夜交藤、茯神、神曲、香附、苍术各 10g，甘草 3g，水煎服。（经验方）

萱草花（根）

【药名浅释】

萱草，始载于《嘉祐本草》。别名有忘忧、疗愁、丹棘、鹿葱、鹿剑、宜男等。时珍曰："萱本作谖者。谖，忘也……吴人称之疗愁。《董子》曰：'欲忘人之忧，则赠之丹棘。'其苗烹食，气味如葱，鹿食九种解毒之草，萱乃其一，故名'鹿葱'。《周处风土记》：怀孕妇人配其花，则生男，故名宜男。"今人五月末采花阴干而售之名曰黄花菜、金针菜；八月采根，晒干用之。

【药性分述】

萱草药用有苗花与根之别，萱草花味甘，性凉，无毒。具有利湿热，宽胸消食的功效，适用于治疗身体烦热，安五脏，令人欢乐无忧，轻身明目。

萱草根味甘，性凉。具有利水凉血的功效。适用于砂淋、酒疸、黄色遍身、乳痈等。

《本草求真》归纳说："萱草味甘而气微凉，能祛湿利水。除热通淋，止渴消烦，开胸宽膈，令人心平气和，无有忧郁。"但气味清淡，服之功效不似气猛烈药。入口而见其效。《本草蒙筌》又说："将本品嚼烂酒煎，为破脑伤风要药。"仅供参考。

【临床应用】

（1）**大热衄血**　萱草苗（花）研汁一盏，生姜汁半盏和匀，时时细呷。（《本草演绎》）

（2）**通身水肿**　萱草根、叶，晒干研末，每服 6g，食前米汤送下。（《圣济方》）

（3）**乳痈肿痛**　鲜萱草根捣烂为泥，外敷患处。（《现代实用中药》）

（4）**丹毒、药毒**　萱草根研之服之。（《事林广记》）

（5）**皮肤瘙痒**　三花饮：萱草花、合欢花、玫瑰花各等份，研粗末，每次取 6g，开水冲泡饮之，一日量。（经验方）

素　馨　花

【药名浅释】

素馨花，始载于《本草纲目》。别名有玉芙蓉、素馨针、野悉蜜等。产于广东等地，夏秋两季，在清晨太阳未出时采集花蕊，隔水蒸 20 分钟，然后晒干，入药用之。《南方草木状》说："耶悉名花，皆自于西国，移植于海南，南人怜其芳香，竞植之。"

【药性分述】

素馨花味甘，性平。具有行气调经止痛，清热散结的功效。

适用于心气郁痛、下痢腹痛、胸胁不适及心胃气痛、行经乳房胀痛、嗳气食少、性急易怒、形体瘦弱、痤疮等。

《西阳杂俎》说："野悉蜜，出拂菻，亦出波斯……花若开时，遍地皆香，与岭南詹糖香相类。西域人常采其花，压以为油，甚香滑。"班秀文先生也说："素馨花疏肝之余，尚有润养肝阴之功，是治肝郁的常用药。"面部痤疮常用逍遥散和素馨花、丹皮、茜草等治之；月经期乳胀痛、心情急躁、动怒，可用龙胆泻肝汤加素馨花治之。

【临床应用】

（1）**死精症**　活精汤：熟地、山药、桑椹子各15g，山茱萸、丹皮、茯苓、麦冬、当归、女贞子、枸杞子各 10g，素馨花、白芍、泽泻各 6g，红花 2g。（《国医大师班秀文》）

（2）**月经先后不定期**　四物汤加味：当归、益母草各15g，川芎、白芍、茯苓、炒白术、巴戟天各10g，泽泻、玫瑰花、素馨花、甘草各5g，鸡血藤20g。（班秀文方）

月 季 花

【药名浅释】

月季花，始载于《本草纲目》。别名有月月红、胜春、瘦客、斗雪红、月贵花、四季花等。处处都栽培，类似蔷薇，但叶小于蔷薇而花深红，千叶厚瓣，逐月开花。

【药性分述】

月季花味甘，性温，无毒。具有活血调经，消肿解毒的功效。

本品用于治疗月经不调、经来腹痛、血崩白带、血瘀肿痛、痈疽肿毒、疔毒、瘰疬溃烂、肺虚咳嗽、咯血、痢疾等。

【临床应用】

（1）**月经不调**　鲜月季花15~21g，开水泡服。（泉州方）

（2）**痈疽肿痛**　鲜月季花捣烂如泥，外敷患处。一日一换。（经验方）

（3）**阴挺**　月季花30g，炖红酒服。（《闽东本草》）

（4）**跌打损伤**　月季花瓣，阴干，研细末，每服3g，酒冲下。（《湖南草药志》）

金雀花（根）

【药名浅释】

金雀花，始载于《百草镜》。别名有金鹊花、阳雀花、坝齿花、斧头花、黄雀花等。

【药性分析】

金雀花味甘，性微温。具有滋阴、活血、健脾的功效。

主治头晕腰酸、妇人气虚白带、小儿疳积、乳痈、肾虚腰痛、白塞病等。

金雀花根味苦，性平，具有清肺益脾，活血通淋的功效，用于虚损劳热，治疗痛风、结毒、衄血、月经不调、带下、跌打损伤、头晕、咳嗽、五劳七伤等。

【临床应用】

（1）**头晕头痛**　金雀花30g，天麻2.4g，水煎服。（《中药大辞典》）

（2）**痛风**　金雀根30~60g，猪蹄一只，水、酒各半炖服。（福建民间草药）

（3）**跌扑损伤**　金雀花焙干研末，每服3g，酒下。（《百草镜》）

（4）**虚劳咳嗽**　蜜炙金雀花30g，枇杷叶、羌活各9g，水煎服。（《陕西草药》）

（5）**湿热瘙痒**　金雀花根、皮，炖鸡服。（《重庆草药》）

旋覆花

【药名浅释】

旋覆花，始载于《神农本草经》，列为下品。别名有金沸草、金钱花、滴滴金、戴椹、金盏花等达 23 种之多。旋覆指花缘繁茂，圆而覆下。金钱花又名毗尸沙，自梁武帝时传入中国。此花向日周旋反复，故名旋覆花。以身干朵大，金黄色有白绒毛无梗枝者为佳。

【药性分述】

旋覆花味苦、辛、咸，性微温。具有行水消痰，降气止呕的功效。

主治结气，止呕逆、胁下满，利大肠，通血脉，益色泽，可治疗风湿痹痛，膈上痰如胶漆，心胁痰水，膀胱留饮，皮间死肉等。古人对本品某些特殊疗效摘要如下。李时珍说："其功在行水下气，通血脉尔。"《本草逢原》说："肺中伏饮，寒咳宜治。"胡洽居士治痰饮在两胁胀满，用旋覆花丸尤多；《汤液本草》："心下痞，噫气不出者宜此。"《本草新编》："旋覆花治气逆甚神……夫旋覆善转气，故气逆者得之而顺。"《本草经考注》："旋覆花明目，治头风，通血脉，叶止金疮血等。"李卫公说："闻其花能损目，慎之。"

气虚大肠冷痢、阴虚燥咳者禁用。朱丹溪也说："走散之药，病人涉虚者，不宜多服，冷利大肠宜戒之。"

【临床应用】

（1）月蚀疮　旋覆花，烧研细末，羊脂和匀涂之。（《濒湖集简方》）

（2）婴儿湿疹　旋覆花、天麻苗、防风等份，研末，油调涂之。（《本草纲目》）

（3）风团呕逆　旋覆花汤：旋覆花、枇杷叶、川芎、细辛、赤茯苓各 3g，前胡 4.5g，姜、枣煎服。（《妇人良方》）

附

其他花类药治疗皮肤病的要点，归纳简介如下。

丁香，始载于《药性论》，别名有紫丁香、公丁香。味辛，性温，无毒。具有温中降逆，补肾助阳的功效。内服用于治疗脾胃虚寒呃逆呕吐，肾虚阳痿等，外用止痒。

一枝黄花，始载于《植物名实图考》，别名众多，主要有金锁匙、黄花儿等。味辛、苦，性凉。具有疏风清热，解毒消肿的功效。内服能治咽喉肿痛、小儿惊风、痈疽发背、疮肿等；外用能治皮肤瘙痒、甲癣、手足癣、蛇毒咬伤等。不过本品水煎至沸即服，不可久煎。久煎令人作呕（《广东中药》）。

　　八仙花，始载于《植物名实图考》。别名有粉团花，紫阳花。味微辛，性寒，有小毒。具有抗疟、止痒的功效。外用水煎可治阴囊瘙痒和阴囊神经性皮炎。

　　三七花，始载于《云南中草药选》。味甘，性凉。具有清热平肝的作用。内服可防治急慢性咽喉炎。

　　山丹花，始载于《本草纲目》。别名有山豆子花。味甘，性凉，无毒。具有清热解毒的功效。外用取花蕊捣烂敷，治疗疔疮疖肿。

　　山姜花，始载于《日华子本草》。味辛，性温，无毒。具有调中下气，消食解酒毒。盐炒晒干为末，煎汤内服可治疗胃寒诸症。

　　山慈菇花，始载于《本草纲目》。别名有金灯花。味甘、微辛，性寒。具有消肿散结化痰解毒的功效。内服治疗血淋、阴茎涩痛等。

　　马蔺花，始载于《本草纲目》。别名有剧荔花、蠡草花等。味咸、酸，微苦，性凉。具有清热解毒，止血利尿的功效。内服能治小便不通、痈疽疔肿、淋证等。外用治疗鼻病、酒渣鼻。多服令人溏泄。

　　木棉花，始载于《生草药性备要》。别名有木棉、古贝、斑枝花、攀枝花等。味甘，性凉。具有清热利湿，解毒止血的功效。内服能治泄泻、痢疾、血崩、疮毒、恶疮等。

　　长春花，始载于《常用中草药手册》。别名有雁来红、三万花、四时春等。味微苦，性凉，有毒，具有镇静安神，平肝降压的功效。内服治疗淋巴肉瘤、大疱性皮肤病等。其剂量为 6~15g。

　　另外，长春花对各种癌肿，尤其是细胞癌及血液、肾与皮肤病均有效。然其毒在花，用量大会引起骨髓、神经系统、胃肠道的毒性反应，须严格控制剂量，勿长期连续用药，至关重要，切记。

　　凤仙花，始载于《救荒本草》。别名有金凤花、指甲花等。味甘、微苦，性温，具有祛风活血，消肿止痛的功效。内服治疗腰胁疼痛、妇人闭经、下死胎、痈疽疔疮；外用治疗甲癣、手癣、蛇咬伤。

　　水团花，始载于《本草纲目拾遗》。别名有水杨梅、满山香等。味苦，性平，有小毒。具有清热利湿，消肿定痛的功效。外用治疗无名肿毒、湿疹、癣菌疹、疥疮等。

　　苍耳花，始载于《本草纲目》。味甘，性温，有毒。具有散风止痛的功效。内服治疗白癜顽痒。煎汤内服剂量建议 10g 以内。

　　芫花，始载于《神农本草经》，列为下品。别名有闷头花、老鼠花、闹鱼花等。味辛苦，性温，有毒。具有逐水涤痰的功效。从皮肤科的角度，我主张外用，治疗诸如治痈、头癣、恶疮、毒风诸疾。

　　秃疮花，始载于《陕西中草药》。味苦、涩，性凉，具有清热解毒，止痛、杀虫的功效。本品外用可治秃疮、妇女阴户肿、男子睾丸癣及顽癣等。

千日红，始载于《植物名实图考》。别名有千年红、吕宋菊、长生花等。味甘，性平。具有祛痰平喘，平肝明目的功效。内服治疗咳嗽痰浊、咽喉疼痛，能改善眼周色素沉着。

木槿花，始载于《日华子本草》。别名有白槿花。味甘、苦，性凉。具有清热利湿，凉血的功效。内服适用于治疗痢疾、痔疮出血；外用治疖肿，或浅表真菌病，如脚癣、体癣等。

玉米须，始载于《本草纲目》。味甘，性平，无毒。具有利尿，消肿，降压的功效。内服能治疗湿热黄疸，有消除尿蛋白的功效。

代代花，始载于《药材资料汇编》。别名有玳玳花、枳壳花。味甘、微苦，性平。具有疏肝、和胃、理气的功效。内服适用于治疗胸闷气滞、不思饮食、恶心呕吐。我在临床中将本品加入益气肤脾方中，对腹型荨麻疹有改善的作用。

佛手花，始载于《随息居饮食谱》。别名有佛柑花。味辛、苦、酸，性温。具有调气散瘀的功效，内服适用于胃气滞疼痛。我在临床中，用以调理肝脾气机，对治疗慢性荨麻疹有辅助作用。

谷精珠，始载于《开宝本草》。别名有天星草、佛顶珠。味辛、甘，性平。具有祛风散热，明目退翳的功效。内服用于风热目赤，风热头痛、肿胀，羞明和眼痒。

辛夷花，始载于《神农本草经》。别名有望春花、木笔花、迎春花。味辛，性温。具有散风寒，通鼻窍的功效，内服适用于风寒头痛，也能治过敏性鼻炎所致的鼻痒。

松花粉，始载于《新修本草》。别名松花、松黄。味甘，性温。具有燥湿、收敛、止血的功效。外用是治疗湿疹、黄水疮、外伤出血的要药。

朱焦花，始载于《药性考》。别名有铁树花、红叶铁树花、朱竹花。味甘淡，性凉。具有清热止血散瘀的功效。内服适用于治疗肺虚咯血、痔疮出血、跌打肿痛、尿血等。

毛蕊花，始载于《云南中草药》。别名有牛耳草、一炷香、虎尾鞭等。味辛、苦，性寒。具有清热解毒，散瘀止痛。内服可治疗疮毒、跌打损伤、慢性阑尾炎等。

雪莲花，始载于《本草纲目拾遗》。别名有雪荷花、大木花、大拇花等。味甘、苦，性温（大苞雪莲花有毒）。具有补肾壮阳，调经止血，祛风湿，壮筋骨的功效。内服可治疗阳痿、腰膝酸软、妇女崩带、月经不调、风湿性关节炎等；外用敷贴治外伤出血。《柑园小识》说："雪莲生西藏，藏中积雪不消，暮春初夏生于雪中，状如鸡冠花，花高尺许，雌雄相并而生，雌者花圆，雄者花尖，色深红。"

紫雪花，始载于《毒药本草》。别名有紫花丹、红花丹等。味辛，性温，有小毒。具有破血、止痛的功效，内服可通调月经，外用可治阴囊湿疹。

茉莉花，始载于《本草纲目》。别名有奈花、茉莉。味辛、甘，性温。具有散风热，避秽气的功效。内服常被加入茗汤中饮之；外用以蒸馏取液为主，可加入面脂、生发、润肤、香肤之类化妆品中。

茅香花，始载于《开宝本草》。味苦，性温，无毒。具有温中散寒，芳香肌肤的功效。内服温胃止呕，可治疗心腹冷痛；外用作浴汤，令肌香。

金蝉花，始载于《图经本草》。别名有蝉花、虫花。味甘，性寒，无毒。具有清热祛风，镇惊明目的功效，内服治疗目赤肿痛、麻疹不透等。

芙蓉花，始载于《本草纲目》。别名有木芙蓉。味辛，性平。具有清热解毒，消肿排脓的功效。外用治疗痈疽疔毒、烧伤、烫伤、鱼口便毒。

豆蔻花，始载于《饮片新参》。别名有白蔻花、壳蔻花。味辛，性平。具有开胃理气的功效。内服适用于宽中止呕。阴虚内热者忌服。

闹羊花，始载于《本草纲目》。别名有踯躅花、一杯倒、一杯醉、闷头花等。味辛，性温，有毒。具有祛风除湿止痛的功效。内服治疗风湿顽痹、恶毒顽痰、皮肤贼风淫痛，尚有麻醉等功效；外用治皮肤顽癣、瘙痒。本品有毒，其毒在叶和花，不宜多服、久服。体虚者忌服。《本草新编》说："羊踯躅，必须外邪难于外越者，始可偶尔一用以出奇，但不可频用以炫异也……只可用至三分，重伤者断不可越出一钱之外耳。"

胡麻花，始载于《备急千金要方》。别名乌麻花。味甘，性平。具有补肝肾，润五脏的功效。内服可治脱发，可润肠；外用酒泡治冻疮。

洋金花，始载于《药物图考》。别名有山茄花、曼陀罗花等。味辛，性温，有大毒。具有定喘祛风，麻醉止痛的功效。内服治哮喘、风湿痹痛、疮疡疼痛，并作麻醉药。本品内服宜慎，体弱者禁用。

桂花，始载于《本草纲目拾遗》。别名有木樨花。味辛，性温。具有化痰散瘀的功效。内服能治痰饮喘咳、牙痛口臭、视物不明等。

粉团花，始载于《本草纲目拾遗》。别名有绣球、玉粉团等。味苦，性温，无毒。具有消湿破血的功效。外用煎洗治阴囊瘙痒。

紫梢花，始载于《本草图经》。别名有紫霄花等。味甘，性温，无毒。具有益阳涩精的功效。内服治疗阳痿、遗精、阴囊湿疹等；外用煎洗治阴痒生疮等。

蒲黄，始载于《神农本草经》。别名有蒲花、蒲棒花粉、蒲草黄等。味甘、辛，性平，无毒。具有凉血止血，活血化瘀的功效。内治经闭腹痛、游风肿痛、疮疖肿痛等；外用能治创伤湿疹、口疮、下阴湿痒等。《日华子本草》说："破血消肿生使，补血止血炒用。"此外，孕妇忌服。

密蒙花，始载于《开宝本草》。别名有小锦花、蒙花等。味甘，性凉，无毒。具有祛风凉血，润肝明目的功效。内服治疗目赤肿痛、目生翳障、多泪羞明等。

石榴花，始载于《本草纲目拾遗》。别名有榴花、酸石榴花。味酸、涩，性平。具有凉血止血的功效。适用于治疗鼻衄、中耳炎、月经不调。

扶桑花，始载于《本草纲目》。又名花上花、吊钟花等。味甘，性寒。具有清肺、化痰、凉血、解毒。适用于治疗痈疽、疮毒血瘙、赤白浊、鼻衄、痢疾。本品尚可补血润容。

青葙花，始载于《江西草药》。味苦，性微寒。具有清肝凉血，明目祛翳。适用于治疗头风、目赤、血淋、月经不调、鼻衄、失眠。

蔷薇花，始载于《医林纂要》。又名刺花、白残花等。味甘，性凉。具有清暑和胃，止血的功效。适用于治疗暑热透血、泻痢、刀伤出血等。《本草纲目拾遗》说："本品香烈，大耗真气，虚人禁服。"

南瓜花，始载于《分类草药性》。味甘，性凉。具有消肿，祛湿热，解毒的功效。适用于治疗黄疸、痈疽、痢疾等。

葛花，始载于《名医别录》。味甘，性凉。具有解酒醒脾的功效。适用于伤酒发热、烦渴不思饮食、呕逆吐酸、肠风下血等。不过，葛花解酒毒，必兼人参，但无酒毒者不可服，服之损人，伤津液。

此外，现代人喜用花茶作为养颜和减肥的饮料之一，不过我要提醒一点，花茶要按照体质的不同而有所选择，体质肥硕者，痰湿居多，选用红茶作基础，适当加入山楂、玫瑰花、茉莉花、玳玳花等；体质干瘦，肤色灰暗，多为阴虚火旺，选用绿茶为基础，酌加甘菊花、玫瑰花、金莲花之类较为妥当。

总之，花类药物还可以应用于治疗接触性皮炎、药疹（如麻疹样药疹、猩红热样药疹）、红斑狼疮、皮肌炎等疾病，可以作为消退红斑、瘀斑、丘疹的辅助药物来应用，常能获得意想不到的良好效果。

藤类药在《神农本草经》中载诸如天冬、木通等五种，开创了藤类药在临床应用的先河。《名医别录》中略有增多，将藤类药归于蔓草类范围。然而记载藤类药品种最多的著作，首推明代《本草纲目》，该书正录藤类药 23 种，附录 19 种，合计达 42 种之多。主要品名有：都淋藤（马兜铃）、万岁藤（天门冬）、千金藤、夜交藤（首乌藤）、万年藤（木通）、钩藤（双钩藤、钩丁、倒挂钩）、黄藤（黄连藤、古山龙）、百花藤、赤泼藤（乌蔹莓）、石龙藤（络石藤、络石、白花藤、爬山虎）、扶芳藤、常春藤、忍冬藤（二花藤、金银花藤、金花藤、银花藤）、甘藤、含水藤、天仙藤（青木香藤）、紫金藤、石楠藤、青风藤、百棱藤、省藤（红藤、大血藤）、紫藤等。嗣后，清代《本草纲目拾遗》进一步将藤类药列为专章，予以详尽论述，给后人广泛运用藤类药提供了宝贵的经验。

陆

藤类药
用药心得

一、藤类药用药总则

综观古今医药文献的记载，常用于临床上的藤类药物有：鸡血藤（血枫藤、血藤）、通光藤（扁藤、奶藤）、安痛藤、丁公藤（包公藤）、鹿角藤、买麻藤、红皮藤、雷公藤（黄藤、黄根藤、断肠草、八步倒、水莽藤）、乳藤、蝙蝠藤、皆治藤、缠豆藤、麦裹藤、白毛藤、盒儿藤、蛇蒲藤、李头藤、龙须藤、臭藤、木龙藤、扶留藤、忍冬藤、钩藤、夜交藤、石楠藤、石龙藤、升腾、紫藤、青风藤、发痧藤（过山龙、夜牵牛、发痧药等）、黄藤（黄连藤、大黄藤等）、粉背雷公藤（昆明山海棠、火把花、紫金藤、六方藤等）、毒鱼藤（醉鱼草、闹鱼花、痒见消）、丝瓜藤、娃儿藤（一见香、苦儿藤、白龙须）、杜仲藤、黄瓜藤、古钩藤（牛角藤、白浆藤等）、白藤、无爷藤（过天藤、雾水藤、金丝藤等）、浆包藤、鱼藤、烟火藤、库皮藤、蜈蚣藤、千金藤、黑骨藤、岩爬藤等。

（一）藤类药用药心得

今人在继承古人经验的基础上，临床应用藤类药亦多创见。如北京名老中医赵炳南教授，从数十年的实践出发，将藤类药物用于治疗多种皮肤科疾病，如慢性湿疹、神经性皮炎、皮肤淀粉样变、结节性痒疹、血管性疾病等。上海皮肤病专家秦万章教授所创制的中药验方三藤糖浆（红藤、鸡血藤、雷公藤），治疗各性红斑狼疮302例，总有效率达到95.4%。同时，在观察治疗前后实验免疫指标中发现三藤糖浆对天然杀伤（NK）细胞活性有增强作用，对白细胞介素–2（IL–2）、纤维蛋白结合素（FN）、β_2–微球蛋白、C1免疫抑制剂、cAMP/cGMP等有关免疫指标均有所改善作用。特别是近些年来，国内外皮肤科领域对雷公藤曾做过较为系统、深入的研究，其中最瞩目的是对自身免疫性疾病的治疗，研究成果引起了世界医药界的广泛重视。初步统计应用雷公藤治疗的皮肤病有：红斑狼疮、皮肌炎、混合性结缔组织病、白塞病、干燥综合征、多形红斑、环状红斑、隆起性红斑、变应性血管炎、结节性红斑、过敏性紫癜、银屑病、副银屑病、血栓闭塞性脉管炎、麻风反应、毛囊炎、足癣、玫瑰糠疹、湿疹、自身敏感性皮炎、接触性皮炎、多形性日光性皮炎、荨麻疹、湿疹样皮炎、特发性红皮病、痒疹、冻疮、扁平苔藓、环状肉芽肿、夏季皮炎、疥疮样皮炎等。

由上可见，深入研究藤类药物，不仅中医药防治皮肤科疾病提供有效的新中药品种，而且还必将为治疗各种自身免疫性疾病提供新的有效的药物，为现代免疫学增添新的篇章。

（二）藤类药适应证

综观古今有关文献，按其藤类药的主治范围，大致上概括为抗老扶衰，安神益智，治疗诸毒痈疖、风热游丹、血痹斑疹、诸虫蛇咬、刀斧箭伤、恶疮疥癣、杨梅诸疮等。从皮肤科的角度，笔者通常对下列五大类皮肤病，均加用藤类药。

1.结缔组织病

凡见关节痹痛麻木，选用独活寄生汤加石楠藤、络石藤、海风藤；指端苍白冰冷，乃至青紫，选用黄芪桂枝五物汤加红藤、鸡血藤、天仙藤（此中药含有马兜铃酸，对肾脏有毒性，用之宜慎）；咳嗽痰少，偶有胸闷，选用百合固金汤加忍冬藤、都淋藤；小便涩滞或不通，选用通关散加万年藤、忍冬藤、红藤；倦怠或夜寐欠安，选用三子养阴汤加夜交藤、百毛藤等。

2.皮肤血管疾病

结节不化，选用泽兰汤加紫金藤、红藤、天仙藤；肿胀疼痛选用四妙勇安汤加忍冬藤、红藤、鸡血藤；紫癜不退，实证选用犀角地黄汤，虚证选用归脾汤，不论虚实，皆可加红藤、鸡血藤、忍冬藤等。

3.神经障碍性皮肤病

剧烈瘙痒，部位在上，选用消风散加青风藤；部位在下，选用三妙丸加钩藤、忍冬藤、青风藤等。皮疹肥厚，状如苔藓，选用当归饮子加夜交藤、络石藤、钩藤、天仙藤等。

4.荨麻疹类皮肤病

风团骤起，色红如云片，选用凉血消风散加百棱藤、红藤；痒重，夜间尤剧，选用逍遥散加钩藤、鸡血藤等。

5.湿疹与皮炎

渗出明显，选用龙胆泻肝汤加红藤、青风藤、石楠藤；结痂或肥厚选用胃苓汤加钩藤、鸡血藤、络石藤；继发感染，选用五味消毒饮加忍冬藤、白花藤；痒剧，选用丹栀逍遥散加夜交藤、钩藤、红藤等。

总之，笔者深切体会到，藤类药特有"能循脉络，无微不到"的殊效外，在具体组方中还必须遵循《韩氏医通》所提出"药有成性，以材相制，味相洽而后达"的原则。因此，选用藤类药应处理好三个方面的关系：一是审证，多数疾病的病位在血脉、肤腠、关节；二是求因，常见的致病因素有风、热、寒、湿和气血失调；三是配伍，藤类药味甘、酸、苦，性偏温居多，处方的配合要有利于藤类药的功能发挥，诚如《得配本草》说："得一药而配数药，一药收数药之功，配数药而治数病，数病乃一药之效。以正为配，固偶而随，以反为配，亦克而生。"显然是至关重要的。

（三）验案举例

案1、红斑性狼疮案　胡某，女，28岁。院外确诊为亚急性系统性红斑狼疮3年，泼尼松每日维持量为15mg。但其关节痹痛终无缓解。双膝关节肿胀酸痛，上下楼时更是步履艰难，自述心慌气短，倦怠乏力，夜间烦躁虚热，难以入睡。脉虚弱无力，舌质红少苔。辨证：证属肝肾阴亏，难以濡润百骸，致使经络痹阻。诊断：红斑性狼疮。治法：甘寒柔润，活血通络之法。处方：干地黄、山茱萸、炒白芍、夜交藤、鸡血藤各12g，石楠藤、海风藤、络石藤各15g，太子参、天冬、丹参、桑寄生、独活、川牛膝各10g。另用全蝎3g（焙黄研末）用药汁送服。服方7剂，关节肿痛有所轻松。再拟上方又进15剂，关节痹痛基本控制。继守原方出入调治，3个月后，泼尼松每日5mg即可，现在行走自如。

方药分析　在亚急性系统性红斑狼疮的证候群中，关节肌肉酸痛既是一个十分突出的临床症状，又是一个贯穿整个病程的重要症状，然而，在诊治的过程中，笔者不主张过多的应用搜风、祛湿、散寒的中药，因为这类药品以辛温居多，恐伤阴耗液，进而加重病情。本治疗处方选用太子参、天冬、干地黄、山茱萸、白芍等甘寒柔润之品，重在强肾固本，益气健脾，在此基础上加入藤类药物，其用意是药性平和，功专蠲痹通络，再适当加入全虫、丹参、独活、川牛膝、桑寄生等，既助藤类药物蠲痹之力，又能活血止痛，可谓一举两得。

点评　关节痹痛是红斑狼疮患者突出病证。在治疗过程中，首先要分清标本，其次选准药方。结合本例而论，鉴于病程日久，阴津耗损，显而易见，故以地黄、白芍、山茱萸、天冬等甘寒柔润之品，滋补肝肾之阴；辅以藤类药开郁蠲痹，共奏正虚得补，邪实被祛之效，可谓以尽其用。

案2、红斑肢痛症　杨某，女，42岁。红斑肢痛病5年，曾多次用过封闭疗法和国产苯噻啶等治疗，症状虽然一度减轻，但近年来，脚趾灼热刺痛日趋加重，遂要求中医治疗。检查双脚趾肤色紫红，轻度肿胀，扪之局部烘热烫手。自述站立胀痛、刺痛，尤难忍耐，躺下刺痛略减，夜间仍剧，得凉则舒，得热痛甚。舌红少苔，脉细涩。辨证：阴虚血瘀，经络不通。治法：育阴活血，通络止痛。处方：玄参、知母、花粉、丹皮、麦冬各10g，红藤、桑枝、石斛、海风藤、白芍、生地各12g，忍冬藤、钩藤、石楠藤各15g，酒洗川牛膝6g。服本方5剂，痛减肿消，灼热也退。又服7剂，诸恙豁然而愈。

方药分析　红斑肢痛病类似中医之"血痹"，方用知母、花粉、生地、白芍、丹皮、玄参、石斛、麦冬之类甘寒养阴，阴液得复，郁热得伏；辅以藤类药物如忍冬藤、红藤、钩藤、石楠藤、海风藤等既活血通络，又可引药直达病所，使之络通瘀化，热痛顿除。

点评　红斑性肢痛症，在中医文献中记载颇多，先后出现的病名有"血痹"（《灵枢》）、"热厥"（《冯氏锦囊秘录》）、"妇人脚十趾油煎"（冯鲁瞻）、"湿热羁绊证"（赵炳南）、"热痛"（许履和）等。临床之时，应当分辨正与邪的因果关系，正虚为本，血瘀为标。前者指正气不足，或者肝肾阴虚，后者指致病因子。具体所指之瘀表现为血管痉挛，症见紫绀、结节和疼痛等，因而在扶正之基础上可加入化瘀通络之品，如地龙、忍冬藤、活血藤、金头蜈蚣、路路通、丝瓜络、橘络等。此外，在止痛的中成药中，以犀黄丸止痛效果较为理想，亦是笔者常用的中成药之一。

二、要药汇讲

鸡　血　藤

【药名浅释】

鸡血藤，始载于《本草纲目拾遗》，也有文献称之最早见于《本草备要》。别名有血枫藤、血风藤、血藤。因其新鲜药材横切面有赤褐色液汁流出，状似鸡血而得名。

【药性分述】

鸡血藤，味苦、微甘，性温。具有行血补血，舒筋通络的功效。

据有关文献记载，本品主要为豆科植物密花豆（三叶鸡血藤）和香花岩豆藤（山鸡血藤）等的藤茎。前者产于广西，后者产于江西、福建、云南、四川等地。鸡血藤能壮筋骨，治疗风湿痹痛及手足麻木等症。鸡血藤熬胶后的药效较之鸡血藤汤剂，不仅疗效更高，而且应用范围更广。《滇志》对此有段综合性的记载本品："统治百病，能生血、活血、补血、破血，又能通七窍，走五脏，宽筋络。治妇人经水不调，四物汤加减八珍汤加玄胡索为引；劳伤气血，筋骨酸痛、转筋，牛膝、杜仲、沉香、桂枝、佛手、木瓜、穿山甲、五加皮、砂仁、茴香为引；大肠下血，椿根皮煎汤送下；男子虚弱，八味加减为引。"总之，对老人气血虚弱，或者老年妇女更为得益。凤庆鸡血藤膏较为著名，主治与鸡血藤同，而补血之力较胜。此外，本品还能主治手足麻木瘫痪；男子虚损不能生育、遗精白浊、胃寒痛；妇女经血不调、赤白带下、妇女干血痨及子宫虚冷不受胎等症。近代本品也常被用来治疗硬皮病（中医之皮痹），取其养血活血，舒筋通络之功效。当代名老中医朱良春应用单味鸡血藤治疗银屑病静止期及消退期、脱发和小儿鱼鳞病等而获佳效，均取其养血润燥，活血祛瘀之作用。

不过，服此药时，忌食酸冷。内热最不宜用。

【临床应用】

（1）**硬皮病**　朱氏经验方：当归、赤芍、鸡血藤各 100g，独活、桑寄生、川芎、伸筋草、红花、淫羊藿、地骨皮各 50g，上药共研细末，炼蜜为丸。（《朱仁康论皮肤科》）

（2）**掌跖脓疱病**　芩连地丁汤加减：黄芩、黄连各 9~12g，地丁草、野菊花、豨莶草、苍耳子各 12~15g，七叶一枝花 20~30g，生黄芪 12g，生甘草 6~10g，当归 10g，鸡血藤 20~30g，丹参 12~15g。（《朱仁康论皮肤科》）

（3）**慢性湿疹（脾湿血燥型）**　健脾润肤汤加减：茯苓、苍术、白术、当归、丹参、赤白芍、陈皮各 10g，生地黄、生薏苡仁、鸡血藤各 15g，首乌藤 30g。（《中西医结合皮肤性病学·张志礼》）

（4）**皮肤瘙痒症（血虚风燥型）**　张氏经验方：二地、二冬、二芍、防风、苦参各 10g，鸡血藤、首乌藤、刺蒺藜各 15g，黄芪 12g。（《中西医结合皮肤性病学·张志礼》）

雷 公 藤

【药名浅释】

雷公藤，古时称之钩吻，始载于《神农本草经》，列为下品。其别名有野葛、毒根、胡蔓草、火把花等。《本草纲目拾遗》才出现雷公藤之名。近代《中国药用植物志》对其性味功效主治有较详细记载，新出现的名称有断肠草、烂肠草、黄藤根、黄藤木、黄藤草、红药、南蛇根等。言其入口则钩人喉吻也；广人谓之胡蔓草，亦曰断肠草。入人畜腹内即黏肠上，半日则黑烂，又名烂肠草。滇人谓之火把花，因其花红而性热如火也。

【药性分述】

雷公藤，味苦、辛，性寒，有大毒。具有祛风除湿，通络止痛，消肿止痒，解毒杀虫的功效。

在《本草纲目拾遗》时期，本品是一味很少应用的中药，仅局限于治疗疟疾、瘰疬、鱼口便毒、反胃呃逆、阴囊肿大、发背疔疮、乳痈、产后遍身浮肿、一切毒蛇伤等症。近代医者逐步发现该药是一味颇有发展前途的具有免疫抑制活性的中草药。综合文献报告，本品可用治疗的病种很多，包括类风湿关节炎、幼年型类风湿关节炎、强直性脊柱炎、风湿性关节炎、原发性肾小球疾病（急性肾小球肾炎、慢性肾炎、肾病综合征、隐匿性肾炎、特发性 IgA 肾病）、继发性肾小球疾病（紫癜性肾炎、狼疮性肾炎）、重症肝炎和慢性活动性肝炎、呼吸系统疾病、妇科疾病、肿瘤、疼痛性疾病、甲状腺疾患、赖特综合征、红斑狼疮、皮肌炎、干燥综合征、白塞病、硬皮病、感染性皮肤病（带状疱疹、疥疮、皮肤真菌病）、麻风反应、皮肤血管炎（急性发热性中性粒细胞增多性皮病、多形性红斑、过敏性紫癜、结节性红斑、变应性血管炎、进行性紫癜性皮肤病、结节性血管炎、隆起性红斑）、皮炎、湿疹类疾病、夏季皮炎、神经性皮炎、银屑病、副银屑病、红皮病、高球蛋白血症性紫癜、天疱疮、多发性硬化、发热性中性粒细胞增多性皮肤病、脂膜炎等。

笔者认为在应用本品的过程中，要注意以下几点。一、产地和品质，以福建建宁、泰宁两县，以及湖北的洪湖市疗效较好。二、药用部位不同，毒性有差异，以嫩芽、叶、花、根皮毒性更大。三、减轻毒性的方法：一是用文火煎2~3小时以上，能降低毒性；二是用岗梅同等剂量配伍，可以降低毒性，而又不影响疗效；三是在应用本品过程中，应当遵循"三小、二算、一慢"的原则，即初服者剂量要小，女性、儿童、老年人、体弱者剂量要小，增加剂量幅度要小，儿童和老年人用药要计算，增加剂量时，速度要慢；四是用药过程中，应经常检查血、尿常规，肝、肾功能及心电图等，青年男性，须定期检查精液常规；五是尽量使用一种雷公藤制剂，避免两种以上口服制剂同时服用，因为难以准确掌握用药剂量；六是服药期间，勿饮酒，以免增加药物毒性；七是联合用药，减少毒副作用，如与维生素 B_6、葡醛内酯，或中药陈皮、鸡血藤、制首乌等同用。

本品哺乳期妇女勿用，避免通过乳汁使婴儿中毒。总之，本品是一味疗效确切，但毒副作用较大的中药，临床使用时，应当全面掌握本品的利与弊，做到合理使用，避免毒副作用。

【临床应用】

（1）**急性发热性中性粒细胞增多性皮肤病** 雷公藤总苷片，每日 1~1.5mg/1000g。[《中华皮肤科杂志》，1982，（4）：199]

（2）**神经性皮炎** 雷公藤根（去皮）25g，一日量。水煎分2次服。[《中华皮肤科杂志》，1988，21（2）：94]

（3）**玫瑰糠疹** 雷公藤糖浆：每次 10~20ml，日3次（相当生药30~60g/日）。[《中成药研究》，1986，（8）：28]

（4）**天疱疮** 雷公藤糖浆：每 ml 含雷公藤（去皮根茎）1g。每服 10~15ml，少数每日达 60~80ml。[《中西医结合杂志》，1986，6（3）：149]

（5）**脂膜炎** 雷公藤 8~15g，生甘草 3g。水煎服，1日1剂。[《湖南中医杂志》，1986，（2）：44]

昆明山海棠

【药名浅释】

昆明山海棠，始载于《滇南本草》。别名有粉背雷公藤、紫金皮、紫金藤、黄藤根、六方藤、掉毛草、火把花等。

【药性分述】

昆明山海棠，味辛，性温，有毒。具有祛风除湿，活血通络，止痛消肿的功效。

明代《滇南本草》说："紫金皮味辛苦，性温，有毒。入肝、脾二经，行十二经络。治筋骨疼痛、风湿寒痹、麻木不仁、瘫痪痿软、湿气流痰、胀筋、止腰痛，并治妇人血寒腹痛，吃之良效。"今人在综合现代药理研究的基础上，扩大了其主治范围，并视之为治疗各种皮肤病的要药。主治病症有红斑狼疮、白塞病、变应性亚败血症、银屑病、多形红斑、手足癣、血管炎、疱疹样皮炎、莱特综合征、结节性红斑、环状红斑、紫癜、慢性荨麻疹、瘰疬等。

然而，本品有一定的毒性，以茎叶为甚。据报道，牛羊等牲畜食之枝叶，可致体毛大量脱落，故称掉毛草。中毒反应通常在数小时至三五天内出现：神经系统症状有头痛、头晕、四肢发麻、烦躁不安、精神亢奋、幻觉，甚者出现阵发性强直性惊厥；消化系统症状有口唇、食道和肠胃黏膜广泛散在性出现糜烂或坏死、恶心呕吐、剧烈腹痛、腹泻、大便带血、肝脾大。本品对心血管、呼吸系统和肾脏均有一定的毒性，用之宜慎。

【临床应用】

（1）**红斑狼疮**　昆明山海棠片：每片50mg，每日3次，每次2~3片。（《徐宜厚皮科传心录》）

（2）**白塞病**　火把花根（去皮木心）20g，水煎服。[《临床皮肤科杂志》，1982，（3）：129]

（3）**变应性败血症**　火把花根30g，小火水煎3~4个小时，早晚饭后分服。1日1剂。[《广西中医药》，1988，11（3）：28]

（4）**手足癣**　火把花根100g，煎煮后稍冷，浸泡患处。10天为一疗程。（《临床验方集锦》）

钩　藤

【药名浅释】

钩藤，始载于《名医别录》，列为下品。别名有双钩藤、金钩藤、钩丁、倒挂钩、钩耳、钓藤、吊藤等。本品色紫，状如葡萄藤而有钩，故名。

【药性分述】

钩藤，味甘，性微寒。具有息风止痉，清热平肝的功效。

钩藤古方多用皮，后世多用钩，取其力锐尔，其中藤细多钩者良。久煎无力，故宜后下。

钩藤为手少阴、足厥阴经要药，少阴主火，厥阴主风，风火相搏，则寒热惊痫，此药气味甘寒，直入二经，则风静火息而肝心宁，寒热惊痫自除。主治病症有：热壅夜啼、斑疹、头眩烦热、妇人赤白带下、小儿寒热、诸肿惊痫、胎风客忤、瘛疭筋挛等。历代医家视钩藤为儿科专药。陶弘景说本品"疗小儿，不入余方"；《名医别录》说"专治小儿寒热"；《崔氏方》认为"专疗小儿癫痫"；钱仲阳说"钩藤，小儿珍之，其性捷利去风疾，开气闭，安惊痫"，张山雷、顾松园等也有相关论述。总之，本品专理肝风相火之病，用之风静火熄，则诸症俱除矣。《本草求真》说："藤类象筋，故抽掣痛，由筋生者，必为之用。"

鉴于本品有静风息火的功效，笔者常用之治疗三类皮肤病：一是瘙痒病，不论虚实新久，均可用之；二是血管病，初期血热居多，常在凉血、解毒方剂之中，加入本品，如本品配紫草可治斑疹，久病血瘀为主，在理气、散寒、化瘀方剂中，加入本品；三是关节肌肉疼痛，以疼痛为主时，在散寒止痛药中加之，若酸痛为重时，于扶正药中加之。

本品祛风甚速，有风证者必宜用之。然其亦能盗气，虚者勿投。

【临床应用】

（1）**神经性皮炎（肝郁化火型）** 张氏经验方：柴胡、栀子、龙胆草、丹皮、赤白芍、枳壳各10g，生地、钩藤、当归各15g，首乌藤30g。（《中西医结合皮肤性病学》）

（2）**播散性神经性皮炎** 四物润肤汤加减：当归、秦艽、羌活、独活、蝉蜕各6g，制首乌、干地黄、炒白芍、益母草、南北沙参、钩藤（后下）各12g，酸枣仁、百合、天麦冬、小麦、柏子仁各10g。（《徐宜厚皮科传心录》）

（3）**荨麻疹** 五皮五藤饮：丹皮、白鲜皮、海桐皮、地骨皮、桑白皮、海风藤、天仙藤、夜交藤、钩藤、青风藤（原书未标剂量）。（《赵炳南验方十一讲》）

黄　藤

【药名浅释】

黄藤，始载于《本草图经》。别名有黄连藤、藤黄连、土黄连、伸筋藤、大黄藤、山大王等。本品用干燥根茎部入药，其木质部呈黄色至棕黄色，故名。

【药性分述】

黄藤味甘、苦，性寒，有小毒。具有清热解毒，祛风利尿，止痛的功效。

《本草纲目》说："黄藤生岭南，状若防己，俚人常服此藤，纵饮食有毒，亦自然不发。"今人应用本品治疗的病症有细菌性痢疾、胃肠炎、呼吸系统及泌尿系统感染、结膜炎、烧伤、中耳炎、淋巴结核、霉菌性阴道炎、滴虫性阴道炎、痈疽、疮毒、咽喉肿痛、皮肤溃疡、刀伤、食物中毒、热郁便秘、石水、天疱疮、痢疾等。

由于本品含有大量生物碱类化学成分，一次内服剂量超过 30g 可致中毒症状的发生，如胸闷、气促、心悸、头晕、呼吸困难、大汗淋漓等。外用可引起固定性药疹。对其中毒抢救首选药为皮质类固醇。因此临床上应该严格控制剂量，一般入汤剂不超过 12g。

【临床应用】

（1）**霉菌性阴道炎** 黄藤生物碱注射液，每次 2ml，日 2 次，肌肉注射。[《中草药》1980，11，（12）：558]

（2）**滴虫性阴道炎** 黄藤 30~60g，百部 30~90g，煎水外洗或冲洗阴道。每日一次。（《全国中草药汇编·上册》）

（3）**天疱疮** 黄藤、川芎各 15g，研细末，茶油调涂患处。（《陆川本草》）

鱼 藤

【药名浅释】

鱼藤，始载于《福建民间草药》。别名有蒌藤、毒鱼藤等。因本品对鱼类及昆虫毒性很强，而对哺乳动物则只有轻微毒性，故名鱼藤。

【药性分述】

鱼藤，味苦、辛，性温，有毒。具有散瘀、止痛、杀虫的功效。

《中国药用植物图鉴》载："本品细末，可作杀虫剂，能杀死蚜虫、毛虫、狗虱、鸡虱及马蝇等。也可作治人体疥癣药。"据现代文献报告，本品以外用为主，忌内服。治疗病症有癣症、湿疹、疥疮、风湿关节肿痛、跌打肿痛（皮肤未破，加酒炒热敷患处）。不过本品对皮肤黏膜刺激较强，可引起皮肤红肿渗出，黏膜处慎用。

【临床应用】

（1）**疥疮** 鱼藤 15g（鲜品 30g），加水 500ml，浸泡 2 小时，捣烂过滤取汁加食醋 100ml，瓶装备用。嘱患者洗澡后外涂。每日 2~3 次。[《新中医》，1978，（2）：5]

（2）**脚癣** 取适量鱼藤，水煎，泡脚。1 日 1 次。（《福建民间草药》）

夜 交 藤

【药名浅释】

夜交藤，始载于《本草逢原》。其别名有棋藤、首乌藤、赤葛、九真藤。夜交藤即何首乌的藤茎。藤蔓与夜相交，含有阴阳交合之象，故名，以皮色紫，内黄白，多细纹孔为良。

【药性分述】

夜交藤味甘、微苦，性平。具有养心安神，祛风通络止痒的功效。

夜交藤的药效与何首乌有相似的一面，又有独特的一面。集中反映在能治劳损、失眠、多汗、血虚身痛、瘰疬、风疮疥癣、风湿痹痛、肌肤麻木等。《本草正义》对夜交藤的药效有一段总结性的论述："夜交藤，濒湖只称茎叶治风疮疥癣，作浴汤甚效，今以治夜少安寐，盖取其能引阳入阴耳。然不寐之源，亦非一端，苟不知从病源上作想而惟以此为普通用品，则亦无效。但止堪供佐使之助，因是调和阴阳者，故亦有益无害。"《医醇賸义》也说："甲乙归脏汤，本品与养心滋肝重镇潜阳药配伍，治阴虚阳亢的彻夜不眠。"单用外洗可治疗皮肤瘙痒之效。

大凡皮肤病血虚难寐，酌加酸枣仁、柏子仁、白芍、龙齿等，取其养血安神；血虚肢体疼痛和麻木，可与鸡血藤、当归、络石藤等配合，将会收到养血通络止痛的效果；皮肤瘙痒配伍防风、苦参、地肤子以增强祛风止痒之力。

【临床应用】

（1）**皮肤瘙痒**　夜交藤、苍耳子各适量，水煎外洗。(《安徽中草药》)

（2）**寒冷性荨麻疹**　三花一子藤饮：红花、槐花、白菊花、地肤子各10g，夜交藤15g。(龙振华方)

（3）**疥疮**　夜交藤200g，加水1000ml浓煎，每日分2次外洗。10岁以下者，剂量减半。[《中医杂志》，1992，(3)：5]

（4）**痒疹**　夜交藤适量，水煎取浓汁，外洗。(《医醇賸义》)

天　仙　藤

【药名浅释】

天仙藤，始载于《本草图经》。别名有都淋藤、兜铃苗、马兜铃藤、青木香藤。生长于江淮及浙东山中。凡藤蔓之属，皆能通经入络。

【药性分析】

天仙藤味苦，性温，微毒。具有行气化湿，活血止痛的功效。

适用于解风劳，治伤寒、心腹痛、疝气痛、风湿痛等。《本草汇言》说："天仙藤流气活血，治一切诸痛之药也。"今人赵炳南先生认为本品："苦主疏泄，温能通经，还可活血通络。能使水无不利，血无不和，风无不除，周身上下得以调达(《跟师赵炳南手记》)。"

《妇人大全良方》说："妊娠水肿，始自双足，渐至喘闷，似水，足趾出水，谓之子气。乃妇人素有风气，或冲任有血风，不可作水，妄投汤药，宜天仙藤散主之。天仙藤（洗，微炒），香附子（炒）、陈皮、甘草、乌药等份为末，每服三钱，水一大盏，姜三片，木瓜三片，紫苏三叶，煎至七分，空腹服，一日三服，小便利，气脉通，肿渐消，不需多服。上方温酒调服，亦治一切邪气腹痛。"不过，体虚者慎用。

【临床应用】

（1）**荨麻疹**　五皮五藤饮：丹皮、白鲜皮、海桐皮、地骨皮、桑白皮、海风藤、天仙藤、夜交藤、钩藤、青风藤。(《赵炳南验方十一讲》)

（2）**毒蛇、毒虫咬伤**　鲜品天仙藤捣烂敷患处。

（3）**小儿枕痛**　天仙藤 150g，炒焦为末，生姜汁、童便、酒调服。(《经验妇人方》)

（4）**疝气痛**　天仙藤 30g，好酒 150ml，煎至 75ml，服之。(《孙天仁集效方》)

（5）**肺热酒渣**　桐油入黄连末，用天仙藤烧油服之。(《本草纲目》)

白 花 藤

【药名浅释】

白花藤，始载于《唐本草》。《本草纲目》载苏恭曰："苗似野葛，叶似女贞，茎、叶俱无毛而白花，其根似葛而骨柔，皮厚肉白，用根不用苗。"不过，李时珍认为："苏言用根，雷言用苗，都可用尔。"

【药性分述】

味苦，性寒，无毒。具有消肿止痛的功效。

本品用于解诸毒，菜、肉中毒，毒蛇咬伤毒等。渍酒主治虚劳风热。其剂量不可超过 20g，否则将会出现眼花反应，若有头昏呕吐，可服米泔水解之。

【临床应用】

蝮蛇咬伤　白花藤鲜根 15g，水煎服。(《中药大辞典》)

忍 冬 藤

【药名浅释】

忍冬藤，始载于《名医别录》。别名有金银藤、鸳鸯藤、鹭鸶藤、老翁须、左缠藤、二花藤、金花藤、蜜桶藤、通灵草等。藤生，凌冬不凋，故名忍冬。李时珍说："其花长瓣垂须，黄白相伴，而藤左缠，故有金银、鸳鸯以下诸名。"

【药性分述】

味甘，性温，无毒。具有清热解毒，消肿治疮的功效。

忍冬茎叶及花功用相同，但疡医丹阳僧、金陵王琪等人治疗痈疽发背等皆用忍冬藤，并称之有殊常之效。然而今人均用银花而不知忍冬藤是消肿散毒的要药。具体在皮肤科领域治诸种毒、痈疽疥癣、杨梅恶疮、热毒血痢、温病发热、风湿热痹、关节红肿热痛等。

李时珍说："忍冬茎、叶及花，功用皆同。昔人称其治风除胀，解痢逐尸为要药，而后世不复知用，称其消肿散毒治疮要药，而昔人并未言及。乃知古今之理，万变不同，未可一辙论也。故张相公云，谁知至贱之中乃有殊常之，正此类也。"李氏之言，告诫今人，凡易得之草，人多不肯为之，更求难得者，贵远贱近，庸人之情也。

我在临床中，用忍冬藤多于金银花。这是因为：一、藤叶生长迅速，清香宜人，随处可取，价格便宜；二、凡藤既取通络，又能解毒，因此常用藤代替花，效果亦佳。

【临床应用】

（1）一切肿毒 忍冬藤连花带茎叶捣自然汁，煎水150ml，服之，渣敷之。（《外科精要》）

（2）中野菌毒 急采忍冬藤啖之。（《本草纲目》）

（3）结节性红斑 三藤五根饮：鸡血藤、忍冬藤、活血藤、白茅根各15g，紫草根、茜草根、板蓝根各12g，栝楼根6g。（经验方）

（4）恶疮不愈 忍冬藤一把，捣烂，加雄黄1.5g，水1000ml，瓦罐煎之，纸封七层，穿一孔，待气出，以疮对孔，熏之3小时，大出黄水后，用生肌散取效。（《选奇方》）

（5）疮久成漏 忍冬浸酒，常饮之。（《要诀》）

青 风 藤

【药名浅释】

青风藤，始载于《本草图经》。别名有青藤、寻风藤，本品生长于天台山中，其苗蔓延木上，四季常青，采茎入药。

【药性分述】

味苦，性平。具有祛风湿，利小便的功效。

《本草便读》说："此物善治风疾，故一切历节麻痹皆治之。酒炒尤妙。"《本草汇言》也说："青风藤，散风寒湿痹之药也，能舒筋活血，正骨利水，故风疾软弱无力，并强劲偏废之症，常服大见其功，须与当归、枸杞合方善也。"

此外，麻痹、瘙痒、鹤膝风、痛肿、恶疮、脚气、湿肿、水肿等症均可用之。

【临床应用】

（1）**治一切风疾**　青风藤膏：青风藤不拒多少，微火熬膏，再加入酒一汤勺服之。若患者遍身发痒，即以木梳梳之。痒止，再服冷水一口便解。（《濒湖集简方》）

（2）**疮疡诸毒**　青风藤水煎外洗，或湿敷患处。（四川方）

（3）**风湿性关节炎**　青风藤汤：青风藤、秦艽、寻骨风、制首乌水煎服。[《中医杂志》，1980，（6）：63]

（4）**风湿痹痛**　青风藤90g，防己30g，入酒为引，适量煎服。（《普济方》）

三、其他藤类药

为了对藤类药物的进一步研究，笔者综合有关文献，对下列藤类药物予以简单介绍。

丁公藤，始载于《常用中草药手册》。别名有包公藤。味辛，性温，有毒。具有祛风、除湿、消肿止痛的功效。适用于治疗风湿痹痛、半身不遂、跌扑肿痛。孕妇忌服。

大血藤，始载于《植物名实图考》。别名有红藤。味苦，性平。具有清热解毒，活血祛风的功效。适用于治疗肠痈腹痛、经闭痛经、风湿痹痛、跌扑肿痛、月经不调、赤痢、血淋、疳积、虫痛等。

古三藤，始载于《常用中草药手册》。别名有黄藤、黄连藤。味苦，性寒。具有清热泻火，解毒的功效。适用于治疗热盛心烦、肠炎、细菌性痢疾、疖肿、眼结膜炎、毒蛇咬伤、淋浊、赤白痢疾等。

石楠藤，始载于《图经本草》。别名有楠藤、石南藤。味辛，性温。具有祛风湿，壮腰膝，止痛，止咳的功效。适用于治疗风湿痹痛、挫伤、痛经、风寒感冒、咳嗽气喘。

络石藤，始载于《神农本草经》，列为上品。别名有络石、白花藤、爬山虎。味苦，性凉。具有祛风通络，凉血消肿的功效。适用于治疗风湿热痹、筋脉拘挛、腰膝酸痛、痈肿、喉痹、跌打损伤。

海风藤，始载于《本草从新》。味辛、苦，性微温。具有祛风湿，通经络，止痹痛的功效。适用于治疗风寒湿痹、关节疼痛、筋脉拘挛。

通光藤，始载于《滇南本草》。别名有扁藤、奶浆藤。味酸、涩，性平。具有消炎祛痰，止咳平喘的功效。适用于治疗肺炎、咽喉炎、乳汁不通等。

古羊藤，始载于《毒药本草》。味苦，性寒。别名有南苦参、老鸦嘴等，具有清热解毒，散瘀止痛的功效。适用于治疗感冒、疟疾、淋浊、毒虫咬伤、泄泻痢疾、胃痛、跌打瘀痛等。本品叶和种子有毒，慎之。

古钩藤，始载于《广西药植名录》。别名有白叶藤、牛角藤等。味淡，性平，有毒。具有活血消肿，镇痛解毒的功效。适用于治疗跌打损伤、痈疮、癣症、腰腹痛、水肿等。

无爷藤，始载于《岭南采药录》。别名有无根藤、过天藤、蜈蚣藤等。味甘、苦，性寒。具有清热利湿，凉血止血，解毒散瘀的功效。适用于治疗感冒发热、肺热咳嗽、尿血、痢疾、疥疮、湿疹、多发性疖肿、一切疥癣、鼻衄、血淋、黄疸等。

发痧藤，始载于《常用中草药手册》。味苦、辛，性微温，有毒。别名有夜牵牛、过山龙，毒根斑鸠菊等。具有疏风解表，舒筋活络的功效。适用于治疗感冒、疟疾、风湿痹痛、牙痛、跌打损伤。

娃儿藤，始载于《江西草药》。味辛，性温，有小毒。别名有一见香、老君须、苦儿藤等。具有祛风除湿，化痰止痛的功效。适用于治疗小儿惊风、月经不调、哮喘痰咳、咽喉肿痛、毒蛇咬伤等。

白毛藤，始载于《百草镜》。味苦，性微寒。具有清热解毒，祛风利湿的功效。适用于治疗湿热黄疸、风湿痹痛、带下、水肿、淋病、疔疮、风疹、丹毒、癣疥、恶疮、漆疮等。

鸡矢藤，始载于《本草纲目拾遗》。别名有鸡屎藤等。味甘、酸，性平。具有祛风活血，消食化积，止痛消肿的功效。适用于治疗风湿疼痛、腹泻、气虚浮肿、瘰疬、肠痛、无名肿毒、脚湿肿烂、神经性皮炎、瘤型麻风反应等。

南蛇藤，始载于《现代中药材鉴别手册》。别名有菜药。味微辛，性温、无毒。具有祛风除湿，活血止痛的功效。适用于治疗失眠、头痛、心烦不安、风湿痹痛、腰腿痛。本品可外用煎水取汁洗或捣烂敷患处。但因有毒，用之宜慎。

小血藤，始载于《现代中药材鉴别手册》。别名有血糊藤、铁箍散。味辛，性温。具有通经活血，强筋壮骨的功效。适用于治疗风湿痹痛、疮疖、月经不调、跌打损伤、筋骨关节疼痛。

扶桑藤，始载于《本草纲目拾遗》。味苦，性微温。具有舒筋活络，活血散瘀的功效。适用于治疗月经不调、一切血、一切气、一切冷、跌打损伤、咯血等。

千金藤，始载于《本草纲目拾遗》。味苦，性寒，无毒。具有清热解毒，祛风利湿的功效。适用于治疗风湿痹痛、水肿、淋浊、咽喉肿痛、痈肿疮疥、犬毒、毒虫咬伤、下部湿疮。

无斧藤，始载于《岭南采药录》。别名有过天藤、飞扬藤等。味甘、苦，性寒。具有清热利湿、凉血解毒的功效。适用于治疗痈肿、疥疮、烫伤、一切疥癣、湿疹、阴囊肿大等。

苦瓜藤，始载于《陆川本草》。味苦，性寒。具有清热解毒的功效。适用于疮毒、小儿胎毒、红白痢疾等。

糯米藤，始载于《天宝本草》。味甘、苦，性凉。具有清热解毒，健脾止血的功效。适用于治疗疔疮、痈肿、瘰疬、湿热白带、血管神经性水肿、慢性下肢溃疡、痛经等。

　　常春藤，始载于《本草纲目拾遗》。味苦，性凉。具有祛风利湿，平肝解毒的功效。适用于治疗疔疮肿痛痈肿、皮肤痒、白癣、衄血、风湿性关节炎等。

　　野葡萄藤，始载于《广西药植名录》。味微苦、酸，性平。具有清热利湿，消肿解毒的功效。适用于治疗疮疡肿毒、月经不调、赤痢、骨折、各种外伤出血等。

笔者在查阅部分有代表性中药专著中，发现应用动物类药所占比例较大。这是因为动物药是血肉之品，有情之物，性喜攻逐走窜、通经达络、搜剔疏利，无所不至，又与人类体质比较接近，容易吸收和利用，故其效用比较良好和可靠，常能发挥力挽沉疴之功，是草木之类的药物所不能比的。何谓动物药？国医大师朱良春先生曾有如下的阐述："《大戴礼记》一书提到，禽为羽虫，兽为毛虫，龟为甲虫，鱼为鳞虫，人为倮虫。"由此说明，古代将虫字作为动物的总称。所以虫类药即为动物药的总称。

动物药的应用，素来为历代医家所青睐。《神农本草经》载药 365 种，动物药 67 种；《伤寒杂病论》用药 93 种以上，动物药有 12 种；《新修本草》收载动物药 128 种。动物药收集最全者，首推《本草纲目》，全书载药 1892 种，其中动物药 461 种。1976 年以来，全国和地方相继出版了一些动物药专著：《广西药用动物》（1976 年），《山东药用动物》（1979 年），《中国动物药》（1981 年），《中国动物药志·第一分册》（1979 年）和第二分册（1983 年），《中国动物药志》（1979 年），《动物本草》（2001 年）。

柒

第七讲

动物类药用药心得

一、动物药应用总则

（一）应用的部位

（1）干燥全体，如全蝎、蜈蚣、斑蝥、土鳖虫等。

（2）除去内脏的动物，如白花蛇、地龙、蛤蚧等。

（3）动物的一部分，如石决明、牡蛎、鳖甲、蛇蜕。

（4）动物的分泌物，如麝香、蟾酥等。

（5）动物的排泄物，如五灵脂、蚕砂、夜明砂。

（6）动物的生理或病理的产物，如熊胆、蝉蜕、牛黄、马宝。

（7）动物的加工类，如阿胶、鹿角胶、龟甲胶等。

（二）主治功效

（1）攻坚破积：治疗痰核、瘰疬、癥瘕积聚等症。

（2）活血祛瘀：治疗周围血管病、硬皮病及微循环障碍之类疾病。

（3）息风定惊：治疗毒热扰脑之类的疾病，如狼疮性脑病等。

（4）宣风泻热：治疗风热瘾疹等。

（5）搜风解毒：治疗结节性红斑、硬红斑、痛风等。

（6）行气活血：治疗带状疱疹后期。

（7）壮阳益肾：治疗弥漫性系统性硬皮病、雷诺病等。

（8）消痈散肿：治疗痈疽、恶疮、顽癣等。

（9）收敛生肌：治疗溃疡和瘘管等。

（10）补益培本：治疗慢性荨麻疹、老年性皮肤瘙痒病等。

（11）开窍慧脑：治疗各种高热所致神志不清诸症。

（12）清热解毒：治疗红皮病、急性皮肤病等。

（13）利尿通淋：治疗淋病等。

（14）化痰散结：治疗聚合性痤疮及多发性毛囊炎。

二、动物药分类应用

现按《本草纲目》分类的方法，即虫类、鳞类、介类、禽类、兽类、人类等，现将常用动物药分述如下。

（一）虫类药用药心得

据《本草纲目》所载，虫类药有 101 种，并附虫药 7 种，在临床上，较为常用的有：蜂蜜、五倍子、桑螵蛸、蚕、九香虫、斑蝥、水蛭、蝉衣、蛴螬、鼠妇、䗪虫、虻虫、蟾蜍、蜈蚣、蚯蚓、蜗牛等。

笔者认为在具体应用虫类药时，必须注意三点：一是对毒性较大的虫类药，要严格炮制后再用，剂量宜轻不宜重；二是为了避免部分虫类药特有的腥臭气味，用时最好焙干研细末，装入胶囊，尽量不要直接投入汤剂之中；三是外用时直接涂擦患处，但避免用在皮肤黏膜的破损区域。若出现红肿、水泡或灼热疼痛时应立即停用，并作出相应的处理。

▷ **验案举例**

脓肿性穿透性头部毛囊周围炎　李某，男性，38 岁。1998 年 6 月 7 日初诊。近 1 年来，在枕部和头部，发现多个炎性丘疹、结节和脓肿，常是此起彼伏，曾接受过抗生素治疗，病情并未控制，遂来门诊求治。检查：枕部、头顶区域可见多个脓性结节，压之有少量稀薄脓液外溢。据述疼痛以晚上为重，患者形体肥硕，神疲乏力，面色少华，常因剧烈疼痛而影响睡眠。脉象虚细重按无力。舌质淡红少苔。辨证：正气虚弱，毒结不化。诊断：脓肿性穿透性头部毛囊周围炎。治疗：扶正托毒，化瘀散结。处方：四妙汤加减。生黄芪 12~15g，党参、茯苓、银花、浙贝母各 12g，皂角刺、甲珠、蜂房、玄参、连翘、陈皮各 10g，制乳没、羌活、白芷各 6g，浓煎取汁，一日 3 次，饭后 30 分钟用药液 200ml，送服犀黄丸一日 2 次，一次 3g。外用如意金黄散，蜂蜜调成糊状外敷患处。一日 1 次。

二诊：5 天后，疼痛有所减轻，夜间尚可安睡 4~5 个小时，脓肿和结节也有缩小之势。但其纳谷不香，上方加神曲 12g，犀黄丸改为每日 1 次。外治法同上。

三诊：1 周后复诊，脓肿和结节有所控制，脓液外溢基本控制。局部遗留硬结疤痕，继用原方内服。停犀黄丸，改用大黄䗪虫丸，一日 2 次，一次 3g，随药汁送下。2 个月后复查，枕部和头部损害见好。仅在患处留下大小不一的秃发数处。

方药分析　四妙汤由黄芪、当归、银花、甘草等四味组成，具有补虚托毒的功效，为治疗疮疡之常用于方剂。本病案用黄芪、党参、茯苓、银花扶正托毒；皂刺、甲珠、蜂房、连翘透脓散结，特别是蜂房，黄宫绣称之为清热、软坚、散结的要药；玄参滋阴降火；浙贝散结解毒；陈皮、乳没理气化瘀止痛；羌活、白芷既引药直达病所，又搜风消肿。诸药功效的重点在清热解毒，散结止痛的同时，也十分重视扶正固本，寓意在防毒内陷之虑。

点评　本病治疗的关键有二：一是辨别正邪盛衰的程度，初期正盛邪弱，解毒散结多于扶正托毒；中期正邪相搏，解毒与扶正各半；后期正邪均衰，扶正托毒重于解毒散结，以善其后。二是适当加入中成药，扶助汤药之力。笔者的经验是解毒止痛首选犀黄丸，扶正散结选用大黄䗪虫丸。这样，不仅可以弥补汤剂药力的不足，而且可以减轻病人痛苦，缩短治疗时间，另外，还要告诫患者，在患病期间，剪短头发，便于外用药物药效的直接吸收。若患糖尿病者，更应重视原发病的治疗与控制，否则不利于机体的康复。诚如《万氏秘传外科心法》所说："此疾因五脏六腑，蓄受湿热，故外伤皮肤而成也。"

（二）鳞类药用药心得

鳞类动物入药，以蛇为主，鱼类基本上是桌上的佳肴，专门论之药性的专著甚少，为此，仅选常用的守宫、蛤蚧、蛇蜕、白花蛇、乌梢蛇重点讨论。这类药物均有清热解毒，息风止痒的功效，特别是对风毒顽痒，用之恰当，效果卓著，并为临床所证实。不过，亦有部分患者服药后痒感不但不减，反而有加重的现象。因此，笔者在临床应用上述诸药时，往往要询问三点：一问平素吃鱼、虾、鸡之类食品皮肤有无过敏反应；二问既往是否服过鳞介类药或者虫药，反应如何；三是在初诊时，从小剂量开始，观察皮损和痒感在服药后是减轻还是加重。总之，尽量做到药贵在精，药贵对症，是十分要紧的。

常用的鳞类药有鲮鲤（穿山甲）、守宫、蛤蚧、蛇蜕、白花蛇、乌蛇、蝮蛇等。

▷验案举例

化脓性汗腺炎　余某，女性，31岁。2006年5月7日初诊。2周前右侧腋窝发现肿块，继而感觉隐约疼痛。检查：右侧腋窝可见一个形如鸽蛋大小的结块，表面光滑，肤色微红，触之中等硬度，轻度压痛，其他部位未见类似肿块。脉象弦数，舌质暗红，苔少。辨证：肝经血滞，脾经气凝，共结为肿块。诊断：化脓性汗腺炎。治法：疏肝理脾，化痰散结。处方：香贝养荣汤加减。制香附、赤白芍、柴胡、青陈皮、浙贝母、僵蚕各10g，干地黄、党参、桔梗、川芎各6g，熟地、夏枯草、橘核各12g，天龙1条。

二诊：5天后复诊，腋窝肿块略有缩小，肤红也有减退。守原方再进10剂。

三诊：2周后检查，腋窝肿块消退8/10，肤红和压痛见好。改服小金丸，每日2次，每次0.6g。2周后肿块消失而愈。

方药分析　药用柴胡、赤芍、浙贝母、僵蚕、香附、青陈皮、川芎疏肝理气，化痰散结，偏于祛邪；党参、干地黄、白芍、熟地，益气养血，重在扶正；橘核、天龙、夏枯草、桔梗，既助浙贝母、僵蚕化痰散结之力，又善软坚散结解毒。在病势锐减之后，改用小金丸缓缓投之，以防死灰复燃。

点评　本病是一种大汗腺的慢性化脓性炎症。主要发生在腋窝和会阴处。中医常依据病情的进展，分初期、中期和后期治疗。初期仅见肿块和轻微肤红，治用疏肝散结，方选香贝养荣汤；中期酿脓将溃，疼痛较重，治宜托里排脓，方用托里排脓汤；后期瘘管难敛，治宜排脓生肌，方用四妙汤加味。笔者对本病治疗的全过程中，从初期到后期均喜用天龙，又名壁虎、守宫。该药始载于《本草纲目》，具有祛风、散结、解毒的功效，对于疮疡、恶疮，效验很多，不过剂量宜小，恐防中毒之虑。

（三）介类药用药心得

李时珍认为唐宋本草错误地将介类混入虫鱼部，从他开始单列介部，凡46种，分为两类，一是龟鳖、二是蚌蛤。在临床之中，介类素为医家所重视，药用较为广泛。鉴于介类药以甲壳居多，为了充分发挥药效，通常采取三项措施：一是先煎，二是煅制，三是研细末，必要时水飞为佳。

临床常用介类药有龟甲、玳瑁、鳖甲、牡蛎、石决明、珍珠母、文蛤、温蛤、蛤蜊、紫贝、淡菜、田螺、海燕等。

▷验案举例

急性发热性嗜中性皮肤病　胡某，女性，28岁。2005年6月12日初诊。半年前，在四肢和面颊发现多个斑丘疹，伴有发热、关节肌肉酸痛。自疑为患有红斑狼疮，曾入院治疗。经过多种检查，排除红斑狼疮，确诊为急性发热性嗜中性皮肤病。给予皮质类固醇激素治疗。2周后体温正常，皮损减轻。10天前因为感冒而诱发，导致皮损加重，肌肉关节疼痛。检查：面颊左侧可见两块形如5分硬币大小的暗红色斑疹，边缘隆起，中央消退，状如环形。右颈部和手背也有数处类似损害，伴有发热（体温38.7℃），关节肌肉酸痛，口干咽痛。脉象浮数，舌质红，苔薄黄。辨证：风热之邪，骤袭肺胃，郁而不宣，遂化为毒。毒热波及营血，导致血热浸肤。治法：清宣肺胃，解毒退斑。处方：银翘散合犀角地黄汤化裁。银花、紫草、生地、秦艽、炒丹皮、玳瑁（先煎）、连翘、五加皮各10g，炒牛蒡子、防风、荆芥各6g，水牛角粉、绿豆衣各15g。

二诊：5天后复诊，体温正常，关节肌肉酸痛略有缓解，斑疹损害稍有减轻。步上方去防风、荆芥、牛蒡子加金莲花6g，老鹳草、鬼箭羽各10g。

三诊：服上方1周后，头疼、关节、肌肉疼痛基本控制。但其斑疹消退缓慢，改用凉血化瘀、通络退斑。处方：凉血五花汤加减。五加皮、生地炭、银花炭各12g，金莲花、凌霄花、鸡冠花、炒槐花、炒丹皮、紫草、茜草各10g，豨莶草6g，另用西红花（绍兴酒浸泡）1.5g，另煎取汁，随药汁服下。按上方治疗3周后，斑疹损害基本消退，关节肌肉酸痛也明显控制。嘱其口服三七胶囊（田三七焙干，研细末，过筛100目，装入0.5g胶囊中），一日3次，1次3粒，以善其后。

方药分析　方用银翘散疏散风热以治其卫气，犀角地黄汤凉血解表退斑以治在营血，加玳瑁、紫草、绿豆衣助犀角地黄汤的清营凉血之功，秦艽、五加皮功专散风祛痹，以治关节肌肉酸痛，在其关节肌肉酸痛症状基本控制后，则改用凉血五花汤，重在凉血、活络、退斑。主次症状有别，则用药层次清楚，故而收到药至病退之效。

点评　本病以发热、皮肤疼痛性斑块及结节、嗜中性粒细胞增多为特征的一组少见皮肤病。病程慢易复发。中医学视其皮肤损害，将其纳入"丹"的范畴。凡"丹"皆与火毒关系密切，一般而论，火重于毒，病变迅速，伴有壮热，甚至神昏谵语，治宜泻火护心，若毒重于火则以皮肤红斑为主，伴有灼热刺痛，治宜解毒凉血。本案介于两者之间，因此诊治的重点，既要重视发热、肌肉关节酸痛等内症，又要突出皮肤斑疹的特征，宜用凉血解毒，通络退斑之方治之。随着病情的递减，其重点则转入血分郁热。故用三七胶囊以善其后。此外，西红花系贵重药材，用少量绍兴酒搅拌之，其药效更佳。

（四）禽类药用药心得

世界卫生组织评出的健康食品和垃圾食品，在健康食品中，最佳肉食均为禽类：鹅肉、鸡肉、鸭肉。李时珍说："二足而羽曰禽……羽类则阳中之阳，大抵多养阳，于是集其可供庖药及毒恶当知者，为禽部，凡七十七种。分为四类，曰水、曰原、曰林、曰山。"李氏之言，提供了五个信息：一是释名，二是禽类药大多养阳，三是既庖又药，四是毒与恶，五是四大分类。

在临床中，比较常用的禽类药有鸡、五灵脂、鹅、石燕、凤凰衣等。

▷**验案举例**

拔毛癖　黄某，男性，12 岁。2004 年 5 月 6 日初诊。患者母亲代述，近 2 年来，发现患者不时地拔自己的头发，家长制止方才停止。检查：患者面色萎黄少华，形体消瘦，双目略有呆痴，时常躁动，头顶头发稀少，其发质焦枯。脉细数，舌质淡红，苔少。辨证：心脾两虚，神志不安，致使动作异常。治法：健脾养心，安神益智。处方：归脾汤加减。党参、黄芪、茯神、丹参、干地黄各 12g，麦冬、枣仁、柏子仁、玄参各 10g，远志、五味子、石菖蒲、炙甘草、广木香各 6g。

二诊：10 天后复诊，双目呆痴，躁动略有减轻，时常拔出头发的动作似有减少。步上方去丹参、玄参，加煅龙牡各 15g，神曲 10g。2 周后复查，食欲增进，异常动作明显减少。嘱服药丸调治之。处方：党参、炙黄芪、干地黄、白术、神曲各 100g，丹参、鸡内金、麦冬、枣仁、柏子仁各 80g，广木香、远志、石菖蒲、五味子、琥珀各 50g。研细末炼蜜为丸如梧桐子大。一日 3 次，一次 4.5g，温开水送下。

方药分析　本案以归脾汤为基础方，意在健脾养心，心血足则神志宁。加入药物有三个方面的考虑，一是开窍醒脑，如石菖蒲、丹参；二是化瘀消食，如鸡内金、神曲。《药鉴》说"神曲……消宿食，健脾胃，进饮食，下滞气，破癥结，逐积痰"；三是安神益智，如琥珀、柏子仁、五味子等。综合各方面的药效，达到心态平和，减轻躁动等不良动作，配合适当的开导，收到良好的效果。

点评　拔毛癖又称抽搐性拔毛，系患者自己强迫性拔除毛发所致。这类患者，多由思虑不遂，性格怪僻，由心脾两虚所为。其治法既要扶脾，养心治本，又要宁神安志治标。选用归脾汤与天王补心丹两方合裁。在坚持药物治疗的同时，还要善于开导，解除紧张的心理状态，克服不良的陋习。

（五）兽部药用药心得

李时珍说"兽者四足而毛之总称"，古代将马、牛、鸡、羊、犬、豕等可豢养者称之六畜，麋、鹿、狼、麢、兔、野豕称之六兽。这类动物既可供膳食，又可供药物使用，现分为五类：曰畜、曰兽、曰鼠、曰寓、曰怪。合计八十六种，现在临床应用较多的有豕、羊、阿胶、牛黄、黄明胶、狗宝、鹿、麝、猬等。

▷**验案举例**

中毒性红斑 周某，男性，31岁。1998年9月8日初诊。2天前，因食不洁食品，午后腹部感觉不适，随之发热，继而皮肤发痒，周身皮肤发红。检查：体温39.6℃，全身皮肤呈现弥漫性红斑，略有肿胀，扪之灼热，两侧扁桃体Ⅱ度红肿。脉象浮数有力，舌质红苔少。辨证：饮食之毒，侵扰肺胃，毒溢营气。治法：凉血解毒，清营护心。处方：消斑青黛饮加减。板蓝根、水牛角粉各10g，生地30g，炒丹皮、赤芍、知母、焦山栀各6g，大青叶、玄参各12g，羚羊角粉0.6g（冲下）。

二诊：服药2天后，红斑和痒感减轻，体温下降。步上方加金莲花、挂金灯、鸭跖草各6g，3天后体温正常，皮损和痒感基本消退，仅有少量糠秕状鳞屑尚未脱尽。

方药分析 热邪骤入营分，可以本方为主增损，用水牛角清营解毒，凉血散瘀，清心安神；生地、丹皮、赤芍清营凉血，化瘀退斑；板蓝根、大青叶清肝火，知母清胃火；玄参清肾火；焦山栀清三焦之火；羚羊角粉平肝退热。在二诊中加金莲花、挂金灯、鸭跖草清肺、胃瘀热，共奏泻火解毒，凉血退斑之效。

点评 中毒性红斑又名毒性红斑，中医认为类似于"诸物中毒"。其中以陈旧腐败的食品如鱼、虾、蟹、海鲜、禽类和兽类居多。这些食品暴食之后，常易导致脾胃受损，蕴生毒热，煎灼营血，毒热外侵于肤，症见皮肤焮红发丹，在治疗中，要分辨疹与斑，若以疹居多者，宜清宣肺胃，以斑为重者宜清营凉血。与此同时，还需据症增损，如壮热不退加水牛角粉、羚羊角粉；咽喉疼痛加金莲花、鸭跖草、挂金灯；食少或呕吐加竹茹、藿香、姜半夏；眼睑浮肿加浮萍、蝉衣、白茅根；红斑压之退色加紫草、黄芩；红斑压之不退色加红花、仙鹤草、大枣。

（六）人类药用药心得

李时珍说："《神农本草》，人物惟发鬈一种，所以别人于物也。后世方伎之士，至于骨、肉、胆、血，咸称为药，甚哉不仁也。今于此部凡经人用者，皆不可遗，惟无害于义者，则详述之。其残忍邪秽者则略之，仍辟断于各条之下。通计三十七种，不复分类。"李氏之言，给后人提出了三个问题，一是人之物入药，历来甚少，如《神农本草经》一种，《名医别录》五种，《唐本草》一种，《本草拾遗》八种，《日华子本草》二种，《开宝本草》一种，《嘉祐本草》四种，《证类本草》一种，《本草蒙筌》一种，《本草纲目》十三种。二是将人之骨、肉、胆、血等入药，是不人道的，应予摒除。三是人之入药，必须遵循"无害于义"的原则，现今临床应用较多的有乱发、爪甲、人乳、紫河车等。

▷验案举例

混合性结缔组织病　熊某，女性，56 岁。2004 年 3 月 10 日初诊。近 3~4 年来，常觉关节肌肉酸痛，指端青紫冰冷，略有肿胀，食欲欠佳，院外检查：抗 RNP 抗体（＋），滴度 1：380，ANA 颗粒状 1：320，ENA（＋）1：420，RF 因子（＋），补体 C_3 0.42，ds-DNA（－），血沉 38mm/h。综合上述，临床诊断为混合性结缔组织病。检查：面色㿠白少华，手指肿胀木硬，中度青紫冰冷，关节肌肉酸痛，行走艰难，进食略感堵塞，夜难入睡。脉象细弱，舌质淡红且胖嫩，苔薄白。辨证：脾肾阳虚。诊断：混合性结缔组织病。治法：温扶脾肾，温经通络。处方：还少丹加减。熟地、山药、枸杞、山茱萸各 12g，茯苓、巴戟天、黄芪、党参、桑寄生、鬼箭羽、姜半夏各 10g，桂枝、竹茹、九香虫、山楂各 6g。

二诊：1 周后复诊，关节肌肉酸痛减轻，进食梗塞现象有所缓解。唯神疲乏力，夜寐欠安症状改善不够明显。步原方加服人参归脾丸，每日 3 次，每次 6g，随药汁送下。守方加减治疗 6 个月后，血液学检查：血沉下降到 18mm/h，补体 C_3 上升至 0.86，其他 6 项均在正常范围，尚可参加日常工作。嘱其拟用下方做成药丸以巩固之：黄芪、党参、肉苁蓉、丹参、巴戟天、枣仁、柏子仁各 80g，仙茅、姜半夏、橘皮、地龙、黄柏、五味子各 50g，楮实子、淫羊藿、菟丝子、沙苑子、山茱萸、鸡血藤、紫河车、桑椹子、百合、天麦冬各 100g，蛤蚧 3 对。共研细末，炼蜜为丸，如梧桐子大。每日 3 次，每次 6g，温开水送下。3 个月后来我处检查，内症俱平而愈。

方药分析　方用肉苁蓉、巴戟天、仙茅、淫羊藿温补肾阳；熟地、枸杞子、天麦冬等滋补肾阴，阴阳并补，为之主药；桂枝、九香虫、楮实子助肾阳以散寒；桑椹子、鬼箭羽补肾壮药；山药、黄芪、党参、山楂、橘皮、姜半夏健脾益气，治在中焦；菟丝子、沙苑子、五味子益肾固精，治在下焦；柏子仁、枣仁、百合安神益智；桑椹子、鸡血藤、紫河车益精生血；蛤蚧益肺抵御外邪；地龙、丹参通络除痹。诸药从不同的角度互补互利，达到脾肾双补，阴阳平衡，有利于机体的康复。

点评　混合性结缔组织病，以中年女性居多，阴阳两虚的体质较为多见。在调治的全过程中，既有肝肾不足，冲任失调，阴虚内热的一面，又有脾气不健，寒湿内侵，阻于经络以致气滞血瘀的一面，因而在选方用药上，必须照顾先天与后天两者间的密切联系。我在临床中对这类疾病均以还少丹为基础方加减。如低热加青蒿、白薇、醋鳖甲；肝脏损伤加川楝子、郁金、白芍；膝关节酸痛加怀牛膝、千年健；夜寐欠安或者易于惊醒加琥珀、煅龙牡；大便秘结加瓜蒌仁、火麻仁、郁李仁。

三、要药汇解

蜂　蜜

【药名浅释】

蜂蜜，曾以石蜜、石饴之名，始载于《神农本草经》。蜂蜜之名见于《本草纲目》，李时珍谓："蜜以密成，故谓之蜜。"别名有蜂糖、生蜜、炼蜜、石蜜、蜜糖等。

【药性分述】

蜂蜜，味甘，性平。具有补中，润燥，止痛，解毒的功效。

蜂采无毒之花，酿之成蜜。其药效有五：清热、补中、解毒、润燥、止痛。生用则性凉能清热，熟用则性温能补中。甘而平和，能解毒；柔而濡泽，能润燥；缓可去急，能止心腹肌肉疮疡疼痛；和可致中，能调和百药，而与甘草同功。古今很多中成药均取蜂蜜调和诸药之功。总之，凡气血、虚实、寒热、阴阳、内外，诸病罔不相宜。具体言之，蜂蜜主治的病症与药效有：安五脏、止痛解毒、强志轻身、唇口疮、明耳目、烫火伤、便秘、祛心烦、肌中疼痛、疔肿恶毒、瘾疹瘙痒、阴头生疮等。

本品得姜汁，可治初痢；配生地汁，治心腹刺痛；拌薤白，外治烫火伤。然而，呕家、酒家、中满蛊胀、湿热脚气均不宜用。

不过，朱丹溪曾说："蜜喜入脾。西北高燥，故人食之有益，东南卑湿，多食则害生于脾也。"此外，本品不可与生葱同食，亦不可与莴笋同食。以上数点应牢记。

【临床应用】

（1）**慢性盘状红斑狼疮**　青蒿丸：青蒿 500g，蜂蜜 100~150ml，制成蜜丸如梧桐子大。日服 3 次，每次 18g。(《中国中医秘方大全·庄国康》)

（2）**风瘙瘾疹**　白蜜不拘多少，好酒调下。(《本草纲目》)

（3）**口疮**　5% 蜂蜜水溶液，外涂患处。(《李克绍中药讲习手记》)

（4）**臭鼻症（萎缩性鼻炎）**　先用水洗鼻腔，继用棉签蘸生蜜涂之，早晚各 1 次。(《李克绍中药讲习手记》)

（5）**面上䵟点**　白蜜和茯苓末涂之。(《本草纲目》)

（6）**阴头生疮**　蜜煎甘草涂之。(《外台秘要》)

露　蜂　房

【药名浅释】

露蜂房，始载于《神农本草经》，列为中品。别名有蜂房、炒蜂房、蜂肠、大黄蜂巢、马蜂包、虎头蜂房、紫金沙等。因蜂房悬挂于树上得自然风露，故称露蜂房。入药以革蜂窝为甚，七里蜂毒最猛。不过，蜂房带子者效佳。

【药性分述】

露蜂房，味甘，性平，有毒。具有攻毒、杀虫、祛风的功效。本品实为清热、软坚、散结的要药。

李时珍说："露蜂房，阳明药也，外科、齿科及他病用之，亦皆取其以毒攻毒，兼杀虫之功耳。"具体言之，痈疽、瘰疬、惊痫、痔痢、风毒恶疮、风虫牙痛、疔肿诸毒、头上癣疮、瘾疹瘙痒、狐尿刺疮、乳痈、蜂虿、恶脉均可用之。露蜂房入盐煅炭，治牙虫；配蛇蜕、血余炭，以黄酒送下，可消疗疮肿毒。但痈疽溃后忌用，气血虚弱者慎用。鉴于本品毒性较强，有致急性肾炎的危险，宜慎之。

【临床应用】

（1）**项后硬结性毛囊炎、脓肿性穿拙性头部毛囊周围炎、聚合性痤疮**　蜂房野菊汤：野菊花、金银花、连翘、蒲公英、紫花地丁各 10~12g，露蜂房、浙贝母、玄参、羌活、川芎、甘草各 6g。（《徐宜厚皮科传心录》）

（2）**银屑病（血燥型）**　养血解毒汤加减：鸡血藤、生地、板蓝根、土茯苓各 30g，当归、丹参、麦冬、天冬各 10g，露蜂房 15g。（《中西医结合皮肤性病学》）

（3）**关节炎型银屑病**　五味子汤加减：五味子、地龙、淫羊藿、桑枝、松针、皂角刺、蜂房、姜黄、桃仁各 10g，制附片、乌蛇各 8g，巴戟天、杜仲、黄芪、熟地黄、桑寄生、山茱萸各 15g，狗脊 30g，全蝎 6g。（《徐宜厚皮科传心录》）

（4）**黑变病**　张氏验方：乌梢蛇 15g，蝉衣、丹皮、赤芍各 9g，蜂房 6g，当归 12g，土茯苓、薏仁、路路通各 30g。另加大黄䗪虫丸，每日 3 次，每次 3g。（《古今专科专病医案·皮肤病·张锡君》）

（5）**多发性大动脉炎**　颜氏验方：青葱、桂枝、附子、干姜、川牛膝、桃仁、蒲黄、鬼箭羽、蜂房、威灵仙、土鳖虫、甘草（原书无剂量）。（《跟名师学临床系列丛书·颜德馨》）

（6）**小儿湿疹**　荆翘散加减：荆芥、连翘、防风、苦参、当归、制大黄、白鲜皮、生地、赤芍、焦三仙各 10g，蜂房 5g，川芎 6g。（《刘弼臣用药心得十讲》）

（7）**风气瘙痒**　炙蜂房、蝉衣等份为末，每服 3g，酒送下，一日 3 次。（《梅师方》）

（8）**蜂蜇肿痛**　蜂房为末，猪膏和敷，或水煎洗。（《备急千金要方》）

五　倍　子

【药名浅释】

五倍子，始载于《开宝本草》。别名有花倍（角倍）、独角倍（肚倍）、文蛤、百虫仓、木附子。本品实乃倍蚜科昆虫角倍蚜或倍蛋蚜在其寄主盐肤木等树上所结的虫瘿，内藏多个幼虫，故称百虫仓。角倍蚜的虫瘿，呈不规则的囊状或菱角状，故称角倍或菱倍。又因其形状似海中文蛤，故也称文蛤。然其有两种，一是秦汉时期的文蛤，是介类文蛤；二是唐代所载文蛤，是虫类文蛤，两者名称虽同，但功用主治迥异，切不可混用。

【药性分述】

五倍子，味酸、涩，性寒。具有敛肺降火，涩肠固精，敛汗止血的功效。

五倍子是一味极强的收敛药，功效有五：一是止汗；二是止咳；三是止血；四是止泻；五是收肛。内治痰结咳嗽、吐衄、泻痢、痔疮、消渴、盗汗；外治风湿癣疮、鼻疳疮、金疮、眼赤烂疮、风湿疮疡、阴囊湿疮、脱肛等。古代医家临床应用的经验举隅如下。

朱丹溪强调："五倍子属金与水，嚼之，善收顽痰，解热毒，佐他药尤良。黄昏咳嗽，乃火气浮入肺中，不宜凉药，宜五倍、五味敛而降之。"

《医碥》："五倍摄精，敏于龙骨、牡蛎。"

《普济方》："五倍子末，吹之，治聍耳除脓。"

《医学从众录》："文蛤研细末，女儿津，贴脐内治遗精。"

至于配伍方面，五倍子得乌梅可用治赤痢不止；合五味子治疗久咳不愈；和腊茶叶末外涂治阴囊湿疮。但因其收敛固涩作用较强，凡风寒外触或肺火实盛之暴咳，以及新起之痢疾、泄泻者则忌用。

【临床应用】

（1）**石棉状糠疹** 豆根去屑洗方：山豆根、蚕砂、五倍子各15g，皂角、透骨草、桑白皮、巨胜子各12g，桂皮、松针、炒牛蒡子各10g。煎汤外洗。（《徐宜厚皮科传心录》）

（2）**生殖器疣、肛周疣** 鸭跖草方：鸭跖草、蚕砂、石榴皮、五倍子各15g，乌梅、枯矾、威灵仙各12g，细辛10g。上药加水1500ml，浓煎取汁约600ml，待温，浸泡患处15~20分钟，拭干即可。（《徐宜厚皮科传心录》）

（3）**癣菌疹** 黄精五倍洗方：黄精、藿香各12g，五倍子、蚕砂、明矾、吴茱萸各10g，煎水浸泡或湿敷患处，每日2次，每次10~15分钟。（《徐宜厚皮科传心录》）

（4）**自汗、盗汗** 五倍子研细末，津调，填脐中，缚定。（《集灵方》）

（5）**河豚毒** 五倍子、白矾各等份为末，以水调下。（《事林广记》）

（6）**面䵟黑** 玉锁丹：五倍子500g，茯苓120g，龙骨60g，为末，水糊丸如梧桐子大。每次服70丸，食前盐汤送下，一日三次。（《太平惠民和剂局方》）

（7）**淋证** 秘真丸：五倍子30g，甘草24g，研细末，每服3g，竹叶煎水送下，一日2次。（《医学衷中参西录》）

附　百药煎

百为用五倍子和茶叶经发酵而成的块状物。具有清肺化痰，定嗽解热，生津止咳的功效。可用于口舌糜烂、风湿诸疮、染乌须发等功效。黄宫绣说："五倍子染发皂物最妙。"另本品配白矾末，加油调和，可外擦治炼眉疮癣。

乳结硬痛　百药煎末，每服9g，酒50ml，煎数沸服之。（《经验方》）

九　香　虫

【药名浅释】

九香虫，始载于《本草纲目》。别名有黑兜虫、打屁虫、屁版虫、酒香虫。因其干燥虫体气味如茴香而得名。李时珍说："至冬伏于石下，至惊蛰后即飞出，不可用也。"

【药性分述】

九香虫，味咸，性温。具有行气止痛，温肾助阳的功效。

张石顽说："九香虫治膈脘滞气，脾肾亏损，壮元阳。"本品主治范围有腰膝酸楚、阳痿、脘腹痞闷、神经性胃痛等。

本品能气血双宣，平肝止痛。凡见肝胃气痛，用多效验。《本草新编》说："九香虫，虫中之至佳者。入丸散中，以扶衰弱者最宜，但不宜入汤剂，以其性滑，恐动大便耳。九香虫亦兴阳之物，然非人参、白术、巴戟天、肉苁蓉、补骨脂之类。亦未见其大效也。"

阴虚有火，阳事易举及无气滞者勿用。

【临床应用】

（1）**带状疱疹遗留神经痛**　金铃散加味：金铃子、柴胡、九香虫（研末，冲下）、甘草各6g，柴胡、当归、炒白芍、玄胡索各10g，青皮、地龙各3g。（经验方）

（2）**阳痿**　乌龙丸：九香虫45g，车前子、陈皮各12g，白术15g，杜仲24g，研末炼蜜为丸如梧桐子大，每服4.5g，淡盐水与白酒早晚各服一次。李时珍云"此方之妙在九香虫"。（《本草纲目》）

（3）**膈间滞气**　九香虫（半生半熟）30g，陈皮、车前子各12g，白术15g，杜仲24g，研末，蜜丸，梧桐子大，每服4.5g，淡盐水送下。（《摄生众妙方》）

水　蛭

【药名浅释】

水蛭，始载于《神农本草经》，列为下品。别名较多，有蚑、蚑同、蚂蟥、马蟥、马蟥、蟥蛲、蜞、黄蜞、肉钻子等。《本草纲目》载："蛭有数种，以水中马蛭得啮人，腹中有血者，干之为佳。山蛭及诸小虫者，皆不可用。"《图经本草》认为生于山中的石蛭、生于草中的草蛭，以及生于泥中的泥蛭，虽然也能吸血，但危害亦大，主张用水蛭为好。

【药性分述】

水蛭，味咸、苦，性平，有毒。具有破血、逐瘀、通络的功效。

本品力主逐恶血、瘀血，破血瘕，除积聚，坠胎，对妇人恶血、瘀血经闭、血瘕积聚、血蓄膀胱均可用之。此外，唇赤白游疹、痈疽肿毒、折伤跌扑、瘀血不散，亦可用之。

张仲景以水蛭、虻虫，每兼而用之，专主攻坚破瘀。对此，《本经疏证》解释说："虻虫、水蛭，一飞一潜，皆唼血也。在上之热随经而入，飞者抵之，在下之血为热所瘀，潜者当之，此二味所以并用之，故而未及所以不用此之故……虻虫之性飞扬，故治血结瘀下而病在上者，水蛭之性下趋，故治血结于上欲下达而不能者，其逐瘀破积，两者相同，而一为搜剔之剂，一为滑利之品。"

张锡纯说："凡破血之药，多伤气分，惟水蛭味咸，专入血分，于气分丝毫无损，且服后腹不觉痛，并不觉开破，而瘀血默消于无形，真良药也。"最宜生用，甚忌火炙。朱良春先生说："凡证属体气虚弱，而脉又软弱无力者，虽有瘀滞癥瘕，该不宜轻率使用。虚人必须同时配合补气益血之品。"

水蛭最喜食人之血，而性又迟缓。迟缓则生血不伤，善入则坚积易破。借其力以攻久积之滞，自有利而无害也。近代名医颜德馨先生，用水蛭粉治愈一例血管瘤，总用量达3000g有余。

晋代葛洪首次记录取水蛭令嗜恶血，以治疗毒肿的外治法；《外科精要》首次以"蜞针法"命名载于史册；但汪机记有蜞针治疗一例小儿赤疹而死亡的教训，并云："唼血施予小儿，若积奇脏腑竭其血于外无益。"

笔者在学习先贤经验的基础上，为了避免水蛭腥味，将烘干之水蛭研末装入0.3~0.5g的胶囊中，一日3次，1次3粒，随汤药送下，或用温开水送下。主治雷诺病、硬皮病指端硬化、聚合性痤疮的囊肿及结节、结节性痒疹、结节性红斑、慢性丹毒以及颈部淋巴结核等。

【临床应用】

（1）**颈部淋巴结核**　朱氏经验方：未溃者，用水蛭、冰片各等份，研细末，加入适量凡士林外敷，每日换1次，1~3周多数可以消失。已溃者，可用水蛭研末，加少许冰片外掺于疮面，并用纱布覆盖，每日换1次。（《朱良春用药经验集》）

（2）**血栓闭塞性脉管炎（阴寒证）**　通脉药酒：丹参、银花、当归各100g，赤芍、川芎、牛膝各50g，甲珠、水蛭、附子各25g，白酒3000ml，浸泡7天后服用。夏天

每次 10~15ml，冬天 25~50ml，每日 2 次。（《中国当代名医验方大全·吴景芬》）

（3）**须发早白**　乌发丸：当归须、生黄芪、地骨皮、生熟地、菟丝子各 100g，地龙、䗪虫、水蛭、石菖蒲、远志、天麻、羌活、川芎、甲珠各 30g，茯苓 200g，牛膝、白芍、肉苁蓉、僵蚕、鹿角霜各 60g。研细末，水泛为丸，每日 3 次，每次 5g。另饭后以茯苓、当归各 10g，肉苁蓉、合欢皮各 6g，煎水作汤送服。（《临证验方治疗疑难病·雍履平》）

（4）**血管瘤**　颜氏验方：丹参、赤芍、王不留行、威灵仙、泽兰各 12g，生牡蛎 30g，地龙、丹皮、红花各 9g，炮甲、土鳖虫各 4.5g，丝瓜络、川芎各 6g。头二煎内服，三煎外熏。同时加用水蛭粉 1.5g，另吞。（颜德馨方）

䗪　虫

【药名浅释】

䗪虫，始载于《神农本草经》，列为中品。又称土鳖虫、地鳖、地鳖虫，因其形扁如鳖，故称土鳖。别名还有土虫、土元虫、臭虫母、地乌龟、盖子虫、节节虫、蚂蚁虎等。陶弘景说："形扁如鳖，有甲不能飞，小有臭气。"

【药性分述】

䗪虫，味咸，性寒。具有破血逐瘀，续筋接骨的功效。

《长沙药解》说："䗪虫善化瘀血，最补损伤。"《金匮要略》中用䗪虫方：鳖甲煎丸，用之治病疟日久，结为癥瘕；大黄䗪虫丸治虚劳腹满，内有干血；下瘀血汤治产后腹痛，内有瘀血；土瓜根散用之治经水不利，少腹满痛，以其消癥而破瘀也。

《神农本草经疏》云："血者灌溉百骸，周流经络。血若凝滞则经络不通，阴阳之用互乖，而寒热洗洗生焉，咸寒能入血软坚，故主心腹血积、癥瘕血闭诸症。血和而营卫通畅，寒热自除，经脉调匀，月事时至，而令妇人生子也。又，治疟母的必用之药。"䗪虫伍乳香、没药、自然铜等治疗骨折损伤。如无瘀血停留者，不宜用。

【临床应用】

（1）**硬皮病**　黄氏验方：黄芪 30g，白术、丹参、三棱、莪术各 18g，淫羊藿、仙茅、土鳖虫、制川乌各 12g，全蝎 6g，蜈蚣 3 条。（《奇难杂症·黄振鸣》）

（2）**红斑狼疮**　倍芪虫蛇方：生黄芪 60~90g，鸡血藤、生地、淫羊藿 24~30g，板蓝根、紫草、甘草各 30g，玄参 15g，生蒲黄、全虫、䗪虫、乌梢蛇、琥珀、鸡内金各 9g，桑寄生 24g。（《中国中医秘方大全·王渭川》）

（3）**瘰疬**　鲜土鳖虫，陈瓦花共捣烂，用膏贴之。（《中药大辞典》）

（4）**木舌**　土鳖虫和盐研末，煎汤服之。（《证治准绳》）

虻 虫

【药名浅释】

虻虫，曾以蜚虻之名始载于《神农本草经》，列为中品。古时蜚同飞，蜚虻即飞虻之意。虻虫之名见始于陶弘景所著之《本草经集注》，别名有牛虻、牛蚊子、牛苍蝇、瞎蠓等。

【药性分述】

虻虫，味苦，性微寒，有毒。具有破血逐瘀的功效。

虻虫食血而治血，故所治一切血结诸病，如血蓄而见身黄脉结、腹痛如狂、坚癥积块、疟母、仆损瘀血等症。本品常配丹皮，治跌仆瘀血。总之，虻虫为方，一曰破积血；二曰下血；三曰蓄血；四曰有久瘀血；五曰瘀血；六曰妇人经血不利；七曰瘀血在里；八曰如狂；九曰喜忘，皆为血证之谛。

虻虫、水蛭、䗪虫均有较强的破血逐瘀之效，其中，虻虫性刚而猛，服后可立致泻痢，药过即止；水蛭性阴而缓，服后虽不即泄，但其毒性在体内持续较久，效比虻虫为佳；䗪虫性较和缓，故常用于体腹瘀血诸症。王旭高说："飞者走阳路，潜者走阴路，治瘀血日久有效。"

不过，鉴于本品通利血脉、九窍之力，极能坠胎，非蓄血证、瘀血未甚者、肝血枯竭者均不宜用。

气血虚甚，形体瘦损者忌用。

【临床应用】

（1）**深部栓塞性静脉炎** 逐血破瘀汤：水蛭、虻虫、䗪虫各6~12g，地龙、黑丑、透骨草、水红花子、盘龙参、紫草10~15g，路路通15~30g。寒凉重者加紫油肉桂3~6g。（《赵炳南临床经验集》）

（2）**肿毒** 虻虫、松香各等份，研末。置膏油中贴之。（《现代实用中药》）

（3）**月经不行** 地黄通经丸：熟地120g，虻虫（去头翅，炒）、水蛭（糯米炒黄，去糯米）、桃仁各50g，为末，蜜丸如梧桐子大，每服5~7丸，空心温酒送下。（《妇人良方》）

蜈 蚣

【药名浅释】

蜈蚣，始载于《神农本草经》，列为下品。别名有蒺藜、蝍蛆、鱼虫、吴公、天龙，因其节节有足，又称百足虫、百脚。以背光、脊绿、足赤腹黄者为佳。

【药性分述】

蜈蚣味辛，性温，有毒。具有息风止痉，攻毒散结，通络止痛的功效。

蜈蚣走窜之力最速，内而脏腑，外而经络，凡气血凝聚之处，皆能治，性有微毒，而能解毒，凡一切疮疡诸毒，皆能消之。可治疗小儿惊痫、脐风口噤、丹毒、秃疮、痔漏、鸡眼、恶肉、瘰疬、便毒、蛇伤。

李时珍说："赤足蜈蚣最能伏蛇，为上药，白芷次之。"用时，宜带头、足，去之则力减。若过剂出现中毒现象，可用蚯蚓、桑白皮解之。

张锡纯用蜈蚣治噎膈，现代研究认为蜈蚣有一定的抗癌疗效，包括胃癌、食道癌、乳腺癌、宫颈癌、皮肤癌、结肠癌等。此外，蜈蚣油（活蜈蚣，浸入胡麻油中，20日后外用），外用能治毒虫、毒兽咬伤，中耳炎，疖肿，下肢慢性溃疡，炭火伤等。恽铁樵说："凡惊风，虫类药为特效药，而此数种虫类药中，亦有等级，蜈蚣最猛、全蝎最平。"

蜈蚣在皮肤科领域还有一些特殊性用法，摘录如下。

《海上方》："蜈蚣和盐浸油，取油擦小儿秃疮。又，以茶叶为末，同敷治瘰疬溃烂。"

《济生秘览》："黄脚蜈蚣1条，瓦焙存性为末，酒调服取汗，治便毒初起。"

《儒门事亲》："蜈蚣头、乌头尖、附子、全蝎梢为末，每次用1.5~3g，热酒灌下。仍贴疮上，治破伤风。"

【临床应用】

（1）**慢性湿疹**　搜风除湿汤：全蝎6~12g，蜈蚣3~5条，海风藤、川槿皮、黄柏、白术、炒枳壳各10~15g，薏苡仁、白鲜皮、威灵仙各15~30g。(《赵炳南临床经验集》)

（2）**结节性痒疹**　柏氏验方：全蝎3g，僵蚕、蜈蚣、红花、地肤子、黄柏、三棱、当归、乌蛇各10g，丹参15g，土茯苓、生牡蛎各30g，甘草5g。(《古今专科专病医案·皮肤病·柏志芳》)

（3）**皮肌炎**　蜈蚣方：蜈蚣、全蝎各等份，研末，每日2~3次，每次1.5g。(《中国中医秘方大全·严亦宽》)

（4）**慢性溃疡、疖肿**　取活蜈蚣2条，浸入100ml菜油中备用，每日1次外涂患处。(《国医大师·朱良春》)

（5）**风寒头痛**　章氏验方：炙蜈蚣1条，冰片0.6g，共研细末，每3小时鼻闻一次，直到连打喷嚏为止。(章次公方)

（6）**鸡眼**　蜈蚣为末敷之（用时宜带头足，去之则力减）。(《医学衷中参西录》)

地　龙

【药名浅释】

地龙，曾以白颈蚯蚓名始载于《神农本草经》，列为下品。地龙之名，见于《图经本草》，别名有蚯蚓、曲蟮、土蟮、土龙、蚓蝼。白颈者乃老蚯蚓也。李时珍谓：

"蚓之行也，引而后申，其蝼如丘，故名蚯蚓……雨则先出，晴则夜鸣，其鸣长吟，故曰歌女。"

【药性分述】

地龙味咸，性寒。具有清热定惊，平肝息风，通经活络，平喘利尿的功效。

地龙性寒，古人用药经验须取白颈，是其老者或路上踏死者为良，故又名千人踏。主治病症有：伤寒疟疾、黄疸、消渴、二便不通、历节风痛、癫狂、喉痹、风热赤眼、聤耳鼻瘜、秃疮瘰疬、阴囊热肿、脱肛、肾脏风注、蛇伤肿痛、蜘蛛伤毒等。另外，蚯蚓有五项特效，值得一提：一是"脚风药必须此物为使"（《本草图经》）；二是"治肾脏风下病，不可阙也"（《本草衍义》）；三是治丹毒漆疮；四是蚯蚓屎又名六一泥，可治火疮、痄腮、热毒等；五是治疗哮喘的良药。至于配伍方面，用面粉炒黄，研末吞服，治痴癫；配枯矾，搽齿血；加乳香末，治惊风。

"蜈蚣属火，名曰天龙，蚯蚓属水，名曰地龙。皆治蛊毒、蛇虫毒者，天地相交，则水火相继，故禀性虽有不同，而主治乃不相殊"（《本草崇原》）。

若中蚯蚓毒，惟以盐水浸洗或饮一杯即可解之。

【临床应用】

（1）**蜘蛛咬伤** 地龙液：青葱叶一根，地龙一支，将地龙放入葱中，紧捏两头，震动摇晃，化水后外涂患处。（《太平圣惠方》）

（2）**甲沟炎** 地龙膏：干地龙，不拘多少，研细末，猪脂调膏外敷。（《圣济总录》）

（3）**口腔黏膜白色念珠菌病** 白糖地龙液：活地龙 10~15 条，白糖 50g，搅拌至地龙融化成黄色黏液，瓶装备用。漱口后棉签蘸药液涂搽患处，每日 3~4 次。（《中国中医秘方大全·何国兴》）

（4）**下肢溃疡** 活地龙 40g，白糖 20g，混合捣如泥状外敷患处。（经验方）

（5）**丹毒** 活地龙 5 分，食糖 1 份，加适量凉水，共同搅拌如糊状，外敷患处。（经验方）

（6）**老人尿闭** 白颈蚯蚓，小茴香等份，杵汁饮之。（《朱氏集验方》）

全　蝎

【药名浅释】

蝎，始载于《开宝本草》。别名有蛜祁（音伊祁）、主簿虫、杜白、全虫、焙全蝎、虿尾虫。许慎说："蝎，虿尾虫也，长尾为虿，短尾为蝎。"开元初有主簿以竹筒盛过江，至今有之，故俗称主簿虫。《尔雅》说："杜白，蝎也。"今人用药有全用者，谓之全蝎，有用尾者，谓之蝎梢，其力尤紧。《集验方》云："每年清明至谷雨后，捕捉者为春蝎，品质最佳。"同时还指出，"雄蝎蜇人，痛哉一处，雌蝎蜇人，痛牵诸处"。

【药性分述】

全蝎味辛，性平，有毒。具有祛风止痉，通络止痛，攻毒散结的功效。

蝎禀火金之气以生，入肝经，蝎乃治风要药，治一切风木之病。治疗半身不遂、口眼歪斜、手足抽掣、风毒瘾疹、耳聋、疝气、痰疟惊痫、妇人带下阴脱、小儿风搐、耳鸣、眼胀痛等。全蝎是止痛要药，朱仁康老先生用全蝎治带状疱疹疼痛、偏头痛，甚至扩大到脑肿瘤的头痛。本品粉剂内服较煎剂为佳，一般剂量蝎尾 1~3 条，或全蝎 1~2g，研细末分 2 次吞服。长期服用，也无毒性反应。张锡纯说："蝎，其性虽毒，转善解毒，消除一切疮疡，为蜈蚣之佐药，其力相得益彰也。"李克绍先生说："全虫止痉挛之性强，蜈蚣入络，搜毒之力强。"

带下非风、非热者不可用，一切内虚似风等证切忌，慢脾风禁用。

【临床应用】

（1）**慢性湿疹** 全虫方：全蝎、猪牙皂角、苦参各 6g，皂刺 12g，刺蒺藜、炒槐花各 15~30g，白鲜皮、黄柏各 15g，威灵仙 12~30g。（《赵炳南临床经验集》）

（2）**荨麻疹** 全蝎一枚洗净，放入鸡蛋中蒸熟，弃蝎食蛋，一日 2 次。[《浙江中医杂志》，1987，（8）：370]

（3）**丹毒** 生全蝎 30g，炮山甲 45g，研细末，每日 1 次，每次 7.5g。[《中医杂志》，1963，（7），1]

（4）**偏头痛** 钩蝎散：炙全蝎、钩藤、紫河车各 9g，共研细末，分 10 包，每次一包，一日 2 次，温水送下。痛定后每日或间日一包巩固之。（朱良春方）

（5）**带状疱疹遗留神经痛** 全蝎 30g，研细末分 10 包，早晚各服一包。（朱仁康方）

（6）**颌下时毒肿痛** 全蝎 7 个，焙干为末，分 2 次，黄酒送下。（张锡纯方）

蝉 蜕

【药名浅释】

蝉蜕，始载于《名医别录》。《神农本草经》载有蚱蝉，列为中品。王充《论衡》说："蛴螬化腹蜟，腹蜟拆背出而为蝉……蝉者，变化相禅也。"蚱蝉羽化后的蝉壳，故名蝉蜕。古人用身，今人用蜕。其别名众多，腹蜟、蝉壳、枯蝉、金牛儿、蝉衣等。

【药性分述】

蝉蜕味甘，性寒。具有疏散风热，利咽透疹止痒，退翳明目，祛风止痉的功效。

蝉蜕专入肝经，可治疗惊痫、夜啼、破伤风、痘疹作痒、失音、疔疮肿毒、翳膜侵睛、皮肤瘾疹有通乳汁、杀疳虫、下胞胎等功效。古人有："治皮肤疮疡风热当用蝉蜕；治脏腑经络，当用蝉身，各从其类"一说，仅供参考。

《医学衷中参西录》说："蝉蜕有皮以达皮之力，故又为治瘾疹要药。与蛇蜕并用善治周身癫癣瘙痒。"杨栗山先生将蝉蜕誉为"轻清灵透"之品，为治血证的圣药。我在临床上将蝉蜕用于治疗特应性皮炎，有一定的效果。

本品多服泄元气，痘症虚寒证者不得服。

【临床应用】

（1）**紫癜性肾炎**　紫癜肾复汤：紫草、蝉蜕、甘草各15g，土茯苓、益母草各30g，白花蛇舌草25g，白茅根、茜草根、防己各20g。(《国家级名医秘验方·刘大同》)

（2）**皮肤瘙痒**　蝉蜕、蛇蜕、当归、川芎、赤芍、夜交藤（原书无剂量）。(《中医临床家·查玉明》)

（3）**荨麻疹**　祛风定喘丸：蝉蜕45g，蔓荆子15g。研细末，炼蜜为丸，日服3次，每次6g（幼儿酌减），急性发作期服量可增至9~12g。(《国医大师朱良春》)

（4）**过敏性紫癜**　金蝉脱衣汤：桂枝18g，薏仁、银花、连翘、茵陈各9g，防风3g，郁金、苍术、赤苓各4.5g，蝉蜕2.4g，猪苓6g，红枣3枚。(《中医临床家·董廷瑶》)

（5）**小儿猩红热发热期**　葛根解肌汤：葛根、银花、连翘、牛蒡子、赤芍各10g，桔梗、炙甘草、蝉蜕各3g。(《刘弼臣用药心得十讲》)

（6）**皮肤风痒**　蝉蜕、荷叶各等份为末，酒服4.5g，日3次。(《集验方》)

（7）**破伤风**　追风散：蝉衣为末，调敷破处，即时取出恶水。(《普济方》)

（8）**湿疹**　首乌奇良方：生首乌、土茯苓各15g，赤芍、白蒺藜、薏苡仁、蚕砂各12g，丹皮、苦参各10g，荆芥、蝉衣各5g，藿香6g，水煎服。(刘炳凡方)

守　宫

【药名浅释】

守宫，始载于《尔雅》，以壁虎之名见于《唐本草》，因其常居在屋壁处，故名守宫，亦叫壁宫。又因其善于捕捉蝎、蚊、蝇等小动物，故得虎名，别名还有天龙、壁宫、壁虎、蝎虎、蝘蜓等。《博物志》一书曾记载有关守宫的典故："守宫以器养之，食之朱砂。体尽赤，重七斤，捣万杵以点人体，终身不灭，淫则点灭，故号守宫。"

【药性分述】

守宫，味咸，性寒，有小毒。具有祛风、定惊、散结的功效。

鉴于本品善捕蝎、蝇，是治风要药，对于瘰疬、结核、风痛、中风瘫痪、小儿疳痢尤多卓效。且入血分，善于攻散气血凝结，解毒治风之力殊强，对恶疽肿瘤更为应手。《得配本草》说："守宫咸寒有小毒，入手少阴经血分。治中风、惊痫、疬风、瘰疬……本品炒研，柏叶汤送下，用治风癫。"据现代文献报告，本药可治疗淋巴结核、癌肿、雷诺病、瘘管、诸蜂蜇伤、血栓闭塞性脉管炎、皮肤浅表溃疡等。本品为攻邪消散之物，若无瘀凝坚核，不可轻施。

【临床应用】

（1）**雷诺病**　守宫、丹参各等份，焙干，研细末装入胶囊。日服3次，每次10丸。[《黑龙江中医药》1987，（1）：35]

（2）**血栓闭塞性脉管炎**　取活守宫尾部一块稍大于溃疡面的带皮守宫肌肉，敷贴患处，有利于创面的愈合。[《四川中医》1986（4）：47]

（3）**窦道、瘘管**　外用守宫粉或守宫尾治疗各种窦道、瘘管。（《毒药本草》）

（4）**痈疽大痛**　守宫焙干研末，油调敷之。（《医方摘要》）

（5）**瘰疬初期**　守宫一枚，研末，每日服半分，酒送下。（《青囊杂纂》）

蛤蚧

【药名浅释】

蛤蚧，始载于《开宝本草》。别名有大壁虎、蛤蟹、仙蟾、蚧蛇、石牙等。因其叫声似"蛤蚧"之读音而名，又因其头部似娃和蟾而叫仙蟾。蛤蚧虽为一味中药，若细分，则雄者为蛤，雌者为蚧，又因蛤与蚧总是形影相依，故而连称蛤蚧。

【药性分述】

蛤蚧，味咸，性平。具有补肺气，助肾阳，定喘咳，益精血的功效。

蛤蚧专入命门，兼入肺，治虚损痿弱，消渴喘咳，肺痈、肺痿、吐沫、下石淋、通月经等。《本草纲目》说："蛤蚧补肺气，定喘止咳，功同人参，益阴血，助精扶赢，功同羊肉。素与鹿茸齐名媲美。"总之，气虚血竭者宜之。本品配人参、糯米，治虚寒咳喘；伍人参、熟地，治阳痿。苏颂说："入药肆须雌雄同用最灵。"朱良春总结蛤蚧有四大功效：一曰补肺滋肾；二曰定喘止咳；三曰益精助阳；四曰温壮下元。不过，风寒外袭或阴虚火旺者，则禁用本品。

《本草新编》说："至神功用，全在于尾，尾损则无用也。"黄宫绣进一步阐述："即非相抱时捕之，功用亦同，但其药力在尾，尾不全者不效，毒在眼，药用时必须去之。"

不过风寒外袭或阴虚火旺，二者禁用。

【临床应用】

（1）**慢性荨麻疹**　蛤蚧胶囊：蛤蚧若干去眼，连体带尾焙干，研细末，装入胶囊

中，日服 3 次，每次 3 粒。（经验方）

（2）特应性皮炎（调理期） 参蛤胶囊：党参、山药、炒白术、黄芪各 30g，蛤蚧 2 对，蝉衣、蛇蜕各 6g。依法炮制，研末装入胶囊，日服 3 次，每次 2~3 粒。（经验方）

（3）黄褐斑 六子蛤蚧饮（散）：炒蛇床子、韭子各 3g，五味子、女贞子、覆盆子、巨胜子各 12g，蛤蚧 1 对，水煎服；或加重剂量 10 倍，研细末每服 3g，一日 2 次，温水送下。（经验方）

（4）顽固虚喘 甲方参蛤散：蛤蚧一对，红参、白沙参各 20g，紫河车 24g，麦冬、橘红各 12g，研细末，每次 3g，日服 2~3 次。（朱良春方）

蛇　　蜕

【药名浅释】

蛇蜕，始载于《神农本草经》，列为下品。别名有龙衣、蛇皮、蛇壳、龙退、蛇符等。蜕和退同音，为退脱之义。

【药性分述】

味咸、甘，性平。具有祛风、定惊、解毒的功效。

蛇蜕的药效有四：一是祛风除翳，本品配花粉、羊肝治目翳；二是治惊痫，喉舌诸疾；三是杀虫，治恶疮、癣疥；四是疗皮肤诸疾，包括白癜风、疬疡、天疱疮、小儿惊风、小儿面疮、小儿月蚀疮、疔肿鱼脐、陷甲入肉等。

应用蛇蜕单味药调治疾病的论述如下。

《心镜》："小儿喉痹肿痛，蛇蜕烧末，乳汁调服一钱。"

《备急千金要方》："小儿重舌。蛇蜕烧灰，醋调敷之。又，小便不通，全蛇蜕一条，烧存性研末，温酒送服。"

《汤液本草》："疔毒恶疮。蛇蜕烧存性，猪膏涂之。"

《丹方》："头风。蛇蜕炙脆为末，每服一钱，葱、豉煎汤数沸，和渣热服，不拘偏正皆效。"

虚者不宜用。

【临床应用】

（1）经前瘾疹 阴四物汤合清骨滋肾汤加减：地骨皮、当归、白芍、生地、玄参、麦冬、沙参、石斛、白术、黄芪、炒杜仲、益母草各 10g，蛇蜕、五味子、防风各 6g。（《徐宜厚皮科传心录》）

（2）顽固性脓皮病、梅毒、下疳 大败毒膏：大黄、黄柏、赤芍各 300g，蒲公英 600g，陈皮 240g，木鳖子、银花、制乳香、甘草、当归各 60g，花粉、白芷各

180g，蛇蜕 15g，干蟾 10 个，蜈蚣 20 条，全蝎 9g，芒硝 300g。依法熬成膏剂，每服 15g，日服 2 次。（北京鸿术堂秘方）

（3）**寻常性天疱疮**　周氏验方：白鲜皮 20g，苦参、黄柏、地肤子各 15g，银花、蒲公英各 25g，生大黄 5g，薏仁 30g，赤芍、甘草各 10g，蜈蚣 2 条（研末服），蛇蜕 10g（研末服）。（《古今专科专病医案·皮肤病·周鸣岐》）

（4）**湿疹**　蒲氏验方：归尾、川芎各 4.5g，赤芍、丹皮、黄柏、苦参各 6g，干地黄、何首乌、白蒺藜各 10g，胡麻仁 15g，蝉衣、蛇蜕、红花各 3g。（《蒲辅周医案》）

（5）**黄褐斑**　清胃凉营汤：生石膏 15g，知母、白薇、升麻、生地、赤芍各 9g，丹参、益母草各 12g，蝉衣 6g，蛇蜕 3g。（《国家级名医秘验方·高咏江》）

（6）**妇人乳吹**　蛇蜕一尺七寸，烧末，温酒送服。（《经效产宝》）

（7）**无名肿毒**　蛇蜕灰、猪脂调和外涂。（《肘后救急方》）

白 花 蛇

【药名浅释】

白花蛇，曾以白花蛇之名始载于《开宝本草》，由于其背上有白色花纹而得名，湖、蜀皆有，惟以蕲蛇著名。蕲蛇之名则见于《本草纲目》，因蕲州所产之白花蛇为李时珍（故里为蕲州）所推崇，故叫蕲蛇与蕲艾、蕲竹（又名笛竹）、蕲龟称之为蕲州四大奇珍。别名有蕲蛇肉、百步蛇、五步跳、棋盘蛇、尖吻蝮等。

【药性分述】

味甘、咸，性温，有小毒。具有透骨搜风，截惊定抽的功效。

白花蛇善窜、善蜕之性，内走脏腑，外达皮肤，无处不到。主治诸风诸痹，一切痈疡等疾。明代医家缪仲醇说："疬风疥癣，顽皮等症，诚为要药。"清初名医张石顽说："能治一切风病……为大风、白癜风、风痹惊抽、癞疾恶疮要药。"特别是不少医家认为本品可治暴风瘙痒、浮风瘾疹、大风疥癞等。民间用蕲蛇 30g，冰片 3g，研细末，麻油或菜籽油调成糊状，外涂治带状疱疹颇效。苏颂评说"花蛇之风，速于诸蛇"；陈士铎强调说："白花蛇性窜，上行而不下走，解上焦之风而不解下焦之风，解阳分之毒而不解阴分之毒也。"

笔者在先贤论述的启发下，凡见顽固性瘙痒，包括慢性湿疹、银屑病、神经性皮炎、白癜风等症均可用之。然要注意两点：一是用量宜轻不宜重，通常在 1.5~3g 之间，研末保证药效充分发挥。二是适当配伍，以湿邪为主时，配苍术、黄柏；瘙痒初期注意凉血配生地、丹皮；瘙痒日久重视养阴，配制首乌、干地黄。

阴虚血少，内热生风，非其所宜。《本草从新》说："惟真有风宜治，若类中风属虚者大忌。"忌同食猪肉、香椿菜、黄瓜、南瓜，忌铁。

【临床应用】

（1）**系统性红斑狼疮** 王氏验方：水牛角 15g，生地、紫草、西瓜翠衣各 60g，丹皮、白花蛇、玄参、川贝母、土鳖虫、炒蒲黄、知母各 9g，生牛蒡、板蓝根各 24g，蜈蚣 2 条。(《红斑狼疮的中医治疗·王渭川》)

（2）**系统性硬皮病** 三地二甲汤：熟地、淫羊藿、黄芪、牡蛎各 30g，桂枝、桃仁、红花、土鳖虫各 9g，当归、防风、地龙、炒白芥子各 10g，独活 12g，山甲珠、鳖甲各 15g，白花蛇 1 条。(《古今专科专病医案·皮肤病·张国伦》)

（3）**寻常性狼疮** 灭毒丹：白花蛇 4 寸（酥），金头蜈蚣 2 条（煅），全蝎 4 个（酒浸渍后去头足），蜂房 1 个，雄黄、黄丹各 3g，辰砂、槐花米、雨前细茶、孩儿茶各 1.5g，麝香 1g。共研细末，以黄米饭为丸，如绿豆大，朱砂为衣，日服 2 次，成人体壮者，每次 5~10 粒，体弱酌减。(《赵炳南临床经验集》)

（4）**带状疱疹** 蕲冰散：蕲蛇 30g，冰片 3g 研细末，用麻油或菜油调成糊状，涂敷患处，一日 2 次。(无名氏方)

乌 梢 蛇

【药名浅释】

乌梢蛇，曾以乌蛇之名，载于《药性论》，乌梢蛇始载于《开宝本草》，因其皮色黑如漆而得名。别名有剑脊乌梢、黑花蛇、青蛇、乌风蛇、酒乌蛇。

【药性分述】

乌梢蛇，味甘，性平。具有祛风、通络、止痉的功效。

乌梢蛇之用，专主祛风，以理皮肉之证为主。肺主皮毛，脾主肌肉。因而治疗的范围包括热毒风湿、诸风瘾疹、疥癣、皮肤不仁、顽痹诸风、眉髭脱落、痫疮、痒疥等。

历代对本品的毒性有三种看法：一是《药性论》《得配本草》说其有小毒；二是《开宝本草》《本草蒙筌》认为其无毒；三是《本草分经》认为其无毒而力浅。其中，《本草纲目》认为蛇体的大小与药力的强弱有密切关系："体重七钱至一两者为上，十两至一镒者为中，大者力减。"

乌梢蛇的功效主治和白花蛇大同而小异。《得配本草》谓："白花蛇主肺脏之风，为白癜风的专药，乌梢蛇主肾脏之风，为紫云风之专药。"

【临床应用】

（1）**皮肌炎** 张氏验方：乌蛇、赤芍、紫草各 9g，蝉衣、丹皮各 6g，薏仁、土茯苓、白花蛇舌草、半枝莲、排风藤、猪殃殃各 30g。(《当代名医临床精华·奇证专辑·张锡君》)

（2）**白癜风**　顾氏验方：当归尾、川芎、丹皮、桂枝、乌梢蛇、白鲜皮、地肤子、豨莶草各9g，赤芍15g。(《外科经验选·顾伯华》)

（3）**扁平苔藓**　乌蛇祛风汤：乌蛇、荆芥、防风、羌活、白芷、黄芩、银花、连翘各10g、蝉衣、黄连、甘草各6g。(《皮肤病中医诊疗学》)

（4）**慢性荨麻疹**　张氏验方：当归、生地、蒺藜各20g，川芎、白芍、蝉衣、荆芥、防风各15g，生首乌、黄芩25g，乌梢蛇、全虫各5g，甘草10g。(《张琪临床经验辑要》)

（5）**紫白癜风**　乌蛇肉180g，枳壳、牛膝、天麻各60g，熟地120g，白蒺藜、五加皮、防风、桂心各60g，绢袋装，浸入1000ml酒中，密封7日，每服3~50ml。忌食鸡、鹅、鱼肉等发物。(《太平圣惠方》)

玳　瑁

【药名浅释】

玳瑁，始载于《开宝本草》。别名有瑇瑁片、明玳瑁。因其功专解毒，乃毒物之所媚嫉者，故名。

【药性分述】

玳瑁，味甘、咸，性寒。具有清热解毒，化痰定惊的功效。

玳瑁清热解毒之功近于犀角，镇心安神之功相当珍珠。然其古方不用，至宋时各方至宝丹中使用本品。其主治的范围包括消痈毒、破癥结、止惊痫、解痘毒、镇心神、解岭南百药毒，磨汁解蛊毒。《谦斋医学讲稿》说："玳瑁，前人均作清热解毒药，认为其效用于犀角，但临床上用之血虚头痛，效果良好，说明其有潜阳息风的作用。"

入药生用，但虚寒而陷者勿用。

【临床应用】

（1）**口周湿疹**　赵氏验方：生玳瑁6g，龙胆草、生枳壳、杭菊花各10g，生白术、生薏仁、车前草各15g，黄连4.5g，滑石30g。(《赵炳南临床经验集》)

（2）**新生儿剥脱性皮炎**　张氏验方：生玳瑁、银花、连翘、生地、丹皮、焦山栀各3g，马齿苋、车前草、六一散各6g。(《张志礼皮肤病医案选萃》)

（3）**天疱疮**　生白青黄汤：白茅根、生石膏、大青叶各30g，生玳瑁（或犀角粉0.5g）、地丁、莲子心、生栀子各10g，生地炭、花粉各15g，黄连、生甘草各5g。(《中国中医秘方大全·张志礼》)

（4）**红皮病型银屑病**　变通白虎汤：生石膏30~50g（先煎），大青叶、知母各10~12g，银花炭、生地炭各10~15g，山药、甘草各10g，玳瑁8g（先煎）。(《徐宜厚皮肤科文集》)

牡　蛎

【药名浅释】

牡蛎，始载于《神农本草经》，列为上品。李时珍说："蛤蚌之属，皆有胎生、卵生，唯独化生纯雄无雌，故得牡名，曰蛎，言其粗大也。"黄宫绣也认为："此本海气化成，纯雄无雌，故曰牡蛎。"又因其体型常比其他蚌蛤粗大，故以蛎、以蠔为名。别名有左壳、蚝壳、海蛎子壳。

【药性分述】

牡蛎，味咸，性微寒。具有重镇安神，潜阳补阴，软坚散结，收敛固涩的功效。

牡蛎得海气结成，其味咸平，气微寒，无毒。气薄味厚，阴也，降也。专入肾，兼入肝，入肾能软坚、化痰、散结、收涩固精。常用于治疗瘰疬结核、血痕、遗精、崩带、咳嗽、盗汗、遗尿、滑泄、燥渴、温疟、赤痢等症，入肝能平惊恚、怒气，疗鼠瘘、女子崩带、一切疮肿、阴汗等。

张锡纯说："专取其收涩，可以煅用，若用以滋阴，用以敛火，或取其收敛，兼取其开道，均不可煅……宜存性，不可过煅，若入汤剂，仍以不煅为佳。今用者，概煅之，殊非所宜。"凡虚而有寒者忌之，肾虚无火，精寒自出者非宜。我综观《千金》《局方》等医籍发现借牡蛎敛阴之功，常可用于治疗多种盗汗、自汗，如牡蛎散中牡蛎、白术、防风治盗汗，又牡蛎、麻黄根、黄芪治自汗，外用研细末敷之亦效。此外，龙骨、牡蛎同用，是治痰的神品，这是因为龙骨善入，牡蛎善软的缘故。陈修园进一步解释说："痰，水也，随火而上升，龙骨能引逆上之火、泛滥之水下归其宅，若与牡蛎同用为治痰之神品。"李克绍先生对龙骨、牡蛎的药效作了如下的区别：他认为收湿龙骨较优，清热牡蛎为长；软坚化痰牡蛎为优，敛心神龙骨为良；龙骨收湿而不燥烈，牡蛎补水而不柔润，相得益彰。在民间，用牡蛎的验方甚多，如肺结核盗汗，取牡蛎 15g，加水 500ml，煎至 200ml，一日量，早晚分次服；胃酸过多，取牡蛎、白及（5:4），研细末装入胶囊，每次 5g，日服 3 次；遗精取牡蛎 25g，金樱子 15g，水煎服；瘰疬取牡蛎 21g，玄参、夏枯草各 15g，水煎服；小儿佝偻病取牡蛎配苍术、龙骨各等份，研细末，每次 1.5g，一日 3 次。

【临床应用】

（1）**红汗症**　姚氏验方：生地、赤芍、丹皮、仙鹤草、紫草、牡蛎、糯稻根、黄芩、白术、甘草、红枣（原书无剂量）。(《古今专科专病医案·皮肤病·姚朝晖》)

（2）**脂膜炎**　张氏验方：生地、谷芽各 12g，丹皮、赤白芍、地骨皮、炒黄柏、炒知母、连翘、牛膝各 9g，银花藤、生牡蛎、蛇舌草各 30g，八月扎、茯苓皮各 15g，甘草 3g，佛手片 6g。(《国医大师·张镜人》)

（3）**肉芽肿性唇炎** 颜氏验方：生黄芪、生牡蛎、生薏仁、玄参、水红花子各30g，生地、穿山甲、夏枯草各10g，赤芍、当归、白术各9g，茯苓各15g。（《跟名师学临床丛书·颜德馨》）

（4）**瘢痕疙瘩** 平消瘢痕疙瘩汤：白花蛇舌草、牡蛎各30g，夏枯草、浙贝母、玄参、威灵仙、花粉、半枝莲各20g，三棱、桃仁、红花、赤芍、谷芽各10g，甘草5g。（《国家级名医秘验方·尹连芳》）

（5）**川崎病** 玄参牡蛎汤：玄参、瓜蒌、赤芍、地丁、黄芩、黛蛤散、夏枯草各10g，生牡蛎、生石膏各15g，薄荷3g，浙贝母5g。（《刘弼臣用药心得十讲》）

珍　珠

【药名浅释】

珍珠，曾以真珠名见于《雷公炮炙论》，珍珠始载于《开宝本草》。别名有蚌珠、蠙珠、濂珠。《和汉药考》称之为明月。李时珍说："凡入药，不用首饰及见尸气者。"

【药性分述】

珍珠分天然和人工养殖两种。前者产于印度、巴西、墨西哥、澳洲、日本和我国的广东、海南、台湾等地；后者主要产于江苏，其中太湖产量最高。

珍珠味甘、咸，性寒。具有镇心定惊，明目退翳，解毒生肌的功效。

珍珠的主治及功效有：解热燥湿，化痰消积，止白浊带下痢疾，小儿高热，怔忡惊悸、癫痫，惊风抽搐，皮肤溃烂，除湿止嗽，明目。外擦治阴疮，湿疮、痱痒；点目，去翳障；涂面，可除面斑，令人润泽好颜色；涂手足，去皮肤逆胪。部分医家认为本品还能治疗妇人劳损，痔漏下血，解丹石药毒等。《谦斋医学讲义》说："珍珠能兼治心肝火旺引起的神志病症。"陈远公说："珍珠生肌最良，疮毒中必用之，然内毒未尽，遽用珍珠以生肌，转难收口。查之，慎之。"徐灵胎说："真珠能去一切息肉。"

珍珠不宜被人体吸收，应研极细末服用，唐代李珣说"于臼中捣细重筛，更研两万下，方可服用"；黄宫绣也说"珍珠体最坚硬，研如飞面，方可堪服"。

笔者在临床中，对本品的治疗，在外用方面强调必须水飞制作，否则外撒在创面上不仅有疼痛的感觉，而且影响肌肉生长的速度。

【临床应用】

（1）**皲裂症** 龙象软膏：煅龙骨60g，象皮40g，珍珠粉8g，血竭、儿茶、乳香、没药各6g，凡士林200g。依法制成软膏。（《中医外科特色制剂·艾儒棣》）

（2）**口腔溃疡** 珠黄散：珍珠粉9g，牛黄3g。（《疮疡外用本草》）

（3）**女阴溃疡** 月白珍珠散：煅蚌壳6g，珍珠粉、青黛、飞中白、制炉甘石各1.5g，冰片0.9g。（苏州方）

（4）**鼻中息肉** 通草散：通草 15g，矾石（烧）30g，珍珠 4g，研细末。棉裹药粉如小豆大，纳入鼻中，一日 3 次。（《千金翼方》）

石 决 明

【药名浅释】

石决明，始载于《名医别录》，列为上品。别名有千里光、九孔螺、关海块、鲍鱼壳、九孔石决明。《本草纲目》说："决明、千里光，以功名也；九孔螺，以形名也。"

【药性分述】

石决明味咸，性寒。具有平肝潜阳，清肝明目的功效。

石决明以七孔、九孔者佳，宜生研作粉用之，不可煅用。专入肝，为眼科要药，研细水飞，主点外障翳。此外，能治疗骨蒸劳热，通五淋，解酒酸，治疮疽，善治脑中充血作痛、作眩晕，烦躁不寐等症。本品配龙骨，止泄精；得谷精草，治目翳；得菊花、枸杞子，治头痛目暗。

总之，病虚而多热者宜之，虚而有寒者忌之。肾虚无火，精寒自出者非所宜。

【临床应用】

（1）**扁平疣** 灵磁石、代赭石、紫贝齿各 30g，生石决明 12g，生白芍 6g，紫草 6~30g。（《皮肤病中医诊疗学》）

（2）**狼疮性肾炎（肝阳上扰型）** 建瓴汤加减：生赭石、珍珠母各 30g，生石决明、干地黄、夏枯草、钩藤各 15g，生白芍、首乌藤各 12g，枣仁 10g，琥珀 6g。（《皮肤病中医治疗学》）

（3）**五淋** 石决明，去粗皮为末，飞过，热水送服 6g，每日 2 次。如淋中有软硬物者，加苏木末 1.5g。（《胜金方》）

海 蛤

【药名浅释】

海蛤，始载于《神农本草经》，列为上品。蛤壳之名，见于《本草原始》，李时珍曰："海蛤者，海中诸蛤烂壳之总称，不专指一也。"别名有蛤蜊壳、海蛤壳、蛤壳、煅蛤壳。《本草纲目》载苏恭曰："海蛤细如巨胜子，光净莹滑者好，其粗如半杏者为狁耳蛤，不堪入药。"

【药性分述】

海蛤味苦、咸，性寒。具有清热化痰，软坚散结，制酸止痛，利水消肿的功效。

海蛤入肾经血分，软坚化痰，消宿血，清热利水，能治疗项下瘰疬、咳逆上气、妇人崩中带下、胸胁胀急、阴痿等。蛤蜊肉能润五脏、止消渴、祛妇人血块、热痰、湿痰、老年顽痰等。

【临床应用】

（1）**银屑病**　青蛤粉：青黛120g，煅蛤粉、煅石膏各300g，黄柏、轻粉各150g。研细末过100目筛，用麻油、茶水各半调成糊状，外涂患处。早晚各1次。对轻粉过敏者禁用。（《中医外科特色制剂·艾儒棣》）

（2）**神经性皮炎**　黑油膏：煅石膏、枯矾、轻粉、煅龙骨各30g，五倍子、寒水石各60g，蛤粉、冰片各6g，薄荷脑4.5g研细末，用凡士林按25%的浓度调成软膏，薄涂，日1~2次。（《单苍桂外科经验集》）

（3）**湿疹**　五白散：白薇、白蔹、白及、白鲜皮、青黛、苍术、黄柏、大黄、紫草、生地榆各30g，煅石膏、煅龙骨、煅牡蛎、煅白矾、煅蛤粉各60g，冰片15g。（《中医外科特色制剂·艾儒棣》）

（4）**鼻面发红**　青黛蛤粉丸：青黛9~12g（水飞），蛤粉9g，炼蜜为丸如指头大，临睡嚼3丸。（《医学从众录》）

海　燕

【药名浅释】

海燕，始载于《本草纲目》。李时珍说："海燕出东海。大二寸，状扁面圆，背上青黑，腹下白脆，似海螵蛸，有纹如蕈茵。"

【药性分述】

海燕味咸，性温。具有滋阴壮阳，祛风湿的功效。

海燕现代用之甚少，论述亦寡，笔者从滋阴壮阳的性味之中，将本品广泛用于脾肾阳衰之证，常能收到较好的效果。适用的病症包括硬皮病、雷诺病、肢端青紫症、网状青斑、阴囊瘙痒，同时也能用于治疗阳痿、风湿腰腿痛、胃脘痛等。每日用量3~6g为妥。

【临床应用】

（1）**黑变病（脾肾阳衰证）**　二仙逍遥汤：仙茅、柴胡、当归、桃仁、红花、山楂、海燕各6g，淫羊藿、熟地、炒白术、炒白芍、仙鹤草各10g，菟丝子、覆盆子、茯神、谷麦芽各15g，大枣5枚。（经验方）

（2）**指端动脉痉挛症**　海燕通阳活血汤：海燕3~6g，制附块、干姜、甲珠、甘草各6g，鸡血藤、路路通、丹参、黄芪各12g，青陈皮各10g。（经验方）

（3）**阳痿**　海燕、海马等份，研细末，每次服4.5g，日2次。（《中药大辞典》）

（4）**风湿腰腿痛** 海燕 2 个，水煎服，日 3 次。（《东北动物药》）

鸡 内 金

【药名浅释】

鸡内金之名曾以"鸡肶里黄皮"始载于《神农本草经》，列为下品。鸡内金之名，首见于《本草蒙荃》，乃鸡肶内之黄皮，别名有鸡肶皮、鸡胃皮、鸡内筋。

【药性分述】

鸡内金味甘，性平。具有运脾消食，固精止遗。

鸡内金的药效有八：一是止泄精；二是主崩血、崩中、带下；三是肠风泻痢；四是一切口疮疳积；五是男子疝癖，女子癥瘕；六是消酒积；七是通调月经；八是治疣目。

张锡纯运用鸡内金经验颇多，如以鸡内金为主，调治女子干血痨；以白术与鸡内金并用，作为消化瘀滞的要药；脾肾两虚，鸡内金与山药、熟地、枸杞同用；月信不至时，轻者配桃仁、红花，重者配䗪虫、水蛭，不论脏腑何处有积，皆可用鸡内金消之。并云："鸡内金生用，为通月信最要紧之药。而多用又恐消损气分，故多用山药以培之。"另外，本品配枯矾，外敷治疗牙疳口疮。

李克绍先生引用《本草纲目》说："本品治喉闭乳蛾、一切口疮、鹅口白疮、走马牙疳、阴头疳蚀、谷道生疮、脚胫生疮、口疮不合、发背初起、发背已溃、金腮疮蚀、小儿疣目等症，俱用鸡肶黄皮，不洗，不落水，或阴干，或焙干研末，或敷或服，或囫囵外贴。"

【临床应用】

（1）**鹅口疮** 鸡内金烧为末，乳服 1.5g。（《本草纲目》）

（2）**阴头疳疮** 鸡内金瓦焙，研细末，先用米泔水洗疮，再擦之。（《本草纲目》）

（3）**小儿疣目** 鸡肶黄皮擦之。（《本草纲目》）

（4）**石淋** 砂淋丸：鸡内金 30g，黄芪、知母各 24g，白芍、硼砂各 18g，朴硝、硝石各 15g，研细末，炼蜜为丸，如梧桐子大，食前开水送下 9g，日 2 次。（《医学衷中参西录》）

五 灵 脂

【药名浅释】

五灵脂，始载于《开宝本草》，为寒号虫（即鼺鼠）之屎，李时珍说："寒号虫，其屎名五灵脂，谓状如凝脂，而受五行之灵气也。"故而得名，别名有寒雀粪、寒号虫粪。凡用以糖心润泽者为真。

【药性分述】

五灵脂，味咸甘，性温。具有活血止痛，化瘀止血，消积解毒的功效。

五灵脂气味俱厚，阴中之阴，入血分，能治血病。散血、活血而止诸痛，治惊痫，除疟痢，消积化痰，解药毒及蛇、蝎、蜈蚣伤等。李仲南先生说："五灵脂治崩中，非止血之药，乃祛风之剂，风动物也，冲任经虚，被风伤其营血，以致崩中暴下，与荆芥、防风治崩义同。"总之，五灵脂引经有功，不能生血。此物入肝最属，凡女子血闭，尤以血气刺痛甚效。由此可见，五灵脂长于行血而短于补血，故瘀者可通，虚者难用耳。

本品配半夏，治痰血凝结；配蒲黄治心腹疼痛；配胡桃、柏子仁治咳嗽肺胀；配木香、乌药调治周身刺痛。

在临床应用中，尚需注意以下五点，一生用散血，炒用止血；二女子血崩，经水过多，宜半炒，半生；三是蛇毒所伤，宜酒调服；四是行血止血有功，不能生血；五是此物气味俱厚，腥膻难当，甚则呕吐。笔者对此解决的办法有二：一是加竹茹、法半夏和胃降逆；二是用川楝子代之。仅供参考。

血不足者，服之大损真气，当避之。

【临床应用】

（1）瘢痕疙瘩　五灵脂丸：五灵脂1500g。研细末炼蜜为丸，每丸重3g，日2次，每次服 0.5~1.5 丸，温开水送下。体虚及肠胃功能障碍者减量，或慎服。(《赵炳南临床经验集》)

（2）蛇、蝎、蜈蚣咬伤　五灵脂散：五灵脂（炒令烟尽）为末，每服 3g。(《妇人大全良方》)

（3）手足冷麻　五灵脂30g，没药3g，乳香15g，川乌45g（炮，去皮），共研细末水泛为丸，如弹子大，每服一丸，生姜温酒磨服。(《本草衍义》)

（4）咳嗽肺胀　皱肺丸：五灵脂100g，胡桃仁 8 枚，柏子仁75g，水泛为丸，如小豆大，每服 20 丸，甘草汤送下。(《普济方》)

豕（猪肤）

【药名浅释】

豕，始载于《神农本草经》，列为下品。别名有猪、豚、豭（音加）、豮（音坟）、豖（音之）等。《金匮要略》称猪脂，《名医别录》称猪脂膏，《备急千金要方》称猪脂肪。李时珍曰："《说文》云：豕字象毛足而有尾形。水畜而性趋下、喜秽也。"

【药性分述】

豕脂，味甘，性微寒。具有润肤生肌的功效。

在临床上用之较多的为脂膏，李时珍说："凡凝者，为肪为脂。释者为膏为油，腊月炼净收用。"脂膏的主治与药效分内治与外治两个方面，内服可解肝毒，利肠胃，通小便，除五疸，生毛发，利血脉，散风热，润燥利肠，散风解毒，杀虫等。外用治恶疮，手足皲裂，悦皮肤，主诸疮等。陶弘景说："猪膏能悦皮肤，作手膏，不皲裂。"此外，熬膏药解斑蝥、芫菁、硫黄、野葛毒等。笔者常用腊月猪板油作为基质，配入适当中药，煎熬制膏备用。

猪肤又称猪皮，味甘，性寒。具有甘寒润燥，清热降火的功效。治疗由少阴传少阳、阳明之咽痛、下痢等症，这是因为猪肤善于清肺，肺气清降，浮火归根，则咽痛与烦满自平也。

【临床应用】

（1）**麻风性溃疡**　陈石灰 150g，枯矾、柳树皮炭、血余炭、黄芪、龟甲炭各 60g，熟松香、大枫子仁各 60g，象皮 90g，蜂蜡、白芷粉、甘草粉各 30g，当归粉 180g，麻油 720ml，猪油 1200ml，上药研细末，麻油煎沸后，改文火，将药粉放入锅中搅拌成药膏。(《中国中医秘方大全·建东医院》)

（2）**手足皲裂**　红皲膏：血竭 10g，猪脂 150g，融化后静置，80℃时加入血竭粉，同一方向搅拌至冷凝成膏。患处温水浸泡 3~5 分钟后，外涂，日 2~3 次。(经验方)

（3）**疥癣**　白膏子：硫黄 60g，砒霜 4.5g，腊月猪脂 240g，面目、外阴部、乳房处禁用。(《医方类聚》)

（4）**头部毛囊炎**　鲜猪肥肉，切成 1cm 厚的大片，敷贴患处，日换 4 次。(《仲景方药古今应用》)

羚 羊 角

【药名浅释】

羚羊角，始载于《神农本草经》，列为中品。别名有麢羊、九尾羊、羚羊角粉等。王安石《字说》云："麢则独栖，悬角木上以远害，可谓灵也。"一般以 8~10 月猎取色泽最佳，光润如玉，品质尤佳。古代医家喜用其尖，取其精锐坚刚之力，宜拣地道尖顶，磨水取汁尤灵。

【药性分述】

羚羊角味咸，性寒。具有平肝息风，清肝明目，散血解毒的功效。

羚羊角可明目，治疗蛊毒、惊梦、毒伏骨间、中风痉挛、一切热毒风攻疰、山瘴、噎塞、瘰疬恶疮、肿毒、溪毒等。李时珍说："羊，火畜也，而羚羊则属木，故其角入厥阴肝经甚捷，同气相求也。肝主目，开窍于目，目暗障翳，羚羊角能平之；肝主风，在合为筋，小儿惊痫、妇人子痫、大人中风抽搐、筋脉挛急、历节掣痛，羚羊角能舒之；魂者，肝之神也，惊骇不宁、狂越僻谬、厌寐卒死，羚羊角能安之；血者，肝之藏也，瘀滞下注、疝痛、毒痢、疮肿瘰疬，羚羊角能散之；相火寄于肝胆，在气为怒，烦懑气逆，噎塞不通，寒热及伤寒伏热，羚羊角能降之。"羚羊角能解在于肌肤的伤寒寒热，能散伏于骨肉之温风痓毒，还能安心气，除惊梦，狂越。在皮肤病方面，可用于治疗疮肿瘰疬，用鸡子白调羚羊角粉涂治赤丹、蛇咬、恶疮肿毒等。诚如张锡纯所说："性近于平，不过微凉，最能清火热，兼能解热中之大毒。既善清里，又善透表，能引脏腑间之热毒，达于肌肤而外出，疹之未出或已出而速回者，皆可以此表之，为托表透疹之妙药。"陆九芝说："在肝之病，必用羚羊角；亦犹人心之病，必用犀角。"上海名医方行维先生擅长羚、附配伍的妙用。他说羚羊角为镇肝特效药，附子为回阳救逆妙品，一静一动，一寒一温，功能悬殊。然二药同用，确有殊途同归之妙，集中表现在两个方面：其一，交济阴阳，肝旺于上，肾亏于下，肝肾不交，母子相离，今用羚羊镇肝逆，使其从上达下，附子鼓动肾阳，蒸发肾水，使其从下济上，二者得交，肝肾归平；其二，扶阳长阴，羚羊能制肝木之刚，附子能固肾中之阳，两者并用，相得益彰。

羚羊角与犀角既有共同之处，又有不同之点。古人谓："诸角皆能入肝，散血解毒。犀角为之首推，故痘疮之血热毒盛时，为之必用，若痘疮之毒并在气分，正面稠密，不能起发者，须羚羊角以分解其势，使恶血流于他处，此非犀角之所能。"

实证可用，不宜于虚证。过用、久用则更有伐生之气。

【临床应用】

（1）**关节炎型红皮病银屑病**　张氏验方：羚羊角粉（冲下）0.6g，生地、白茅根、忍冬藤、板蓝根、大青叶、白花蛇舌草、鸡血藤各30g，丹皮、赤芍、紫草、重楼、丹参、天仙藤各15g。(《张志礼皮肤病医案选萃》)

（2）**红皮病型银屑病**　徐氏验方：羚羊角（锉细，后下）3g，钩藤、珍珠母、生龙骨、生牡蛎、生地、生薏仁各15g，赤白芍、茯苓、龟甲、首乌各12g，当归、丹皮各10g，砂仁6g（后下）。(《古今专科专病医案·皮肤病·徐宜厚》)

（3）**赤斑瘙痒**　羚羊角磨水外涂患处。(《肘后方》)

（4）**红斑狼疮（肝风内动）**　羚羊钩藤饮加减：羚羊角粉3~6g（冲下），鲜生地15g，钩藤（后下）、生白芍、茯神、杭菊花、桑叶各12g，远志、连翘、琥珀各6g，竹茹、甘草各10g。(《徐宜厚皮肤科文集》)

阿　胶

【药名浅释】

阿胶，始载于《神农本草经》，列为上品。但当时煮牛皮作之，不是驴皮。《食疗本草》始提："牛皮制胶为黄明胶。"在唐代时期，阿胶、黄明胶、驴皮胶三胶名称通用。到《博济方》始见真阿胶一名。李时珍说："凡造诸胶，用牛、水牛、驴皮者为上，猪、马、骡、驼皮次之，其旧皮、鞋、履等物为下。"大抵古方所用多是牛皮，后世乃贵驴皮，真者不作皮臭，夏月亦不湿软，其外观为色光泽，味甘、咸，气清香，此真阿胶也。别名有傅致胶、覆盆胶、驴皮胶、东阿胶。因山东东阿所产之驴皮胶质量最为上乘，故名阿胶。

【药性分述】

阿胶味甘，性平。具有补血止血，滋阴润肺的功效。

阿胶主治的范围广泛，大抵为补血、补液，为肺、大肠的要药。具体有劳极如疟、四肢酸痛、女子下血、血淋、尿血、肠风下痢、水气浮肿、带下、胎前产后诸疾等。历代医家均以阿胶为妇科良药。李时珍说："阿胶疗女人血痛、血枯、经水不调、无子、崩中等。"《本草拾遗》说："凡胶具能疗风、止泻、补虚。驴皮胶主风为最。凡治喘咳不论肺虚肺实，可下可温，需用阿胶以安肺润肺，其性和平，为肺经要药。小儿惊风，后瞳仁不正者，以阿胶倍人参煎服最良。阿胶育神，人参益气也。又痢疾多因伤暑伏热而成，阿胶乃大肠之要药，有热毒留滞者，则能疏导，无热毒留滞者，则能平安。"临床应用功效有四：保肺益金之气、止嗽蠲咳之脓、安妊娠之胎、治痿强骨之力。阿胶在具体应用中，需注意两点：一是新熬阿胶须阴干放置三年以上，以去"火毒"，否则，将出现热疮、眼干燥、发红、眼屎多、喉咙干痛、大便秘结；二是真阿胶烊化后，气清香，有麻油香气，稠而不黏腻，味微咸，伪品烧灼后有浓烈的浊臭味、豆油气味和腥味。

肺家要用，需与桑白皮同剂，这是因为阿胶是敛肺之药，桑白皮是泻肺之药，以此监彼，但取阿胶之能，而泻阿胶之敛。

痢家要用，当与枳壳、槟榔配伍为用，此又变通之妙用也。得滑石利前阴；佐黄连治血痢；配生地，治大衄吐血。

阿胶、鹿胶、龟胶三者各有其长，《本草求真》说："阿胶气味俱阴，既入肝养血，复入肾之水……为血分养血润燥，养阴除热要剂；鹿胶性专温督与冲，以益其血，而于肺经清热止嗽则未有；龟胶力补至阴，通达于任，退热除蒸，而于阴中之阳未克有补。"

总之，凡血肉有情之品为补血圣药，善补阴血而止血。不论何经，悉具所任。其品质松脆气清者为佳，坚硬臭劣者为差。

笔者在临床中，常将本品应用于慢性荨麻疹（寒冷性荨麻疹、人工性荨麻疹）、过敏性紫癜等。这是源于先贤所说，驴皮胶主风为最。陈自明也说："补虚用牛皮胶，祛风用驴皮胶，经过临床验证确有效果。"

炮制方法也必须引起重视，如：活血，酒蒸；止血，蒲黄炒；止嗽，蛤粉炒等。

肺气下陷、食积呕吐、脾胃虚弱三者禁用。

【临床应用】

（1）**黄褐斑** 菟丝祛斑汤：菟丝子、女贞子、生地、熟地各15g，旱莲草、白芍、当归各10g，何首乌12g，枸杞子、阿胶各9g。（朱鸿铭方）

（2）**尿血** 六味阿胶饮：熟地、山药、山茱萸、泽泻、茯苓、阿胶、童便（原书无剂量）。（《类证治裁》）

（3）**人工性荨麻疹** 阿胶黄芩汤加减：阿胶、黄芩各9g，杏仁、桑白皮各6g，白芍、白薇、银柴胡各3g，生甘草、炒丹皮、地骨皮各4.5g。（经验方）

牛　黄

【药名浅释】

牛黄，始载于《神农本草经》，列为上品。因取之于黄牛胆囊的棕黄色结石，故叫牛黄，别名有丑宝、西牛黄、犀黄、胆黄。古人谓牛黄有四种：一是喝迫而得者，名生神黄：二是杀死在角中得者，名角中黄；三牛病死后心中剥得者名心黄；四是肝胆中得者，名肝黄。大抵皆不及生黄为胜。扁鹊说："牛黄有如此神效，堪称一宝，牛属丑，故又名丑宝。"牛黄在我国大多数省份均产，书中以西北、东北的产量最大，前者称犀牛黄或西黄；后者称东黄或东牛黄。此外，产于京津者为京牛黄。进口于加拿大、阿根廷、智利等地，称之金山牛黄。然而，进口牛黄不及中国牛黄，历史上均以中国牛黄为上等。宋代名医还提到骆驼黄一说。

【药性分述】

牛黄味苦、甘，性凉。具有清心凉肝，息风止痉，豁痰开窍，清心解毒的功效。

《本草经疏》说："牛为土畜，其性甘平，惟食百草，其精华凝结为黄，犹人身之有内丹也。故能解百毒而消痰热，散心火而疗惊痫，为世神药，诸药莫及也。"

牛黄专入心、肝，能清心退热，化痰凉惊，通关窍，开结滞，治小儿惊痫，热痰口噤，大人癫狂痰壅，中风发痉，天行疫疾，安魂定魄，清神志不宁，聪耳目壅闭，疗痘疮紫色，痰盛躁狂。中医三宝的安宫牛黄丸、紫雪丹、至宝丹均以牛黄为主要成分，清热解毒和镇惊功效，堪称为首。李东垣说："凡中风入脏者，必用牛、雄、脑、麝之剂，入骨髓，透肌肤，已引风出。若风中腑及中血脉者用之，恐因风邪入于骨髓，如油入面，莫之能出也。"

本品得丹皮、菖蒲，利耳目；得天竺黄，发声音；得犀角，治诸惊；得竹沥，治热口噤。

古人谓："牛黄，治小儿百病之圣药，盖小儿禀纯阳之气，其病皆胎毒痰热所生，肝、心二经所发……惟伤乳作泻，脾胃虚寒者不当用。"

笔者在临床中，常用体外培育牛黄作为牛黄的替代品，该药始载于《中国药典》

（2010 年版），味甘，性凉。具有清热、豁痰、开窍、凉肝、息风、解毒功效。凡见高热不退，如中毒性红斑、继发性红皮病、重症多形红斑、胎热型婴儿湿疹，均用本品。在具体应用时，尚需注意四点：一是成人剂量一日 2 次，一次 0.2g，用药汁送下；二是中病即止，恐其伤脾；三是适当配伍，冬、春两季加党参，夏、秋两季加太子参，以减轻凉性之害；四是胎热型婴儿湿疹，嘱其母给婴儿每日 0.2g，分 2 次送下，一周服 2 次，可获效果。

体外培植牛黄，成人剂量为一日 2 次，每次 0.3g，用药汁送下，婴幼儿则减半。

【临床应用】

（1）**胎毒疖肿** 牛黄解毒丸：牛黄 9g，甘草、银花各 30g，蚤休 15g，研末，炼蜜为丸。量按小儿大小服用。（《保婴撮要》）

（2）**皮肤瘙痒** 牛黄散：牛黄、犀角、杏仁、防风、细辛、天竺黄、茯神、白鲜皮、川大黄、羌活、黄芩、麦门冬、僵蚕、槟榔、羚羊角、甘草各 15g，麝香 7.5g。研细末为散，每次服 3g，荆芥汤送下。（《太平圣惠方》）

（3）**疮毒** 牛黄蟾酥丸：牛黄 3g，蟾酥 6g，麝香 0.6g，朱砂、雄黄、乳香各 4.5g。依法做成丸如黍米大，每次服 7 丸，葱头热酒送下，出冷汗为度。（《疮疡经验全书》）

（4）**婴儿湿疹** 变通牛黄饮：天然牛黄 0.2g（分 2 次，冲服），麦冬 10g，焦山栀、甘草、竹叶各 6g，灯心 1g。（经验方）

说明：哺乳者母亲喝药汁的 4/5，婴儿分次服 1/5，但牛黄必须分 2 次给婴儿服用。

水牛角（牛角䚡）

【药名浅释】

水牛角，始载于《名医别录》。《本草纲目》载陈藏器曰："牛有数种，《本经》不言黄牛、乌牛、水牛，但言牛尔。南人以水牛为牛，北人以黄牛、乌牛为牛。"前者体大，色青苍，大腹，锐头，后者形小，色有黄、黑、赤、白、驳、杂数种。

牛角䚡又名角胎，即角尖中坚骨也。牛之有䚡，如鱼之鳃故名。胎者，言在角内也。

【药性分述】

水牛角味咸，性寒。具有清热，凉血，解毒的功效。陈藏器说："水牛、黄沙牛者可用，余皆不及。"

牛角䚡、水牛角、黄沙牛角，三者名称不同，主治范围也略有区别，牛角䚡味苦，无毒。主治内血证居多，如妇人带下血、大便便血、血崩、血瘀、血痛等；水牛角主治时气寒热、热毒风、壮热、治淋破血、赤秃发落、烦闷刺痛；沙牛角主治喉痹肿塞欲死，烧灰酒服一钱，咽下即瘥。

　　近代名医章次公先生经验："咯血，用牛角鳃同生血余、龙骨吞服，取其生用兼有潜润之效；鼻出血、胃出血均煅炭，配以仙鹤草、藕节加强固胃止血；妇女月经前期及漏下，均以生品入煎，取其兼有化瘀之力；妇人血崩，则用煅炭，取其止血之力宏；胎漏用牛角鳃补肝肾以安胎；产后恶漏不尽，则用煅炭。"章次公先生对本品的应用，主要集中在过敏性紫癜、更年期难治的功能性子宫出血、水肿、失眠、心悸等。朱良春先生对水牛角的应用也积累了许多宝贵的经验：病毒性高热，配生石膏、知母、板蓝根、柴胡；热入营血发斑，配生地、赤芍、丹皮、紫草等；过敏性紫癜，配蝉衣、僵蚕、徐长卿、仙鹤草、牛角腮、丹皮、赤芍、煅花蕊石；结缔组织病高热不退，身发斑疹，配水牛角、羚羊角粉、人工牛黄，并嘱用量轻乏效，一般以30~50g为宜，先煎。

　　现在将犀角列入禁用药材范围，常用水牛角代替之，建议其剂量为犀角的10倍较为妥当。

【临床应用】

　　（1）类银屑病（热毒型） 地玄芩连方：生地30g，玄参、黄芩、知母、丹皮各9g，水牛角15g，胡黄连、竹叶、甘草各6g，山栀12g。（顾伯华方）

　　（2）白塞病 水牛角方：水牛角3g，每日2次，吞服。（黄正吉方）

　　（3）过敏性紫癜 朱氏验方：水牛角、墨旱莲、炙水牛鳃、仙鹤草各30g，丹皮、紫草、小蓟各15g，赤芍10g，女贞子、生地各12g，甘草6g。（《国医大师·朱良春》）

　　（4）动脉周围炎 夏氏验方：鲜生地、水牛角、蒲公英、赤小豆各30g，丹皮、桃仁、牛膝各12g，赤芍、泽兰各9g，王不留行15g。（《中医外科心得·夏少农》）

麝　香

【药名浅释】

　　麝香，始载于《神农本草经》，列为上品。麝之香气远射，故谓之麝。麝香之别名有当门子、麝脐香、寸香、元寸、寸干、元寸香。民间流传麝香品质的等级有三：以蛇头麝香最为珍贵，红头麝香次之，草头麝香再次之。

【药性分述】

　　麝香，味辛，性温。具有开窍醒脑，活血散结，止痛消肿，解酒毒，透风团，催产下胎的功效。

　　《神农本草经读》说："麝喜食柏叶、香草及蛇虫，其香在脐，为诸香之冠。香者，天地之正气也，故能避恶而解毒，香能通达经络，故能逐心窍凝痰而治惊痫，祛募原邪气以治温疟。"

　　古人认为本品内透骨窍脏腑，外彻皮肉及筋，是一种开诸窍、通经络、透肌骨、避秽气、散瘀血的名贵中药，其主治病症包括积聚癥瘕、心腹暴痛、脏腑虫积、痔漏肿痛、面黑斑疹、目中翳膜、鼻塞不知香臭、妇人难产、解蛇虫毒、蛊毒、瘴毒、沙虱毒等。总之，凡气滞为病者，俱宜用之。归纳起来，临床应用集中在五个方面：一是开窍醒脑，如中风、惊痫、神志昏迷、肢厥痰涌，如至宝丹；二是祛瘀疗伤如跌打内伤，风湿骨痛，如七厘散；三是消痈排脓，痈疽肿痛，如六神丸；四是催产下胎，胎死腹中，如香桂散；五是宣痹通阳，真心痛，如苏霍香丸。

　　此外，《重订严氏济生方》说："治食瓜果成积作胀者，用之；治饮酒成消渴者，用之。"又云："果得麝则坏，酒得麝则败。"

　　李东垣说："麝香入脾治肉，牛黄入肝治筋，冰片入肾治骨。凡用麝香，用当门子尤妙。"其真伪辨别的方法：将药品置于炭火上，用油滚而成焦黑炭者，肉类，即香之本体；若燃火而化白灰者，木类，是伪品。

　　麝香为辛香之剂，必耗损真元，用之不当，反引邪入髓，莫可救药。诚宜谨之。孕妇不宜佩戴，劳怯之人亦忌之。忌见火，入丸散，不宜入煎剂。

【临床应用】

　　（1）**白癜风**　新通窍活血汤：川芎、赤芍、红花、老葱白、防风各9g，桃仁12g，桔梗15g，麝香0.1g，浮萍、黄酒各30g，红枣7枚。(《中国中医秘方大全·薛希仁》)

　　（2）**恶疮**　麝香散：麝香1.5g，丁香、木香、紫檀香各7.5g，乳香、没药各15g，上药研末为散，用蛋白和匀，蒸熟晒干，再研细末，分6次内服。茶清送下。(《圣济总录》)

　　麝香膏：麝香、雄黄、珍珠各14g，猪脂肪适量，上药研匀，用猪脂调成糊状，涂患处。(《圣济总录》)

刺猬皮

【药名浅释】

　　刺猬皮，原名猬皮，始载于《神农本草经》，列为中品。刺猬皮之名见于《本草原始》。猬古书也写作蝟，《本草衍义》说："蝟皮治胃逆，开胃气有功，其字从虫从胃。"别名有仙人衣、毛刺猬鼠等。

【药性分述】

　　刺猬皮，味苦，性平。具有收敛止血，固精缩尿的功效。

　　猬形同鼠，毛刺若针，乃禀金水所生之兽，故能益肠解毒，清热平肝，主治血热为病、噎膈反胃、目中翳障、大肠湿热、五痔、下血赤白、阴蚀肿痛、腰痛疝积、肝胃气痛等，皆由下焦湿热流结所致。不过，炒炭有收敛之功，能行瘀止血、止痛，是治痔疮的专药。对遗精、梦遗，不论虚实者，皆有效。近代还发现本品对治疗前列腺炎、肾结石也有一定的效果。

《本草逢原》说："主五痔、阴蚀，取其锐利破血也；酒煮治阴肿痛引腰背，取经脉能收纵也。"肉治反胃、胃脘痛最捷；其皮除肿翳降。可供参考。

【临床应用】

（1）**肛脓肿** 麝香猬皮丸：鸡冠花 12g，牛角鳃、贯众、槐花、油发炭、白芷、当归、枳壳、玄参、诃子、黄连、黄芪、防风各 7g，鳖甲 3g，麝香 1.5g，刺猬皮 1 个，猪蹄 5 个。诸药为末，与麝香和丸，如梧桐子大。每服 30~40 丸。（《普济方》）

（2）**胃肠型荨麻疹** 刺猬四君汤：刺猬皮、砂仁、陈皮各 6g，党参、防风、茯苓皮、炒白术、黄芪各 10g，莲子心 3g。（经验方）

（3）**五色痢疾** 刺猬皮烧灰，酒服 6g。（《寿域方》）

（4）**遗精梦遗** 刺猬皮一个，瓦上焙干为末，黄酒调蜜服。（《医林改错》）

血 余 炭

【药名浅释】

血余炭，曾以被发之名始载于《神农本草经》，列为中品。血余炭之名见于《本草蒙筌》，别名有血余、乱发、人退、人发炭、发炭。

【药性分述】

血余炭，味苦，性平。具有活血散瘀，补阴利尿的功效。

张锡纯说："血余者，发也，不煅则其质不化，故必煅为炭，然后入药。"邓铁涛说："血余炭既能止血，又不留瘀，既能活血，又可补阴，寓开源与塞流之中，治失血症之妙，非他药可比。"

毛发的生长与变化，既与经络有关，又与气血的盛衰有关，头上毛发，属足少阴、阳明；耳前曰鬓，属手足少阳；目上曰眉，属手足阳明；唇上曰髭，属手阳明；颏下曰须，属足少阴阳明；两颊曰髯，属足少阳。其经气血盛，则美而长；气多血少，则美而短；气少血多，则少而恶；气血俱少则其处不生；气血俱热则黄而赤；气血俱衰，则白而落。

发者血之余，专入肝、心，兼入肾。能治血病。其性化瘀血，生新血，似三七，故善治吐血、衄血、血痢、血淋、鼻血等。以火炮制，其色甚黑，大能壮肾，其气甚雄，大能补肺，在阴可以培形体，壮筋骨，托痈痘，在阳可以益神志，辟寒邪，温气海。张景岳赞云："精气中最要之药，较之河车、鹿角胶阴凝重著之辈，相去远矣。

凡补阴药中，自人参、熟地之外，首有以此为亚。"本品配鸡冠花、柏叶末，治便血；得茅根汁，治诸血；合莲房、棕榈炭，止诸窍出血。张锡纯曾治十五岁童子大便下血数月不愈，众医推诿不治，张氏用生山药轧细作粥，调入血余炭 1.8~2.1g，分次服之，旬日痊愈。

施今墨先生对血余炭在临床中的配伍应用，归纳如下：血余炭配益元散，治热淋、血淋等；血余炭配韭菜子，治尿频血尿等；血余炭配薏仁、六一散，治泌尿系结石；血余炭配仙鹤草、阿胶珠治血尿；血余炭配赤石脂、禹余粮治慢性结肠炎；血余炭配升麻、黑荆芥治月经过多；血余炭配佐金丸治溃疡病；血余炭配紫河车、鹿角治血虚脱发；血余炭配琥珀、血竭治动脉硬化症。

简介血余炭的制法：将壮年剃下之发，碱水洗净，再用清水淘去碱味，晒干用铁锅炮制发质皆化为膏，凉冷、轧碎、过罗，其发质未尽化者，再用炮制。

总之，本品补阴甚捷。凡口吐血、鼻衄、血晕、血闷、血痢、血淋服之即止，燕口疮、豌豆疮、伤风、惊热、惊痫得此易痊。通关格五癃，利小便水道。

不过，胃虚用之，多有吐泻之弊。

【临床应用】

（1）**脐部湿疹**　血余炭研极细末，外掺患处，日一次。(《疮疡外用本草》)

（2）**肛周脓肿**　血余散：血余烧灰 15g，鸡冠花根、侧柏叶各 30g。研末，临睡前温酒调服 6g。(《普济方》)

（3）**下肢溃疡，久不收口**　血余膏：血余、猪毛、羊毛、鸡毛、鹅毛各净 120g，猪板油、桐油、白蜡各 60g，麻油 600g，冰片、麝香各 3g。依法熬膏，外敷患处。(《疡科纲要》)

（4）**血崩**　陈棕榈、灰百草霜、头发炭各 30g，共研细末，每次 3g，陈酒送下。(《种福堂方》)

（5）**血淋**　血余炭 60g，藕汁调服 6g。(《李克绍中药讲习手记》)

人　乳

【药名浅释】

人乳，始载于《名医别录》。别名有奶汁、乳汁、仙人酒。乳者化之信，故字从孚，从化也。方家隐其名，谓之仙人酒、生人血、白朱砂，种种名色。盖乳乃阴血所化，生于脾胃，摄于冲任。凡入药并取首生男儿，无病妇人之乳，色白而稠者为佳，黄赤清色，气腥秽者不可用。

【药性分述】

人乳，味甘咸，性平。具有滋润五脏，悦颜泽肤的功效。

《玉楸药解》："乳汁以肝血化于肺气，即朱汞化为白金，养育婴儿，滋生气血，全赖夫此。内伤虚劳，为小儿热吮，极佳，非寻常草药所能及也。"

韩飞霞说："服人乳，大能养心气，补脑髓，止消渴，治风火证，养老尤宜。"

具体言之，能疗目赤痛多泪，去目中胬肉，能解牛马肉毒，能治臁胫生疮，百虫入耳，能治瘦悴，悦皮肤，润毛发等。《千金翼方》说："人乳汁补五脏，令人肥白悦泽。"

陈士铎说："人乳补精血、益元阳、肌瘦皮黄，毛发焦枯者速觅，筋挛骨痿，肠胃秘涩者当求……气虚则血虚，故乳汁清，儿食之必有黄瘦之忧，气旺则血旺，故乳汁浓，儿食之必有肥白之喜。"

虚寒滑泄胃弱者禁用。

【临床应用】

（1）**乳疳** 人乳膏：人乳汁和面敷之。(《备急千金要方》)

（2）**下肢溃疡** 人乳汁、桐油等份和匀，外涂。(《本草纲目》)

（3）**百虫入耳** 人乳滴之。(《本草纲目》)

（4）**面白媚好** 白附子、白芷、杜若、赤石脂、白石脂、杏仁（去皮尖）、桃花、瓜子、牛膝、鸡屎白、葳蕤、远志（去心）各 0.9g，研细末，人乳、白蜜各 500ml，和丸，空服 7 丸，日三次。(《千金翼方》)

鱼鳔胶

【药名浅释】

鱼鳔始见于《本草纲目》，别名有鳔鮧（音遂题）、鱼白、鱼胶、白鳔、鱼肚等。鳔即诸鱼之白脬，其中空如脬，故曰鳔。今人诸鳔皆可为胶。又名鏇胶。

【药性分述】

味甘咸，性平，无毒。具有补肾益精，滋养经脉，止血，散瘀，消肿的功效。

临床应用甚为广泛。主要用于肾虚滑精、产后风痉、破伤风、吐血、血崩、创伤出血、痔疮、月蚀疮、阴疮、便毒肿痛等。《本草逢原》说："鳔胶合沙苑、蒺藜名聚精丸，为固精要药。"今人张海峰用鱼鳔胶治疗精清、精冷，数量不足，可以单服，坚持数月必有效果。《冷庐医话》进一步强调说："王官寿遗精，闻妇人声即泄，病甚欲死，医者告术穷，缪仲醇之门人，以远志为君，莲须、石莲子为臣，龙齿、茯神、沙苑蒺藜、牡蛎为佐使，丸服稍止，然终不能断，缪加鳔胶一味，不终剂即愈。"《医学从众录》用鱼鳔胶治妇人白带。《本草新编》说："鱼鳔胶稠，入肾补精，恐性腻滞，加入人参，以气行于其中，则精更益生，而无胶结之弊也。"

不过胃呆、痰多者忌服。

【临床应用】

（1）**破伤风** 鱼鳔胶适量，与酒化服之。(《药膳正要》)

（2）**月蚀疮、阴疮** 鱼鳔胶烧灰，外用。(《海药本草》)

（3）**竹木入肉** 鱼鳔胶敷疮面四周，肉烂即刺出。(《本草拾遗》)

（4）**便毒肿痛** 鱼鳔胶热汤或醋煎软，称热研烂贴之。(《仁斋直指方》)

（5）**黄褐斑或黑变病** 聚精丸加味：鱼鳔胶、五味子各6g，沙苑子、党参、茯神、熟地、菟丝子各12g，韭子、炒蛇床子、甘草各3g。水煎服一日一剂。(经验方)

（6）**宫寒不孕** 鱼鳔种子丸：上白鱼鳔500g，酒当归、淫羊藿、白莲蕊、酒肉苁蓉、炒杜仲、菟丝子、沙苑蒺藜各240g，茯苓、栀子各120g，牛膝、补骨脂各180g，肉桂、附片各60g，研细末，蜜和丸，每次9g，早晚各1次。淡盐汤送下。(《中药大辞典》)

（7）**破伤风** 镇风散：鳔胶、杭粉、皂矾各30g，朱砂9g共研细末，每次6g，热酒送下。(《外科正宗》)

捌

美容中药
用药心得

什么是美学？用蔡元培的话说："美学观念者，基于快与不快之感。"凡是美的东西，按照康德的观点，包括有四：一是超脱；二是普遍；三是有则；四是必然。

一、美的概念

（一）形体美的标准

根据上述原则，古今中外的艺术家对人的形体美提出了若干标准，这些标准对于美容来说是至关重要的。

1. 中国标准

（1）眼：杏眼。《相理》："天得日月以为光，日月为万物之灵，人凭眼目以为光，眼为万物之灵。"刘孝绰：《咏眼》云："含娇曼已合，离愁动还开；欲知密中意，浮光逐笑回。"

（2）眉：柳眉。别名娥眉、黛眉、秀眉、细眉、翠眉、浅眉、新月眉。白居易写杨贵妃："芙蓉如面柳如眉，回眸一笑百媚生。"又如《天机枕》："眉挑不胜情，似语更销魂。"有人说，女人眉语，撩人心魂。

（3）唇：樱唇。女性嘴唇是性感的象征，唇薄冷漠；唇厚较性感，属爱神型。中国古代点唇名目甚多，主要有石榴娇、小红春、大洪椿、嫩吴香、半边娇、万金红、内家园等。

（4）鼻：粉鼻。一位人体美学家说："美丽端正的鼻子，绝不会生在一张丑陋的脸上；鼻子美的人，其脸蛋也美。"更有人认为："美丽的鼻子价值连城。"

（5）齿：贝齿。《汉书》有"目如悬珠，齿若编贝"，又名皓齿。《庄子》："唇如激丹，齿如齐贝。"贝齿洁白可爱，像初出浴的绵羊一对对排列得整整齐齐。

（6）舌：香舌。古人比舌如丁香，说："小""嫩""尖""香"，故诗云："丁香笑吐娇无限""美人一舔一销魂"。

（7）腮：桃腮。诗云："人面桃花相映红。"有人说："吻面颊比吻额头或吻眼皮，更能震动女性的心扉。"对酒窝的描绘起源于吴国的孙和，其别名称之星靥、浅靥、双靥、娇靥、微靥等。

（8）耳：美耳。女人的耳朵愈丰满愈美。

（9）颈：粉颈。蜷蛴领畔，冰肌半露。

（10）乳：酥乳。又名玉峰、留情岭。从外形讲，分圆锥形、圆盘形和半球形三种。乳房具有软绵的触感美，柔和而丰满的线条美，挺秀结实而有弹性的轮廓视觉美，洋溢着肉香、乳花香，放射着迷人、诱人的魅力。所以有诗人云："少女胸前之花。"

（11）背：美人的背最富有诱惑力，洁白如粉妆玉琢，丰硕好像无骨，令人只觉得一片和谐，如一片云，一枝花，一个乳白色的梦。诗人云："为君坐拥更情亲。"

（12）腰：柳腰。美人的腰有两种形态，一是纤细，楚楚动人；一是肥嫩，浓艳丰硕。女人的腰肢是性感和美感的综合体。古人谓："杨妃樱，赵妃柳。"

（13）脐：美脐。脐以大而没陷为美，脐大为之健康之相，"脐容李子，富贵可卜"诗云："一点春藏小麝脐。"

（14）腹：美腹。美腹的标准应微微带圆形，有三条垂直的平行纹路，一居正中，其余两条各置两旁，以一只手阔度相隔，渐隐于脐部。诗云："柔滑无骨丰多姿。"

（15）臀：丰臀。臀之美在于丰满、圆滑、细腻、白皙而富有弹力，是集视觉、触觉美之大成。美臀应从三点观察：一是内部筋肉有弹性否；二是肌肤光滑圆腻；三是脂肪丰厚，外观曲线美。有人赞曰："丰艳的臀部，打动了全世界男人的心，使男人为之神魂颠倒，赞叹不已。"

（16）肩：香肩。女人洁白圆润的肩部，裸露出来，如露出水面的荷花瓣，予人以清新的美感。

（17）臂：玉臂。女人臂宜洁白、细嫩如莲藕。

（18）手：纤手。女人一双细腻、白净、纤柔的手，使男人只想用手去把握，用眼睛去拥抱，用嘴唇去亲吻。《诗经》咏女人手："手如柔荑。"

荑是茅芽、又软、又嫩、又白，形容玉手的柔软细腻。李渔《闲情偶寄》论女人手时说："手嫩者必聪，指尖者多慧，臂丰而腕厚者，必享珠围翠绕之荣。"有人说："理智较高的人，常有美丽的手。"手分三种：理智的手；肉感的手；神经质的手。

（19）腿：纤腿。女人的腿丰盈柔滑，洁白如玉，纤毫不生，如白璧无瑕，似凝脂吹弹得破。有人说："微露深藏总有情。"

（20）肤：雪肤。肤美的要素有四：一是颜色，二是香味，三是润滑，四是弹性。

2. 法国标准

法国艺术大师普南登提出美人标准三十条。

（1）一定要白嫩的地方有三：皮肤、双手、牙齿。

（2）一定要漆黑的地方有三：眸子、睫毛、双眉。

（3）一定要鲜红的地方有三：嘴唇、脸颊、指甲。

（4）一定要修长的地方有三：身材、头发、四肢。

（5）一定要短小的地方有三：牙齿、耳朵、脚部。

（6）一定要广阔的地方有三：胸部、额头、眉间。

（7）一定要狭小的地方有三：嘴巴、腰肢、脚踝。

（8）一定要丰满的地方有三：大腿、臀部、手臂。

（9）一定要细小的地方有三：颈子、鼻子、手指。

（10）一定要小巧的地方有三：乳头、鼻孔、脑袋。

计算方法：头脑占 16 条，四肢占 6 条，按每条细目 3.3 分算，达 70 分以上的人可谓达标。

3. 阿拉伯标准

评论美人以四为主。

（1）四件黑的东西：头发、眉毛、睫毛、瞳孔。

（2）四件白的东西：皮肤、眼白、牙齿、腿。

（3）四件红的东西：舌头、嘴唇、牙龈、面颊。

（4）四件圆的东西：头、颈、前臂、足踝。

（5）四件长的东西：背、指、后臂、腿。

（6）四件阔的东西：额、眼、腰、臀。

（7）四件狭的东西：眉、鼻、唇、指。

（8）四件有肉的东西：面颊、大腿、背、小腿。

（9）四件小肉的东西：耳、胸、手、脚。

（二）魅力与风度

魅力，指吸引人的力量，分内在与外在。内在魅力包括思想、品德、情操和气质的美。外在魅力包括人体美和服饰美。

当代女性的魅力应追求内在美与外在美的统一，心灵美与形体美的统一，给人一种强大活力与韵味的感染力。具体讲在日常生活与待人接物中应该做到四点。

（1）充满自信的仪态。对自己的能力、学识和所好、进行的工作充满自信，所谓"自信则人信之"，要认识自己的长处，发挥自己的长处，让对方知道你一定会成功。

（2）轻松的微笑。面容是内心的镜子，会心的微笑能增进友情和了解。

（3）良好的形象。优雅的仪态，良好的风度，风趣、幽默的谈吐，常能在人面前展示充实而有文化素养的良好形象。

（4）广博的知识。知识是取得成功的要诀之一，要善于从交谈中去真诚的请教和交流信息，只有具备渊博的知识和良好的教养时，方能显得聪明而富有才华，才能表现出非凡的气质和优雅的风度，透射出真正的内在美，永远保持特有的魅力和风度。

总之，美是自然的流露，绝不是装模作样，更不是追求夸张和奇特。

二、中医与美容

李时珍在其《本草纲目》一书中，对美容中药内服与外用提供了许多经验，迄今为止，仍为中医美容家所重视，其要点归纳如下。

面部：影响美容的疾患包括黑干、雀斑、面疮、面肿、面赤、黑子、面疱、面上黄水疮、面上恶疮、面粗丑等。

鼻部：影响美容的疾患有酒渣鼻、鼻下赤匿等。

唇部：影响美容的疾患有唇裂、口吻疮、唇肿、唇风等。

须发：影响美容的疾病有发落、发白、眉脱等。

此外，还有狐臭、疣、痣、白癜风等，均分别列出了内服的中药与剂型，详细内容，请读者参阅本书"要药汇解"部分。

众所周知，一个女子娇艳的容颜，优美的体型，是一种宝贵的自然禀赋，然而在芸芸众生的女性人流中，这毕竟是少数，因此，一种专门研究或探讨美化肤表的学问，也就应运而生，据有关资料表明，美容包括生活美容和医学美容两大类，在医学美容中又分手术与非手术两大分支，前者多为矫形，后者主要指药物与非药物，我要叙述的重点是美容中药的心得，其内容包括药物美容、饮食美容，至于针灸美容，则不在此处论述。

人体是由若干组织和器官组成。中医认为，人体以五脏为中心，通过经络系统，把六腑、五脏、五官、九窍、四肢百骸等全身组织器官形成有机的整体，并通过精、气、血、津液的作用，来完成机体统一的机能活动。

五脏之心、肝、脾、肺、肾，是人体最重要的器官，其气血的盛衰和功能的正常与否可以从头面、五官、体表皮毛等外在的容貌上反映出来。也就是说，五脏功能正常，通过经络系统的作用，把阳气、阴血、津液源源不断的输送和散布到外表器官，滋润皮肤，荣养毛发，抗衡外邪的侵袭，从而表现为面色红润光泽，目光炯炯有神，头发浓密光亮，皮肤细腻滑嫩，富有弹性，这就是健美的标志。反之，气血不足或失调，则必然要反映到外在容貌上，引起面容憔悴，皱纹满布，面色萎黄或苍白，毛发干枯脱落，皮肤苍老灰暗，弹性减弱，严重影响美容。

（一）脏腑与美容

1. 脏腑的概念

脏腑是内脏的总称，分为五脏、六腑、奇恒之腑三类。五脏包括心、肝、脾、肺、肾。六腑包括胆、胃、大肠、小肠、膀胱、三焦。奇恒之腑有脑、髓、骨、脉、胆、女子胞（子宫）。

（1）心（小肠）：主血脉，推动血液在脉管中运行。

心气旺盛，血脉充盈，面色红润，富有光泽；心气不足，心血亏少，面色枯槁，黯淡少华；心血耗伤，面色如纸；心脉瘀滞，面色灰暗。

（2）肺（大肠）：主气属卫，宣发卫气，输精皮毛。

皮肤、汗腺、毫毛等组织，依赖于卫气和津液的温养和润泽，成为抵御外邪侵袭的屏障。

卫气敷布于肌肤则皮肤柔和和润泽，否则皮毛憔悴枯槁，面色㿠白等。

（3）脾（胃）：主运化，把饮食（水谷）转为精微，并输送至全身，故其功能有二：其一运化水谷，其二运化水液。运化水谷，化生气血，容光焕发；反之，面色萎黄，或色如尘垢，枯暗不华，毛发稀疏，肌肤干燥，形体消瘦等。运化水液，若水湿停留，则成湿、痰、饮等病理产物，可造成肥胖、痤疮、酒渣鼻等。

此外，皱皮的产生既有运化水谷精微缺乏的一面，又有运化水液不足的一面。

（4）肝（胆）：主藏血，主疏泄，前者推动和调节血与津液的运行，后者调畅全身气机。

疏泄气机，推动血液运行，面色红润。失其疏泄，气机郁结，血瘀经络，从而造成面色青黑或者黄褐斑。情志舒畅，气血调顺，则能青春常驻；情志抑郁久则过早出现皱纹或早衰，同时面色不华、黯暗。

（5）肾（膀胱）：主藏精，精是构成人体基本物质。肾气充足则气血充盛，则容颜不衰。肾气不足则本色上泛，导致面部黑变病的发生，如黄褐斑、雀斑。

此外，发的生长，全赖于精与血，故"其华在发"。头发的生长、脱落、润泽与枯槁，不仅依赖于肾之精气，而且还依赖于血液的濡养。头发枯萎，早脱早白究其原因，一是肾中精气不足，二是血虚所致。

（二）经络与美容

1.经络的概念

经，经脉，有路径的含义，沟通表里，是经络系统的主干；络，经脉别出的分支，有网络的含义，较经脉细小，纵横交错，遍布全身。经络内属脏腑，外连于四肢、筋骨、皮肤，沟通内外。将组织器官连成一个有机的整体，起到运行气血，联络脏腑组织的作用。

（1）经脉：包括十二经脉、奇经八脉（任、督、冲、带、阳跷、阴跷、阴维、阳维）。

（2）络脉：包括十五别络（又名十五络脉，包括十二经脉的别络、任脉之络、督脉之络和脾之大络）、浮络和孙络。

（3）连属部分：包括十二经筋（司关节痹痛、拘挛）和十二皮部（十二经脉及其络脉循行在体表的相应区域）。

2.经络与美容的关系

（1）足太阳膀胱经：能改善肥胖体质，调整性激素水平。

（2）足少阴肾经：能改善消瘦体质，调整精神、神经的功能。对消除眼袋、雀斑、黄褐斑有一定的帮助。

（3）足厥阴肝经：能消除肥胖，改善肤色的黯暗。

（4）手太阳小肠经：能改善消瘦体质，增进皮肤的润泽度。

（5）足阳明胃经：能促进乳腺发育，具有不同程度的丰乳隆胸的作用。

（6）手少阳三焦经：能控制皮质腺的分泌，对防治痤疮、酒渣鼻有一定的帮助。

（7）手少阴心经：能消除疲劳，防止面色㿠白少华。

（8）足太阴脾经：能减肥消肿，改善皮肤粗糙，减少毛发稀少或脱落。

手三阳经止于头，足三阳经起于头。头者，诸阳之会，其气血皆上于面及其空窍。手太阳小肠经、手阳明大肠经、手少阳三焦经、足少阳胆经，皆汇合于头面侧部。足阳明胃经，足少阴心经，足太阳膀胱经，足厥阴肝经，督脉、任脉，皆汇合于头面正中部。

（三）气血、津液与美容

气血、津液是脏腑、经络等组织器官进行生理活动的物质基础。

1. 气与美容的关系

气由先天精气、后天谷气、自然清气三者结合而成。其生理作用有四。

（1）推动作用：血的生成与运行，津液的生成、输布、排泄等均靠气的推动而运行。若气的推动作用降低，则会出现面色无华、皱纹、皮肤憔悴、毛发干枯等。

（2）温煦作用：气是人体热量的来源，"血得温而行，得寒则凝"。温煦作用的减低，则会在耳、手等处出现冻疮，肢端则会青紫冰冷等。

（3）防御作用：人体中的卫气有护卫的功能，一旦气虚，这种卫外功能减弱，皮肤口鼻将会出现一系列的证候群。

（4）气化作用：精、气、血、津液各自的新陈代谢及其相互转化，均依赖于气化作用。若这种气化作用减弱，则会出现水湿泛滥，表现在外的有形体浮肿等。血液气化失常，则会出现皮肤苍白，或者干燥焦枯，状如肌肤甲错。

2. 血与美容的关系

血是构成人体和维护生命活动的基本物质之一，循在脉中，内至脏腑，外达皮肉筋骨，起着非常重要的营养作用。在气血充足时，表现为面色红润，皮肤毛发润泽有华，血液不足时，表现为面色萎黄，皮肤干燥脱屑，毛发枯槁少华。

3. 津液与美容的关系

津液是人体一切正常水液的通称，包括胃液、肠液、泪液、唾液等。来源于水谷精微，通过胃对饮食的游溢精气和小肠的分清泌浊，上输于脾而生成。津液的输布和排泄，主要通过脾的转运、肺的宣降和肾的蒸腾气化，并通过三焦的渠道而输布全身。津液散布体表，则皮肤润泽、毛发光亮、肌肉丰满；输注于孔窍，则眼亮有神、口唇湿润。津液不足，则会出现皮肤干燥，形体瘦削，毛发稀少。津液分布障碍，则会出现形体胖硕，或者形体浮肿。

4. 七情内伤与美容的关系

喜、怒、忧、思、悲、恐、惊七种情志的剧烈变化，称之为七情内伤，首先影响相应的脏腑，使之气血阴阳失调，然后通过经络反应于体表的组织器官，从而引发多种美容方面的疾患。如，思虑过度，损伤心脾，进而出现早衰面容，皮毛焦枯；精神抑郁或烦躁易怒，常易导致肝失调达或疏泄，在面部则会发生色素沉着之类的疾病。

5. 饮食与美容的关系

饮食不节，指饮食失常或偏食。前者摄食不足，导致气血生化之源缺乏，则会出现皮肤干燥无华；若暴饮暴食，超过脾胃的消化功能，则会造成湿浊内停，形成肥胖。后者偏食煎炸之品，易生燥热；若油腻过重，易生湿热，常能导致痤疮的发生与加重。

三、美容中药用药总则

中药美容的内容，分别记载于妇人篇、诸窍篇、头面篇、香身篇、口齿篇、颐身篇、养老篇、却谷篇、服食篇等。按给药的途径，分内服、外用两大类；按剂型分为粉剂、液剂、膏剂、糊剂、膜剂、乳剂、酒剂、熏剂、汤剂和丸剂等；按作用部位分为颜面美容剂、须发美容剂、五官美容剂、除臭香身剂、护毛嫩肤剂；按用药的目的分保健与治疗两大类；按具体功用分为悦颜祛皱类、润肤白面类、祛斑洁面类、灭瘢除疣类、平痤除皱类、生发浓眉类、乌须黑发类、香发润发类、去屑止痒类、丹唇艳口类、香口避秽类、洁齿白牙类、牢牙固齿类、香身除臭类、增肥令白类、减肥轻身类等。

（一）美容中药的分类

1. 悦颜除皱类

（1）功效：悦泽容颜，除去皱纹。

（2）作用机制：内服补益气血，调理脏腑，外用疏通经络，营养肌肤。

（3）常用外用药：玉屑、桃仁、红花、胡粉、防风、白芷、辛夷花、玉竹、当归、细辛、白附子、木兰皮、杏仁、白术、香附、白醋、土瓜根、冬瓜仁、珍珠、茯苓、川芎、麝香、僵蚕、白蔹、甘松、猪蹄、猪脂、羊髓等。

（4）常用内服药：枸杞、地黄、首乌、苁蓉、菟丝子、胡桃仁、鹿茸、鹿角胶、牛膝、补骨脂。

2. 润肤白面类

（1）功效：柔润皮肤，白皙颜面。

（2）作用机制：温通活血，祛风散寒，香泽润肤，白皙皮肤。

（3）常用润肤药：杏仁、桃仁、川芎、白芷、防风、橘红、蜀椒、辛夷、瓜蒌仁、冬瓜仁、楮桃仁、丁香、沉香、天冬、赤小豆、皂角、藁本、细辛、麝香、牛髓、羊髓、牛脑、羊脑、鹅脂、黄豆、白蜡、蔓青油、鹿髓。

（4）常用白面药：茯苓、白术、白鲜皮、白芷、白蔹、白附子、僵蚕、白檀香、鸡蛋白、鹰屎白、冬瓜仁、土瓜根、白蒺藜、白胶香、白米、鹅脂、白石脂、白豆面。

3. 祛斑洁面类

（1）功效：祛除多种色斑，使面部洁净光润。

（2）作用机制：内服以理气活血，疏肝清热，宣肺补肾为主。外用祛风活血，清热解毒，祛斑莹肤。

（3）常用外用药：辛夷、防风、白芷、细辛、乌头、僵蚕、白附子、藁本、益母草、当归、川芎、芍药、玉竹、桃仁、桃花、藿香、广木香、黑丑、沉香、白檀香、紫檀香、丁香、麝香、零陵香、杏仁、木兰皮、白及、白矾、硫黄、白石脂、白蔹、冬瓜仁、珍珠母、商陆、乌梅、补骨脂等。

（4）常用内服药：川芎、当归、生地、丹参、红花、黄芩、犀角、丹皮、香附、柴胡、赤芍、浮萍、郁金、白蒺藜、白芷、连翘、桑白皮等。

4. 灭瘢除疣类

（1）功效：消灭瘢痕，除去疣目。

（2）作用机制：清热解毒，理气化瘀，祛风软坚，祛腐生肌，涂泽膏润。

（3）常用灭瘢药：鹰屎白、鸡屎白、瓜蒌、白附子、白芷、珊瑚、细辛、川芎、丹参、当归、半夏、斑蝥、胡粉、麝香、白蔹、牡蛎、茯苓、杏仁、白芍、黄矾、僵蚕、玉屑、生姜汁、五倍子、皂角、赤石脂、猪脂。

（4）常用祛疣药：硫黄、雄黄、鸦胆子、杏仁、胆南星、白檀香、麝香、艾叶、桑柴灰、硼砂、大黄、芫花、马齿苋、蜂房、白芷、紫草。

5. 平痤除齇类

（1）功效：治疗痤疮、酒齇鼻。

（2）作用机制：宣肺清热，凉血活血，祛风除湿。

（3）常用外用药：菟丝子、白蔹、白石脂、白术、玉竹、白芷、防风、白附子、川芎、细辛、杏仁、栀子仁、益母草、僵蚕、硫黄、雄黄、木兰皮、黄连、赤小豆、独活、麝香、牛黄、乳香、轻粉、珍珠、铅粉、苦参、大枫子、白蒺藜、皂角、夜明砂等。

（4）常用内服药：黄芩、枇杷叶、桑白皮、连翘、黄连、黄柏、冬葵子、大黄、山栀、丹皮、赤芍、生地、丹参、红花、川芎、贝母、白芷、甘草、白蒺藜等。

6. 生发浓眉类

（1）功效：治疗须、发、眉脱落并促使其生长茂密。

（2）作用机制：滋补肾精，养血活血，祛风润燥，健脾祛湿等。

（3）常用外用药：蔓荆子、白附子、甘松香、藁本、白芷、泽兰、桑白皮、桑寄生、细辛、杏仁、川芎、防风、蜀椒、侧柏叶、松叶、藿香、川断、青葙子、零陵香、桑叶、甘菊、芜青子、红花、生姜皮等。

（4）常用内服药：侧柏叶、当归、桑椹子、菟丝子、白芍、地黄、川芎、羌活、制首乌、黄芪、天麻、冬虫夏草、木瓜、女贞子、补骨脂、怀牛膝、枸杞子等。

7. 乌须黑发类

（1）功效：使须发黄白转变为乌黑发亮的药物。

（2）作用机制：内服多为滋养肾精、补益气血药物；外用则以护发、荣发、染发为主。

（3）常用外用药：石榴皮、硫黄、白蜜、白檀香、白芷、白及、甘松、山奈、零陵香、白蔹、白丑、青黛、玫瑰花、蒲公英、生姜、侧柏叶、圣杨柳、乌梅、胡桃油、胡桃皮、黑桑椹、木金叶、滑石、绿矾、铅丹、芭蕉叶、卤砂、红铜粉等。

（4）常用内服药：黑芝麻、白芷、旋覆花、秦艽、桂新、川断、白附子、覆盆子、生熟地、侧柏叶、天冬、怀牛膝、旱莲草、杏仁、菟丝子、柏子仁、远志、茯神、人参、肉苁蓉、鹿茸、山茱萸、巴戟天、制首乌、山药、补骨脂、枸杞子、甘菊花、血余炭、当归、黄精等。

8. 润发香发类

（1）功效：使毛发润泽芳香的药物。

（2）作用机制：内服以滋补肝肾，补血填精，荣养发髭居多；外用则是疏风清热，除垢洁发，芳香润泽为主。

（3）常用外用药：广木香、白芷、零陵香、甘松香、泽兰、茅香、细辛、藁本、川芎、地骨皮、乌麻油、石榴花（皮）、牛膝、白檀香、沉香、胡桃、生姜、麝香、侧柏叶、首乌、桑椹子、秦椒、藿香、荷叶、紫玫瑰花、密蒙花、杏仁、白芍、甘油、当归、胡麻叶、香附、辛夷花、山奈等。

（4）常用内服药：肉桂、白芷、旱莲草、菊花、巨胜子、怀牛膝、地黄、旋覆花、秦椒、桑椹子、当归等。

9. 去屑止痒类

（1）功效：祛头皮白屑垢腻，洁发止痒。

（2）作用机制：祛风止痒，清热燥湿，凉血润燥，除垢洁发。

（3）常用药物：乌头、细辛、藁本、防风、白芷、泽兰、辛夷、甘菊花、独活、蜀椒、藿香、荆芥、王不留行、地骨皮、滑石、川芎、羌活、皂荚、蔓荆子、薄荷、侧柏叶、威灵仙、茅香、零陵香、甘松、杏仁、木香、沉香、茵芋等。

10. 丹唇艳口类

（1）功效：使唇口红艳娇美。

（2）作用机制：外用以行气活血，丹唇艳口，芳香避秽为主，内服以补养气血，滋脾润唇为多。

（3）常用药物：紫草、沉香、丁香、麝香、檀香、苏合香、熏陆香、零陵香、白胶香、藿香、甘松香、泽兰、朱砂、生地、天冬、麦冬、黄芪、白术、乌麻油、蜡等。

11. 洁齿白牙类

（1）功效：使牙齿洁白莹净。

（2）作用机制：祛风清热，芳香避秽，洁齿涤垢。

（3）常用药物：川芎、白芷、细辛、藁本、薄荷、升麻、寒水石、生石膏、生地、地骨皮、冰片、麝香、零陵香、藿香、沉香、白檀香、丁香、白石英、紫贝齿、夜明砂、皂荚、青盐、白蔹、白矾、朱砂、白蒺藜等。

12. 香口避秽类

（1）功效：除去口中秽浊，香气怡人。

（2）作用机制：清泻肺胃，芳香化浊，清热导滞。

（3）常用药物：藿香、白芷、细辛、黄连、黄芩、石斛、草蔻、肉蔻、木香、川芎、丁香、麦冬、桑白皮、地骨皮、麝香、乳香、槟榔等。但下列药物煎水含漱，若是内有湿热，或阴虚有热者不宜，孕妇禁用。这类药物有：香薷、寒水石、焦山栀、大黄、桂心、蜀椒、甘松香、零陵香、香附等。

13. 牢牙固齿类

（1）功效：能使牙齿坚牢，齿龈紧固，并能防止齿落齿动。

（2）作用机制：补肾固齿，祛风清热，养血活血。

（3）常用药物：生地、独活、柳枝、地骨皮、细辛、防风、青盐、蔓荆子、白矾、苍耳子、白芷、川芎、蜂房、青矾、绿矾、马牙硝、羊胫骨、皂角、诃子、当归、升麻、羌活、骨碎补、杜仲、香附等。

14. 香身除臭类

（1）功效：除去体臭，令全身肌肤芳香洁净。

（2）作用机制：芳香逐秽，祛风除湿，止汗除臭，调和气血。

（3）常用药物：藿香、白芷、川芎、细辛、豆蔻、木香、甘松香、檀香、丁香、沉香、茯苓、麝香、藁本、零陵香、香附、白附子、白术、白蔹、冰片、薄荷、苏合香、熏陆香、茅香、辛夷、附子、白矾等。

（4）说明：外用药大多有毒性，孕妇忌用。

15. 增肥令白类

（1）功效：使干瘦肤黑的人，丰满白皙。

（2）作用机制：调补脏腑气血阴阳，但慎用大温大补之品。

（3）常用药物：大豆黄卷、人参、干姜、桂心、白术、五味子、肉苁蓉、茯苓、黄芪、山茱萸、麦冬、山药、远志、柏子仁、川芎、桃仁、白蜜、杏仁、羊脂、当归、白石英、大枣、芍药、附子、鸡子、白羊肉、猪脂等。

16. 减肥轻身类

（1）功效：消肥减胖，使身体轻盈。

（2）作用机制：健脾化湿，祛痰利水，通腑逐瘀。

（3）常用药物：桃花、荷叶、黄芪、白术、川芎、泽泻、山楂、丹参、茵陈、生大黄、黑白二丑、草决明、首乌、薏仁、茯苓、玫瑰花、茉莉花、玳玳花等。

（二）药膳美容的分类

饮食疗养又称药膳，是将特定的中药与饮食配合，经烹调而成，具有营养人体的功效，古时称为"食医"。《备急千金要方》《千金翼方》分立"食治"专篇与"养老食疗"专节，并指出："食能排邪而安脏腑，悦神爽志以资气血，若能用食平疴，释情遣疾者可谓良医。"

我根据临床的需要，在诊治之余，告知部分患者一些食疗的方法，我将分为七个方面陈述如下。

1. 滋阴类

主治：肢体羸瘦，面容憔悴，虚烦不寐，皮肤干燥瘙痒，皱纹多且深，爪甲枯脆等。

常用中药：黄精、干地黄、桑椹子、女贞子、枸杞子、天冬、麦冬、耳环石斛、玉竹、柏子仁、枣仁、百合等。

常用食物：甲鱼、乌龟、乌鸡、鲍鱼、燕窝、银耳、海参等。

注意事项：凡脾胃虚弱、痰湿内阻、腹满便溏或者外感者，均不宜用。

2. 壮阳类

主治：面色㿠白少华，畏寒肢冷，神疲乏力，男子阳痿，女子性冷淡。

常用中药：姜、肉苁蓉、巴戟天、菟丝子、花椒、鹿茸（或鹿角片、鹿角胶等）。

常用食物：动物肾、牛鞭、羊肉、狗肉、鹿肉、獐子肉、虾、泥鳅等。

注意事项：阴虚内热、痈疽疮毒均不宜用。以冬季食之为佳。

3. 益气类

主治：气短乏力，食少纳差，内脏下垂，或者脱肛。

常用中药：人参（党参、太子参、北条参）、黄芪、山药、冬虫夏草、大枣、紫河车等。

常用食物：鸡、鱼、猪肉、兔肉等。

注意事项：实证、热证、外感病症均不宜。

4. 补血类

主治：心悸，失眠，倦怠无力，面色㿠白无华，爪甲、口唇苍白等。

常用中药：当归、熟地、黄芪、阿胶、白芍、鸡血藤、枸杞子、紫河车、龟胶等。

常用食物：羊肉、牛肉、鸡、鹅、鸭等。

注意事项：实热证、痰湿中满、外感发热均不宜。

5. 补肺类

主治：气短声低，面色㿠白，皱纹较多，皮肤干燥不润泽。

常用中药：沙参、百合、银杏、冬虫夏草、梨、麦冬、田东、川贝母、杏仁、银耳等。

常用食物：猪肺、鸭、鸡、龟、瘦肉等。

注意事项：脾胃虚弱、痰湿内阻、便溏等不宜。

6. 扶脾类

主治：容颜憔悴，皮肤粗糙或者状如锉刀等。

常用中药：山药、莲子、红枣、白扁豆、白术、茯苓等。

常用食物：燕窝、牛奶、蛋类、兔肉、鸡肉、冰糖等。

注意事项：实邪未尽者不宜。

7. 补肾类

主治：腰膝酸软，头昏耳鸣，头发早白、早秃或者焦枯，男子有阳痿、遗精，女子月经不调或性欲淡漠。

常用中药：桑椹子、枸杞子、覆盆子、芡实、巨胜子、楮实子、制首乌等。

常用食物：鸡、牛肉、狗肉、胡桃肉、蜂蜜、动物肾。

注意事项：脾虚便溏不宜食用。

▷**验案举例**

案 1、黑变病 徐某，女性，38 岁。2006 年 7 月 9 日初诊。自述 1 年来，始觉面部连及颈项皮肤变黑，日渐加重，同时经常烦躁不安，夜寐欠宁。检查：颜面、前额、两颊、颈项等处皮肤颜色深黑，腹部肌肤亦然。伴有神疲乏力、心烦，入冬后畏寒尤为明显，喜用热水袋之类取暖。脉沉细、舌质淡红、苔少。证属脾肾虚弱，血弱不华，肾色外露。治法：疏肝益肾。处方：二仙汤、逍遥散合裁。仙茅、柴胡、当归、桃仁、红花、山楂各 6g，淫羊藿、熟地、炒白术、炒白芍、仙鹤草各 10g，菟丝子、覆盆子、茯神各 10g，谷麦芽各 15g，大枣 5 枚。

二诊：5 天后，自觉神疲乏力略有好转，守上方加海燕、雄蚕蛾各 6g。

三诊：半月后复查，肤色见淡，畏寒等症明显改善，嘱步上方增损改为药丸调治。醋柴胡、当归、红花、桃仁、雄蚕蛾、海燕、仙茅各 50g，丹参、仙鹤草、淫羊藿、炒白术、炒白芍、熟地、茯神各 100g，百合、天麦冬各 100g，枣仁、柏子仁各 80g，菟丝子、覆盆子、淮小麦、青蒿、山药各 120g。研细末，炼蜜为丸，如梧桐子大，一日 3 次，一次 6g。

四诊：3 个月后复诊，肤色减淡很多，前额、面颊渐趋正常，神疲乏力、畏寒等症基本见愈，嘱其守原方再配一料。6 个月后复查，肤色恢复正常。

方药分析 本案以二仙汤为基础，温阳益肾，不热不燥，不寒不凉。凡脾肾阳虚之证，用之多效；逍遥散重在疏肝解郁，养血健脾。赵养葵说："余以一方治木郁，而诸郁皆愈，逍遥散是也。"前者治肾，后者调肝，酌加药物分为四类：一是活血通络，如山楂、红花、桃仁、仙鹤草；二是扶正补肾如菟丝子、覆盆子、海燕、雄蚕蛾；三是健脾悦色如山药、大枣、麦芽；四是宁心安神如百合、枣仁、柏子仁等。诸药和，肾得补、肝得疏、脾得扶、心得宁，使之血弱不华之兆，得到改善，面部肤色则可明亮润悦。

点评 黑变病是一种以外露部位弥漫性色素沉着为特征的皮肤病，我认为脾肾阳虚是本病辨证施治的核心，用方以二仙汤、逍遥散为主方，随证加减。鉴于患者阳虚为其主要特征，方中用了两味比较少见的中药，一是雄原蚕蛾，该药始见于《名医别录》，李时珍说："蚕蛾性淫，出茧即媾，至于枯槁乃已。故强阴益精用之。"二是海燕，始载于《本草纲目》，具有滋阴壮阳之效。我在临床中，凡见肾阳虚怯，本色外露之类的色素沉着病，则两药小剂量同用，不仅能温阳散寒，而且还能和颜悦色，有利于机体的改善。

案 2、面色㿠白少华 王某 女性，21 岁。2001 年 12 月 6 日初诊。患者面色㿠白少华数年，同时伴有畏寒肢冷，容易感冒，曾做过血液学检查，并无贫血诊断依据。检查：颜面肤色㿠白，口唇四白也是淡红不润，形体略瘦，肢冷但无青紫现象，月经按时而至，但量少色淡。脉细弱，舌质淡红，苔薄白。证属脾肾阳虚，治宜扶脾温肾，选用当归羊肉补血汤之意调之。诚如古人所说："人若能知其食性，调而用之，倍胜于药。"嘱其购鲜羊腿肉 100g，桑椹子 30g，当归 10g，酌加姜片、葱、精盐、绍兴酒、香菜少许，依法煲汤。临睡前，饮汤 150~200ml，第二天清晨食羊肉，1 周 2 次。

3 周后复诊，告知肢端转温，面部略有温暖之意，颜面肤色和口唇四白稍有红润，嘱其坚持每周 1 次。

3 个月后复诊，颜面肤色白中透红，水色与气色，均有明显改善。恢复了少女应有的娇艳容颜。

方药分析 脾肾阳虚，通常出现气血俱损诸证，方用当归养血调营，桑椹子补血滋阴，既助当归养血之力，又制当归甘辛之燥，两者同用，相得益彰。羊肉大补气血，共奏温中补虚，散寒通络之效。

点评 面部肤色苍白，脾肾阳虚，其主症有面部肤色苍白，但其兼症则有肢冷畏寒，神疲乏力，腰背酸痛，或大便稀溏，小便少或不禁。脉象沉细居多，舌质淡白且胖，苔白滑。既可用药膳食疗，又可用中药调之。其治则为温肾悦色。方选滋补强壮丸加减：人参、天麦冬、五味子、上肉桂、制附块、雄蚕蛾各 6g，生熟地、白芍、制首乌、山茱萸、山药、枸杞子各 12g，炒杜仲 10g。

四、要药汇解

白 蔹

【药名浅释】

白蔹，始载于《神农本草经》，列为下品。别名有猫儿卵、见肿消、山地瓜、白草、白根、兔核等。白蔹服方少用，惟敛疮方多用之，故名白蔹。兔核、猫儿卵皆象形也。

【药性分述】

白蔹味苦、辛，性温。具有清热解毒，敛疮生肌的功效。

白蔹专入肝、脾，取根捣烂，敷痈毒、面上疮疱、刀箭伤、烫火毒等，生肌止痛，诸疮不敛俱宜，为末敷之。本品配地肤子可治淋浊失精；配白及可治金疮失血；配赤小豆可治面上疱疮；配甘草可解狼毒之毒。总之，本品"为疗肿痈疽家要药，乃确论也"。(《本草经疏》)

主治妇人阴中肿痛、带下赤白、小儿温疟惊痫、肠风痔漏，解狼毒等。

痈疽已溃不宜用，胃气弱者，非其所宜。

【临床应用】

(1) 酒渣鼻 白蔹、白石脂、杏仁各 25g，研末，鸡蛋清调涂。(《本草纲目》)

（2）**冻耳成疮**　白蔹、黄柏各等份，研末生油调搽。（《本草纲目》）

（3）**诸疮不敛**　白蔹、赤蔹（产于濠州，花实功用皆同，但表里俱赤）、黄柏各10g，轻粉（炒研）3g，用葱白浆水洗净敷之。（《本草纲目》）

（4）**腹股沟疝**　白蔹 30g，水煎，加糖调服。（《李克绍中药讲习手记》）

乌　梅

【药名浅释】

梅实，始载于《神农本草经》，列为中品。其品种有五：梅熟者以火熏之为乌梅；以盐杀之为白梅；其青者以糖和之为糖梅；以蒜醋和之为蒜梅；或又杵白梅和紫苏为梅酱。此外，还有脆梅、绿梅等。不过，能入药者以乌梅、白梅居多。别名有梅实、熏梅、酸梅。

【药性分述】

乌梅味酸，性平，具有敛肺涩肠，生津安蛔的功效。

梅有生梅、乌梅、白梅三种，功用大致相似，其中乌梅较良，用之较多。

乌梅主治的范围广泛，能去青黑痣，蚀恶肉，消酒毒，解鱼毒、马汗毒、硫黄毒，除烦热安心，除肢体痛、利筋脉，止消渴，治休息痢、虚劳骨蒸、蛔厥等。

梅得木气之全，其味最酸。热伤气，邪客胸中则气上逆而烦满，心为之不安，乌梅味酸，能敛浮热，能吸气归之，故主下气，除热烦满及安心；下痢是大肠虚脱，好唾口干，是虚火上炎，津液不足，酸能敛虚火，化津液，固肠脱；腰体痛，偏枯不能，这是因为湿气侵入经络，则筋脉瘛疭，或疼痛不仁，肝主筋，酸入肝而养筋，肝得所养，则骨正筋舒，关节通利而前症俱除。诚如《本草崇原》说："梅实结于春，而熟于夏，主敷布阳气于腠理，故止肢痛及偏枯不仁之死肌，阳气充达，则其颜光，其色鲜，故去面上之青黑痣及身体虫蚀之恶肉。"本品取肉烧存性，研细末，外敷疗金疮、恶疮、胬肉、黑痣、鸡眼等。

本品在具体配伍上，略述一二：配黄连治赤白肠痛；配茶叶、干姜治休息痢；配麦冬，治产后痢渴；入补脾药，止久泻虚脱；糖尿病、甲状腺功能亢进、尿崩症等以口渴为主症者用六味地黄丸配乌梅、五味子、少量肉桂；胆囊炎用乌梅配虎杖、茵陈；胆道蛔虫症可用乌梅配黄连、黄柏、干姜、花椒等。《世医得效方》用本品与罂粟壳、半夏、杏仁、苏叶、甘草、生姜配伍治久咳。

梅实过酸，不宜多食，多食伤胃，克伐生气。诸证初起切忌。齿痛及病有发散者亦忌之。

【临床应用】

（1）**鱼鳞病**　张氏验方：生地 12g，丹皮、赤芍、荆芥、防风、黄菊花、紫草、苦参各 9g，鲜茅根、大青叶、板蓝根各 30g，乌梅 6g，生甘草 4.5g。外用龙衣 9g，煎汤搽洗全身。(《古今专科专病医案·皮肤病·张羹梅》)

（2）**过敏性紫癜** 张氏验方：黄芪、赤芍、旱莲草、丹参各 12g，生白术、防风、丹皮、乌梅、苦参各 9g，生甘草 6g，紫草、生地各 15g。(《张伯臾医案》)

（3）**干燥综合征** 左归饮合玉女煎加减：生石膏、花粉各 20g，生地、麦冬、山茱萸、枸杞子、知母、南北沙参各 15g，乌梅 12g，丹皮、玄参各 10g。(《张景岳医方精要》)

（4）**小儿头疮** 乌梅肉烧灰研细，生油涂之。(《太平圣惠方》)

（5）**化脓性指头炎** 乌梅肉加入适量食醋，捣烂。或乌梅 2 份，凡士林 1 份调成软膏敷之。(《草医草药简便方汇编》)

（6）**香口除臭** 晒干梅脯常含之。(《本草纲目》)

（7）**恶弩** 乌梅肉烧炭存性，研细末敷之。(《刘涓子鬼遗方》)

丁 香

【药名浅释】

丁香，始载于《名医别录》。别名有子丁香、公丁香、鸡舌香、雌丁香、鸡舌香与丁香同种，花实丛生，其中心最大者为鸡舌，乃是母丁香也。对公丁香的"公"与"母"，"雌"与"雄"有两种解释：其一，未开放的花蕾为公丁香，未成熟的果实为母丁香。其二，粒小、味浓香为雄，又称为公；粒大、味淡香为雌，又称母，处方多用之。

【药性分述】

丁香味辛，性温。具有温中止痛、降逆、补肾助阳的功效。

丁香有雌雄之分，雄丁香如钉子长，雌丁香似枣核大，其实治病不分彼此。善治口舌溃疡，治噫呃气逆，反胃呕吐，心腹冷痛，暖腰膝壮阳，治疗奶头缝裂、风毒诸肿，疗肾气、奔豚气、阴肿、齿疳、杀疳匿，解酒毒，乌黑髭须。丁香末敷之，外用膏药护之，治疗痈疽恶肉。此外，丁香末姜汤送下，每次 1.5g，可治疗食蟹致伤。

一切火热证，忌之；非属虚寒，概勿施之。

【临床应用】

（1）**唇舌生疮** 鸡舌香研末，绵裹含之。(《本草纲目》)

（2）**乳头破裂** 丁香末敷之。(《本草纲目》)

（3）**香衣辟汗** 丁香 50g，川椒 60 粒绢袋盛佩。(《本草纲目》)

（4）**脚癣** 公丁香研细末，撒入脚缝中，一日 2 次。(经验方)

（5）**口臭** 用公丁香 1~2 粒，含在口中，时时咽下唾液。(经验方)

檀　香

【药名浅释】

檀香，始载于《名医别录》，列为下品。别名有白檀香、黄檀香、真檀。《本草纲目》载：檀者，善木也，故字从檀，皮实而色黄者为黄檀，皮洁而色白者为白檀，皮腐而色紫者为紫檀。其木并坚重清香，而白檀尤良。

【药性分述】

檀香味辛，性温，具有理气调中，散寒止痛的功效。

李时珍说："白檀性温，气分药也，故能理胃气而调脾肺，利胸膈；紫檀性寒，血分药也，故能和营气而消肿毒，治金疮。"《本草求真》也说："凡因冷气上结，饮食不进，气逆上吐，抑郁不舒，服之能引胃气上行，且能散风避邪，消肿疰痛，功专入脾与肺，不似沉香专主降而能引气下行也。"由此可见，本品专入肺肾，通行阳明经，能散风热，避秽恶邪气，消肿毒，煎服可散冷，止心腹疼痛，和胃气，开噫呃，止呕吐，进饮食。

李东垣说："檀香能调气而清香，引芳香之物上行至极高之处，最宜橙橘之属，佐以姜、枣通行阳明之经，在胸膈之上咽嗌之中，视为理气之药。"

李克绍先生认为三香的功效区别在于："檀香治上，沉香达下，木香理三焦。"

面部黑子，可于每夜以热水洗拭，磨汁涂之；醋磨，敷恶疮止痛；水磨敷外肾（睾丸），腰肾痛，据说甚良。

痈溃、阴虚者俱禁用。

【临床应用】

（1）**面生黑子**　白檀香磨汁涂之。（《本草纲目》）

（2）**恶毒风毒**　紫檀磨汁涂之。（《本草纲目》）

（3）**恶毒风肿**　檀香饮：白檀香、沉香各0.3g，槟榔一枚，砂盆盛水150ml，细磨取汁，去渣服用。（《圣济总录》）

冬 虫 夏 草

【药名浅释】

冬虫夏草，始载于《本草从新》。别名有夏草冬虫、虫草、冬虫草。《本草纲目拾遗》说"冬在土中，身活如老蚕，有毛能动，至夏则毛出土上，连身俱化为草。若不取，至冬复化为虫。"藏语叫"雅扎贡布"，雅是夏、扎是草、贡是冬、布是虫，合起来即夏草冬虫。

【药性分述】

冬虫夏草味甘，性平。具有补肾固本，助阳起痿，补肺实卫，止血化痰的功效。

本品品质优良者，虫身色黄发亮，丰满肥壮，断面白色，子座短而粗白，无泥土杂质等。《本草纲目拾遗》说："夏草冬虫感阴阳二气而生，夏至一阴生，故静而为草。冬至一阳生，故动而为虫……入药故能治诸虚百损，以其得阴阳之气全也。"唐容川说"欲补下焦之阳，单用根，益上焦之阴，兼用苗"，此说可供参考。

冬虫夏草禀阴阳之气，故有育阴潜阳，补肾益肺的功效，对肾不潜阳的虚喘虚咳、上热下寒之疾可以收到明显的效果，然而阴虚火旺之人不宜。文琢之先生告知食用之法："鸭一只，去骨，锥刺小孔，40~50个，虫草插入孔中，仅留草在外，文火清炖，鸭熟至柔软，食鸭服汤及虫草。"

在临床中，本品通常用于补肺益肾，补精髓，止血化痰，治痨咳与膈证等，能达到秘精益气，专补命门之效，对肺结核、老人虚弱咳嗽、贫血、神经性胃痛、呕吐、反胃、食欲不振、筋骨疼痛、老人畏寒等症用之有效。(《青藏高原药物图鉴》)与藏红花同藏，则虫不蛀。以酒浸之，可治腰膝间痛楚，与雄鸭同煮食，宜老人，配人参等可入肾兴阳。

《本草正义》曾对冬虫夏草有一段值得借鉴的论述："冬虫草，始见于吴氏《本草从新》，称其甘平，保肺、益肾、补精髓、止血化痰、已劳咳。近人恒喜用之，皆治阴虚劳怯，咳嗽失血之症，皆用吴氏说也。"后世医家对此持有不同看法，如蒲辅周先生用虫草20根，加水100ml，随饭蒸食，3日1次，服后能促进消化，食欲增加，认为虫草能保肺益肾，养血化痰。又如《四川通志》："明谓之温暖，其说甚是，又称其补精益髓，则盛言其功效耳，不尽可凭也。"时逸人先生曾在《中国药物学》一书中说："昔日医家认为本品夏日成草，冬日成虫，谓有阴阳双补之益。按之实际，乃草木寄生虫体之故，对于人体殊少裨益。余旅川时，曾尝试多次，该无效果，特此说明。"

综合古今有关文献记载，多数认为冬虫夏草是一味高档滋补品，有良好的补益强壮功效，如《文房肆考》《儒林外史》《柑园小识》《植物名实图考》等，对其药效与食疗均有大量的记载。

【临床应用】

(1) **斑秃**　冬虫夏草醑：冬虫夏草60g，75%酒精300ml，先将冬虫草浸入75%二甲基亚砜50ml中，24小时后再加入300ml酒精，夏天浸泡3~5天，冬天浸泡5~7天。过滤取汁外搽。(经验方)

(2) **贫血、阳痿、遗精**　冬虫夏草15~30g，炖肉或炖鸡服。(《云南中草药》)

桃仁（叶、茎、白皮）

【药名浅释】

桃仁，始载于《神农本草经》，列为下品。别名有煨桃仁、炒桃仁。李时珍说："桃性早花，易植而子繁，故字从木、兆。十亿曰兆，言其多也。"双仁有毒，不可食。

【药性分述】

桃仁味苦、甘，性平。具有活血祛瘀，润肠通便的功效。

本品苦重于甘，阴中阳也，治大便血结、血秘、血燥、流血、血痛、蓄血、血瘕、血瘀、通调大便、癥瘕邪气、血闭、破血不可无。此外，还能祛血中之坚、通月经、跌扑损伤。总之，有的医家称桃仁为血瘀、血闭之专药，有的医家称赞桃仁为蓄血必用之药。但其散而不收，泻而不补。

从皮肤科领域而论，桃仁还能主治产后阴肿、妇人阴痒、小儿烂疮、嫩面皮肤及小儿聤耳、风火牙痛等。《本草思辨录》对桃仁外用指征总结有三："用桃仁治外候有三：一表证未罢，一少腹有故，一身中甲错。若三者一件不见，必无用桃仁之事。"

桃仁行血连皮尖，生用；润燥去皮尖，炒用。双仁者有毒，不可食，无瘀慎用，血不足者禁用。

〈桃叶〉味苦，性平。主治妇人阴疮，鼻内生疮，足上疬疮，身面癣疮以及诸虫入耳，均可用之。

〈茎及白皮〉味苦，性平，无毒。主治热病口疮、卒得恶疮、瘰疬、心痛、下部䘌疮、小儿湿癣、白秃、解蛊毒、辟疫疠、杀诸虫等。

【临床应用】

（1）**脂溢性脱发**　生发煎：桃仁、当归须各10g，红花8g，赤芍、川芎各9g，生姜2片，红枣7枚，老葱5根。（《中医临床家·孟澍江》）

（2）**多汗症（瘀血内阻型）**　章氏验方：生地、当归、牛膝、赤芍各10g，川芎、生甘草、桔梗各8g，桃仁、红花、柴胡各6g，黄芪15g。（《章真如临床经验辑要》）

（3）**唇干裂痛**　桃仁捣和猪脂敷。（《本草纲目》）

（4）**银屑病（血瘀型）**　活血化瘀汤加减：三棱、莪术、桃仁、红花、陈皮各10g，鸡血藤、鬼箭羽各30g，丹参、赤芍、蛇舌草各15g。（《中西医结合皮肤性病学》）

蛇 床 子

【药名浅释】

蛇床子，始载于《神农本草经》，列为上品。别名有野胡萝卜子、蛇粟、蛇米虺床等。时珍曰："蛇虺喜卧于下食其子，故有蛇床、蛇粟诸名。"雅号有思益、蛇珠、气果等。

【药性分述】

蛇床子味辛、苦，性温。具有温肾壮阳，燥湿杀虫的功效。

《本草纲目》说："蛇床乃右肾命门三焦气分之药，《神农》列为上品，不独补助男子，而又有益妇人，世人舍此而求补药于远域，岂非贱目贵耳乎。"本品主治阴痿湿痒，阳痿腰痛，女人阴中肿痛，大风身痒，恶疮疥癣，扑损瘀血，驻颜轻身，令人有子等，具有大兴阳事，善暖子宫，去阴汗，止带浊，逐寒疝，漱齿痛。

历代文献介绍了专治皮肤病的效方。

《本经》："主男子阳痿湿痒，妇人阴中肿痛。"《日华子本草》："去阴汗，湿癣……煎汤洗大风身痒。"《集简方》："妇人阴痒。"

朱良春先生重用蛇床子 30~40g，治疗虚寒型脱疽，不仅取其温阳燥湿之性，更在于宣痹脱旧生新，活血祛瘀，旧血去而新血生，可谓是治疗脱疽不可多得的良药。叶心清先生也说："蛇床子有两大作用，一是温阳壮阳，加入滋肾中，阳中求阴，增强滋阴之力；二是温肾祛风，加入补肝肾，祛风湿药中，治疗风湿痹证。对多种皮肤病如小儿头疮、恶疮、湿疹、妇女阴痒、滴虫性阴道炎蛇床子功效颇奇，内外俱可施治，而外治尤良。"张山雷也说："外疡湿热痛痒，浸淫诸疮，可作汤洗，可作末敷，收效甚捷，不得以贱品而忽之。"

此外，本品配乌梅外洗，治阴脱、阴痛；配黄连、轻粉，外吹治耳风、湿疮；配蛇床子主治阳痿；配白矾，外洗治妇人阴痒。

内服方宜去皮微炒；外用煎汤外洗，宜生用。

肾家有火，下部有热，勿服。

【临床应用】

（1）外阴白斑　朱氏验方：蛇床子、何首乌、补骨脂各 30g，菟丝子、黑芝麻、地肤子各 20g，当归、僵蚕、川牛膝各 15g，水煎服，日 2 次，第 3 次煎汁熏洗 20 分钟。（《国医大师·朱良春》）

（2）慢性荨麻疹　老氏验方：乌梅丸加地肤子、蛇床子各 20g。（《古今专科专病医案·皮肤病·老昌辉》）

（3）滴虫性阴道炎　三黄散：大黄、黄柏、蛇床子、苦参、黄精、地肤子、白鲜

皮、枯矾、五倍子各等份，研粗末，每次取 15~30g，水煎取汁，待温外洗。（《皮肤病中医诊疗学》）

（4）**小儿甜疮**　蛇床子 30g，轻粉 9g，研细末油调搽之。（《普济方》）

菟 丝 子

【药名浅释】

菟丝子，始载于《神农本草经》，列为上品。别名有菟累、菟丘、菟缕、吐丝子，菟丝饼等。《本草衍义》也说："附丛木中，即便蔓延，花实，无绿叶，此为花中之异。"然菟丝初生之根，其形似兔故名。

【药性分述】

菟丝子味甘，性温。具有补阳益阴，固精缩尿，明目止泻的功效。

本品入心、肝、肾三经，益气强阴，补髓填精，止膝疼痛，安心定魄，能断梦遗，坚强筋骨，肥健肌肤，且善明目，补五劳七伤，祛面黚，解热毒痱疹，散痒塌痘疮等。

《本草思辨录》："菟丝子，叶香岩谓升少阴……他物补肾，补之而已，此物能于补中寓升，故其治精自出，溺有余沥，不得以涩剂目之。治消渴，则是化肾中之阴，以升其液，亦非滋阴之味。"

本品配玄参，补肾阴而不燥；配熟地，补营气而不热；配麦冬，治赤浊；配肉豆蔻，暖胃进食。

《木草思辨录》说："菟丝延草木则根断，子中脂膏最足故补肾精而主升。面为阳明之脉，而菟丝甘辛而温，能由阳明经上入于面，以施其华泽之功，面黚焉得不去。"总之，本品久服令人光泽，老变为少，古人称本品是梦遗之神药，这是因为凡人入房事易泄，是心神先怯，心神怯则相神旺，阳易举亦易倒。菟丝子既安心神，又补心包，君火与相火同补，既助阳旺，又不损阴。故强阳不倒，也不致有阴虚火动之失，从而收到阳坚而不泄的效果。因此，《本草求真》说："温而不燥，补而不滞，得天地综合之气。"菟丝子对妇女而言，胎前有利于调经受孕、妊娠期可以保胎、产后可治缺乳，实为妇科不可缺少的良药。在皮肤科还有一些特效之处，其茎接汁浴小儿，治热痱；捣烂菟丝子取汁，外涂治面上粉刺；菟丝子煎汤洗治小儿头疮、妇人面疮；其苗生研汁，外涂治面斑。

米泔水，淘洗，酒浸四五日，蒸旺四五次，研作饼，焙干用；淡盐水炒，补肾气；黄精汁煮，暖脾胃；酒伴炒，暖肌肉；酒米拌炒，治泄泻。

本品有六禁，不可不知：孕妇（其性滑）、血崩（温能行血）、阳强、便秘、肾脏有火、阴虚火动。

【临床应用】

（1）**外阴白斑**　五子衍宗丸加减：覆盆子、菟丝子各 12g，枸杞子、车前子、五

味子、当归、益母草、蒲黄、五灵脂各 10g，柴胡 4.5g，木香 3g。(《刘奉五妇科经验》)

（2）**白发**　乌发丸：当归须、生黄芪、地骨皮、生熟地、菟丝子各 100g，地龙、䗪虫、水蛭、石菖蒲、远志、天麻、羌活、川芎、穿山甲各 30g，茯苓 200g，川牛膝、白芍、肉苁蓉、僵蚕、鹿角霜各 60g。研细末水泛为丸如绿豆大。日 3 次，每次 5g。(《临证验方治疗疑难病·雍履平》)

（3）**婴儿湿疹**　菟丝子炒研，油调敷之。(《本草纲目》)

（4）**冬季皮肤瘙痒症**　首乌润肤汤：制首乌、干地黄、山药、黄柏、五味子各 12g，菟丝子、沙苑子、煅龙牡各 15g，百合、款冬花各 10g。(《徐宜厚皮科传心录》)

（5）**白癜风**　菟丝子连同叶及果实 25g，浸入 95% 乙醇 100ml，24 小时后外搽，日 2~3 次。(《中药学讲义》)

（6）**带状疱疹**　菟丝子炙干，研细末，加麻油调糊状，外涂。一日 1 次。(《中国卫生信息报》)

白　　果

【药名浅释】

白果，始载于《本草纲目》。别名有银杏、鸭脚子。《本草纲目》曰："原生江南，叶似鸭掌，因名鸭脚；宋初始入贡，改呼银杏；因其形似小杏而核色白也，今名白果。"

【药性分述】

白果味甘、苦、涩，性平。具有敛肺平喘，收涩止带的功效。

《本草纲目》说："银杏，宋初始著名，而修本草者不收。近时方药亦时用之。其气薄味厚，性涩而收，色白属金，故能入肺经、益肺气、定喘咳、缩小便……然食多则收令太过，令人气壅胪胀昏顿。"

本品熟食能温肺益气、定喘咳、缩小便、止白浊；生食降痰、杀虫、解酒；捣浆外涂鼻面手足，能祛齇疱、黑斑、皱皲及疥癣、疳匿、阴虱等。若发生中毒现象，古人提供两种解毒的方法：一是用鹅翎醮香油探吐，方可得生；二是急用白鲞头熬汤灌之可解。今人若出现中毒症状如头痛、发热、抽搐、烦躁不安、呕吐、呼吸困难等表现时，可用白果壳 30g 煎服。

本品少用则益于任、督，多用则损于心包。

【临床应用】

（1）**手足皲裂**　生白果捣烂涂之。(《本草纲目》)

（2）**阴虱作痒**　生白果仁捣烂，频搽之。(《本草纲目》)

（3）**白浊**　生鸡蛋一个，开小孔，纳入白果肉 2 枚，蒸熟，每日食一个。(《种福

堂方》)

（4）阴虱 银杏粉、银杏仁、轻粉、芦荟、雄黄、狼毒、硼砂各等份。除轻粉外，研细末再与轻粉合用备用。每次取 30g，麻油适量调成糊状，洗后外涂。（《中医外科临证集要》）

当 归

【药名浅释】

当归，始载于《神农本草经》列为中品。别名有乾归、山蕲、白蕲、秦归、云归、西归、全当归、当归尾、酒当归。当归之名有三种解释，一是能使气血各有所归，当归名由此而出；二是因产地"蕲"和"归"押韵相同，故名之；三是古人娶妻为嗣续也，当归调血为女人要药，有思夫之意，故有当归之名。甘肃岷县当归主根大、身长、支身少、断面黄白色、气味浓厚而驰名海内外。古人曾云："中国当归甲天下，岷县当归甲中华。"

【药性分述】

当归味甘、辛，性温。具有补血，活血调经止痛，润肠通便的功效。

本品气味俱厚，凡血受病及诸病夜甚者，必须用之。为补血、活血、调经、通便之主药，古有"十方九归"之说，故素称当归为妇科圣药。张锡纯说："当归味甘微辛，气香，液浓，性温，为生血活血之主药。又能宣通气分，内润脏腑，外通肌表；能温肺经之燥，故《本经》谓其主咳逆上气；能缓肝木之急，故《金匮》当归芍药散，治妇人腹中诸疼痛；能补益脾血，使人肌肤华泽，生新兼能化瘀，故能治周身麻痹，肢体疼痛，疮疡肿痛；活血兼能止血，故能治吐血、衄血、二便下血；润大便兼能利小便，举凡血虚、血亏阴分亏损之证，皆宜用之。为虚劳多汗，大便滑泄者皆禁用。"《慎柔五书》也说："凡久病用补脾补命门之药，皆燥剂，须用当归身以柔肝，恐燥皆起肝火故也。"

《药鉴》对其配伍颇为精要："配白术、白芍、生地滋阴补肾；配川芎治血虚头痛；配白芍、木香、川芎生肝血以养心血；配诸血药再入薏苡仁、牛膝治血不荣筋；配诸血药，再入人参、川乌、乌药、薏苡仁治一身筋寒湿毒；配黄芪、人参能补血；配牵牛、大黄能破血；从桂附则热；从硝黄则寒；入和血药则和；入敛血药则敛；入凉血药则凉；入行血药则行；入败血药则血败；入生血药则血生。各有所归也，故名当归。"

总之，治一切风、一切血，补一切痨，祛瘀血，养新血，诸恶疮疡、金疮、女人诸疾等均可用之。

近些年来研究发现当归制成的护发素、洗发膏能使头发柔软发亮，易于梳理。若加入美容霜、祛斑霜中也能取得营养皮肤，防止粗糙，对于延缓或减轻雀斑、老年斑、黄褐斑，也有一定的作用。

当归头止血上行；当归尾破血下行；当归身活血。吐血，醋炒；脾虚，糯米或土炒；治痰，姜汁炒；止血、活血，童便炒；恐散气，芍药汁炒。

尽管本品在临床中运用十分广泛，但有六禁，必须牢记：大便滑泄、自汗、肺虚、肝火盛、吐血初止、脾虚不食。

【临床应用】

（1）**唇下脓肿**　芎归内托散：川芎、当归、陈皮、茯苓、花粉、桔梗、银花、黄芪各3g，甘草1.5g。（《外科正宗》）

（2）**丹毒**　归连汤：升麻、黄连、大黄、川芎、羚羊角、红花、当归尾、甘草各60g，黄芩、银花各90g。（《诚书》）

（3）**舌疳**　归芍异功汤：人参、白术、陈皮、白芍、灯心、当归身各3g，茯苓6g，炙甘草1.5g。（《医宗金鉴》）

（4）**皮肤瘙痒症**　当归饮子：当归、白芍、川芎、生地、白蒺藜、荆芥穗、防风各30g，何首乌、黄芪、炙甘草各15g，上药为末，每次用12g，加水150ml，生姜5片，煎至120ml，去渣温服。（《严氏济生方》）

（5）**特应性皮炎（血燥证）**　滋阴养血汤加减：当归、炒白芍、柴胡、黄芩各6g，熟地、地骨皮、益母草各15g，炒知母、泽泻、防风、制首乌、甘草各10g。（《皮肤病中医诊疗学》）

（6）**荨麻疹（冲任不调证）**　二仙汤加减：仙茅、当归、川芎各6g，淫羊藿、生熟地、菟丝子、枸杞子、女贞子、旱莲草各12g，炒丹皮、益母草、玄胡索各10g。（经验方）

（7）**小儿过敏性紫癜**　三黄四物汤：黄连1.5g，黄柏、黄芩、当归、赤芍、白芍、生地各10g，川芎5g。（《刘弼臣用药心得十讲》）

羊（肉、皮、血、乳、肝、肾、胆、脂、黄）

【药名浅释】

羊，始载于《神农本草经》，列为中品。时珍曰："《说文》云：羊字象头角足尾之形。孔子曰：牛羊之字，以形似也。董子曰：羊，祥也。故吉礼用之。牡羊曰羖、曰羝；牝羊曰羘。"

【药性分述】

羊肉味甘，性温。具有助元阳，补精血的功效。

羊在畜为火。羊的种类有生于淮南者为吴羊，生于秦晋者为绵羊，生于广南者为乳羊。

〈羊肉〉味苦、甘，大热，无毒。入肝胃二经，补血、壮阳祛虚劳寒冷，开胃健力、补肾益溺、益精血，可治肾虚耳聋，盗汗，五劳七伤。李东垣说："人参补气，羊肉补形，凡食羊肉者皆补血虚，盖阳生而阴长也。"

〈羊皮〉甘热，无毒。祛风毒，祛游风黑黚，熟羊脂润肌肤、杀虫，治疮癣；入膏药，透肌肉经络，彻风热毒气。

〈羊血〉咸平，无毒。治产后血攻，下胎衣，解莽草毒、胡蔓草毒，又解一切丹石毒。

〈羊乳〉甘温，无毒。补寒冷虚乏，润心肺，治消渴，补肾虚，疗虚劳，治疗口疮，解蜘蛛咬毒。

〈羊肝〉甘温，补肝明目，治血虚萎黄、雀目。

〈羊肾〉甘温，补肾气，益精髓，治肾虚消渴、阳痿盗汗。

〈羊胆〉苦寒，能清火、明目，解毒。治风热目赤、热毒疮疡、烂弦风。

〈羊脂〉甘温，补虚润燥，治肌肤焦枯、丹毒、疮癣、游风黑酐。

〈羊黄〉始载于《陆川本草》，味苦，性平，有小毒。该书并云：代牛黄用，能泻热利痰，通窍镇静。

孕妇食之，令子多热，凡痈疽疮疡，消渴吐血等症，咸不宜服。此外，以铜器煮食之，令男子损阳，女子暴下。仅供参考。

【临床应用】

（1）**妇人产后无乳**　羊肉、獐肉适量，煲汤服之。（《本草纲目》）

（2）**小儿嗜土**　羊肉洗净，炒炙食，或煮汤亦可。（《本草纲目》）

（3）**头上白秃**　羊肉作脯，炙香热榻上。（《肘后方》）

（4）**赤丹如疥**　煎青羊脂摩之。（《集验方》）

（5）**漆疮作痒**　羊乳敷之。（《千金翼方》）

（6）**肾虚腰痛**　羊肾去膜，阴干为末，酒送服 6g。（《备急千金要方》）

燕　　窝

【药名浅释】

燕窝，始载于《本草逢原》。别名有燕根、燕菜、燕蔬菜、燕窝菜等。

燕窝由金丝燕或同属多种近缘燕类，用唾液与少量羽绒混合凝结所筑成的巢窝。以二、四、八月采者为佳，也有十二月采收。主要品种有三：一是白燕，色白洁净，偶带绒毛；二是毛燕，色较暗，呈灰黑色，带少量毛绒；三是血燕，带少量赤褐色血丝。上三种以白燕质优。将燕窝加工可以做成燕球或散燕。

【药性分述】

燕窝性味有两种说法：一是《本草逢原》"味甘，性平，无毒"；二是《本草从新》

说"味甘咸，性平，有微毒"。本品具有滋阴润燥，补中益气，化痰养阴的功效。

燕窝能养阴润燥，补中益气，治虚劳、咳痰喘、咯血、久痢、久疟、噎膈反胃等。这是因为燕窝能使金水相生，肾气上滋于肺，而胃气亦得安，食品中之最。

不过，需要注意事项有二：一是煮粥，用鸡汁煮，乱其清补本性；二是冰糖煮则甘壅矣，岂能助肺经清肃下行耶。

《本草从新》说："大补肺阴，化痰止嗽，补而能清，为调理虚损痨瘵之圣药。一切病之由于肺虚不能清肃下行者，用此皆可治之。"黄宫绣也称赞本品说："入肺生气，入肾滋水，入胃补中，俾其补而不致燥，润不致滞，而为药中至平至美之味。"不过，肺胃虚寒，并有痰湿者禁用。

【临床应用】

（1）**老年痰喘** 秋梨一个，去心，燕窝 3g，先用开水泡，再入冰糖煮熟。每日早晨服下，勿间断。（《文堂集验方》）

（2）**翻胃久吐** 服人乳，多吃燕窝。（《本草纲目拾遗》）

（3）**肺衰面皱** 燕窝 3~5g，鲜铁皮石斛 5g，鲜百合 10g，冰糖适量隔水炖食。3~5 天 1 次。有补益嫩面去皱的功效。（经验方）

鹜（鸭血、鸭卵、鸭肪）

【药名浅释】

鹜，始载于《名医别录》，列为上品。别名有鸭、舒凫、家凫、鹜肉等。《禽经》说："鸭鸣呷呷，其名自呼凫。凫能高飞，而鸭舒缓不能飞，故曰舒凫。"又野鸭曰凫，家鸭鹜不能飞翔之说，故鸭有家鸭与野鸭之分，在家鸭之中，何种为优，历代医家看法不一，陶弘景认为"黄雌鸭为补最胜"；孟诜认为"白鸭肉最良"；李时珍认为"以白而乌骨，药食更佳"。

【药性分述】

鸭肉味甘，性冷。具有益阴利水的功效。

〈鸭肉〉入肺肾两脏，滋阴利水，养金止嗽，退热滋阴，能解丹毒，头部疮肿，专能解石毒，金银砒葛之毒。李时珍说："鸭水禽也，治水利小便，宜用青头雄鸭……治虚劳热毒，宜用乌骨白鸭。"黄宫绣对本品的药效，曾有如下的评介："阴虚者，食之不见燥，阳虚者，食之不见冷。岂非性之平者乎。但雌者为温，雄者为冷，不可不辨。"

〈鸭血〉始载于《本草经集注》，味咸，性寒。具有补血解毒的功效。适用于劳伤吐血，痢疾。解生金、生银、砒霜诸毒，野葛根毒，解鱼虫百毒。故《本草便读》说："鸭血功专解毒，但需热饮方解，古今相传之法耳。"

〈鸭卵〉始载于《本草经集注》，味甘，性凉。具有滋阴清肺的功效。适用于膈热咳嗽、喉痛齿痛、泻痢等。但脾阳不足、寒湿下利及食后气滞者不宜。生疮毒者食之，令恶气突出。不可于鳖肉同食之。

〈鸭肪〉始载于《名医别录》，又名鹜肪，以白鸭为良。味甘，性平，具有治风消肿的功效。主治风（一作气）、寒热水肿、瘰疬等。

不过嫩者有毒，老者无毒，黑鸭肉有毒，凡冷痢、脚气、肠风下血者不可食。

【临床应用】

（1）**虚热咳嗽**　白凤膏：黑嘴白鸭一只，取血入温酒饮之，然后去毛、内脏加大枣肉、参苓平胃散用炭火慢炖，食鸭及枣。（葛可久方）

（2）**大腹水病**　青头雄鸭一只，煮汁饮之。（《本草纲目》）

（3）**小儿白痢**　白鸭杀取血，滚酒泡服。（《摘元方》）

（4）**瘰疬汁出不止**　鸭肪调半夏末敷之。（《永类方》）

鸡（鸡卵、鸡卵白、鸡卵黄、鸡卵壳、凤凰衣）

【药名浅释】

鸡，始载于《神农本草经》，列为上品。别名有烛夜。《本草纲目》载："鸡者稽也，能稽时也。"

【药性分述】

鸡的种类很多，摘其要者，简述如下。

丹雄鸡肉，味甘，性微温。主治女子崩中，补虚温中，能愈久伤乏疮。

白雄鸡肉，味酸，性微温。安五脏，祛丹毒，能治伤中消渴。

乌雄鸡肉，味甘，性微温。补中止痛，补虚羸，安胎，治肾虚耳聋。生捣烂敷竹木刺入肉。

乌雌鸡肉，味甘，性微温。治风寒湿痹，安胎。治痈疽排脓，补心血，益色助气。

黄子鸡肉，味甘酸咸，性平。补益五脏，疗五痨，益气力，补丈夫阳气，填髓补精，助阳气，止泄精。

乌骨鸡肉，味甘，性平。补虚劳羸弱，益产妇，一切虚损诸病，遗精白浊。

〈鸡卵〉味甘，性平。具有清热毒，消痈肿的功效。外治能除热火灼烂疮、男子阴囊湿痒、妇人阴疮、醋浸敷瘢、蛇头疔、神经性皮炎。

〈鸡卵白〉味甘，性微寒。治一切热毒肿丹、腮痛、目热赤痛、痈疽、鼻疮、烧灼疮等。

〈鸡卵黄〉味甘，性微温。治火灼疮。李时珍说："气味俱厚，阴中之阴，故能补形。昔人谓其与阿胶同功。"李时珍曾曰:"卵白象天,其气清,其性微寒;卵黄象地,其气浑,其性温;卵则兼黄白而用之,其性平。精不足者补之益气,故卵白能清气,治伏热目赤、咽痛诸疾;形不足者,补之以味,故卵黄补血,治下痢、胎产诸疾;卵则兼利气血,故治上列诸疾也。"

〈鸡蛋壳〉具有燥湿、敛疮、止血的功效。主治外肾痈疮、香瓣疮、耳疳出脓、外伤出血等。

〈鸡血〉味咸,性平。祛风、活血、通络。治小儿惊风、口眼歪斜、痈疽疮癣等。

〈鸡肝〉味甘,性微温。补肝肾,治肝虚目暗、妇人胎漏、小儿疳积。

〈鸡肠〉味甘,性温。治遗尿、遗精、白浊、痔漏等。但以乌鸡鸡肠为良。

〈鸡胆〉味苦,性寒。祛痰、解毒、明目。主治百日咳、耳后湿疮等。

〈凤凰衣〉具有生肌敛疮的功效。主治下疳腐烂、口疮喉癣、小儿头生诸疮等。

凡实证,邪毒未清者不宜食,多食生热动风,有外邪者皆忌食。

【临床应用】

(1)**多形红斑** 多食鸡、鱼、葱、韭自愈。(《本草纲目》)

(2)**燥癣作痒** 取雄鸡冠血频频涂之。(《本草纲目》)

(3)**蜈蚣咬伤** 鸡冠血涂之。(《本草纲目》)

(4)**烫火伤** 鸡子白一枚,白酒15ml,和匀敷患处。(《中医验方选》)

(5)**头疮** 煮熟鸡子黄,炒令油出,麻油腻粉涂之。(《事林广记》)

(6)**血淋** 生鸡子黄。每日清晨沸汤调服2枚。(《张氏医通》)

紫石英(白石英)

【药名浅释】

紫石英,始载于《神农本草经》,列为上品。又名萤石、氟石。其色淡紫,其质莹彻,随其大小,皆为五棱,两头如箭镞。煮水饮之,暖而无毒。

【药性分述】

紫石英味甘,性温,无毒。具有镇心安神,降逆气,暖子宫的功效。

李时珍说紫石英:"上能镇心,重以去怯也;下能益肝,湿以去枯也。心生血,肝藏血,其性暖而补,故心神不安、肝血不足及女子血海虚寒不孕者宜之。"综合历代医家之言,总结紫石英功效有六方面:一是女子风寒在子宫,绝孕十年无子;二是温中轻身延年;三是补心气不足,定惊悸安魂魄;四是除胃中久寒;五是散痈肿蚀脓;六是令人悦泽。

《本草经疏》说:"本品是女子血海虚寒不孕者的要药。然只可暂用,不宜久服。凡系石英皆然,不独紫石英一物也。凡入丸散应火煅醋淬七次,研末水飞晒干入药。"

〈白石英〉始载于《神农本草经》，列为上品。《本草纲目》载：英亦作瑛，玉光也。白石英生华阴山谷及太山，大于指，长二三寸，六面如削，白彻有光，长五六寸者弥佳。味甘，性微温，无毒。具有温肺肾，安心肾，利小便的功效。

《药对》说："湿可去枯，即紫石英、白石英之属是也。然石药终燥，故肺寒咳喘、阳痿、消渴、心神不安、小便不利、黄疸、石水、风寒湿痹等皆可用之。"又说其："悦颜色，益毛发，壮阳道，实大肠，安魂定魄。但久服、多服则元气下陷。"

紫石英、白石英阴虚火旺者忌服。血热者禁用。

【临床应用】

（1）**妇人不孕**　紫石英 60g，醋香附、当归、川芎、白术各 90g，枸杞、熟地（煮熟为膏），蜜丸如梧桐子大，早晚各服 10g，好酒送下。(《青囊秘方》)

（2）**月经不调**　冲任固本汤：紫石英 15g（先煎）；当归、白芍、熟地、女贞子、菟丝子、炒蛇床子各 10g，茺蔚子、泽兰各 12g，香附、乌药、玄胡索、沉香（后下）各 6g。（经验方）

（3）**痈疽肿毒**　紫石英（醋淬研细末），生姜、米醋熬汁，调药粉敷之。(《日华子本草》)

（4）**黄褐斑**　五子衍宗丸加减：菟丝子、枸杞子、覆盆子、车前子各 12g，五味子、韭子各 6g，紫石英 15g（先煎）。（经验方）

（5）**哮呛或冷怯**　白石英 60g，水煎服。(《青囊秘方》)

（6）**肾阳衰微**　白石英 120g，水煎服，或加枸杞子 60g，同煎。(《青囊秘方》)

阳 起 石

【药名浅释】

阳起石，始载于《农本草经》，列为中品。别名有羊起石、白石、石参，以能命名。李时珍曰："此石以白色肌理似殷蘗，仍夹带云母滋润者为良。"

【药性分述】

阳起石味咸，微温，无毒，具有温补命门的功效。

阳起石在临床上主要用于治疗女子阴痿不起、崩中漏下，男子茎头寒、阴下湿痒、功能无子、腰酸膝冷，祛臭汗、消水肿、散诸热肿等，是命门气分的要药。《药性本草》也说："补肾气精乏、腰痛腰冷、湿痹、子宫久冷、月水不足。"入药均要烧后水煅用之。对阴虚火旺、营虚血热者均不宜。不过《本草经疏》赞之："阳起石补助阳气，并除积寒宿血留滞下焦之圣药。"

【临床应用】

（1）**丹毒肿痒**　阳起石，煅研细末，水调敷患处。(《儒门事亲》)

（2）**阴痿阴汗** 阳起石，煅为末，每服 6g，盐酒送下。(《普济方》)

（3）**黑变病** 二石悦肤丸（汤）：煅紫石英、煅阳起石各 12g（先煎），菟丝子 15g，炒蛇床子、韭子各 6g，冬瓜子、熟地、炒白芍各 15g，僵蚕、玉竹、石斛各 10g，甘草 3g。(经验方)

松 叶

【药名浅释】

松叶，始载于《本草经集注》。别名有松针、猪鬃松叶、松毛、山松须等。王安石说："松柏为百木之长。松犹公也，柏犹伯也，故松从公，柏从白。"然其产地以塞上者为佳。

【药性分述】

松叶味苦，性温，无毒。具有祛风燥湿，杀虫止痒的功效。其主治风湿痿痹、跌打损伤、湿疮疥癣、恶疾及冻疮等具有生毛发，安五脏功效。然其性燥质利，用时须炒黑。对阴虚血燥不宜用之。

【临床应用】

（1）**风湿顽癣** 松针（炒黑）30g，轻粉、樟脑各 10g，研细末，米醋调膏，外敷患处。(《外科正宗》)

（2）**阴囊湿痒** 松毛，煎汤，频洗患处。(《简便方》)

（3）**皮肤瘙痒、湿疹** 鲜松针，煮汤，取汁熏洗患处。(浙江方)

（4）**斑秃** 禤氏经验方：松针、熟地、丹皮、茯苓、山茱萸、泽泻、山药、白蒺藜、菟丝子各 15g，牡蛎（先煎）30g，甘草 10g，水煎服。(《禤国维临床经验集》)

肉 苁 蓉

【药名浅释】

肉苁蓉始载于《神农本草经》，列为上品。别名有肉松蓉、黑司命、地精、金笋、淡大芸。时珍曰："此物补而不峻，故有从容之号。从容，和缓之貌。"又因其色黑质润入肾，填精补髓，精足则气充，故又有黑司令之称。本品以西羌来者肉厚而力紧为上，其他草苁蓉、花苁蓉均力微尔，常用草苁蓉代替，用者宜慎。"马精落地而生"一说，系陶弘景所说之误。

【药性分述】

肉苁蓉味甘，微温，无毒。具有补肾益精，润燥滑肠的功效。

《神农本草经》对本品的主治范围有一段概括性论述："五劳七伤，补中除茎中寒热痛，养五脏，强阴，益精血多子，妇人癥瘕。"后世对其解释颇多，我认为《景岳全书》释义条理清晰："味重阴也，降也，其性滑。以其味重而甘温，故助相火，补精与阳，益于嗣，治妇人血虚不孕，暖腰膝，坚筋骨，除下焦寒痛；以其补阴助阳，故精虚寒遗沥，治血崩、尿血，以其性滑，故可除茎中寒热涩痛，但骤服反动大便。"

《张氏医通》说："古方治老人燥结便秘，多用苁蓉，不知胃气虚者，下口即作呕吐，肥人胃中多湿痰，尤非所宜，惟命门火衰，开合失职者，方为合剂，然须丸服，若作汤，亦必作吐，以其味咸气浊也。"

总之，命门相火不足，以此补之，实为滋肾补精血之要。在配伍方面，亦有许多精当之处。配沉香治汗多虚秘；配菟丝子治尿血泄精；配羊肉治精败面黑；配山茱萸北五味治善食中消。

不过，大便滑、精不固、火盛便闭、阳道易举、心虚气胀者禁用。

【临床应用】

（1）**混合型结缔组织病**　二仙五子丸：黄芪、党参、肉苁蓉、丹参、巴戟天、枣仁、柏子仁各80g，仙茅、姜半夏、橘皮、地龙、黄柏、五味子各50g，楮实子、淫羊藿、菟丝子、沙苑子、山茱萸、鸡血藤、紫河车、桑椹子、百合、天麦冬各100g，蛤蚧3对。研细末，蜜丸，日服3次，每次6g，温开水送下。（经验方）

（2）**老人便秘汗多**　肉苁蓉60g，沉香末30g，麻子仁打汁为丸，如梧桐子大。每服10丸，白开水送下。（《圣济总录》）

（3）**精败面黑**　肉苁蓉120g，水煮烂，再加薄片精羊肉，分成四度，下五味，以米煮粥，空心服。（《药性论》）

（4）**老年性便秘**　董氏经验方：苁蓉、当归、麻仁、蜂蜜合用。（董建华方）

薰草（零陵香）

【药名浅释】

薰草始载于《名医别录》，零陵香始载于《开宝本草》，别名有蕙草、香草、黄零草、燕草、铃铃香、陵草等。古人烧香草以降神，故曰蕙，曰薰。

【药性分述】

〈薰草〉味甘，性平，无毒。具有辛散上达，通窍止痛的功效。故其主治有四：一是明目止泪；二是除臭恶气；三是伤寒头痛；四是鼻中息肉等。

〈零陵香〉味辛甘，性温，无毒。具有祛风寒，避秽浊的功效。主要用于治疗风邪冲心，心腹痛满，鼻塞牙痛，下利遗精，妇人浸油梳发，令发香无比。不过，不宜多服，否则令人气喘，能耗散正气，不可不知。

【临床应用】

（1）**头皮白屑**　零陵香、白芷等份，水煎取汁，加鸡子白搅匀外敷患处。（《圣惠方》）

（2）**牙齿疼痛**　零陵香梗、叶，煎水含漱之。（《普济方》）

（3）**梦遗失精**　薰草、人参、白术、白芍、生地各 60g，茯神、桂心、炙甘草各 30g，大枣 12 枚。煎汁服之。（《外台秘要》）

（4）**香发散**　零陵香 30g，辛夷花、玫瑰花各 15g，檀香 18g，川锦纹、甘草、丹皮、山柰、公丁香、细辛、苏藿香油、白芷各 10g，研细末，用苏藿香油拌匀，晾干用时掺匀发中，篦去。（《慈禧光绪医方选议》）

（5）**脂溢性脱发**　零陵秀发洗方：零陵香、猪牙皂角、五倍子各 10~15g，松针、朴硝、桑椹子、侧柏叶、桑叶各 12g，浓煎取汁，洗发 2~3 日一次。（经验方）

艾

【药名浅释】

艾，始载于《名医别录》。别名有冰台、蕲艾、灸草、香艾、医草、黄草、艾蒿等达十四种之多。《本草纲目》载："王安石云：艾可乂疾，久而弥善，故子从乂。……医家用灸百病，故曰灸草。"

【药性分述】

艾味辛、苦，性温，有小毒。具有散寒止痛，温经止血的功效。

临床应用既有生熟之别，又有炮制之异：生艾叶味苦，大辛；熟艾叶微辛，大苦；醋炒制其燥；煎服宜鲜；灸火宜陈。

关于艾叶应用的范围，《本草述钩元》有一段总结性论述："生则微苦、大辛，熟则微辛、大苦，生温熟热，纯阳也……胎漏腹痛，元阳下陷，血乃不固，是皆阴虚化寒，因寒动湿之血病……若四生丸之治吐血，兼投艾于寒凉中，使阴血有主而得以归经。又治产后虚痢。亦有入艾于寒凉者，总不欲其伤阴中之真阳也。古方调经多用艾，与疗崩漏及妊娠下血，皆合阿胶投之，以阿胶入手太阴，为气中之阴，艾叶入肝脾肾三经，为血中之阳，有升有降，和合以调气血，而即以固脱也。"

具体应用有六：一是治吐血下痢；二是治下部䘌疮；三是疗妇人漏血；四是调经安胎；五是祛一切寒湿；六是灸治百种病邪。总之，能回垂绝之阳，通十二经。尤为肝、脾、肾之药。

但产后血虚生热，阴虚火动血燥者禁用，不可不慎。

【临床应用】

（1）**头风面疮**　艾叶 60g，醋 500ml，砂锅煎取汁，薄纸贴之。（《御药验方》）

（2）**寻常疣**　取鲜艾叶擦之局部，每日数次，直至疣体自行脱落。（内蒙古方）

（3）**湿疹**　艾叶炭、枯矾、黄柏各等份，研细末香油调膏。外涂患处。（内蒙古方）

（4）**鹅掌风**　艾叶160g，水煎取浓汁，麻布敷之。如冷再加热敷之。（积德堂方）

（5）**产后泻血**　干艾叶、熟老生姜各15g，浓煎汤服之。（《食疗本草》）

在皮肤科的治疗中，外治法占十分重要的地位，它是治疗许多皮肤病不可缺少的措施。

《五十二病方》时期，就已用药浴治疗灸伤，用葱熨治疗冻疮，用艾叶和柳罩（药名）蒸熏治疗朐痒（肛门虫病）等。《素问》记载的十三方里就有外用的"豕膏"（徐注：猪脂熬膏）；晋·《肘后备急方》记载有密陀僧防腐，用雄黄、艾叶消毒等；晋·《刘娟子鬼遗方》记载治久病疥癣诸恶疮毒的五黄膏（雌黄、雄黄、黄连、黄芩、黄柏），治白颓疮的五味子膏（五味子、雄黄、雌黄、蛇床子等）；宋·《太平圣惠方》收录外治皮肤病的药方达一百余首；明·《外科正宗》中不仅外治法多，而且外用药亦多，并且开始出现了诸如清凉膏之类的油与水相混合的乳剂；晚清吴尚先在总结前人经验的基础上，撰写了一部外治法的专著——《理瀹骈文》，该书所载外治法包括了古代使用的各种方法；近代名医张觉人先生在其遗著《红蓼山馆医籍》一书中，对外治提出了许多值得借鉴的宝贵经验。

一、外治法用药总则

（一）加用引经药

凡治疮疡必须按经加用引经药方能奏效。如头脑部加藁本；上肢加桂枝；前胸加桔梗；腰部加杜仲；下肢加牛膝；耳内加石菖蒲；耳后加柴胡、夏枯草；鼻部加辛夷、桔梗；唇口加山栀、白果；颈背侧加羌活；乳房加蒲公英；眼部加独活等。

（二）治毒分部位

上身之毒宜用当归、川芎，不宜多用白术，恐其燥肾闭气，下身之毒则用当归，不用川芎。

（三）溃烂辨创面

疮面黑润无血色者，是用凉药过多，宜用广陈皮、佛手、细辛、菖蒲、安桂、白芷等熏洗之。溃烂之毒，不宜皂刺，恐其翻口。

表皮溃烂，有桐油水者（徐注：血浆渗出），为湿气较重，或者气血太虚，酌用参、芪、鹿茸之类补之。

（四）细制敷围药

凡制敷围药，必须研之极细；在敷药时，药液需温，则药力方强；或者在敷药中，保留透气之孔，使毒出有路。足部湿热毒，不宜贴硬膏，贴之则热气闭塞，造成横窜四旁。

（五）按需调和箍围药

箍围药的调和之物有：醋、酒、姜、葱、韭、蒜、菊花叶汁、鸡蛋清、蜂蜜、油类等。以醋调，取其散瘀解毒；以酒调，助药力；以姜、葱、韭、蒜汁调，取其辛香散血；以菊花叶汁、银花露调，取其清凉解毒；以鸡子清、蜂蜜调，取其缓和刺激；以油类调，取其润泽皮肤。

此外，部分学者认为，凡皮肤溃烂，皆不用银花水洗，洗则变烂。内服中药用荆芥者必须炒黑成炭，取其和腠理之血，凡攻毒时，不论阴阳诸证，在内服药中，均可加入甲珠、皂刺。

由此可见，在中医学中蕴藏着丰富多彩的外治疗法，亟待进一步整理和提高。

二、外用药制剂配置的基本原则

（一）基本原则

清代徐灵胎说："外科之法，最重外治。"但是，外用药的效验能否得到充分的发挥，不仅决定于药物的性质、浓度、剂型，而且还取决于病人的体质、用药的方法等。因此，在临床施治中，必须熟练掌握和运用外用药的一些基本原则。

1. 疾病的演变

皮肤病的演变及影响演变过程的因素，包括病因、性质（寒热）、禀赋、地域、饮食、卫生习惯等。一般而论，病变属热性、急性，素体禀赋较弱，地处偏于东南，用药宜缓和，避免过强的刺激；反之，则应加强药效的刺激，以缩短病程。

2. 机体的反应

指病人对外用药的耐受力和反应而言。比如：颜面、颈部、外生殖器和四肢屈侧皮肤，对外用药的反应性较为敏感，婴幼儿皮肤薄而嫩，对外用药的吸收较快，女性皮肤比男性皮肤的吸收能力要强。因此，在用药的过程中，还要全面考虑患者的性别、年龄和病变部位皮肤的特殊性。

3. 药物的浓度

外用药所含药物成分浓度的高低对机体至关重要。这种重要性集中表现在两个方面：其一，浓度与吸收，特别是有剧毒的药物，如果浓度偏高，体表皮肤吸收过多，就会引起药物中毒；其二，浓度与剂型，外用药浓度与剂型是否恰当，直接影响疗效的好坏。多数医家经验认为，水洗剂、溻渍剂、熏洗剂等浓度要求不严，既可以是100%的浓度，也可以是不足40%的浓度；但是，软膏、硬膏、糊膏、霜剂等在配置中比较重视药物浓度的比例。软膏浓度波动在1%~25%之间，糊膏浓度波动在25%~35%之间，油调剂多数在40%以上，霜剂波动在0.5%~15%之间。总的来说，外用药的浓度，应该是从低浓度开始，视其反应和耐受力后，逐步增加或提高，才较为安全妥当。

4. 药物的剂型

外用药的剂型很多，现在比较通用的剂型有溶液、散剂、洗剂、浸剂、油剂、乳剂、搽剂、熏剂、软膏剂、硬膏剂、搓药剂、药捻等。这些剂型都有各自不同的治疗作用、应用范围和注意事项。剂型选择恰当与否，往往直接影响疗效。

5. 使用方法

若药物配置、剂型选择都很恰当，但使用方法不对，仍然达不到治愈疾病的目的。这就要求医生向病人详细交代正确用药的方法，必要的时候，可当面示范。此外，还要嘱咐病人注意用药后的反应，每次给药的数量不宜过多，避免浪费和搁置日久，药物变质失效。

（二）外用药的选择

治疗皮肤病的外用药物很多，包括植物、动物、矿物及其调和这些药物所需要的基质。

1. 外用药的分类

（1）止痒药：瘙痒是皮肤病最常见、最重要的自觉症状之一，或者是某些内脏疾病反映在皮肤上的最早信息，严重时影响工作与睡眠。因此，快速止痒既是患者的迫切要求，又是医生治疗疾病的重要手段之一。根据我多年临床经验，止痒方法分内治与外治两大类。内治概分为治风痒、湿痒、虫痒、热痒、燥痒、毒痒、酒痒、瘀痒和虚痒十种。外治分为散风止痒、活血止痒、杀虫止痒、通络止痒、解毒止痒五种。同时，还要说明一点，在外治止痒药中，有部分既止痒，又止痛，这是由于痛痒同源的缘故。

常用止痒药包括：薄荷、樟脑、冰片、铜绿、香附、威灵仙、地肤子、蛇床子、苍耳子、川椒、皂刺、西月石、山奈、艾叶、吴萸、丁香、金钱草、益母草、苦参、路路通、蜂房、蚕砂、白附子、楮桃叶、蛇蜕、鹤虱、石榴皮、石菖蒲、透骨草、猪牙皂角等。

（2）清热药：又称解毒药，多数是针对火毒与热毒而设，此外，还包含疫疠之毒及虫毒之毒。凡具有红、肿、热、痛四大主要体征，在通常情况下，血热偏重者，宜凉血解毒，热毒为主者应用清热解毒，毒热入营时宜用清营解毒。选入的药物以苦寒类、咸寒类和甘寒类为主。

常用清热药包括：黄连、黄芩、黄柏、虎杖、马齿苋、大黄、山栀、青黛、芙蓉叶、紫花地丁、大青叶、人中黄、寒水石、儿茶、麝香、蒲公英、桉树叶、半枝莲、龙葵、漏芦、熊胆、牛黄、蜀羊泉、天葵等。

（3）收湿药：又称燥湿药，凡见皮肤或黏膜破损渗出，或者潮湿，或者糜烂之时，皆可选用。这类药物有三个基本要求：一是抑制渗出；二是防止皮肤或黏膜进一步腐烂；三是有敛疮生肌的功效。这类药物以矿物药诸多。

常用收湿药包括：熟石膏、炉甘石、五倍子、滑石、枯矾、海螵蛸、花蕊石、儿茶、苍术、赤石脂、煅龙骨、煅牡蛎、蛤粉、白螺壳、官粉、钟乳石、铅粉、蚕砂、百草霜、伏龙肝、白矾、胆矾、甘松、铜绿、松花粉、珍珠母、白石脂、银珠等。

（4）散寒药：又称祛寒药或称回阳药，这类药物的药性，以辛温或大热为主，其作用机制有二：一是理气，二是活血，从而达到改善皮肤表血液循环的目的。

常用散寒药包括：乌头、艾叶、干姜、肉桂、川椒、吴萸、白芷、姜黄、陈皮、山奈、白附子、麻黄、葱白、蟾酥、苍耳子、白芥子等。

（5）润肤药：皮肤出现裂隙或皲裂或干燥，且有少量糠秕状鳞屑脱落时，用之能达到滋润皮肤或防止皲裂的效果。这类药物以植物果仁或动物脂肪为主。

常用润肤药包括：胡麻、蓖麻、核桃、生地、当归、猪脂、蜂蜜、枣仁、羊脂、大枫子、狗脂、芦荟、白及、桃仁、杏仁、鸡卵、珍珠、桐油、琥珀、象皮、蜂蜡、甘草、白芷等。

（6）生肌药：指能够促使新肉生长，促使疮面愈合的药物，称之生肌药。不过，溃疡和糜烂愈合的快慢，决定于三个因素：一是久病体虚，导致气血亏损，所致的体质较差者，愈合时间较之常人为慢；二是病变所属经络的区域，对于生肌药效的发挥也有较大的影响，如多血少气者宜愈，多气少血者难治，凡见气多之经可行其气，血多之经，可破其血；三是脓液未除，余毒未尽者，不可过早应用生肌药，用之则会适得其反，宜慎之。

常用生肌药包括：乳香、没药、血竭、象皮、花蕊石、血余炭、琥珀、珍珠、凤凰衣、生赭石、钟乳石、银朱、牛皮胶、阿胶、白及、儿茶、五倍子等。

（7）杀虫药：因毒虫叮咬或者侵袭所致皮肤病，既有地域性，又有季节性，通常在适合毒虫繁殖或活跃较强的环境下，这类皮肤病较为多发。凡杀虫药以毒性较大的矿物类或动物类居多。

常用杀虫药包括：轻粉、砒、水银、硫黄、雄黄、铅丹、蟾酥、土槿皮、百部、大枫子、芜荑、藜芦、羊蹄根、苦楝子、凤仙花、玉簪、千里光、楮桃叶、槟榔、黄精等。

（8）腐蚀药：治疗胬肉外翻或者皮肤表面疣赘丛生时，有平胬或蚀除疣赘功效的药物，称之腐蚀药。在应用这类药物时，必须注意两点，一是保护好未病变的皮肤或黏膜；二是减轻病人痛苦，酌情选用局部麻醉药辅助之。

常用腐蚀药包括：鸦胆子、乌梅、石灰、硇砂、木鳖子、轻粉、雄黄、巴豆、水银、红升丹、三仙丹、白降丹、藜芦、蟾酥、砒石、煅皂矾等。

（9）发疱药：又称引赤发疱药。指借药物的刺激，激惹皮肤充血，发生水泡，通过这种发疱与剥蚀，引导药物的有效成分达到病变区域，促使皮肤康复。按照刺激性的强弱，概分为峻烈药与缓和药两大类。

常用峻烈发疱药：斑蝥、巴豆、红娘子、千金子、狼毒、蟾酥、鸦胆子、芫花、泽漆等。

常用缓和发疱药：吴萸、白芥子、大蒜、蓖麻子、甘遂、大戟、威灵仙、生半夏、生南星等。

（10）止血药：凡是止血药多数具有收敛，凝固或者吸收的作用，从而在皮肤及黏膜上发挥抑制血液的外溢。这类要有三大特点：一是炭类药，二是矿物药，三是药性以味甘、苦、酸。性寒凉之类居多。

常用止血药包括：三七、地榆、紫草、侧柏叶、蒲黄、陈棕炭、血余炭、仙鹤草、白及、五倍子、刘寄奴、石灰、丝瓜炭、松花粉等。

（11）止痛与麻醉药：中医认为不通则痛，通则不痛，选入药物，多数具有理气活血，化瘀通络，祛散外邪，畅通脉络的功效。进而达到舒缓疼痛或麻醉的目的。

常用止痛与麻醉药包括：天南星、急性子、半夏、川乌、草乌、洋金花、麻黄、羊踯躅、茉莉花根、莨菪子、蟾酥、花椒、马钱子、山柰、乳香、没药、罂粟壳等。

2. 基质

（1）动物类：猪脂、猪苦胆、羊脂、牛脂、牛髓、鱼脂、鱼胆、鸡蛋清、蛋黄油、蜂蜜、黄蜡。

（2）植物类：蔬菜类有丝瓜（叶）、冬瓜、西红柿、茄子、马铃薯、苦瓜、萝卜、大白菜、韭菜、青葱、大蒜、马齿苋等；水果类有荸荠、菱角、香蕉、橄榄、柠檬、草莓、黄瓜、苹果等；药物植物有鲜青蒿、鲜仙人掌、鲜芦荟、鲜蒲公英、鲜半枝莲等，捣烂压榨取鲜汁。

（3）植物油类：麻油、菜油、蓖麻油、橄榄油、薄荷油、桉叶油、胡桃仁油、棉籽仁油、桐子油、松节油、花生油等。

（4）药露类：银花露、菊花露、薄荷露、茉莉露、蔷薇露等。

（5）其他：醋、酒、人乳、米泔水、茶叶水、红糖水等。

（三）常用的外用药剂型

1. 水溶液剂

（1）概念：指以水为溶媒制备的液体药剂，其中不含有固体粉末。

水溶液剂分水浸和水煎两类。所谓水浸，就是用水浸泡药物，使药物本身或其可溶成分溶于水内，过滤或不过滤去渣，供临床应用。如《永类钤方》用煅绿矾泡汤洗治烂弦风眼（眼睑湿疹）等。所谓水煎，是将药物置于水中加热煎煮，使药物本身或其可溶成分溶于水内使用。不过，在操作中应当注意四点：一是入煎前药物应切碎或捣烂为粗末，特别是不易溶化或不易溶解的药物，如乳香、没药等树脂类药物，金石药及介类药更应捣碎久煎；二是芳香药及易挥发药则宜轻煎，久煎恐失药效；三是极易溶于水的药物宜后下，或者煎汤去渣后冲化，如《疡医大全》用马鞭草、荔枝草、蒲公英煎汤，后下皂矾，洗治痔疾，并谓"皂矾久煎升去无功"；四是作为洗眼药或冲洗窦道药液，宜过滤，以防含有杂质。

（2）作用：疏导腠理，通调血脉，抑制渗出，清洁疮面，涤脓祛腐，祛臭，祛鳞屑，解毒止痒，以利于浅表皮损的恢复。

（3）应用范围：皮损区呈焮红肿胀，渗出明显（急性期），化脓疮面，或者鳞屑厚且多，皮肤、外阴和肛门瘙痒，漱口消毒等。

（4）用法：临床上有洗渍法（包括淋洗、熏洗、坐浴、溻渍）、荡洗法（包括冲洗及灌肠等）、含漱法、涂敷法（方书中亦称"扫"或"刷"）、点眼法等。其中，运用最多者主要有溻渍（湿敷）和熏洗（浸洗）两种。溻渍法，又称浸渍法，现代称之湿敷法。清·《外科大成》详细描述过湿敷的操作过程和作用，至今仍有指导意义，祁坤说："以软帛叠成七八重，勿令太干，带汤于疮上，两手轻盈，施压片时，帛温再换，如此洗按四五次，流通气血，解毒止痛，祛瘀脱腐，此手功之要法，大疮不可缺也。"按现代的用法，将纱布叠至6~8层，或用小毛巾对折，或用干净口罩代替，先使其浸透药液，春夏秋三季用冷敷，冬季温敷，紧贴敷在皮损区域，每隔15~30分钟换1次，如此反复连续应用，每日3~5次。熏洗法，将温热的药液对准患处，周围用干毛巾围住，先以热气熏之，待温后再浸洗，每次10~15分钟，一日1~2次。

（5）药物举要：凡皮损处于急性期，选用马齿苋、生地榆、石榴皮、黄柏、败酱草、五倍子、黄连等数种，煎至适当浓度，湿敷或浸渍，有解毒、消肿、抑制滋水外溢的作用。皮损肥厚，状如牛领之皮，或者痒感泛发且剧，选用楮桃叶、艾叶、威灵仙、香附、苦参、五加皮、徐长卿、苍耳子、陈皮、路路通、吴萸等，煎汁熏洗，有软皮润肤，散风祛湿，杀虫止痒的作用。其总的原则：以安抚止痒作用为主者，多用辛温、辛热发散类中药；以清热解毒，抑菌杀菌为主者，多用苦寒泻火类中药；以抑制渗出，促进浅表糜烂恢复为主的多用苦寒、酸涩类中药等。

（6）注意事项：水温要适当，太热可致烫伤，凉则药力不足，凡高低不平的部位，如耳、肛门、阴部和鼻等区域，湿敷时一定要紧贴皮损部位，方可奏效，药汁要确保新鲜，最好是随用随煎，久放恐其变质，冬季湿敷时要注意保暖，避免受凉，加重病情。

（7）常用方剂：急性湿疹、皮炎选用马齿苋水洗方；多发性疖肿选用芫花水洗方；手足多汗选用干葛水洗方；脂溢性脱发选用透骨草水洗方；浸渍型足癣选用黄丁水洗方；感染性皮肤病选用苍肤水洗方；寻常疣选用香木水洗方；银屑病选用金扁水洗方；皮肤瘙痒症选用路路通水洗方；女阴白斑选用淫蛇水洗方；阴囊瘙痒选用复方蛇床子汤；肛门、女阴瘙痒选用止痒洗方1号；脂溢性皮炎选用脂溢洗方等。此外，还有治疗口疮的青果漱口方。

2.散剂

（1）概念：散剂又称粉剂、药粉、药面，是将一种或多种药物干燥后，研成细末，再用100~120目细罗筛筛过备用。其配制的工艺分两类：其一研散，其二制散。

①研散。研散要达到临床应用的要求，必须处理好五个环节。一是研末必须"研至无声为度"，也就是说，矿物药与介类药不可混有颗粒，习惯上用"水飞"方法加工，动物药粉不可含粗渣，植物药粉中不可含有肉眼可见的植物纤维。因为药粉颗粒粗糙，不仅会对创面产生有害的刺激作用，而且影响药物发挥其药效。二是应区别药

物合研与各研，尤其是"细料"或剧毒药以及峻蚀药，应在各药研细后，再将其药末逐渐兑入并充分研匀。三是不易乳细的药物，应经过特殊的乳研方法，如水银应先与铅或硫黄同炒，谓之"结砂"，使之成为铅汞齑或硫化汞后再研。或与枣肉以及含油脂的药物同研至"不见星珠"，再和他药混匀。又如蜈蚣、山甲片等动物药宜先"炒烫"至酥后再研。乳香、没药等树脂药应先炙去油后再研。灯心、通草等需用米糊浆晒干再研。冰片则宜先用湿布揩拭乳钵及杵头研。总之，要依据药物特性而分别进行特殊的研制。四是对另注炮制的药物要尊重原方加工意见，如巴豆、蓖麻仁等有时去衣膜，也有时不去衣膜，斑蝥、红娘子等有生用、有炒用，有去足翅、有不去等。五是应密封、避光保存，如芳香药、麝香、冰片、薄荷脑、白芷、川芎等，散置则易走泄药气而失药效，又如含有汞剂的药，经日光照射，难免变色。

②制散。制散指生药经过特殊加工制为药末，这类药剂的名称不一，常见有称"粉""霜""膏"等，配制的方法有五：一是取某些能溶于水的药物经特殊滤过的方法制成药末，如西瓜霜（芒硝）；二是取某些鲜药汁液使之干燥，然后制成粉末，如葱粉、姜粉；三是取含油脂的植物种子药物，除去其中油脂，取其残余药渣制成粉末，如巴豆霜等；四是加工过程中药物发生化学变化而生成的粉末，如青黛。五是某些生药自然析出物，如柿霜。

（2）作用：清凉安抚，清热解毒，散风祛湿，化腐生肌，止痒，止痛，止血。

（3）应用范围：急性炎症性皮肤病，皮肤与黏膜糜烂、溃疡，脓腐已尽，皮肤出血等。

（4）用法：直接撒扑在损害区或疮面上，用鲜生姜、鲜芦荟、鲜茄蒂、黄瓜等新鲜蔬菜、瓜果蘸药末涂搽患处，用鲜丝瓜汁、鲜马齿苋汁、鲜大白菜叶等捣烂合药末如糊状，外涂，用蜂蜜、植物油、红糖水、鸡蛋清、乳汁、米醋、酒和药汁或清水调药外搽。

（5）注意事项：直接扑在糜烂或溃疡疮面上的药末，要求研磨至极细，否则影响疗效，凡毛发丛生的部位，不宜外扑粉剂，凡见水疱或脓疱的损害，不宜直接扑撒药末，否则，表面结一层假性痂，影响病情的好转。

（6）药物举要：炉甘石、煅石膏、冰片、珍珠、煅龙骨、煅牡蛎、花蕊石、石灰、麝香、青黛、儿茶、枯矾、滑石、海浮石等。

（7）常用方剂：治疗急性湿疹选用祛湿散、湿疹散，治疗丹毒选用大黄散，治疗酒渣鼻选用颠倒散，治疗疖、痈选用如意金黄散，治疗热痱、红臀（尿布皮炎）选用青白散、湿毒散，治疗黄水疮选用龟甲散，治疗发际疮选用发际散，治疗浅表溃疡选用冰石散等。

3. 混悬剂

（1）概念：混悬剂又名洗剂、振荡剂，指一定分量不溶于水的固体药末与冷开水或蒸馏水相混合而成的液体制剂，久置后药粉沉淀于瓶底。不过，中医学所称的"混悬剂"，既有同于西医学混悬剂的含义，又有不同的一面，如在制备的过程中，有用水、酒、醋、油液、植物鲜药自然汁、动物体液等液体药，调和药使之呈稀糊状供临床使用。这种药剂以固体药末为主要成分，薄涂患处。

（2）作用：清热解毒，收湿散风，消肿止痛。

（3）应用范围：急性炎症性皮肤病，或有轻微渗出和糜烂的皮肤病。

（4）用法：具体应用视病情而定，如无渗出或糜烂的急性炎症性皮肤病，如热痱，药液须振荡后外涂患处，一日 2~3 次；若糜烂较轻时，可临时取油液或植物药鲜药自然汁调成糊状外涂患处，一日 1~2 次。

（5）注意事项：凡年老和体弱者，一次外涂的面积不得超过体表面积的 1/3，否则，由于急骤散热，常会带来不良后果，在冬天不用或尽量少用混悬剂，油液调涂时，要防止油渍衣服和被褥等。

（6）药物举要：炉甘石、滑石、赤石脂、黄连、黄芩、黄柏、龟甲、鳖甲、硫黄、硼砂等。

（7）常用方剂：热痱选用九华粉洗剂、炉虎洗剂、1% 薄荷三黄洗剂、三石洗剂；粉刺选用痤疮洗剂、颠倒散洗剂；黄水疮（脓疱疮）选用龟甲散混悬剂等。

4. 浸剂

（1）概念：浸剂为生药的水性浸出制剂。包括酒浸剂（酊剂）和醋泡剂（泡剂）两种。前者是以酒为溶媒制备的液体药剂，其中不含有固体粉末，常用的酒有黄酒与白酒，目前常用 50%~60% 的酒精代白酒用。后者用醋或用醋作溶媒制备的液体药剂，其中不含固体粉末。但由于各地制醋原料不一，醋的名称各异，临床上习惯多用米醋。

（2）作用：收湿散风，杀虫止痒，散瘀消肿，活血通窍。

（3）应用范围：各种慢性皮肤病，如顽癣、风瘙痒；浅表霉菌病，如圆癣、灰指甲、鹅掌风；色素减退性皮肤病，如白癜风；毛发性疾病，如油风等。

（4）用法：酊剂用棉棒或毛笔蘸药液，直接外涂患处，一日 1~2 次，泡剂则将皮损置于药液中浸泡，一日 2~3 次，1 次 15~30 分钟。

（5）注意事项：凡急性炎症性皮肤病，破皮糜烂时均禁用，手足皲裂时，应适当稀释浓度后再用，否则，有刺痛和加重病情的副作用。

（6）药物举要：花椒、羊蹄根、土槿皮、闹羊花、黄精、藿香、五倍子、苦参、补骨脂、浮萍、牙皂、凤仙花等。

（7）常用方剂：浅表霉菌病选用羊蹄根酒、10% 土槿皮酊；风瘙痒选用止痒酊、20% 百部酊；白驳风选用白斑酊；摄领疮选用苦参酒；手足癣和甲癣选用浮萍醋、藿香浸剂等。

5. 油剂

（1）概念：以植物油（如芝麻油、菜油等）与药物调和混匀而成，或以药物浸入植物油中熬煎至枯去渣，再加入适量黄蜡制成。此外，还可直接从动物或植物中压榨取油，备用。从动物或植物中压榨取油的加工方法，通常有三：一是将含油脂的药物放在火上煎炼取油，如卵黄油；二是将含油脂的药物冷轧取油，如松毛油；三是将生药蒸馏取油，如黑豆馏油、糠馏油等。

（2）作用：清热解毒，润肌防裂，生肌长皮，收湿敛疮。

（3）应用范围：急性或亚急性伴有轻、中度糜烂、渗出的皮肤病，继发性感染成疮，皮肤干燥脱屑和皲裂等。

（4）用法：棉棒或毛笔蘸油剂直接涂于皮损处，一日2~3次，或者涂布在消毒纱布上，敷贴患处，一日1次。

（5）注意事项：外涂油剂时，要做好隔离防护，尽量减少对衣被的油渍。

（6）药物举要：黄连、芙蓉、白螺壳、煅龙骨、煅牡蛎、青黛、大枫子、杏仁、蛋黄、鸦胆子、甘草、黑豆、麦麸、松、柏、谷糠、山豆根等。

（7）常用方剂：漆疮、黄水疮、粟疮分别选用青黛油、黄连油；皮肤糜烂或浅表溃疡，久不生肌，选用蛋黄油；手足皲裂，选用大枫子油；寻常疣、扁平疣选用鸦胆子油；头皮鳞屑颇多，选用山豆根油；清洗疮面痂皮，选用甘草油。

6. 乳剂

（1）概念：是一种油与水混合振荡剂，静置后分离，呈乳白色。其制作过程，早在明代就有记载，如《外科正宗》说："以白石灰一升，用水二碗和匀，候一日许，用灰上面清倾入碗内，加麻油对分和匀，以竹筋搅百转，自成稠膏。"与现代药剂学的乳剂基本相同。

（2）作用：清热解毒，护肤止痒，安抚消肿，退斑止痛。

（3）应用范围：急性炎症性皮肤病，烫火灼伤，特殊损伤，如放射性皮炎、光毒性皮炎等。

（4）用法：用棉棒或毛笔蘸乳剂直接涂布在患处，或者摊布在消毒纱布上敷贴患处，一日换1~2次。

（5）注意事项：乳剂最好是临时配制，特别是含有新鲜药汁的乳剂，否则容易变质。

（6）药物举要：鲜芦荟、鲜青蒿、桉叶油、阿拉伯胶、石灰、植物油（橄榄油、芝麻油、花生油等）。

（7）常用方剂：烫火烧伤选用清凉膏；放射性皮炎、光毒性皮炎选用芦荟乳剂。

7. 搽剂

（1）概念：又名擦剂，指专供揉搽皮肤表面用的制剂。用植物块茎切断面醮药粉，外搽患处。诚如《外科正宗》治疗酸痛所描述的："逢冬即发者，须三伏时晒捣烂大蒜，间擦三次，不再发。"

（2）作用：软皮散结，润肤止痒，增加色素。

（3）应用范围：皮损泛发、肥厚和痒感较重的皮肤病，如顽癣、粟疮、松皮癣、顽湿疡（慢性湿疹）、白癜风、单侧性萎缩等。

（4）用法：采用植物块茎或蒂切片醮药，直接外搽患处，或将药粉用油调制成丸状，外用夏布包裹后，再搽皮损区，以微有湿润为宜。一日2~3次。

（5）注意事项：植物块茎、蒂一定要新鲜，含水分较多为佳，布包以夏布为上乘，因纱布之类遇湿太软，达不到软皮摩擦止痒的目的。

（6）药物举要：密陀僧、硫黄、威灵仙、陈皮、苍耳子、鲜茄子、鲜黄瓜、鲜苦瓜、鲜土瓜、鲜丝瓜等。

（7）常用方剂：紫白癜风选用汗斑搽剂；酒渣鼻用鲜丝瓜醮酒渣鼻搽剂；腋臭用腋臭搽剂；顽癣选用布帛搽剂、葛布袋剂；白癜风选用鲜紫色茄或蒂直接外搽患处，一日2~3次。

8. 搓药

（1）概念：指将单味药或复方中药共研细末，与植物油或动物油脂共捣，或调和如泥状，搓成丸药，每丸重30~90g，亦可将药共同浓煎，取出其中带棘状的药物，搓擦患处用。

（2）作用：软坚润肤，杀虫止痒，去屑柔皮。

（3）应用范围：皮肤肥厚、呈播散性神经性皮炎、手部盘状湿疹、疣目、鹅掌风等。

（4）用法：放在掌心或合掌，往来搓之，或取带棘的中药，轻巧而均匀地搓擦患处，一日2~3次。

（5）注意事项：外搓时用力要轻巧、均匀，以不渗血或微有渗血为度。

（6）药物举要：乌贼骨、木贼草、金毛狗脊、香附、苍耳子、川乌、草乌、威灵仙、吴萸、蔓荆子等。

（7）常用方剂：鹅掌风选用合掌搓药；播散性神经性皮炎选用苍乌搓药；疣目选用香木搓药方；疥疮选用七星丸搓方等。

9. 软膏

（1）概念：将单味或复方中药研成细末，与基质调成一种均匀、细腻、半固体状的剂型。基质应具备下列要求：首先是无臭无味，性质稳定，久贮不起变化；其次，对皮肤有亲和性，不油腻，无刺激；再是对配入药物不起变化，能保持其均匀性和良好的透入吸收作用。传统的基质有猪脂、植物油、蜂蜜、酒、食醋、凡士林和羊毛脂。现代多数用凡士林和羊毛脂。

软膏的配制方法可分三大类。其一，调膏，采用凝固点状的油液调药末使之成糊状，如《医宗金鉴》的三妙散用苏合油调；其二，研膏，用富含油脂的植物种子，或动物脂肪或其新鲜组织作为主要治疗药物，有时亦配伍其他药物兼取其作赋形剂，经用机械地捣研方法制备成膏，供临床使用，如《证治准绳》的乌金膏用巴豆炒黑乳研成泥油，再加蜂蜡或虫蜡融化成膏作腐蚀药；其三，熬膏，用植物油或动物油煎熬药料溶取其可溶成分，滤净，称为药油，再加蜂蜡或虫蜡融化成膏，如《疡医大全》的绿蜡膏。

（2）作用：清热解毒，润肤防裂，消肿止痛，软坚散结，生肌长皮。

（3）应用范围：皮肤深部炎症，皮肤干燥、皲裂、肥厚、苔藓样病变、化脓或脓毒已净的疮面等。

（4）用法：分直接涂擦和敷贴两种：前者轻巧薄涂在皮损区，若皮疹肥厚，则应先用梅花针叩刺，再涂搽或外扑撒药粉，或包封起来，效果更佳。后者将软膏摊在消毒纱布上，敷贴患处，亦可扑撒药粉后再敷贴之，一日换 1~2 次。

（5）注意事项：凡滋水较多，糜烂较重的皮损，均不宜外涂或敷贴软膏。

（6）药物举要：苦楝子、蛇床子、枯矾、梅片、五倍子、狼毒、薄荷脑、煅龙骨、蛤粉、乌梅、紫草、黄连、当归、姜黄、黄蜡等。

（7）常用方剂：头癣选用苦楝子膏、秃疮膏；面游风选用摩风膏；牛皮癣（神经性皮炎）选用皮癣膏、黑油膏；肾囊风选用五倍子膏；皮肤浅表溃疡选用黄连膏、生肌玉红膏；风湿疡选用湿疹膏、湿毒膏、五石膏；顽湿疡选用薄肤膏、利肤膏、狼毒膏；手足皲裂选用润肌膏、红皲膏；肿疡初期（红肿热痛）选用如意金黄膏等。

10. 硬膏

（1）概念：古称薄贴，俗称膏药。将药物放在植物油中煎熬至枯，除去药渣，再将药油加入适量黄丹，待至不老不嫩时收膏，该膏在常温下较硬，加热则变软，呈软膏状，具有较强的黏稠性，是一种使用方便，疗效甚好的古老剂型。根据药肉的薄厚，分为治表和治里两类：治表，要求药肉薄，有消肿、排脓、祛腐、止痛、生肌、遮风、护肉的作用，宜勤换；治里，要求药肉厚，有祛风寒、和气血、消痰癖、壮筋骨、散瘀滞等作用，常是 1 周乃至 1 个月一换。

（2）作用：软坚散结，搜风止痒，润肤防裂，排脓祛腐，生肌止痛，除寒蠲痹等。

（3）应用范围：慢性、局限性肥厚样损害的皮肤病，如结节性痒疹、皮肤淀粉样变、局限性神经性皮炎；表浅溃疡；皮损呈高度增殖角化而孤立的一类皮肤病，如灰指甲、脑湿（皮角）、疣目、肉龟、瘢痕疙瘩等。

（4）用法：视皮损范围的大小，剪裁相对硬膏，烘软后紧贴患处，1~2日换1次，药棍则在烘软后，剪一段，趁热捏成皮损大小，紧贴之，3~5日换1次。

（5）注意事项：药肉要摊平，大小要适宜，硬膏贴后若在皮肤上出现红斑、丘疹、丘疱疹，甚则水疱、渗出、糜烂时，中医称之"膏药风"，应停用，按急性皮炎处理。

（6）药物举要：制马钱子、苦杏仁、川乌、草乌、硇砂、斑蝥、蜈蚣、千金子、南星、皂角、凤仙子、独角莲、苏木、刺猬皮、干蟾、血余炭、乳香、没药、透骨草、银杏、藤黄、全蝎等。

（7）常用方剂：肉龟、瘢痕疙瘩选用黑色拔膏棍；灰指甲、嵌甲、甲沟炎选用拔甲硬膏；马疥（结节性痒疹）、毛囊炎选用独角莲膏、疔疖膏；顽湿疡、摄领疮选用康肤硬膏；浅表溃疡选安庆余良卿鲫鱼膏等。

11. 熏蒸剂

（1）概念：熏蒸剂是指熏与蒸两大部分，熏包括烟熏，蒸则包括气蒸、热罨。前者首载于《内经》："阳气怫郁在表，当熏之。"后世《古今图书集成医部全录·痈疽疔毒门》进一步描述："好真降香末、枫香末，右二味于铫中搅匀，丸如弹子大，取香炉一枚，依炉口造纸筒一个，如烧龙涎香样，慢慢烧，紧以烟筒口熏疮上，不拘丸数，稍倦暂止，然后再熏。"今人北京赵炳南教授曾用"癣症熏药"治疗神经性皮炎，收到良好效果。后者采用药物液化，水汽蒸腾于创口，还可将加热后的药物趁热罨敷在患处。

（2）作用：疏通气血，温经通络，杀虫止痒，涤腐生肌。

（3）应用范围：皮肤肥厚，状如牛领之皮，慢性溃疡日久不愈，皮肤瘙痒等。

（4）用法：烟熏时，浓烟密闭，仅熏患处，或者露出口、鼻、耳、目，让烟熏周身。蒸法，将药汁煮沸，周围用毛巾围住，乘热熏蒸患处，待温再洗之。

（5）注意事项：凡是急性炎症，高血压患者、体质极度虚弱者忌用或慎用此法。药烟对黏膜有一定刺激性，因此，在施治的过程中，应将口、鼻、眼等处露在外边，或者戴好眼罩、口罩等保护用品。

（6）药物举要：苦参、艾叶、鹤虱、大枫子、松香、五倍子、苍术、硫黄、细辛、闹羊花、肉桂末、人参芦、白芥子、炮姜、白芨、黄芪、川芎等。

（7）常用方剂：顽湿疡、牛皮癣选用癣证熏药；鹅掌风选用鹅掌风熏洗方；疥疮、虱病选用硫黄熏药；慢性溃疡，日久不愈选用回阳熏药等。

▷验案举例

尖锐湿疣　王某，女性。28岁。2006年6月3日初诊。自述曾有过不洁性交史。半月后在阴道口处发现柔软赘生物。遂至专科医院就诊，活检报告为尖锐湿疣。经人介绍来我门诊处。检查：在阴道口可见 6 个形如黄豆大小粉红色柔软赘生物，呈菜花状。微有瘙痒，白带较多。脉弦数，舌质红苔少。证属湿热下注，淫毒蕴结而成臊疣。治宜除湿解毒，软皮铲疣。外用鸭跖草、蚕砂、石榴皮、五倍子各 15g，乌梅、枯矾、威灵仙各 12g，细辛 10g。每剂加水 1500~1800ml，浓煎取汁 500~800ml。坐浴患处，10~15 分钟。每日 1 次。切勿拭干，听其自然。2 周后赘生物明显缩小，但因月经来潮，停用此药。待月经干净后遵照上方上法继续浸泡。又经 2 周，赘生物完全消除，遗留隐约可见的点状痕迹，嘱其重视性生活中的保护意识，又过 1 个月复查，疣除而愈。

方药分析 尖锐湿疣与跖疣之类多发生在湿热下趋的部位，如脚趾、前后阴等处。方用鸭跖草性寒味苦，具有清热利湿，解毒除脓之功效；辅以石榴皮、乌梅、五倍子三味均有腐蚀恶肉与死肌，温通气血，柔软肤腠的功效，直接作用于疣体；蚕砂、威灵仙祛风除湿，尤其是威灵仙，《本草蒙筌》称其"散爪甲皮肤风中痒痛"；细辛与枯矾一是宣散外邪，增强铲疣功效的发挥；一是加强疣体恶疮的清除，共奏除湿解毒，祛风铲疣的综合效应。

点评 我的临床印证，尖锐湿疣属湿热下注所生者居多，或者淫毒郁结，发生于前后二阴，在一般的情况下，应用本方坚持浸泡患处，1~2 个月即可脱落消除，没有任何不适之感。生殖器疣和肛周疣亦然。不过，女性患者在月经来潮时，停止浸泡，待月经干净后，继续浸泡之。

三、要药汇解

山 慈 菇

【药名浅释】

山慈菇，始载于《嘉祐本草》，别名有金灯、鬼灯檠、鹿蹄草、无义草、山慈菰、山茨菇、红灯笼等。时珍曰："根状如水慈菇，花状如灯笼而朱色，故有诸名。"

【药性分述】

山慈菇味辛，性寒，有小毒。具有清热解毒，消痈散结的功效。

山慈菇善散热消结，解诸毒、蛊毒、蛇虫之毒，主治痈疽、疮瘘、瘰疬结核、瘾疹恶疮、无名疔肿、霍乱、痧胀、瘟疫、喉风、癫狂、痈疽蛇犬咬伤等。

《本草正义》对山慈菇的功过有一段较为全面的论述："山慈菇味辛，能散结消坚，化痰解毒，其力颇峻，故诸家以为有小毒……且气味俱淡，以质为用，所以未入煎剂。乃近人不知古意，遂有用于煎方，以为消积攻坚之法，如瘰疬癖积之类，皆喜用之，而不能取效者，则以此物体坚质重，独颗无枝，止能直下而不能旁行，其力虽峻，而无宣络通经之性，何能行于肢体脉络。且瘰疬结核，病在上部而此物有专于下趋，更无气味熏蒸及上，又属背道而驰，何能中病。"

在外治方面，生捣烂如泥，能拔毒；醋磨汁涂之，可治痈疡疔肿；捣汁敷之能除面斑、雀斑、粉刺，夜涂旦洗；煎汁漱口可治牙龈肿痛。《本草新编》对山慈菇有如下的评价，可供参考："山慈菇，玉枢丹中为君，可治怪病。大凡怪病多起于痰，山慈菇正清痰之药，治痰而怪病自除也。或疑山慈菇非消痰之药，乃散毒之药也。不知毒之未成者为痰，而痰之以结者为毒，是痰与毒，正未可二视也。"

本品寒凉，不可过服。

【临床应用】

（1）**粉滓、面黚**　山慈菇根，捣粉，夜涂旦洗。（《普济方》）

（2）**痈疽疔肿**　山慈菇连根，苍耳草各等份，研末，每服 10g，温酒送下。（《乾坤生意》）

（3）**阴癣**　山慈菇不拘多少，捣烂取汁，牡蛎细粉。调敷患处。（《青囊琐谈》）

（4）**舌头疔**　鲜山慈菇 250g，捣烂加米醋 3ml 和匀，微蒸温，包敷之。（《李克绍中药讲习手记》）

石 榴 皮

【药名浅释】

石榴皮，原名安石榴，始载于《名医别录》。《本经》列为下品。别名有若榴、丹若、金罂等。《本草纲目》曰："榴者瘤也。丹实垂垂如赘瘤也。汉张骞出使西域，得涂林安石国榴种以归，故名安石榴。"

【药性分述】

石榴皮味酸、涩，性温。具有涩肠止泻杀虫的功效。

张锡纯说："石榴有酸、甜两种，以酸者为石榴之正味，故入药必须酸者。"主治精漏下痢、筋骨风痛、腰膝难行、脚疮湿烂、肠风下血，可杀牙虫、蛔虫、绦虫，染须发。张锡纯说："治气虚不涩，肺痨咳喘之要药，又为治肝虚风动，相火浮越之要药。若连皮捣烂煎汤饮之，善治大便滑泄、小便不禁、久痢不止、女子崩带，以其皮中之液最涩，故能治诸种疾病。"石榴籽止渴，石榴花主心热，疗吐血。

积未尽者勿服，多食伤肺，损牙而生痰涎。胃炎患者不宜服用。

【临床应用】

（1）**稻田皮炎**　石榴皮 120g，水煎取汁，浸泡患处。（《毒药本草》）

（2）**牛皮癣**　鲜石榴皮、明矾末各适量，用手挤出石榴皮液，蘸明矾末涂搽患处，每日数次。（《中药药理学》）

（3）**下肢溃疡** 石榴冰片散：石榴皮 15g（炒黄），冰片 5g，共研细末，外撒患处或油调敷之。（《毒药本草》）

（4）**阴囊湿痒** 石榴皮水洗方：石榴皮、五倍子、威灵仙各 15g，陈皮 10g，水煎去渣，外洗患处。（经验方）

血 竭

【药名浅释】

血竭，始载于《唐本草》。别名有麒麟竭、骐骝竭、瓜九血竭。《本草纲目》载："骐麟者马名也，此物如干血，故谓之血竭。"

【药性分述】

血竭味甘、咸，性平。具有化瘀止痛，止血生肌，敛疮的功效。

"木之脂液，如人之膏血"，本品是止痛活血，收敛疮口，散瘀生新的要药。主治范围包括金疮折伤、打损、妇人血气凝滞、恶疮癣疥、心腹卒痛等。文琢之先生说："外用有止血，生肌，镇痛，消肿的功效；内服可益阳精，散阴滞之气，善治内伤血气，妇人产后血晕，小儿诸疮等。堪为活血良药。内服不超过 3~6g。"《日华子本草》说："诸疮久不合者，宜敷此药，然不可多使，确能引脓。"血竭虽能活血收口、生肌止痛，然味咸则消，却能引脓。性专入肝经血分破瘀，故凡跌扑损伤，内伤血聚，宜同酒调服，故刘河间称之为"和血圣药"。

凡血病无积郁，不必用之，疮家多用，引脓不止，慎之。

【临床应用】

（1）**黄褐斑** 桃红四物汤加味：桃仁 8g，红花、川芎、赤芍、白附子、五味子、白芷各 10g，当归、生地、女贞子各 15g，血竭 5g，丹参 20g。（《古今专科专病医案·皮肤病·李茂兴》）

（2）**眶周褐青色母斑** 血竭白扁豆汤：当归 10~15g，生地 15~20g，川芎、赤芍、白扁豆各 10~20g，桃仁、红花 6~10g，白僵蚕、白附子、白芷各 10g，鹿角胶、阿胶、龟甲胶各 6g，血竭 3g。（《实用中医外科方剂大辞典》）

（3）**嵌甲** 血竭末调敷之。（《医林集要》）

（4）**臁疮不合** 血竭末敷之。（《济急仙方》）

明 矾

【药名浅释】

明矾，始载于《神农本草经》，列为上品。别名有涅石、羽涅、羽泽、白矾、苦矾、矾石、枯矾、煅明矾、煅白矾、白矾灰。《本草纲目》载："煅枯者名巴石，轻白者名柳絮矾。矾者，燔也，燔石而成也。……楚人曰涅石，秦人名为羽涅。"

【药性分述】

明矾味酸，性寒。具有解毒杀虫，燥湿止痒，止血止泻，清热消痰的功效。

本品所治病症归纳如下：寒热泻痢、鼻中息肉、虚脱滑泻、惊痫、黄疸、瘰疬癣疥、疔肿痈疽、阴蚀阴挺、脱肛、恶疮、蛇伤蛊毒、风眼压痛等。

李时珍对矾石之用总结有四："吐利、风热痰涎，取其酸苦涌泄；治诸邪痛、脱肛、阴挺、疮疡，取其酸涩而收；治痰饮、泻痢、崩带、风眼，取其收而燥湿；治喉痹、阴疽、中蛊、蛇虫伤蜇，取其解毒。"

从皮肤病的角度，其配伍应用有：配甘草，水磨，外洗，治目赤肿痛；配石榴皮外搽皮癣；配铜绿，泡水外洗，治烂弦风眼；配黄丹，外搽口舌生疮等。

历代医家广泛用明矾治疗多种疾病，摘要如下。

《仁斋直指方》："石榴根沾明矾末搽之，治牛皮癣疮。"（徐注：限局性神经性皮炎。）

《圣济总录》："枯矾黄丹为末，吹耳内，治聍耳黄汁。"

《鲟溪单方选》："明矾、大黄末，新汲水调服。治中砒霜毒。"

《李迅痈疽方》："黄矾丸，明矾配黄蜡为丸，温酒调服。治痈疽肿毒。"

明矾与枯矾，虽然都有收湿止痒的功效，明矾易溶于水，取其低浓度的溶液，作为洗漱药外用，治疗黏膜部位的炎性疾患，如口腔炎、咽峡炎、阴道炎等。枯矾燥湿力强，常用于散剂，作为外用药，多用于治疗溃疡或湿烂之类的疾患。然内服多生用，外用多煅成枯矾。

多服损心、肺，伤骨，慎之。

【临床应用】

（1）**湿疹** 湿疹散：枯矾、雄黄各等份，研细末，外涂患处。（《中医临床家·郭士魁》）

（2）**头癣** 复方土槿皮洗剂：土槿皮、苦参、野菊花、百部、蛇床子各30g，白矾、苍术各20g，雄黄10g。每剂加水适量，浸泡5分钟，煮沸5~10分钟，取汁待温外洗，每日2次。（韩世荣方）

（3）**小儿脓疱疮** 金素丹：雄黄2份，枯矾、生明矾各3份，共研细末，外敷患处。（《中国中医秘方大全·朱欣》）

（4）**手足癣** 杀癣方：土槿皮、蛇床子、透骨草、徐长卿、黄芩各30g，土茯苓、苦参各25g，枯矾20g。水煎取汁泡患处，每日2次，每次20~30分钟。（《中国中医秘方大全·隋宝俭》）

（5）**手足多汗** 干葛洗剂：葛根30g，明矾15g，水煎外洗，每日1~2次。（《中西医结合皮肤性病学》）

（6）**疣瘊** 地肤子、白矾煎汤洗数次。（《验方新编》）

炉 甘 石

【药名浅释】

炉甘石，始载于《本草纲目》。别名有炉先生、甘石、浮水甘石、炉眼石等。《本草纲目》："此物点化为神药绝妙，九天三清俱尊之曰炉先生，非小药也。又说炉火所重，其味甘，故名。"时珍曰："凡用炉甘石以炭火煅红，童便淬，或用黄连煮水淬七次，洗净研粉，水飞过，晒干用。"

【药性分述】

炉甘石味甘，性平。具有明目去翳，收湿生肌的功效。

《本草逢原》说："炉甘石得金银之气而成，专入阳明经而燥湿热，目病为要药。"主治创伤出血、溃疡、湿疹、下疳、阴疳、目赤肿痛、烂弦风眼、外障翳膜等症。然其还有消肿毒，止血生肌，收湿除烂的作用，配伍得当，疗效甚佳。如配苦矾、胭脂、麝香，外吹治聍耳出水；配真蚌粉，外敷治阴汗，湿疹；配儿茶外涂，治下疳阴疮；配青黛、冰片外搽治下疳。总之，本品适用于皮肤湿烂，或者渗出较多的皮肤病或溃疡的创面。

【临床应用】

（1）**黏膜溃疡** 皮黏散：煅炉甘石60g（用黄连15g，煎水淬7次，碾碎水飞），朱砂、琥珀各6g，硼砂4.5g，熊胆、珍珠各1.2g，冰片0.6g，麝香0.9g，研极细末，收瓶备用。（文琢之方）

（2）**脚癣** 脚气散：煅石膏30g，煅炉甘石、轻粉各15g，炒宫粉9g，掺敷患处，过敏者禁用。（《中医外科特色制剂·艾儒棣》）

（3）**肛周湿疹** 青甘散：青黛粉9g，煅炉甘石粉90g。外扑患处。（《中医外科特色制剂·艾儒棣》）

（4）**痱子** 炉甘石洗剂：炉甘石10g，虎杖5g，薄荷脑1g，甘油适量。将上药粉加入100ml蒸馏水中，振荡即成。每日2次。（经验方）

（5）**下疳、阴疮** 邵氏验方：炉甘石（火煅醋淬5次）50g，儿茶10g，研细末麻油调敷。（邵真人方）

冰 片

【药名浅释】

冰片，始载于《唐本草》，冰片之名，见于《本草纲目》。别名有龙脑香、梅片脑、冰片脑、龙脑、片脑、梅片、脑子。在实际应用中，分为梅片、艾片与合成冰片三种。由龙脑香的树干经蒸馏所得结晶，称之梅片，气清香纯正最佳；由艾纳香的叶升华所得灰白色粉末状结晶，再经压榨去油，研成块状结晶，称之艾片；用松节油、樟脑等为原料合成加工品称之机制冰片。

【药性分述】

冰片味辛、苦，性凉。具有开窍醒神，散热止痛，明目去翳的功效。

《本草求真》说："冰片专入骨髓，辛香气窜，无往不达。"芳香开窍，通诸窍，散郁火，有类似麝香开窍醒脑的功效。主治病症有风疮、喉痹、脑痛、牙痛、下痢、目赤生翳、痔漏疮疡、恶疮疮毒等。总之，本品为皮外科常用的外治药物。痈疽不论阴阳肿溃，以及皮肤黏膜病变，均可用之。其剂型也多种多样，可作掺敷、吹药、嗅鼻药、噙化药、药捻、药锭、油膏、软膏、硬膏等。不过本品易于挥发，不宜高温加工，否则极易失效。

此外，入药需研极细末，否则对局部患处有刺激。

据有关文献记载，由于适应证的不同，本品用量也甚为讲究，如配入生肌药中，宜轻不宜重，《医宗金鉴》生肌定痛散，冰片用量仅为全方的 1/90，一般作为引经药，其用量不宜超过全方用量的 1/20~1/50。不过，《本草分经》提出本品："风病在骨髓者宜治，若在血脉、肌肉用冰麝，反引风入骨，莫之能出。"此说可供参考。

该品能耗气劫液，凡阴虚阳亢之昏厥，小儿慢惊，肝肾亏虚之目疾禁用。

【临床应用】

（1）**念珠菌口炎**　五冰方：五倍子 20g，冰片 3g，共研细末，瓶装备用，每日 2 次，将药末吹至患处。（《中国中医秘方大全·薛维根》）

（2）**孢子丝菌病**　孢子丝菌病油：贯众、虎杖各 150g，黄柏 90g，土茯苓 200g，三仙丹 6g，冰片 14g，紫草 30g，芝麻油适量。除三仙丹、冰片、芝麻油外，其他药品共研极细末（各 120 目筛），再加入三仙丹、冰片共研。临用时取药粉与麻油调匀，配成 20% 油剂，每日 2~3 次涂患处。（《中医外科特色制剂·艾儒棣》）

（3）**神经性皮炎**　琥珀二乌糊膏：五倍子 45g，草乌、川乌各 15g，寒水石、冰片各 10g，研细末，用凡士林按 25% 浓度调成糊膏。（经验方）

（4）**鱼鳞病**　大枫子油：大枫子油 2000ml，硼酸 100g，冰片 10g，麝香 0.1g。（《中国医学大辞典》）

（5）**乳头湿疮**　蜂房（煅）15g，轻粉 1.5g，冰片 0.3g，共研细末。银花煎汤调搽。（《验方新编》）

（6）**痱子**　三六清凉粉：六一散 50g，冰片 5g，研均匀，瓶储外扑用。（经验方）

鸦　胆　子

【药名浅释】

鸦胆子，始载于《本草纲目拾遗》。别名有雅胆子、鸦蛋子、苦榛子、苦参子。

【药性分述】

鸦胆子味苦，性寒，有毒。具有清热解毒，截疟止痢，腐蚀疣赘的功效。

《医学衷中参西录》说："苦参所结之子，味极苦，性凉，为凉血解毒之要药，善治热性赤痢，二便因热下血，最能清血分之热，及肠中之热，防腐生肌，诚为奇效，鸦胆子诸家未言治疮疥毒，而愚用之以治梅毒及花柳毒淋，皆有效验，捣烂醋调敷疔毒，效验异常，真良药也。去皮时仁破者勿服，服之恐有呕吐。"若内服，需鸦胆去壳留肉，包龙眼肉吞服。

外用本品，取其蚀肉与杀虫之效，如疣赘、息肉、鸡眼、胼胝、瘢痕疙瘩、阴道滴虫等。外治疣赘，方法有三：一是擦破病变的角质层，取仁外涂患处，每日 1~2 次，数日后，结为橘黑色痂皮，脱落而愈；二是将鸦胆子捣碎，加入少量水，调成糊状，涂患处，每日早晚各 1 次，结痂后停药；三是鸦胆子捣如泥状，加凡士林制成 30% 软膏，先洗净患处，涂少量药膏，纱布包扎，1 天后局部充血明显，继而发生水泡，待泡液干燥结痂，隔 3~5 天后再用 1 次。

外用部分患者可发生荨麻疹、呼吸急促、恶心等不良反应，应立即停用。脾胃虚弱、孕妇、小儿禁服。

【临床应用】

（1）**尖锐湿疣** 灭疣净软膏：鸦胆子、马钱子各 20g，雄黄、狼毒、白鲜皮、黄柏各 40g，凡士林 1000g，依法调成软膏，外涂患处。(《中医外科特色制剂·艾儒棣》)

（2）**寻常疣** 鸦胆血竭外治方：鸦胆子仁、血竭各 1 份，生石灰 2 份。先将血竭、生石灰研末混匀，再将鸦胆子仁研泥，充分调匀，将药涂于患处。(《中国中医秘方大全·庞钟瑞》)

（3）**扁平苔藓** 大枫子酊：大枫子、乌梅、鸦胆子、生薏仁、川椒、槟榔、紫草、丹参、苍术各 20g，香附、黄芩各 25g，加入白酒浸泡 60 天，过滤备用。外涂患处，每日 4~5 次。(姜耀武方)

象　皮

【药名浅释】

象皮，始载于《开宝本草》。

【药性分述】

象皮味甘、咸，性温。具有止血、生肌敛疮之功用。

陈士铎说："象皮专能生肌长肉，定狂止呕，其效如神。然世人未知，今多用于外科诸疾，对内治之效也尤奇，这是因为象皮气味和平，调和五脏，实能无渣耳，所以取其性最能收敛，尤能长肉，非止外治，实能定狂、治呕吐如神。"《本经逢原》说：

"其皮专入收敛。象肉壅肿，人以斧刃刺之，半日即合。故治金疮不合者，用真皮，煅成性，敷之。若入长肉诸膏药，切片伴酥炙之。"《本草纲目》记载象皮："下疳，烧灰，和油敷之。"总之，凡见慢性溃疡，包括褥疮、静脉曲张所致的下肢溃疡，均可用之。若渗出较多，可用蛋黄油调之外涂。但疮疡脓毒未净者禁用。

【临床应用】

（1）**放射性溃疡**　象皮生肌散：炙象皮、血竭、生赤石脂、炙乳香、炙没药、煅龙骨、儿茶各30g，冰片9g，共研细末。外搽患处。（《北京市中药成方选集》）

（2）**手癣**　白朱砂散：朱砂、雄黄、煅象皮、硼砂各3g，蟾酥1.5g，白朱砂6g。研细末，桐油调搽患处。（《外科大成》）

（3）**脓疱疮**　生肌散：象皮、乳香、没药、血竭、龙骨、海螵蛸、赤石脂各15g，冰片4g，研极细末外用。（《中医外科证治经验》）

硫　　黄

【药名浅释】

硫黄，始载于《神农本草经》，列为中品。别名有黄硇砂、黄牙、阳侯、将军、石留黄、倭硫黄等。《本草纲目》载："硫黄禀纯阳火石之精气而结成，性质通硫，色赋中黄，含其猛毒，为七十二石之将，故药品中号为将军。"

【药性分述】

硫黄味酸，性温，有毒。外用具有杀虫止痒，内服壮阳通便的功效。

有关本品的性味，在《本草经疏》一书中有段详细的记载："石硫黄秉火气以生，《本经》：味酸，气温，有毒。《别录》：大热。黄帝、雷公：咸，有毒。气味俱厚，纯阳之物也。"本品专入命门，壮兴阳道，若下焦虚冷，元阳将绝，用之有殊效。寒泄或脾肾衰微，垂命欲死者，用之立效。治老人风秘，用宜炼服。《药性解》说："热药皆燥。惟硫黄不燥……今人绝不用之。"外治有二：一是破阴回阳，逐寒除湿，阴疽冷瘘；二是杀虫之功，如疥癣等。还可用于痤疮、湿疮、酒渣鼻、头秃、下部蛋疮、花斑癣、妇人阴蚀、阴囊痒等。

因加工的方法不同，硫黄分为升华硫、精制硫、沉降硫三种。升华硫是由硫黄初次经过升华而成；精制硫，是由升华硫与氨水作用，除去杂质而成；沉降硫是由精制硫与煅石灰作用后，以盐酸分解而成。作为内服药时，尚需经过一番加工，《矿物药与丹药》一书中说制硫黄中医传统办法是："用豆腐合煮，以绢袋盛入无灰酒煮；填入萝卜中煨；紫背浮萍煮过；皂荚汤淘洗等。可以达到除去硫黄臭味、火毒、杂质，使之质地纯洁的目的，一般不会发生任何副作用。"

阴虚者禁用。葛洪提出桑灰、益母、紫荷、菠薐、天盐、桑白皮、地骨皮、车前、黄柏、首乌、石韦、荞麦、地榆、蛇床子、菟丝子、蓖麻、蚕砂等，或烧成灰，或取汁用之，可制伏硫黄。不过，这些药物是否能制伏硫黄，尚需验证。

【临床应用】

（1）**花斑癣** 复方密陀僧方：密陀僧、海螵蛸、花椒各30g，硫黄5g，共研细末。早晚各搽一次。(《中国中医秘方大全·广东省化州市中医门诊部》)

（2）**白癜风** 白癜风散：密陀僧120g，雄黄、硫黄各30g，冰片3g研细末外涂患处。(《中医外科特色制剂·艾儒棣》)

（3）**顽癣、顽硬、恶疮** 真君妙贴散：明净硫黄5000g，荞面、白面各2500g，共研细末。破皮用麻油调搽。(《外科正宗》)

（4）**顽癣** 土大黄膏：白矾、硫黄各240g，川椒60g，共研细末，外涂患处。(《外科正宗》)

斑 蝥

【药名浅释】

斑蝥，始载于《神农本草经》，列为下品。别名有大花壳虫、斑毛、龙毛、斑猫、花斑蝥等。《本草纲目》记载："斑言其色，蝥刺言其毒，如矛刺也。"

【药性分述】

斑蝥味辛，性热，有大毒。具有破瘀消癥，攻毒蚀疮的功效。

《本草述钩元》说："斑蝥多用于外治，内服者止以破石癃，逐血积。大抵能破阴结而直溃其所结之毒，故毒出而痛难胜者，正其力之能逐毒也。"综合文献，减轻其毒性方法有三，可供参考：一是用木通、滑石、灯心导之；二是绿豆、六一散、黄柏煎汤频饮；三是若中其毒，惟黑豆、绿豆汁、靛汁、黄连、浓茶冲汁可以解之(《本草正》)。

本品外治可治疗甲沟炎、神经性皮炎、扁平疣、寻常疣、传染性软疣、疔肿、疣痣、花斑癣、体癣、鹅掌风等。

在外治的过程中，不宜大面积应用。可研细末敷贴，发泡，或用酒醋浸涂，均应从小面积开始。若出现皮肤激惹现象，则应立即停用。本品内服可能引起血尿，肾脏及泌尿系患者忌服，孕妇禁服。总之，本品毒副作用较大，应持慎重态度。

【临床应用】

（1）**神经性皮炎** 斑蝥酒：斑蝥2g，65度白酒100ml，浸泡后外涂患处，每日1~2次。[《湖北中医杂志》，1984，(6)：18]

（2）**传染性软疣** 斑蝥膏：斑蝥12.5g，雄黄2g，蜂蜜半汤匙，用胶布固定周围，点药膏于患处。10~15小时后，患处起泡，将疣浮离皮肤，消毒包扎。[《辽宁医药》，

1966，（1）：9]

（3）**甲沟炎**　取生斑蝥研细末，均匀涂在患处，然后用黑膏药贴之。8~20 小时后揭去黑膏药，外涂龙胆紫溶液。[《中西医结合杂志》，1984，4（6）：375]

（4）**瘰疬**　斑蝥去翅、足，炙黄，每日蜂蜜水吞服 1 枚。（《广利方》）

大　枫　子

【药名浅释】

大枫子，始载于《本草衍义拾遗》。别名有大风子、秦国大风子、麻风子等。《本草纲目》曰："能治大风疾，故名。"

【药性分述】

大枫子味辛，性热，有毒。具有祛风燥湿，攻毒杀虫的功效。

《本草经疏》说："大枫子，辛能散风，苦能杀虫燥湿，温热能通行经络，世人用以治大风病疾及风癣疥癫诸疮，悉此意耳。"

《普济方》应用大枫子治疗麻风病，经清代至今，关于大枫子应用虽多发挥，但以治疗麻风、疥癣、杨梅诸毒为主，又有应用于治疗酒渣、疥疮、麻风、黄褐斑、头癣、稻田皮炎、荨麻疹、头癣、婴儿湿疹等，且以外治为主，仅有少量内服之方，但其毒性剧烈，易致恶心呕吐，有伤血耗阴之弊，故在使用时务必审慎，阴虚血热者禁用。

【临床应用】

（1）**疥疮**　大枫子油：大枫子去壳捣碎，布包涂搽皮肤。[《中医教学》，1976，（4）：37]

（2）**黄褐斑**　祛斑膏：大枫子仁、杏仁、核桃仁、红花、樟脑各 30g，研细末，麻油调匀，涂搽患处。（《朱仁康临床经验集》）

（3）**头癣**　大枫子膏：大枫子仁、蛇床子等份，研细末，加等量植物油调匀外搽。（《疮疡外用本草》）

花　蕊　石

【药名浅释】

花蕊石，始载于《嘉祐本草》。别名有花乳石。李时珍曰："黄石中间有淡白色点，以此得花之名。"

【药性分述】

花蕊石味酸、涩，性平。具有化瘀止血的功效。

《本草图经》说："花蕊石，古方未有者。近世以合硫黄封固，煅研末，敷金疮，效如神。"

本品入厥阴经血分药，功专于止血，能使瘀血化为水，有不可思议之妙。花蕊石可下死胎、祛恶血可治疗产后血晕、损伤失血、内漏目翳、眉棱骨痛、金疮流血等。配黄丹，外掺可治脚缝流水；配生姜，能解阳明头额眉棱骨痛。张景岳说："治金疮出血，则不必别，但刮末敷之，则获，仍不作脓，及治一切损伤出血。"诚如《外科从新》所说："专入肝经血分，能化瘀血为水，治金疮出血，下死胎胞衣，大损阴血，慎之。"此外，"本品原属劫药，下血止后，须以独参汤救补，则得之矣。若使过服，则于肌血有损，不可不误"。

综合而论，功效不外乎化瘀、止血两条路径，且疗效非常可靠，内火逼血妄行者忌用。

【临床应用】

（1）**股癣** 花蕊石散：花蕊石 30g，硼砂 10g，枯矾 20g，滑石粉 40g，共研细末，外扑。(《中医皮肤病诊疗学》)

（2）**脚缝出水** 花蕊石、黄丹研末掺之。(《本草纲目》)

（3）**脚癣、臭汗症** 花蕊石散：花蕊石 30g，枯矾 20g，滑石 40g，西月石 10g，研细末外涂患处，每日 2~3 次。(《徐宜厚皮科传心录》)

蓬　砂

【药名浅释】

蓬砂，始载于《日华子本草》。别名有硼砂、盆砂、鹏砂。《本草纲目》载："蓬砂生于西南番，有黄白两种，西者白如明矾，南者，黄如桃胶。"又云："炼出盆中结成，谓之盆砂，如盆消之义。"

【药性分述】

蓬砂味苦辛，性暖，无毒。具有消痰止嗽的功效。

蓬砂主治上焦痰热，噎膈反胃，积块结瘀，恶疮及口齿诸疾。苏颂曾说："今医家用蓬砂治咽喉最为要切。"本品含化能生津液，治喉中肿痛，膈上痰热，病初起时可用之，若成喉痹，亦能缓取其效。

李时珍对蓬砂的功效有进一步的阐述，他说："上焦痰热，生津液，去口气，消障翳，除噎膈反胃，积块瘀肉，阴溃，骨鲠，恶疮及口齿诸病。"味甘微寒而气凉，色白而质重，故能去胸膈上焦之热。《素问》云："热淫于内，治宜咸寒，以甘缓之是也。"其性能柔五金而去垢腻，故治外噎膈积聚、骨鲠结核。恶露阴溃用之者，取其柔物也；治痰热眼目障翳用之者，取其去垢也。

【临床应用】

（1）**喉咙肿痛** 破棺丹：蓬砂、白梅各等份，捣丸芡实大，每噙化一丸。(《仁斋直指方》)

（2）**一切瘰疬** 蓬砂、甘草各120g，香油500g，瓶中浸之，每日服油1小盏。(《瑞竹堂经验方》)

（3）**梅核气** 噙化丸：胆矾、硼砂、牙皂、雄黄各等份，研细末。红枣煮烂，取肉为丸。芡实大，空心噙化一丸，温黄酒一口过口。(《外科正宗》)

（4）**砒霜毒** 蓬砂30g，研细末，鸡子清7枚调灌之。(《鳟溪单方选》)

（5）**咽喉口齿诸病** 冰硼散：冰片、蓬砂、玄明粉、甘草各等份，共研细末，内服每次1.5~3g。外用适量。

（6）**鹅口疮** 四宝丹：冰片6g，甘草3g，蓬砂1.5g，雄黄9g，共研细末蜜水调涂。(《疡医大全》)

砒石（砒霜）

【药名浅释】

砒石，始载于《开宝本草》。别名有砒黄、信砒、人言、信石等。砒石经过升华提炼而得精品，名曰砒霜。李时珍说："生者名砒黄，炼者名砒霜。砒，性猛如貔，故名。又惟出信州，古人呼之信石。……古方并不入药。惟炼烧丹石家用之。"

【药性分述】

砒石味苦、酸，性暖，有毒。砒霜味辛、酸，性热，有毒。生砒黄以赤色者为良。熟砒霜以白色为良，皆大热大毒之药，而砒霜之毒尤烈，具有劫痰、截疟、杀虫、蚀恶肉的功效。

古人对砒霜的临床应用有许多经验值得借鉴。

《灵苑方》："砒石研末，合浓墨汁为丸，梧桐子大，炒干，每次用半丸贴之，治瘰疬。"

《验方新编》："金枣散，用红砒，大枣去核，煅灰研末，外敷治走马牙疳。"

《卫生宝鉴》："一剪金方，砒石同醋煮硫黄、绿豆粉为丸，入豆大，空腹服治疟疾。"

《本事方》："紫金丹，砒霜4.5g，淡豆豉45g，治痰饮遇寒则发，哮喘气急不能平卧之症。"今人程门雪先生十分推崇治喘良方，紫金丹，该方出自许叔微《本事方》，据述称之为治喘神药。《赤水玄珠》《本草纲目》《本草汇言》等均有类似记载。由此可见砒石虽有大毒，少用入药，则大有功力，尤对寒性哮喘用小青龙汤加紫金丹效果更为妥当。

综合有关文献，总结砒霜的作用有八：一是治诸疟；二是杀虱；三是疗诸痰壅；四是烂肉；五是落胎；六是除痈疽败肉；七是枯痔杀虫；八是杀人及禽兽。不过古人认为本品是治疟的圣药，凡入药时，均要醋煮杀毒用之。本品大毒，用时宜慎重，体虚者最好禁用。

砒霜中毒的临床表现与抢救方法在《外科正宗》有详细记载："砒毒者，阳精大毒之物，服之令人脏腑干涸，皮肤紫黑，气血乖逆，败绝则死。初服知觉早者，大蓝根、叶捣汁灌之，轻者可解。无蓝处，以生绿豆同水捣烂，以水灌之，多则为效。如不解者以金汁灌之必苏。苏后如癫不语者，每日以绿豆水饮之，毒净则愈。"

【临床应用】

（1）**基体细胞癌** 皮癌净：红砒 3g，指甲、头发各 1.5g，大枣（去核）1 枚，碱发白面 30g，外用。（鹿邑方）

（2）**鳞状细胞癌** 砒枣散：红砒一粒（如绿豆大），冰片少许，将红枣去核，纳入红砒，炭火煅成性，研细末，再加入冰片少许，外用。（《皮肤病中医诊疗学》）

（3）**恶疮** 砒霜膏：砒霜、附子、苦参、黄蜡各 3.5g，麻油 100ml，先将前三味研细末，然后将药粉放入热油中，再下黄蜡搅匀成膏，外涂患处。（《太平圣惠方》）

（4）**阴痒（肛门、阴茎）** 砒石适量，醋熬洗之。（《医碥》）

（5）**银屑病** 红油膏：红信 250g，放入棉籽油 2500ml 中，熬制枯黄，冷取药渣，再放入黄蜡 250~500ml，融化成膏，外涂。

说明：皮肤吸收过多或误服 0.01~0.015g 则有出现中毒的现象，因此大面积皮损建议不要涂用。（《朱仁康临床经验集》）

朴硝（芒硝、马牙硝、玄明粉）

【药名浅释】

朴硝，始载于《神农本草经》，别名有硝石，《名医别录》始见芒硝之名；《嘉祐本草》又见马牙硝；《本草纲目》又有盐硝与皮硝。《本草纲目》说："硝是本体之名，石乃坚白之号，朴者专化之义……此物见水即消，又能消化诸物，故谓之消"。若从出处与功效而言，"出于盐卤之地，状如末盐，凡牛马诸皮，须此治熟，故俗称盐硝、皮硝，若煎熬入盆，凝结在下，粗朴者为朴硝，在上有芒者为芒硝，有牙者为马牙硝"。本品以"色青白者佳，黄者伤人，赤者杀人。……出于西蜀者名川硝，最胜；出自河东者，名曰盐硝，次之；出于河北青、齐者，名曰土硝，更次之。"

【药性分述】

〈朴硝〉味苦，性寒，无毒，具有泻热润燥，软坚的功效。

临床应用范围有四：一是降寒热邪气；二是逐六腑积聚，结痼留癖；三是能化七十二种石；四是消肿毒，排脓，润毛发。

〈芒硝〉味辛、苦，大寒，无毒。但甄权云："味咸，有小毒。"具有泻热润燥软坚的功效，能治五脏积聚，久热胃闭，腹中痰实结搏，利大小便及月水，疗瘰疬、黄疸、漆疮，通经脉，破五淋，散恶血。张元素总结说："芒硝气薄味厚，沉而降，阴也。"其用有三：祛实热一也；涤肠中宿垢二也；破坚积热三也。

〈马牙硝〉味甘，性大寒，无毒。具有泻热软坚润肠的功效。主治五脏积热伏气，研末筛过，点眼去赤肿、障翳、泪痛等。

〈玄明粉〉味辛甘，性寒。具有泻热、润燥、软坚的功效。主治实热积滞，大便不通，目赤肿痛，咽喉口疮，痈疽肿毒，总之一切痰火均可，视之为要药。

《本草蒙筌》："按七硝（朴硝、芒硝、英硝、马牙硝、硝石、风化硝、玄明粉），气味相同，俱善消化祛逐，但朴硝力紧；芒硝、英硝、马牙硝力缓；硝石、风化硝、玄明粉缓而又缓也。治病病退既已。"

最后笔者补充三点说明：一是《神农本草经》将朴硝与硝石分别记载，今人用前者多，用后者少；二是硝石又名火硝，其性与朴硝相近，但其寒凉之力逊于朴硝，而消化之力胜于朴硝，善治内消黄疸，消胆中结石、膀胱结石及钩虫病；三是朴硝治热之结，火硝治热之郁，一就下，一达上。

不过，对脾胃虚寒、虚火内动及孕妇者均禁服。

【临床应用】

（1）**火丹毒**　芒硝水调涂之。（梅师集验方）

（2）**漆疮**　芒硝 150g，汤浸洗之。（《备急千金要方》）

（3）**口舌生疮**　朴硝含之。（姚和众方）

（4）**小儿鹅口疮**　马牙硝擦舌上，一日五次。（孙真人方）

（5）**一切风疹**　芒硝化水涂之。（《梅师集验方》）

（6）**染发皮炎**　桃核承气汤加味：桃仁 15g，生大黄（后下）12g，玄明粉（冲）、黄芩、桂枝各 10g，甘草 6g，防风 8g。（俞发根方）。

百　草　霜

【药名浅释】

百草霜，始载于《本草纲目》。别名有灶突墨、灶额墨。李时珍说："此乃灶额及烟炉中墨烟也。气质轻细，故谓之霜。百草霜、釜底墨、梁上倒挂尘，皆是烟气结而成，但其体质有轻虚结实之分，重者归中下焦，轻者入心肺之分。"

【药性分述】

百草霜味辛，性温，无毒。具有止血消积，涩血收敛的功效。

本品能止上下诸血，包括妇人崩中带下，胎前产后诸疾，还能消化积滞，阳毒发斑、黄疸、疟疾、噎膈、咽喉口舌诸疮、白癣、头部湿疹等。《本草汇言》说："百草霜，能解三焦结热，化脏腑瘀血之药。"虽能止血，无益肠胃，救标即可，治本则非，故不宜多服。

【临床应用】

（1）**衄血、吐血、牙缝出血** 百草霜末，每服6g，糯米汤送下，或用百草霜末涂之。（刘长春方）

（2）**鼻疮脓臭** 百草霜末，冷水调敷6g。（《普济方》）

（3）**白秃疮** 百草霜和猪脂涂之。（《三因方》）

（4）**喉中结块** 白灵丸、百草霜蜜和丸，芡实大，水化一丸灌下。（《观心书屋经验良方》）

墨

【药名浅释】

墨，始载于《开宝本草》。别名有乌金、陈玄、玄香、乌玉块。刘熙《释名》："墨者，晦也。"许慎说："墨，烟煤所成，土之类也，故从黑土。"《本草纲目》载：然其入药，质量优劣至关重要。《本草纲目》载寇宗奭曰："墨，松之烟也。也有以栗草灰伪为者，不可用，须松烟墨方可入药。惟远烟细者为佳，粗者不可用。"

【药性分述】

墨味辛，性温，无毒。具有止血生肌的功效。

通常用于治金疮，生肌肤，产后血晕，止血痢，利小便，通月经，治痈肿等。朱丹溪说："墨属金而有火，入药甚健，性又能止血。"

【临床应用】

（1）**衄血不止** 浓墨汁滴入鼻中。（《梅师方》）

（2）**吐血不止** 金墨磨汁同莱菔汁饮，或生地黄汁亦可。（《集简方》）

（3）**瘰疬、痰核** 小金丹：白胶香、草乌、五灵脂、地龙、木鳖子各45g，没药、当归身、乳香各22.5g，麝香9g，京墨3.6g，研细末，糯米粉36g，糊丸如芡实大，阴干。早晚各服1丸。（《外科全生集》）

（4）**妇人白带** 百草霜30g，香金墨15g，研细末每次10g，猪肝一叶，劈开入药粉，纸裹煨熟，细嚼，温酒送下。（《永类钤方》）

（5）**肿毒** 猪苦胆3个，生姜250g，取自然汁，好醋50ml，合一处，以好京墨，墨浓外涂患处。（《寿世保元》）

伏 龙 肝

【药名浅释】

伏龙肝，始载于《名医别录》，又名灶心土。《本草纲目》记载："此灶中对釜月下黄土也。以灶有神，故号为伏龙肝，并以迁隐其名尔。勿误用灶下土。"

【药性分述】

伏龙肝味辛，性微温，无毒。具有温中燥湿，止呕止血的功效。

古人对伏龙肝的临床应用甚广，包括妇女崩中、吐衄、尿血、泻精、小儿夜啼、肠风、风邪蛊毒等。

我在临床中对红斑狼疮肾损害出现的恶心、呕吐等肾功能衰竭的前期症状往往重用本品 30~50g，布包煎取汁，再煎群药，有防止呕逆的功效；对过敏性紫癜患者，长期应用养血归脾的治疗后效果仍然不明显者，出现一种脾阳虚寒者也应用伏龙肝煎汤取汁，仿黄土汤之意，放能收到扶阳摄血的功效。诚如《本草便读》所说："凡诸血病，由阳虚而不能统摄者，皆可用之。《金匮要略》黄土汤即是此意。"

但阴虚吐血不宜用，无湿勿用。

【临床应用】

（1）**吐血、衄血**　伏龙肝 50g，井水 100ml，淘汁，和蜜服之。（《肘后方》）

（2）**小儿脐疮**　伏龙肝研末，敷之。（《圣济总录》）

（3）**小儿丹毒**　伏龙肝研细末，鸡蛋白或油调成糊状敷之。（《圣惠方》）

（4）**杖疮肿痛**　伏龙肝研细末，油调成糊状，摊在羊皮上贴之。（《外台秘要》）

（5）**过敏性紫癜（脾阳虚寒）**　黄土汤加减：伏龙肝 50g（布包煎取汁）、干地黄、炒白术、阿胶（烊化）各 12g，炮附子 3g，黄芩、仙鹤草、血余炭各 10g。（经验方）

拾

配对与组合

用药心得

一、配对与组合用药的回顾

今人张赞臣先生说:"药有个性之特长,方有合群之妙用。妙用者,药物配伍之性能也。"药与药之间的关系,每因配伍不同,而作用各异,《本经》早已提出"七情和合"的理论,历代医家在《本经》理论的指导下,结合实践,多有发挥。我阅读部分有代表的医籍,发现从汉代张仲景到明清时代,配对与组合用药积累了许多值得借鉴的经验。如配对用药有人参与附子,回阳固脱;黄芪与附子,固表止汗;白术与附子,助阳固脱,鉴于三者配对不同,主治各异。诚如《医门法律》所说:"术附汤为白术一两,附子五钱,治脾中之阳遏郁而自汗,芪附汤为治卫外之阳不固自汗,参附汤治肾中之阳浮游自汗。"广木香与黄连相配,主治湿热痢疾;吴萸与黄连相配,主治肝火犯胃所致嘈杂吞酸,呕吐嗳气等症;苍术与黄柏相配,主治湿热下注所致的下部湿疮;滑石与甘草相配,能清暑利湿等等。组合用药,部分称之名方,更是不胜枚举。现举数则说明之。

麻黄、桂枝、杏仁、甘草,适用于外感风寒表实证。

黄芩、芍药、甘草、大枣,适用于热痢腹痛,并誉为"治痢祖方"。

葛根、炙甘草、黄芩、黄连,适用于表证未解,热邪入里之证。

熟地、当归、白芍、川芎,适用于营血虚滞之证。

丹参、檀香、砂仁,适用于气血瘀滞互结的心胃诸痛。

麦冬、五味子、人参,适用于气阴两虚诸证。

炙甘草、人参、白术、黑干姜,适用于中焦阳气虚寒之证。

犀角、生地、芍药、丹皮,适用于热入血分之证。

清代名医孙一奎所著《赤水玄珠》一书中,对药物的配对有颇多记载,现摘录如下:"防风得羌活治诸风,麻黄得桂枝能发汗,芍药得桂枝能止汗,黄芪得白术止虚汗,苍术得羌活止身痛,柴胡得黄芩则寒,附子得干姜则热,羌活得川芎止头痛,川芎得天麻治头眩,干姜得花粉止消渴,石膏得知母则止渴,香薷得扁豆能消暑,黄芩得连翘则消毒,桑皮得苏子则止喘,杏仁得五味子则止嗽,丁香得柿蒂、干姜则止呃,干姜得半夏则止呕,半夏得姜汁则回痰,贝母得瓜蒌开结痰,桔梗得升麻能开提血气,枳实得黄连消心下痞,枳壳得桔梗宽胸中气,知母、黄柏得山栀则降火,豆豉得山栀治懊恼,辰砂得枣仁能安神,白术得黄芩能安胎,陈皮得白术能补脾,人参得五味子、麦冬生肾水,苍术得香附能开郁结,厚朴得大腹皮能消膨胀,草果得山楂能消肉鸡,神曲得麦芽能消食,乌梅得葛根能消酒,砂仁得枳壳能宽中,木香得姜汁能散气,乌梅得香附能顺气,芍药得甘草治腹痛,吴茱萸得高良姜亦止腹痛,乳香得没药大止诸痛,白芥子得青皮治胁痛,黄芪得附子能补阳,知母、黄柏得当归能补阴,当归得生地则生血，姜汁得京墨能止血，红花得当归能活血，归尾得桃仁能破血，大黄得芒硝能润下，皂荚得麝香能通窍，诃子得肉果能止泻，木香得槟榔治后重，泽泻得猪苓能利水，泽泻得白术能收湿。"

与此同时，相继出现了《药鉴》《得配本草》等以论述配对药物为特色的专著。

近据现代名医颜德馨教授考证，相传上古有两部药对专著，一部出自桐君，见《七录》；一部为雷公所作，见《旧唐书》。药对的产生，导源于八卦，演化以广其用，表达了整体结构和动态平衡的观念。颜老对其配伍与效应归纳为三大特点，一是相须协助类，二是相辅佐助类，三是相反相成类。

京城名医施今墨先生，更是精通配对用药，给后学留下了许多值得学习与借鉴的宝贵经验。

二、配对与组合用药的总则

（一）配对与组合用药的原则

综合上述，我发现不论是配对用药或者组合用药，具有三个原则。

一是拮抗原则。两种药性不同的药物，组合一起，相互起到既对抗又协同的功效，使之矛盾统一于整体之中，从而发挥更大的药效。如一阴一阳，一气一血，一脏一腑，一寒一热，一表一里，一轻一重，一开一合，一厚一薄，一浮一沉等。

二是互助原则。两种药性相近的药物，配对使用，能起到互相帮助的功效，使之药物的效应相得益彰。如：温阳与益气，理气与化瘀，祛风与燥湿，温肾与暖脾，补肾与柔肝，益气与养血，行气与导滞等。

三是制约原则。两种药性完全不同的药物，各有所偏，配对应用，则能克服各自的不足，发挥各自的专长。如润燥与除湿，滋腻与温通，升清与降浊等。

（二）配对用药心得

1. 瘙痒

（1）浮萍、生石膏——皮肤灼热瘙痒　皮肤灼热刺痒，表明风热毒邪，初客肤腠，《本经》谓"暴热身痒"。浮萍，性寒轻浮，入肺达肤；生石膏，性寒气凉，为清解气分实热的要药。一轻一重，一浮一沉，一解肺经风热，一清阳明实热。只要辨证准确，见效极优。

（2）浮萍、白茅根——皮肤痒如虫行　皮肤痒如虫行，皆由血热或血虚所致，白茅根既能清热滋阴，又可凉血止血。

配之浮萍，使之血热得清，风热得散，故而血宁而痒止。

（3）**蝉蜕、蛇蜕——痒无定处**　皮肤瘙痒，不论新病久病，均可蝉蜕、蛇蜕配对使用，这是由于蝉蜕性味咸寒，其气清虚，能入肺开肺，入肝平肝，既可散风清热，又可息风定惊。与蛇蜕并用，善治周身癫癣瘙痒。张锡纯说："善治瘾疹外出，有皮以达皮之力，故又为治瘾疹要药。"

（4）**白鲜皮、白蒺藜——周身皮肤发痒**　周身皮肤发痒，在外与风湿二邪有关，在内肝肾虚热居多。两药同用，既能清热解毒，祛风化湿治在外（白鲜皮），又能平肝散风，治在内（白蒺藜）。一外一里，通治周身皮肤瘙痒，效果显著。

（5）**苦参、麻黄——遍身瘙痒**　苦参气寒，味苦，阴之阴也。除湿导热，尤以心脏小肠之火为多，配少许麻黄，通腠理，开启毛孔皮肤，一轻一重，一寒一温两药合用，适用于湿郁热伏所致的皮肤瘙痒。两味药物分量的配伍也至关重要。苦参与麻黄的分量6:1为好。

（6）**苍耳子、白蒺藜——皮肤湿痒**　苍耳子不燥不烈，温和疏通，能祛风解毒，除湿止痒；白蒺藜有平肝疏肝，祛风止痒之功。两药配伍，升降相因，辛苦相叠，使之祛湿止痒之效更显。

（7）**荆芥、僵蚕——皮肤风痒**　荆芥长于散风寒、风热之邪，内可通达血脉，外可透皮里膜外，配伍僵蚕息内风祛外风，二味相合，祛风散热止痒之效将会明显增强。

（8）**蔓荆子、白蒺藜——皮肤热痒**　蔓荆子苦辛而寒，体轻而浮，上行而散，白蒺藜辛香味苦。二辛相合，同气相求，相使为用，更能增强散风清热之效。故可用于偏身风热瘙痒。

（9）**薄荷、蝉蜕——风热瘙痒**　薄荷、蝉蜕配伍相用，张景岳称之二味散风散。薄荷味辛气凉，清香走窜，能疏风清热，透疹止痒；蝉蜕辛甘而寒，清轻升散，散风止痒。二味相须为伍，疏散风热之力倍增。故而见效甚速。

（10）**柴胡、黄芩——皮肤淫痒不已**　皮肤淫痒不已，表明病邪游走于半表半里之间，用黄芩，清泻中焦实火，除脾家湿热，得柴胡和解表里，一表一里，共奏清透风热，祛邪止痒之功。

（11）**柴胡、石菖蒲——外耳道瘙痒**　外耳道发痒，初期源于风火上乘，病久则与肝肾有关，取柴胡清胆疏肝，和解退热。配石菖蒲秉承芳香清冽之气，通窍化浊，使之风散火清，痒感霍然。

（12）**荔枝核、橘核——阴囊瘙痒**　阴囊瘙痒的原因众多，然其无不与肝有关，荔枝核辛甘而温，专入行气散寒止痒，橘核苦温性降，善入肝肾，疏肝气，散寒积而止痒。二药合用，相辅相成，共奏祛风散寒止痒的效果。

（13）**杜仲、沉香——阴囊瘙痒**　阴囊瘙痒可能是多种疾病的一种表现，但不论是那种疾病，均可加入。这是因为杜仲性沉而降，滋补肝肾，是滋肝肾不足的要药；沉香降气纳肾，既能清阳明之浊，又能解太阴之湿。两药同行于肾，将会更好的发挥温阳止痒之效。

（14）杜仲、小茴香——**女阴瘙痒**　引起女阴瘙痒的原因众多，初期以肝肾湿热居多，日久不愈，则有肾虚风袭所致杜仲滋肝补肾，小茴温肾散寒，是补命门不足的要药，对妇人带下，用之俱验，两药合用，温阳益肾，散风止痒。不论初期或日久不愈，均可加入调治。

（15）钩藤、僵蚕——**风热瘙痒**　风热之邪，常犯肝肺二经，此时不宜辛温提升之品，投用钩藤、僵蚕甚为合适。二药有清热平肝，祛风透邪的功效。杨栗山先生"升降散"，取僵蚕辛苦咸平，清热解郁，散风祛湿，既能宣瘀，又能透火热之邪外达。钩藤平肝息风，有类似蝉蜕之力。在临床上，凡见瘙痒、药疹均可加入方药中，可获内外通和，风热俱消之效。

（16）栀子、羚羊角——**灼热刺痒**　肝主升发，最易阳热亢张，外侵于肤，则会出现颜面发红，自觉灼热刺痒，如日光性皮炎、颜面再发性皮炎、激素依赖性皮炎等。均可在方中加入山栀、羚羊角，清泄肝热，又平心火，可谓一箭双雕。

（17）防风、白鲜皮—**皮肤湿痒**　肺主上焦，外合皮毛。若肤表不固，风湿之邪游走于肤腠之间，造成皮肤湿痒。防风通行一身，解表祛风，素有上焦风，泻肺实之效；白鲜皮清热燥湿止痒，可行脾达肺，两药合用，停滞于肤表之邪，自能消除。

2.痤疮、溃疡、癣

（1）白薇、白蔹——**解毒敛疮**　凡见疖肿、痤疮、痈疽溃破脓出之后，为了促使毒早尽、疮早敛，可取白薇、白蔹同用，前者养阴除热，后者生肌止痛，合奏解毒散结敛疮之功。

（2）石膏、熟地——**口腔溃疡**　石膏善清阳明气分湿热，为胃火上攻的要药，熟地滋阴纯静，为血中之血药。二药相合，可谓是清火而壮水，攻补兼施，是胃热阴虚所致口腔溃疡的最佳药对。

（3）升麻、石膏——**疗口疮**　口疮有虚实之分，虚证用养胃汤，实证则用玉女煎为基础方加入升麻、石膏。前者善清胃热，王好古誉称升麻为"疮家圣药"，生用有凉血解毒之功，炒用则有提升阳气之效；后者专入阳明，清胃解毒，尤其是胃热内炽，奏效更捷。

（4）升麻、黄连——**口舌生疮**　升麻轻凉升散，既擅透疹解毒，又能凉阳明胃火，黄连大苦大寒，长于泻心胃实火，两药相合，升降相因。清胃泻火解毒之力显著。故可治口舌生疮。

（5）胆南星、海浮石——**白头粉刺**　白头粉刺多因痰湿互结，阻于肤腠。用胆南星苦温开泄，用在专治湿痰、风痰，海浮石性味咸寒，清金软坚，以治痰核见长。两药合用，祛痰燥湿、通络的效果更是显著。

（6）姜半夏、炒白芥子——**黑头粉刺**　黑头粉刺多由寒湿阻络，滞于毛窍，选用姜半夏燥湿化痰，尤对脾湿不化，聚而为痰者尤良，白芥子理气豁痰，朱丹溪称其"能通达在皮里膜外之痰"，两药合用不仅能涤除黑头粉刺，而且尚可悦泽面目，可谓一举两得。

（7）**山栀、枇杷叶——玫瑰痤疮**　本病多发于 30~50 岁的女性人群，分析病因，多为肺胃郁热所致，在泻黄散中加山栀、枇杷叶，通常可获良效。因为枇杷叶入肺经，清肺和胃而降气，山栀泻心肺三焦之火，一治肺胃之热，一治心肺三焦之火，火降则血热退，肤色燉红和炎性丘疹自能消退。

（8）**赤芍、赤茯苓——酒渣鼻**　酒渣鼻因肺热血瘀，阻滞经络较为常见，赤芍长于行血滞，通经络，散瘀血；赤茯苓功能清心火，开腠理，治水源。二药合用，清热利水，活血化瘀之功将会明显增强，有利于红斑和油腻的消退。

（9）**藿香梗、佩兰——顽湿疮疡**　热困湿中，如油如面，难解难分，呈胶着之势。藿香梗、佩兰均为辛窜芳香之品，既可疏通肌肤，化湿透邪，又能行气理脾，对于慢性湿疹、荨麻疹、暑天所感湿邪而致的脓疱疮之类，皆可用之。

（10）**鸡内金、神曲——胃弱湿疡**　湿热之邪，常能阻遏气机升降，进而影响脾胃运化的功能。用鸡内金、神曲则可消食化滞，走中焦的运化，凡见体弱或老人，或小儿患有皮肤诸疾，均可加入方中，发挥鼓动脾胃生气，改善三焦升降的功能。中焦和，则上下顺。不治其疾，而病自愈。

（11）**苏梗、半夏——痰热瘀滞**　水饮痰聚之疾，在皮肤病中常见有硬红斑、多发性脂肪瘤、聚合性痤疮等方中加入苏梗、半夏。借苏梗性温，宣降肺气，使停聚之水得行；半夏燥湿化痰，二药合用则能降气、化痰湿，使之行而消之。

3. 水泡、大疱

（1）**紫草、茯苓——水泡**　紫草专入血分，具有凉血解毒之效，茯苓利水渗湿。两药配伍，既能养心健脾，又能解毒宁血，有利于控制泡液外渗，从而促进泡液吸收。

（2）**紫草、红花——血泡**　血液来源于水谷精微。若血受热邪或者毒邪的侵扰，势必导致血液流溢脉外，形成出血点或血泡，紫草甘、咸，气寒，专入血分，凉血解毒，直接控制病因，配红花活血散瘀，祛散流溢脉外的瘀血，协同发挥控制血泡的功效。

（3）**苍术、熟地——掌跖脓疱病（湿重型）**　古人谓："脾（胃）主四肢，掌跖属之。"若湿热互结，阻于掌跖肤腠，瘀久化毒，遂成脓疱。用苍术取其性温而燥，外解风寒，内化湿浊之邪，配熟地补血滋阴，益精填髓，旨在调理手三阴经与足三阴经的不足，且熟地的滋润，制约苍术之温燥，使之燥不伤阴；苍术雄厚芳香之气，克服熟地性黏碍胃之弊。一燥一润，相得益彰。

（4）**附子、白术——掌跖脓疱病（阳虚型）**　凡中阳不足，湿浊之邪易于泛滥，或发于肤表，或发于四末，方中加附子、白术则可力挽沉疴。附子大辛大热，补火助阳，温肾暖脾；白术苦温，健脾燥湿，两药合用，则能收到附子以白术为佐，乃除寒湿之圣药。故适用于掌跖脓疱病、慢性湿疹、慢性丹毒等。

4. 荨麻疹、红斑及紫癜

（1）**地榆、苍术——胃肠型荨麻疹**　荨麻疹多数发生于体表，部分也可发生在咽喉及胃肠，前者容易导致咽喉梗塞，甚至窒息，后者十分类似急性阑尾炎，应邀请外科医师会诊，判断是否属于急腹症。从皮肤科的角度来讲，在急性期，应用清化湿热，散风止痒，方用枳术赤豆饮；在缓解期，宜用益气扶脾，方选香砂六君子汤。两方之中，均可加入地榆、苍术。地榆味苦，性寒，气味俱薄，体沉而降，善入下焦理血；苍术气力雄壮，性温而燥，可升可降，能入诸经，上中下湿疾均可用之。两药同用，一寒一温，既能互制其短，又能互扬其长，从而达到湿除热清之效。

（2）**丹皮、地骨皮——皮肤红斑**　皮肤红斑，有"压之退色为血热，压之不退色为血瘀"之说，丹皮、地骨皮同用，取丹皮凉血活血，善行血滞；地骨皮能清肝肾虚热，解除骨蒸肌热，一治肤表血热，一退骨蒸虚热，一在表，一在里，故能通治不论是血热或者血瘀所致的红斑。

（3）**荆芥、蝉蜕——风热型荨麻疹**　风热型荨麻疹，临床主症有三：一是发病急，二是风团泛发，三是咽喉不适或红肿。析其原因多由风热外邪，骤袭肺胃所致。荆芥、蝉蜕专入肝经，气味轻扬，既凉血解肌，又疏散风热，从而达到风热散，风团除的效果。故而《本草备要》称荆芥为"风病、血病、疮家圣药"。蝉蜕直达肺经，可治皮肤疮疡风热。

（4）**丹参、丹皮——皮肤紫癜**　皮肤紫癜的发生，既有血热外溢于肤的一面，又有血瘀阻于孙络的一面。对其治疗用丹参善行血滞，祛瘀生新，配丹皮，滞去则郁热自解。两药之性一静一动，两药之用，一补一泻。使之血热得清，血瘀得化。紫癜自能消除。

（5）**升麻、虎杖——紫癜**　升麻既走气分，亦行血分，是活血化瘀，消斑治疹的良药，若与清热活血的虎杖，相须使用，功奏凉血以消斑，祛瘀以生新。

（6）**生地、玄参——皮肤斑疹**　温邪蕴热，久郁不解，外侵于肤则斑疹骤发，方中加生地、玄参甘苦而寒，清热凉血。前者重在凉血解毒，后者偏于养阴增液，一在血，一在阴，血得宁，阴得养，血行则斑疹退，凡见大小不等的斑疹，如急性皮炎、湿疹、药疹、丹毒等初起急性阶段，均可用之。常能收到营卫通而斑疹消的效果。

5. 代谢性及系统性疾病

（1）**桔梗、茯苓——血管性水肿**　血管性水肿，多由风热骤袭所致，选用桔梗开发皮腠，泻火散风，载药上行，配之利窍除湿的茯苓，使之外邪既从表而散，又从里而利。古人谓"苦以泻之，辛以散之"是也。

（2）**郁金、槐花——血尿**　郁金苦寒，能入心，去恶血，解心包络之热，为治在下；槐花苦寒纯阴之药，能除一切热，散一切结，清一切火。两药合用治疗尿血，可谓配伍得当。

（3）**附子、茵陈——退阴黄**　皮肤黄疸有阴黄与阳黄之分，前者属虚证，后者属实证。肤黄日久不退，损伤阳气居多，附子温暖脾胃，除脾湿，茵陈是退黄专药，少佐附子振奋脾阳，以求离旺当空，阴霾自散之效。

（4）**泽兰、水红花子——结节性脉管炎**　结节性脉管炎多与气血瘀滞，阻滞经脉络道有关。水红花子既健脾利湿以治其本，又消瘀破积兼治其标，配之泽兰更能相得益彰，这是因为泽兰生于水中，芳香透达，独入血海，攻击稽留，通经破瘀，散瘀疏肝的缘故。

（5）**忍冬藤、络石藤——红斑肢痛症**　气血阻滞，日久化热是红斑肢痛症的主要致病原因。络石藤善通经络，活络凉血以消肿；忍冬藤清热解毒，利痹通络，尤其善清络脉之热，通络中之滞，二药相须为用，将会增强清热通络止痛的效果。

（6）**石斛、制首乌——黏膜干涩**　古人谓：百病皆生于气，气机调顺通达，气血才能和平，五志安和。若气机不调，肝气不疏，则会引起阴津异常，火热炽盛，出现五官干涩，心烦急躁，失眠多梦等症。类似干燥综合征、女阴干燥症，方中加石斛、制首乌，前者滋养胃阴，生津除烦；后者补益精血，精血足，则有益于阴津阳气化生之源，故石斛与制首乌相配，确有先天与后天相配之妙。

（7）**牛膝、天仙藤——白色萎缩**　病在下肢，多由气血欠畅，滞于脉络。经脉不和，则在皮里膜外出现大小不等的结节或肿块，如白色萎缩、慢性丹毒等。方中加牛膝，引诸药下行，走而能补；天仙藤味苦性温，苦主收泄，温以通和，故能活血通络，使水无不利，风无不除，血无不治，二药为引，旨在活血收风通络，气血调畅，脉络自和。

（8）**人参、附子—四肢厥冷**　大凡命门火衰，常能导致脾胃运化无力，四肢末端出现厥冷不温，甚者苍白，如雷诺病、指端青紫症、指端硬皮病等。方中加人参大补元气，补脾生津养血；附子大辛大热，具有纯阳之性，功专助阳，既能大补命门真火，逐出风寒湿邪，又能内温脾土，外固卫阳。参附相配，功擅益气温阳，救逆缓厥。

6.色素性疾病

（1）**熟地、炒蛇床子——面部色素沉着（黄褐斑、黑变病、雀斑）**　面部色素沉着，通常与肝、脾、肾有关，然其核心在肾，肾虚则本色外露于面。

熟地益肾填精，补血滋阴。张景岳说："阴虚而神散者，非熟地之守，不足以聚之，阴虚而火升者，非熟地之重，不足以降之，阴虚而躁动者，非熟地之静，不足以镇之，阴虚而刚急者，非熟地之甘，不足以缓之。"炒蛇床子性温能散寒，苦燥能除湿，具有温肾强阳的功效，两药配对，具有三个方面的含义：一是蛇床子之辛温，制约熟地滋腻，防止碍胃；二是熟地滋腻克服蛇床子的辛温，恐其伤阴；三是一阴一阳各得其所，共奏悦色退斑之效。另外，熟地与蛇床子的用量为4:1为妥，否则有可能引起呕恶。

（2）乌梢蛇、白花蛇——白癜风　气血违和，阻滞经络，肝风侵于肤腠，形成白癜风。乌梢蛇甘平，无毒，长于祛肌肉皮肤之风；白花蛇甘咸而温，有毒，善治风毒壅于血分。二蛇专入肝经，其性善窜，相须配伍，既能疏通经络风毒，又能改善肤腠气血的循环。故而可治白癜风。

7. 带状疱疹

（1）川楝子、玄胡索——带状疱疹疼痛　带状疱疹初期疼痛，多与气滞血瘀阻隔经络有关，玄胡索能行气活血止痛。李时珍说："玄胡索能治血中气滞，气中血滞，故专治一身上下诸痛。"所以不论是气是血，积而不散者都能通达畅行，配川楝子苦降火逆，其止痛的效果更为显著。

（2）桃仁、地龙——带状疱疹刺痛　带状疱疹刺痛表明病在孙络，桃仁是行血祛瘀的常用之品，凡瘀血阻滞经络皆可用之。配地龙清热通络，直达病所。经络疏通，则刺痛可除。

（3）白薇、赤芍——带状疱疹灼痛　带状疱疹灼痛，表明余热未清，白薇不仅能清血热，而且能治阴虚发热诸证，配赤芍行经活血，对阴虚和余热未清所致经络阻滞的灼痛常有卓效。

8. 囊肿及结节

（1）杏仁、桃仁—结节　结节是由痰瘀互结，阻于经络或皮里膜外。小者如黄豆，大者如樱桃，触摸明显，部分为红色，部分为肤色不变，前者以血瘀为主，后者以痰浊为重。杏仁走气分，降气上逆，治在痰浊；桃仁走血分，化血络，解凝瘀，治在血瘀。一气一血，取其既能顺气降逆，涤痰解营，又能流通经络瘀滞，所起功效与单用迥异。

（2）黄药子、刘寄奴—各种囊肿　囊肿多由瘀热挟痰结聚而成。黄药子最能凉血消瘿，解毒散结，配伍专入肝经的刘寄奴，取其既破血化瘀，又通行走散，两者合用更能促使瘀热挟痰之疾消矣。

9. 毛发疾病

（1）羌活、茵陈——头发油腻　头发油腻，甚则发如水洗，究其病因，通常以湿热上壅为主，茵陈是清化脾胃湿热的专药，配羌活祛风除湿，一散一收，使之热清湿孤，头发油腻将会明显减少。

（2）葛根、升麻——通毛窍，促生发　葛根乃阳明经药，兼入脾经，升麻乃太阳经药，兼入肺经，脾主肌肉，肺主皮毛，两药同用，皆能轻扬发散，疏通腠理，有利于毛窍的通畅，故能促进毛发的生长。不过，二药应在补益方中加用，否则有耗散真气之虑，不可不知。

（3）藁本、白芷——**头皮白屑**　藁本、白芷气味俱轻，升也，扬也。两药合用，内服能散风热，调治皮肤瘙痒，外洗能除头垢白屑。

（4）侧柏叶、当归——**血虚脱发**　脱发一般从补肾治之，多不为功，若从血分立法，疗效不错。因为毛发的脱落与血分的盛衰有关，古人素有用侧柏叶治发落不生的记载，侧柏叶具有养阴治肺的功效，配之补血圣药的当归，既活血生血，又可获得毛发新生的效果，不仅可以内服，而且外用效果亦然不错。

（5）桑叶、黑芝麻——**乌发**　二药组合，称之扶桑丸，是乌发的名方，桑叶最善补骨之髓，填肾中之精。因此《本草新编》称之"老人可以扶衰却老，老妇人可以还少生儿"。不过，宜取霜桑叶，自落者无用。黑芝麻更能上润于心，使心火不炎，不烧任督之路，自能乌黑须髭。

（6）首乌、白蒺藜——**须发早白**　首乌善于养血滋肝，补肾固精，白蒺藜疏风平肝，专走头目。二药相合，前者以守为主，后者以走为要，一守一走，一补一散相互制约，相互为用，共奏补肝肾，养精血的功效。常用于须发早白之症。

　　10. 美容

（1）生石膏、生地——**皮肤焮红**　皮肤焮红，扪之灼热，皆由气血两燔所致。用生石膏清凉解热，重在气分，生地滋阴凉血，贵在血分，两药合用，则会更好地发挥清气凉血，解毒退斑之效。

（2）生石膏、黄芩——**面部皮肤油腻**　面部皮肤油腻，在大多数情况下，由脾胃湿热，循经上壅而成。生石膏直清胃热以治其本，黄芩泻中焦实火，除脾家湿热。两药合用，一在脾，一在胃。表里同治，湿化热清，则皮肤油腻可控。

（3）鸡血藤、紫河车——**面色㿠白少华**　鸡血藤有生血、活血、补血、破血的功效；紫河车大补气血，凡男妇一切精血虚损，尤为相宜。两药合用，一是植物补血佳品，一是动物生精珍品。故能收到生血，改善微循环的功效。

（4）紫石英、白石英——**悦肤色**　紫石英、白石英均列在《神农本草经》上品之列。紫石英是手少阴、足厥阴血分之药，白石英是手太阴、阳明经气分之药。紫石英治在血，白石英治在肺。一气一血，一肺一肾，金水相生，二药合用却能收到益肌肤，悦颜色的效果。

（5）薏苡仁、冬瓜仁——**嫩面悦色**　薏苡仁甘淡微寒，上清肺热，下渗肠湿；冬瓜仁清上彻下，肃其肺气，两仁相合，既有薏仁培土生金之意，又有冬瓜仁善治腹内结聚之功。用于面部色沉疾患中，常能收到肺热清，悦色嫩面之功。

11. 便秘

（1）**苦杏仁、陈皮——气虚便秘** 大便秘结，通常有12种之多，热秘、脾约、气秘、风秘、食秘、痰秘、气虚秘、血虚秘、阴虚秘、阳虚秘、老年虚秘、冷秘等。苦杏仁散结润燥，泻气降气，散肺之风热；陈皮下气通神，宽膈降气，两药加入调治气秘名方六磨汤（槟榔、枳壳、木香、乌药、大黄、沉香）中，收效甚捷。

（2）**生白术、枳实——脾虚便秘** 脾虚便秘既不可通下，又不可润下，前者易致虚虚，后者力薄无效。此时用生白术燥而能润，温而能和，配枳实宽中下气，除消痞浊，对于脾虚便秘者甚为妥当。不过，有两点说明：一是白术生用，生用能补中气；二是生白术与枳实的用量的比例必须是6:1。

（3）**陈皮、桃仁——血虚便秘** 血虚便秘的典型症状有面色萎黄少华、心悸健忘、大便干结如栗，在弥漫性、系统性硬皮病中常能见到，此时不可峻下，可用益气润肠，选用《傅青主女科》一书中肠宁汤（当归、熟地、人参、麦冬、阿胶、山药、川断、甘草、肉桂）加入陈皮、桃仁，两药同用，既理其气，又善通郁，浊去则有利于新血的滋生。不治通便而便秘可除。

12. 妇科

（1）**蒲黄、五灵脂——痛经** 两药合用，名之失笑散。是治疗女性痛经的名方。我在应用中略有变化，寒邪瘀滞，轻者加吴萸，温中散寒而止痛，治在脾；重者加沉香，调中祛寒而止痛，治在肾，夹有瘀块者加山楂，破气散瘀而止痛，治在瘀。总之，女性痛经，用之恒验。

（2）**白头翁、苦参——阴道滴虫** 白头翁气质清轻，走血分，其性下行，泻湿热，解热毒；苦参性偏沉降，长于燥湿杀虫。两药合用煎汤外洗，常能收到湿去热清，虫杀痒止的效果。

（三）组合用药心得

1. 土茯苓、忍冬藤、制川乌、生甘草——除湿通络，消除挛痛

土茯苓除湿通络，能消除关节挛痛；忍冬藤甘温而平，既助土茯苓通络之效，又能清泄以增强药效；制川乌祛寒湿，散风邪，被视之为温经止痛的绝品；生甘草和诸药，解百毒，制川乌之毒。此外，忍冬藤也能制约川乌大辛大热之弊。然而，土茯苓、忍冬藤与制川乌的用量的孰轻孰重，视之寒热偏胜而斟酌。四药合用，适用于治疗结缔组织病和银屑病的关节炎疼痛。

2. 土茯苓、忍冬藤、连翘、白薇——利湿解毒

土茯苓清热解毒，尤其善治湿热毒疮；忍冬藤解毒通络，更胜银花一筹；连翘散血结气聚；白薇既清实热，又清虚火。四药组合，可治疗长期服用皮质类固醇所致的

阴虚阳亢之症，包括痤疮、毫毛增多、虚烦不安等。

3. 仙茅、淫羊藿、仙鹤草、大枣——培养脾肾，消除疲劳

《内经》说："阳气者，若天与日，失其所则折寿而不彰。"说明阳气是通体质气，经络之气，若运行不周，则影响人体健康。用仙茅温肾益阳，淫羊藿补肾壮阳，两药均为命门要药，仙鹤草俗称脱力草，与大枣同用具有补益的功效。四药联合应用，则能达到益精神，健脾胃，养心神的功效。从而消除神疲乏力之感。

4. 百合、二冬（天麦冬）、淮小麦、枣仁、柏子仁——养心安神，调治失眠

百合清肺养脾，养心安神；天冬滋阴壮水；麦冬清心降火；淮小麦扶脾安神；枣仁养心益肝，被视为虚烦不眠的要药；柏子仁入肾定志，是心神神志失养的佳品。六药虽有安神之功，但其重点各有所依，百合在肺，天冬在肾，麦冬在心，枣仁在肝，柏子仁在肾。不论何种原因引起的失眠均有一定的效果。

5. 苍术、玄参、黑芝麻、茧壳——滋阴燥湿

苍术燥湿阴，但易伤阴；玄参滋阴生津，两药相配，则各取所长，各弥所短；黑芝麻滋阴润燥；茧壳味甘性温，四药合用，温热与甘寒各占半数，构成寒温润燥相济的态势，因而可用于单纯利湿不愈而渗湿更多的亚急性湿疹。

6. 附子、磁石、枣仁、远志——潜阳宁神，虚烦难寐

附子温阳散寒，通十二经，引补气药则入气分，引补血药则入血分；磁石重镇安神；枣仁滋阴安神；远志通窍安神。后三药在附子的引导下，对于形体俱疲诸症皆可用之。

7. 桑寄生、续断、金毛狗脊、鹿含草——滋养肾精，葆真泄浊

寄生、续断、金毛狗脊同为补肝肾，壮筋骨的要品，加之补肾摄精的鹿含草，四药同用可以达到强身泄浊的功效，况且通而不泄，补而不滞，不温不燥，长期服用，亦无碍胃或伤阴之虑。

古人谓："肾之为病，既要葆真，又要泄浊。"本组联合用药，可谓两者兼备，对狼疮性肾损害特别是消除尿蛋白颇多效验。

8. 连翘、夏枯草、茯苓、猪牙皂角——皮下囊肿

连翘清热解毒，誉之为疮家圣药，夏枯草清火散结，薛己谓："此物生血，乃治瘰疬之圣药。"茯苓益脾养心，利水除湿。猪牙皂角滑痰通便。四药合用，使之留在囊肿中的痰浊与浊液从三个方面消除。一是益脾利水，二是消除痰浊，三是清火解毒。这样浊液得不到邪火的煎熬，演变为痰，从而起到釜底抽薪之效。

9. 青葙子、枸杞子、炒决明子、杭菊花——眼周瘙痒

眼周皮肤瘙痒，多与肝胆风热有关。青葙子清肝火，散风热；决明子散风清热，

清肝益肾；杭菊花善清头目风热，李时珍说其："能益金水二脏，补水所以制火，益精所以平木，木平则风息，火降则热除。"枸杞子补肾益精，养肝明目，四药合用，病位集中在眼，然而药效有疏有散，有针对病因，有重在培源，尽管药性虽殊，但其功效专一。

10. 石膏、黄芩、藿香——痒在口唇四白

口唇四白发痒，一是风火循经上扰于唇，二是不良化妆品刺激所致。众所周知脾主唇之四白，若遇外邪侵袭，治当清化，生石膏除肺胃瘀热，黄芩除脾家湿热，藿香化湿醒脾。三药作用的重点在脾，使之脾热清，风火散，痒止而愈。

11. 鹿角胶、阿胶、龟甲胶——皱纹面尘

《医述》说："察其毛色枯润，可以觇脏腑之病……肺气受损，皮多皱纹。"三胶同用，各取所长，龟甲胶通补任督二脉，鹿角胶补益精血，阿胶润燥复脉。三者皆气血之属，味最醇厚，调治肝肾虚亏，尤为适宜，况且肺为肾之上源，肾旺必感于肺，肺损得到颐养，自能收到减少皱纹与滋润面部的功效。

12. 蛇床子、苍耳子、地肤子——皮肤瘙痒

痒之由湿热内蕴，外不通达，内难疏泄，故其痒难忍，渗出较多，蛇床子燥湿祛风，地肤子利尿清热，苍耳子散寒通窍。三药合用，则湿利热清，风祛痒止。内服外洗均有良效。不过，内服剂量以 3~10g 为妥。苍耳子有小毒，宜炒用。

13. 水蛭、玄胡索、生牡蛎——血管瘤

血管瘤或由内伤胎毒，或外感火毒，煎熬血液以致血凝瘀积成瘤。选用专入血分，搜剔瘀血的水蛭，使之瘀血默消于无形，配玄胡索、生牡蛎散结活血。使血管瘤有破瘀而不伤新血，散结而不损正气，颇合"坚者削之"之说。不过，有三点说明：一是水蛭宜生用，加热炮制则无活血化瘀之功；二是水蛭腥味甚浓，入煎剂常能令人作呕，装入胶囊则能防腥伤胃；三是剂量以 1~6g 为宜。

14. 桂枝、黄芪、甘草——指端青紫冰冷

指端青紫冰冷，多与脾肾阳衰，寒凝经络有关，桂枝横走四肢，温经通络，黄芪益气助阳，共奏温经散寒，通络之效，改善指端的青紫冰冷。加用甘草，防桂枝之辛耗血伤阴之弊。

附录

中药常识小汇

一、药用部分

草木有单使一件者，如羌活用根、款冬用花、葶苈用子、败酱用苗、大青用叶、大腹用皮、郁李用核、柏木用皮、沉香用节、苏木用肌、梧桐用泪、龙脑用膏。药有兼用者，远志、甘草、蜀漆、常山之类。药有全用者，枸杞、甘菊之类。有一物两用者，当归头、尾，麻黄根、节，赤、白茯苓，牛膝春夏用苗，秋冬用根等。

此外，药之为枝者达四肢；为皮者达皮；为心者、为干者，内行脏腑；质之轻者，上入心肺；重者，下入肝肾；中空者发表；内实者攻里；枯燥者入气分；润泽者，入血分。此上、下、内、外各以其类相从之。

二、药引述要

汤之有引，如舟之有楫。《医学阶梯》载：发表用鲜姜，温中用煨姜，解胀用姜皮，消痰用姜汁；调营益胃用大枣，泻火疏风用红枣；补气益肺用龙眼，泻火安神用灯心；表皮用葱叶，表肌用葱白，表里用葱茎；健脾用湖莲肉，止泻用石莲子；治风用桑叶，治湿用桑枝；固肾用莲蕊，涩精用莲须；保胎用陈苎麻根，安胎用鲜苎麻叶；益脾用清荷叶，疏土用枯荷梗；补心用新小麦，止汗用浮小麦；清热解烦用青竹叶，利水泻火用淡竹叶；消瘀通经用赤糖，止痛温中用饴糖；安中益脾用陈壁土，止呕和胃用新黄土；消瘀用藕节，止血用侧柏叶；止呃用柿蒂，凉大肠用柿霜；消热痰用竹沥，泻实火用竹茹；导虚火用童便，益真阴用秋石；定喘用白葵花；疗痢用赤白扁豆花；壮阳用胡桃、蜀椒，暖子宫用艾叶；虚烦用粳米，热渴用芦根；止消用兰叶，止嗽用梨汁；止血用京墨，疗崩用陈棕；治肠风用石榴皮，治红痢用红曲；治白痢用煨姜，治赤白带浊用韭子、白果；止呕、定嗽用枇杷叶；治鼻衄用白茅花；治疝用荔枝核、橘核；催浆用笋尖、樱桃萼；败毒用蒲公英；通乳用通草；治心烦不眠用鸡子黄等。

三、煎药事宜

煎药用水各有所宜。如治湿肿浮胀，使之利小便而消，则应取长流水，取其性通达，直引四肢之间；如治二便不通，乃至足胫以下风湿，取急流水，其性速下；如治痰饮瘀滞而欲吐法升散，取逆流水，其性逆倒流；治中气不足，取春雨水，有升发之意；治下元不足，取井华水有补阴之功；治火热阳证，取雪水，大能退热；治伤寒阴证，取甘澜水，性柔和；治脾胃虚弱，泄泻不能食，取池潦水能助脾源等。

四、煎药方法

煎药之法最宜深讲，药之效与不效，全在乎此。煎药总的原则是，急性病少水，多取汁，慢性病多水少取汁，前者的含义是大火煎开即可，后者的含义是大火煎开，然后小火慢炖。具体药物煎法其要点有五。

一是凡汤药中完整之药，如干枣、莲子、乌梅、决明、青葙子、蔓荆、白芥子、苏子、韭子均应研碎入煎，放得味出。

二是桃仁、杏仁等仁类药物，皆用浸泡，去皮尖及双仁，捣烂如泥或炒黄色，或生用俱可。

三是凡用砂仁、豆蔻、丁香之类，均应打碎，后入药煎，久煎香气消散，则效少。

四是凡用犀角、羚羊均应研成粉末，临服纳汤中，后入药或末汁入药。

五是琥珀冲服则浮，须置于器中，蜂蜜调匀，然后用汤药冲服。

五、服药适时

服药方法在中医文献中记载颇多，归纳有五。

一是病在上，煎药宜武、宜清，服宜缓；病在下，煎药宜文、宜浓，服宜急。

二是在上，不厌频而少；在下，不厌频而多。少服则滋荣于上，多服则进补于下。

三是病在心上者，先食而后药；病在心下者，先药而后食；病在四肢者，宜饥食而在旦；病在骨髓者，宜饱食而在夜。

四是清热药宜凉服，消暑药宜冷服，散寒药宜热服，温中药宜熟而热，补中药皆然，利下药宜生而温。

总之，寒药热饮，热药寒饮，中和之剂，温而服之。诚如徐灵胎所说："服药之法，宜热，宜温，宜凉，宜冷，宜缓，宜急，宜多，宜少，宜早，宜晚，宜饱，宜饥，更有宜汤不宜散，宜散不宜丸，宜膏不宜丸，宜轻重大小，上下表里，各有至理。深思其意，必有得于心也。"

索　引

参考文献

1. 孙思邈. 备急千金要方. 北京：中国医药科技出版社，2011
2. 黄元御. 黄元御医学全书. 北京：中国医药科技出版社，2016
3. 鲍相璈. 验方新编. 北京：中国医药科技出版社，2011
4. 龚廷贤. 万病回春. 北京：中国医药科技出版社，2014
5. 陈士铎. 陈士铎医学全书. 北京：中国医药科技出版社，2011
6. 赵绍琴. 赵文魁御医脉案. 北京：中国医学科技出版社，2018
7. 陈修园. 神农本草经读. 上海：上海共和书局石印，1932
8. 李时珍. 本草纲目·校点本. 北京：人民卫生出版社，1982
9. 张景岳. 景岳全书. 上海：上海科学技术出版社，1959
10. 森立之（日）. 本草经考注. 北京：学苑出版社，2009
11. 杜文燮. 药鉴. 上海：上海人民出版社，1975
12. 程杏轩. 医述. 合肥：安徽科学技术出版社，1983
13. 张锡纯. 医学衷中参西录. 保定：河北人民出版社，1957
14. 陈可冀. 慈禧光绪医方选议. 北京：中华书局，1981
15. 庄国康等. 疮疡外用本草. 北京：人民卫生出版社，1982
16. 张觉人. 红蓼山馆医籍. 北京：学苑出版社，2009
17. 沈金鳌. 杂病源流犀烛. 北京：人民卫生出版社，2006
18. 郑宏钧等. 现代中药材鉴别手册. 北京：中国医药科技出版社，2001
19. 马子密等. 历代本草药性汇解. 北京：中国医药科技出版社，2002
20. 周志林. 本草用法. 台南：综合出版社，1990
21. 王新华. 中医历代医论选. 南京：江苏科学技术出版社，1983
22. 杨仓良. 毒药本草. 北京：中国中医药出版社，2004
23. 施小墨等. 中医临床家·施今墨. 北京：中国中医药出版社，2001
24. 耿引循. 中医临床家·耿鉴庭. 北京：中国中医药出版社，2001
25. 艾儒棣. 中医外科特色制剂. 北京：中国中医药出版社，2008
26. 邓丙戌. 皮肤病中医外治学. 北京：科学技术文献出版社，2005
27. 顾伯华. 外科经验选. 上海：上海人民出版社，1977
28. 北京中医医院. 赵炳南临床经验集. 北京：人民卫生出版社，1979
29. 张志礼. 张志礼皮肤病医案选萃. 北京：人民卫生出版社，1994

30. 中国中医科学院广安门医院. 朱仁康临床经验集. 北京：人民卫生出版社，1979

31. 史宇广等. 当代名医临证精华·皮肤病专辑. 北京：中医古籍出版社，1992

32. 隋殿军等. 国家级名医秘验方. 长春：吉林科学技术出版社，2008

33. 江苏新医学院. 中药大辞典. 上海：上海科学技术出版社，1986

34. 韩世荣. 古今专科专病医案·皮肤病. 太原：山西科学技术出版社，2001

35. 李元文. 专科专病名医临证经验丛书·皮肤病. 北京：人民卫生出版社，2002

36. 中国中医科学院. 岳美中论医集. 北京：人民卫生出版社，2005

37. 祝谌予等. 施今墨临床经验集. 北京：人民卫生出版社，2005

38. 梅乾茵. 黄绳武妇科经验集. 北京：人民卫生出版社，2004

39. 夏少农. 中医外科心得. 上海：上海科学技术出版社，1985

40. 沈绍功等. 中医临床家·叶心清. 北京：中国中医药出版社，2001

41. 梁明达等. 中医临床家·马光亚. 北京：中国中医药出版社，2001

42. 陈熠等. 中医临床家·陈苏生. 北京：中国中医药出版社，2001

43. 王霞芳等. 中医临床家·董廷瑶. 北京：中国中医药出版社，2001

44. 尹远平等. 中医临床家·查玉明. 北京：中国中医药出版社，2003

45. 浙江省中医研究所文献组. 潘澄濂医论集. 北京：人民卫生出版社，2006

46. 张琪. 张琪临床经验辑要. 北京：中国医药科技出版社，1998

47. 王玉玺. 实用中医外科方剂大辞典. 北京：中国中医药出版社，1993

48. 北京中医医院. 刘奉五妇科经验. 北京：人民卫生出版社，2006

49. 康锁彬等. 张景岳医方精要. 石家庄：河北科学技术出版社，2004

50. 高辉远等. 蒲辅周医案. 北京：人民卫生出版社，2005

51. 秦万章等. 中国中医秘方大全·外科分卷. 上海：文汇出版社，1989

52. 艾儒棣. 川派中医药名家系列丛书·文琢之. 北京：中国中医药出版社，2018

53. 杨增良等. 谢海洲用药心悟. 北京：人民卫生出版社，2006

54. 干祖望. 干祖望医学三种. 济南：山东科学技术出版社，2002

55. 王松坡等. 国医大师·张镜人. 北京：中国医药科技出版社，2011

56. 班胜等. 国医大师·班秀文. 北京：中国医药科技出版社，2011

57. 朱良春. 国医大师·朱良春. 北京：中国医药科技出版社，2011

58. 颜德馨. 跟名师学临床系列丛书·颜德馨. 北京：中国医药科技出版社，2000

59. 李克绍. 李克绍医学全集. 北京：中国医药科技出版社，2018

60. 周冬梅等. 赵炳南验方十一讲. 北京：北京科学技术出版社，2016

61. 徐宜厚. 徐宜厚皮肤病科方药心悟. 武汉：华中科技大学出版社，2017

62. 徐宜厚. 徐宜厚皮肤科文集. 北京：中国中医药出版社，2019

63. 徐宜厚. 徐宜厚皮肤病临证经验笔录. 北京：中国医药科技出版社，2019